“十二五”职业教育国家规划教材
经全国职业教育教材审定委员会审定

全国高等职业教育药品类专业
国家卫生健康委员会“十三五”规划教材

供药学、药品经营与管理、药品服务与管理、药品质量与安全专业用

药剂学

第3版

主　编　李忠文

主　审　范秋英

副主编　高荣哲　郝晶晶　李成舰

编　者（以姓氏笔画为序）

刘　芳（天津医学高等专科学校）　　李忠文（山东医学高等专科学校）

刘　丽（安徽医学高等专科学校）　　郝晶晶（北京卫生职业学院）

江尚飞（重庆医药高等专科学校）　　徐芳辉（益阳医学高等专科学校）

安　芸（菏泽医学专科学校）　　　　高荣哲（黑龙江护理高等专科学校）

祁秀玲（沧州医学高等专科学校）　　崔娟娟（山东医学高等专科学校）

李　梅（山东省莱阳卫生学校）　　　路　芳（长春医学高等专科学校）

李成舰（永州职业技术学院）

人民卫生出版社

图书在版编目（CIP）数据

药剂学/李忠文主编. —3 版. —北京:人民卫生出版社,2018
ISBN 978-7-117-26312-2

Ⅰ.①药… Ⅱ.①李… Ⅲ.①药剂学-高等学校-教材
Ⅳ.①R94

中国版本图书馆 CIP 数据核字（2018）第 088848 号

人卫智网	www.ipmph.com	医学教育、学术、考试、健康,
		购书智慧智能综合服务平台
人卫官网	www.pmph.com	人卫官方资讯发布平台

药　剂　学
第 3 版

主　　编：李忠文
出版发行：人民卫生出版社(中继线 010-59780011)
地　　址：北京市朝阳区潘家园南里 19 号
邮　　编：100021
E　mail：pmph @ pmph. com
购书热线：010-59787592　010-59787584　010-65264830
印　　刷：三河市宏达印刷有限公司
经　　销：新华书店
开　　本：850×1168　1/16　印张：30
字　　数：706 千字
版　　次：2009 年 1 月第 1 版　2018 年 8 月第 3 版
　　　　　2024 年 6 月第 3 版第 13 次印刷(总第 33 次印刷)
标准书号：ISBN 978-7-117-26312-2
定　　价：68.00 元

打击盗版举报电话：010-59787491　E-mail：WQ @ pmph. com
（凡属印装质量问题请与本社市场营销中心联系退换）

全国高等职业教育药品类专业国家卫生健康委员会
"十三五"规划教材出版说明

《国务院关于加快发展现代职业教育的决定》《高等职业教育创新发展行动计划（2015—2018年）》《教育部关于深化职业教育教学改革全面提高人才培养质量的若干意见》等一系列重要指导性文件相继出台，明确了职业教育的战略地位、发展方向。为全面贯彻国家教育方针，将现代职教发展理念融入教材建设全过程，人民卫生出版社组建了全国食品药品职业教育教材建设指导委员会。在该指导委员会的直接指导下，经过广泛调研论证，人卫社启动了全国高等职业教育药品类专业第三轮规划教材的修订出版工作。

本套规划教材首版于2009年，于2013年修订出版了第二轮规划教材，其中部分教材入选了"十二五"职业教育国家规划教材。本轮规划教材主要依据教育部颁布的《普通高等学校高等职业教育（专科）专业目录（2015年）》及2017年增补专业，调整充实了教材品种，涵盖了药品类相关专业的主要课程。全套教材为国家卫生健康委员会"十三五"规划教材，是"十三五"时期人卫社重点教材建设项目。本轮教材继续秉承"五个对接"的职教理念，结合国内药学类专业高等职业教育教学发展趋势，科学合理推进规划教材体系改革，同步进行了数字资源建设，着力打造本领域首套融合教材。

本套教材重点突出如下特点：

1. 适应发展需求，体现高职特色　　本套教材定位于高等职业教育药品类专业，教材的顶层设计既考虑行业创新驱动发展对技术技能型人才的需要，又充分考虑职业人才的全面发展和技术技能型人才的成长规律；既集合了我国职业教育快速发展的实践经验，又充分体现了现代高等职业教育的发展理念，突出高等职业教育特色。

2. 完善课程标准，兼顾接续培养　　本套教材根据各专业对应从业岗位的任职标准优化课程标准，避免重要知识点的遗漏和不必要的交叉重复，以保证教学内容的设计与职业标准精准对接，学校的人才培养与企业的岗位需求精准对接。同时，本套教材顺应接续培养的需要，适当考虑建立各课程的衔接体系，以保证高等职业教育对口招收中职学生的需要和高职学生对口升学至应用型本科专业学习的衔接。

3. 推进产学结合，实现一体化教学　　本套教材的内容编排以技能培养为目标，以技术应用为主线，使学生在逐步了解岗位工作实践，掌握工作技能的过程中获取相应的知识。为此，在编写队伍组建上，特别邀请了一大批具有丰富实践经验的行业专家参加编写工作，与从全国高职院校中遴选出的优秀师资共同合作，确保教材内容贴近一线工作岗位实际，促使一体化教学成为现实。

4. 注重素养教育，打造工匠精神　　在全国"劳动光荣、技能宝贵"的氛围逐渐形成，"工匠精神"在各行各业广为倡导的形势下,医药卫生行业的从业人员更要有崇高的道德和职业素养。教材更加强调要充分体现对学生职业素养的培养,在适当的环节,特别是案例中要体现出药品从业人员的行为准则和道德规范,以及精益求精的工作态度。

5. 培养创新意识,提高创业能力 为有效地开展大学生创新创业教育,促进学生全面发展和全面成才,本套教材特别注意将创新创业教育融入专业课程中,帮助学生培养创新思维,提高创新能力、实践能力和解决复杂问题的能力,引导学生独立思考、客观判断,以积极的、锲而不舍的精神寻求解决问题的方案。

6. 对接岗位实际,确保课证融通 按照课程标准与职业标准融通,课程评价方式与职业技能鉴定方式融通,学历教育管理与职业资格管理融通的现代职业教育发展趋势,本套教材中的专业课程,充分考虑学生考取相关职业资格证书的需要,其内容和实训项目的选取尽量涵盖相关的考试内容,使其成为一本既是学历教育的教科书,又是职业岗位证书的培训教材,实现"双证书"培养。

7. 营造真实场景,活化教学模式 本套教材在继承保持人卫版职业教育教材栏目式编写模式的基础上,进行了进一步系统优化。例如,增加了"导学情景",借助真实工作情景开启知识内容的学习;"复习导图"以思维导图的模式,为学生梳理本章的知识脉络,帮助学生构建知识框架。进而提高教材的可读性,体现教材的职业教育属性,做到学以致用。

8. 全面"纸数"融合,促进多媒体共享 为了适应新的教学模式的需要,本套教材同步建设以纸质教材内容为核心的多样化的数字教学资源,从广度、深度上拓展纸质教材内容。通过在纸质教材中增加二维码的方式"无缝隙"地链接视频、动画、图片、PPT、音频、文档等富媒体资源,丰富纸质教材的表现形式,补充拓展性的知识内容,为多元化的人才培养提供更多的信息知识支撑。

本套教材的编写过程中,全体编者以高度负责、严谨认真的态度为教材的编写工作付出了诸多心血,各参编院校对编写工作的顺利开展给予了大力支持,从而使本套教材得以高质量如期出版,在此对有关单位和各位专家表示诚挚的感谢!教材出版后,各位教师、学生在使用过程中,如发现问题请反馈给我们(renweiyaoxue@163.com),以便及时更正和修订完善。

人民卫生出版社

2018 年 3 月

全国高等职业教育药品类专业国家卫生健康委员会
"十三五"规划教材
教材目录

序号	教材名称	主编		适用专业
1	人体解剖生理学(第3版)	贺 伟	吴金英	药学类、药品制造类、食品药品管理类、食品工业类
2	基础化学(第3版)	傅春华	黄月君	药学类、药品制造类、食品药品管理类、食品工业类
3	无机化学(第3版)	牛秀明	林 珍	药学类、药品制造类、食品药品管理类、食品工业类
4	分析化学(第3版)	李维斌	陈哲洪	药学类、药品制造类、食品药品管理类、医学技术类、生物技术类
5	仪器分析	任玉红	闫冬良	药学类、药品制造类、食品药品管理类、食品工业类
6	有机化学(第3版)*	刘 斌	卫月琴	药学类、药品制造类、食品药品管理类、食品工业类
7	生物化学(第3版)	李清秀		药学类、药品制造类、食品药品管理类、食品工业类
8	微生物与免疫学*	凌庆枝	魏仲香	药学类、药品制造类、食品药品管理类、食品工业类
9	药事管理与法规(第3版)	万仁甫		药学类、药品经营与管理、中药学、药品生产技术、药品质量与安全、食品药品监督管理
10	公共关系基础(第3版)	秦东华	惠 春	药学类、药品制造类、食品药品管理类、食品工业类
11	医药数理统计(第3版)	侯丽英		药学、药物制剂技术、化学制药技术、中药制药技术、生物制药技术、药品经营与管理、药品服务与管理
12	药学英语	林速容	赵 旦	药学、药物制剂技术、化学制药技术、中药制药技术、生物制药技术、药品经营与管理、药品服务与管理
13	医药应用文写作(第3版)	张月亮		药学、药物制剂技术、化学制药技术、中药制药技术、生物制药技术、药品经营与管理、药品服务与管理

序号	教材名称	主编	适用专业
14	医药信息检索(第3版)	陈燕 李现红	药学、药物制剂技术、化学制药技术、中药制药技术、生物制药技术、药品经营与管理、药品服务与管理
15	药理学(第3版)	罗跃娥 樊一桥	药学、药物制剂技术、化学制药技术、中药制药技术、生物制药技术、药品经营与管理、药品服务与管理
16	药物化学(第3版)	葛淑兰 张彦文	药学、药品经营与管理、药品服务与管理、药物制剂技术、化学制药技术
17	药剂学(第3版)*	李忠文	药学、药品经营与管理、药品服务与管理、药品质量与安全
18	药物分析(第3版)	孙莹 刘燕	药学、药品质量与安全、药品经营与管理、药品生产技术
19	天然药物学(第3版)	沈力 张辛	药学、药物制剂技术、化学制药技术、生物制药技术、药品经营与管理
20	天然药物化学(第3版)	吴剑峰	药学、药物制剂技术、化学制药技术、生物制药技术、中药制药技术
21	医院药学概要(第3版)	张明淑 于倩	药学、药品经营与管理、药品服务与管理
22	中医药学概论(第3版)	周少林 吴立明	药学、药物制剂技术、化学制药技术、中药制药技术、生物制药技术、药品经营与管理、药品服务与管理
23	药品营销心理学(第3版)	丛媛	药学、药品经营与管理
24	基础会计(第3版)	周凤莲	药品经营与管理、药品服务与管理
25	临床医学概要(第3版)*	曾华	药学、药品经营与管理
26	药品市场营销学(第3版)*	张丽	药学、药品经营与管理、中药学、药物制剂技术、化学制药技术、生物制药技术、中药制药技术、药品服务与管理
27	临床药物治疗学(第3版)*	曹红 吴艳	药学、药品经营与管理
28	医药企业管理	戴宇 徐茂红	药品经营与管理、药学、药品服务与管理
29	药品储存与养护(第3版)	徐世义 宫淑秋	药品经营与管理、药学、中药学、药品生产技术
30	药品经营管理法律实务(第3版)*	李朝霞	药品经营与管理、药品服务与管理
31	医学基础(第3版)	孙志军 李宏伟	药学、药物制剂技术、生物制药技术、化学制药技术、中药制药技术
32	药学服务实务(第2版)	秦红兵 陈俊荣	药学、中药学、药品经营与管理、药品服务与管理

序号	教材名称	主编	适用专业
33	药品生产质量管理(第3版)*	李　洪	药物制剂技术、化学制药技术、中药制药技术、生物制药技术、药品生产技术
34	安全生产知识(第3版)	张之东	药物制剂技术、化学制药技术、中药制药技术、生物制药技术、药学
35	实用药物学基础(第3版)	丁　丰　张　庆	药学、药物制剂技术、生物制药技术、化学制药技术
36	药物制剂技术(第3版)*	张健泓	药学、药物制剂技术、化学制药技术、生物制药技术
	药物制剂综合实训教程	胡　英　张健泓	药学、药物制剂技术、化学制药技术、生物制药技术
37	药物检测技术(第3版)	甄会贤	药品质量与安全、药物制剂技术、化学制药技术、药学
38	药物制剂设备(第3版)	王　泽	药品生产技术、药物制剂技术、制药设备应用技术、中药生产与加工
39	药物制剂辅料与包装材料(第3版)*	张亚红	药物制剂技术、化学制药技术、中药制药技术、生物制药技术、药学
40	化工制图(第3版)	孙安荣	化学制药技术、生物制药技术、中药制药技术、药物制剂技术、药品生产技术、食品加工技术、化工生物技术、制药设备应用技术、医疗设备应用技术
41	药物分离与纯化技术(第3版)	马　娟	化学制药技术、药学、生物制药技术
42	药品生物检定技术(第2版)	杨元娟	药学、生物制药技术、药物制剂技术、药品质量与安全、药品生物技术
43	生物药物检测技术(第2版)	兰作平	生物制药技术、药品质量与安全
44	生物制药设备(第3版)*	罗合春　贺　峰	生物制药技术
45	中医基本理论(第3版)*	叶玉枝	中药制药技术、中药学、中药生产与加工、中医养生保健、中医康复技术
46	实用中药(第3版)	马维平　徐智斌	中药制药技术、中药学、中药生产与加工
47	方剂与中成药(第3版)	李建民　马　波	中药制药技术、中药学、药品生产技术、药品经营与管理、药品服务与管理
48	中药鉴定技术(第3版)*	李炳生　易东阳	中药制药技术、药品经营与管理、中药学、中草药栽培技术、中药生产与加工、药品质量与安全、药学
49	药用植物识别技术	宋新丽　彭学著	中药制药技术、中药学、中草药栽培技术、中药生产与加工

序号	教材名称	主编	适用专业
50	中药药理学(第3版)	袁先雄	药学、中药学、药品生产技术、药品经营与管理、药品服务与管理
51	中药化学实用技术(第3版)*	杨红 郭素华	中药制药技术、中药学、中草药栽培技术、中药生产与加工
52	中药炮制技术(第3版)	张中社 龙全江	中药制药技术、中药学、中药生产与加工
53	中药制药设备(第3版)	魏增余	中药制药技术、中药学、药品生产技术、制药设备应用技术
54	中药制剂技术(第3版)	汪小根 刘德军	中药制药技术、中药学、中药生产与加工、药品质量与安全
55	中药制剂检测技术(第3版)	田友清 张钦德	中药制药技术、中药学、药学、药品生产技术、药品质量与安全
56	药品生产技术	李丽娟	药品生产技术、化学制药技术、生物制药技术、药品质量与安全
57	中药生产与加工	庄义修 付绍智	药学、药品生产技术、药品质量与安全、中药学、中药生产与加工

说明：* 为"十二五"职业教育国家规划教材。全套教材均配有数字资源。

全国食品药品职业教育教材建设指导委员会
成员名单

主 任 委 员：姚文兵　中国药科大学

副主任委员：刘　斌　天津职业大学　　　　　　　马　波　安徽中医药高等专科学校

冯连贵　重庆医药高等专科学校　　　袁　龙　江苏省徐州医药高等职业学校

张彦文　天津医学高等专科学校　　　缪立德　长江职业学院

陶书中　江苏食品药品职业技术学院　张伟群　安庆医药高等专科学校

许莉勇　浙江医药高等专科学校　　　罗晓清　苏州卫生职业技术学院

昝雪峰　楚雄医药高等专科学校　　　葛淑兰　山东医学高等专科学校

陈国忠　江苏医药职业学院　　　　　孙勇民　天津现代职业技术学院

委　　　员（以姓氏笔画为序）：

于文国　河北化工医药职业技术学院　杨先振　楚雄医药高等专科学校

王　宁　江苏医药职业学院　　　　　邹浩军　无锡卫生高等职业技术学校

王玮瑛　黑龙江护理高等专科学校　　张　庆　济南护理职业学院

王明军　厦门医学高等专科学校　　　张　建　天津生物工程职业技术学院

王峥业　江苏省徐州医药高等职业学校　张　铎　河北化工医药职业技术学院

王瑞兰　广东食品药品职业学院　　　张志琴　楚雄医药高等专科学校

牛红云　黑龙江农垦职业学院　　　　张佳佳　浙江医药高等专科学校

毛小明　安庆医药高等专科学校　　　张健泓　广东食品药品职业学院

边　江　中国医学装备协会康复医学　张海涛　辽宁农业职业技术学院

　　　　装备技术专业委员会　　　　陈芳梅　广西卫生职业技术学院

师邱毅　浙江医药高等专科学校　　　陈海洋　湖南环境生物职业技术学院

吕　平　天津职业大学　　　　　　　罗兴洪　先声药业集团

朱照静　重庆医药高等专科学校　　　罗跃娥　天津医学高等专科学校

刘　燕　肇庆医学高等专科学校　　　郏枝花　安徽医学高等专科学校

刘玉兵　黑龙江农业经济职业学院　　金浩宇　广东食品药品职业学院

刘德军　江苏省连云港中医药高等职业　周双林　浙江医药高等专科学校

　　　　技术学校　　　　　　　　　郝晶晶　北京卫生职业学院

孙　莹　长春医学高等专科学校　　　胡雪琴　重庆医药高等专科学校

严　振　广东省药品监督管理局　　　段如春　楚雄医药高等专科学校

李　霞　天津职业大学　　　　　　　袁加程　江苏食品药品职业技术学院

李群力　金华职业技术学院　　　　　莫国民　上海健康医学院

杨元娟　重庆医药高等专科学校　　　顾立众　江苏食品药品职业技术学院

倪　峰　福建卫生职业技术学院　　葛　虹　广东食品药品职业学院

徐一新　上海健康医学院　　蒋长顺　安徽医学高等专科学校

黄丽萍　安徽中医药高等专科学校　　景维斌　江苏省徐州医药高等职业学校

黄美娥　湖南食品药品职业学院　　潘志恒　天津现代职业技术学院

晨　阳　江苏医药职业学院

前　言

　　《药剂学》是国家卫生健康委员会"十三五"规划教材之一,系在教育部 2015 年 10 月新颁布的《普通高等学校高等职业教育(专科)专业目录(2015 年)》指导下,参考高等职业学校药学专业教学标准,根据本套教材的编写总原则和要求编写而成。本教材主要供高职高专院校药学专业和药品经营与管理专业教学使用,也可作为药品服务与管理专业、药品质量与安全专业的教材或其他药学工作者的参考用书。

　　本教材充分吸收现代《药剂学》教材及医药行业最新成果,根据 2015 年版《中华人民共和国药典》《国家执业药师资格考试大纲》(第 7 版)、《药品生产质量管理规范》(2010 年修订)等相关变化,在第 2 版教材的基础上对内容和结构进行了调整和修订,全书共分为 14 章。修订后的教材具有以下特点:

　　1. 内容编排按照由简单到复杂,由传统到现代,由理论到实践,由单一实训到综合实训的顺序展开,符合学生的认知规律,有利于学生技能的掌握和职业素质的培养。

　　2. 教材内容面向社会需要,以岗位需求为导向,按应用的重要程度和内容的先进程度加以取舍。增加新工艺、新技术、新剂型、新辅料、新案例、新理念,删除落后于时代发展的陈旧内容。以 2015 年版《中国药典》为依据,规范剂型概念、质量要求与质量控制。增加各种剂型的临床应用和使用注意事项,满足药学服务岗位需要和学生将来考取相关职业资格证书的需要。

　　3. 重新遴选实践教学内容和实践教学形式,既要有夯实基础的验证性实验,又要有培养学生创新思维的设计性实验,还要有基于工作过程、体现工学结合的综合实训。在相关内容的章末安排的实验实训内容丰富,供各校在教学中选用。

　　4. 在保持教材主体内容的基础上,增加了"导学情景"栏目,修订了"课堂活动""案例分析""知识链接""点滴积累"等栏目内容,提升教材的可读性、趣味性并适当增加信息量,提高学生的理论联系实际和分析解决问题的能力。

　　5. 本教材是纸质数字同步教材,除了每章设有 PPT 课件和更多习题外,还有以视频、动画、图片、微课等形式展示的生动化、形象化数字资源内容。纸质教材与数字教材融合,为师生提供多种形式的教学资源共享,以满足教师教学和辅导学生学习的需要。

　　本教材由李忠文担任主编,齐鲁制药有限公司质量总监范秋英担任主审,参加教材编写的老师具体分工如下(按章节先后顺序排列):李忠文负责编写第一章和第八章,祁秀玲负责编写第二章,李成舰负责编写第三章,刘芳负责编写第四章,李梅负责编写第五章,郝晶晶负责编写第六章,江尚飞负责编写第七章,高荣哲负责编写第九章,刘丽负责编写第十章,安芸负责编写第十一章,路芳负责编写第十二章,崔娟娟负责编写第十三章,徐芳辉负责编写第十四章。另外,崔娟娟、郝晶晶、路芳还参与了本教材其他章节数字化资源的制作。

在本教材编写过程中,得到了齐鲁制药有限公司及各位编者所在院校及有关专家的大力支持,崔娟娟老师为全书数字化资源的后期加工做了大量工作,在此一并表示衷心的感谢。

鉴于编者水平所限,教材难免存在不当和疏漏之处,恳请广大师生和读者批评指正。

编者

2018 年 3 月

目　录

第一章

绪论

ER-01章PPT

导学情景 ╲

情景描述：

某药学专业在校大学生小明，在期末紧张的复习阶段因传染上流感出现了发热、头痛等感冒症状。为了不影响学习，他打开了网上药店APP，想到本学期学过的非甾体类抗炎药布洛芬具有解热镇痛作用，他在查询系统里输入了"布洛芬"，结果看到，布洛芬有缓释胶囊、片剂、分散片、颗粒剂、混悬液、栓剂等10余个品种，最后他选择了以前用过的布洛芬缓释胶囊。

学前导语：

日常生活中用于防病治病的药物，并非是以原药材、原料药的粉末或结晶形式直接给患者使用的，而是根据药物性质、治疗目的和患者等不同情况，将原料药物加工制成适合于预防、治疗疾病应用的片剂、胶囊剂、注射剂等各种给药形式（剂型）。药剂学即是一门围绕剂型这一核心内容展开介绍的课程，接下来我们将带领大家学习药剂学的基本理论、基本知识和基本技能，为从事药物制剂生产、销售和使用奠定良好的基础。

第一节　概述

一、基本概念

（一）药剂学的概念与性质

药剂学是研究药物制剂的基本理论、处方设计、制备工艺、质量控制与合理应用等内容的综合性应用技术科学。药剂学研究的内容包括制剂学和调剂学，制剂学是研究制剂生产工艺技术及相关理论的科学，调剂学是研究按医师处方和临床需要，合理调配药物，并指导患者正确用药的有关技术和理论的科学。本书以介绍制剂学内容为主。

药剂学具有工艺学的性质，即研究药物制剂的制备工艺和质量控制问题；同时，药剂学又必须密切联系临床实践，具有临床医疗实践性质，即研究制备安全、有效、稳定、经济、便于使用的药物制剂以确保临床医疗的质量。药剂学的研究涉及许多相关学科，如数学、化学、物理学、解剖生理学、生物化学、微生物学、药物化学、药理学、药物分析以及药事管理与法规等，因此，药剂学是一门综合性应用技术科学。

（二）药剂学相关术语

1. 药物　是用于预防、治疗或诊断疾病及对机体的生理功能可以产生影响的物质。**根据来源，药物可分为中药与天然药物、化学药物和生物技术药物。**

2. 药品　是指用于预防、治疗、诊断人的疾病，有目的地调节人的生理功能并规定有适应证或者功能主治、用法和用量的物质，包括中药材、中药饮片、中成药、化学原料药及其制剂、抗生素、生化药品、放射性药品、血清、疫苗、血液制品和诊断药品等。

知识链接

药物与药品

药物和药品都是能够防病治病的物质，药品一定是药物，而药物不一定是药品。药物的含义要比药品含义更宽泛，主要表现在以下几个方面：①使用对象扩展，不单指人体使用。②处于药品的研制阶段。③在适应证或者功能主治、用法和用量等内容方面规定的不十分准确。④不一定具备药品必须是已经上市或正在申请上市的商品这个特征。如处于实验室研制阶段、尚未申报临床试验的药，只能称之为药物，而不能称为药品；民间使用的草药，也是药物，而不属于药品的范畴。

---

3. 辅料　是指生产药品和调配处方时所用的赋形剂和附加剂。

4. 剂型　药物经加工制成适合于治疗或预防应用的形式，称为药物剂型，简称剂型。一般是指药物制剂的类别，如片剂、注射剂、胶囊剂、软膏剂等。

5. 制剂　根据药典、药品监督管理部门批准的标准或其他规定的处方，将原料药物按某种剂型制成的具有一定规格的药物制品，称为药物制剂，简称制剂。如阿司匹林片、硫酸庆大霉素注射液、阿莫西林胶囊、红霉素软膏等。

6. 医疗机构制剂　是指医疗机构根据本单位的临床需要，经省级药品监督管理部门批准而配制、自用的固定处方制剂。

7. 原料药物　是指用于制剂制备的活性物质，包括中药、化学药、生物制品原料药物。

8. 传统药　一般是指各国历史上流传下来的药物，并在传统医学、药学理论指导下用于疾病治疗的物质，包括动物、植物和矿物药，又称天然药物。我国的传统药即为中药，包括中药材、中药饮片、中成药、民族药等。中药最本质的特点是在中医理论指导下应用动物、植物和矿物药，即中药在使用过程中往往是每人一"方"。

9. 现代药　一般是指19世纪以来发展起来的化学药品、抗生素、生化药品、放射性药品、血清、疫苗、血液制品等。其特点是应用现代医学的理论和方法筛选确定其药效，并按照现代医学理论用以防治疾病，如阿司匹林、青霉素、干扰素等。

10. 新药　是指未在中国境内外上市销售的药品，根据物质基础的原创性和新颖性，分为创新药和改良型新药。

11. 特殊药品　国家对麻醉药品、精神药品、医疗用毒性药品、放射性药品实行特殊管理。这四类药品被称为特殊管理的药品,简称特殊药品。

二、药剂学在药学领域中的地位

药剂学在药学领域中占有重要地位,具有转换枢纽和承上启下作用。无论对现代药或传统药的药物成分、作用机制进行了多少研究,在临床使用之前均需将其制成一定剂型、一定规格的药物制剂。正所谓无型不成药,没有药剂学的制剂制备过程就不能完成药学研究与临床应用之间的转换。原料药物一旦加工制成制剂后,其经济效益将会成倍增加,即附加值很高,故各国均高度重视药物制剂工业的发展。药剂学开展药物制剂研究工作是在化学、药物化学、药理学、天然药物化学、药物分析等学科研究成果的基础上进行的。为使药剂学的产品符合安全性、有效性、稳定性的要求,还须经过药理学、药物分析等学科进行相关验证后才能最终进入到临床应用阶段。同时,药物制剂在临床实践中的应用情况要及时反馈给药品生产或研究机构以促进其不断改进或提高制剂质量。再者,药物剂型与临床用药的依从性密切相关,随着生活水平的改善和提高,人们对生存质量和用药水平提出了更高的要求,药剂学的重要性将会更加显著。

三、药剂学的分支学科

随着药剂学与相关学科的不断发展、相互影响和相互渗透,逐渐形成药剂学的分支学科(表1-1)。

表1-1 药剂学分支学科及研究内容

分支学科	研究内容
工业药剂学	研究药物制剂工业化生产的基本理论、工艺技术、生产设备、质量控制和生产管理的学科
物理药剂学	应用物理化学的原理和手段,研究药剂学中有关剂型、制剂的处方、工艺设计与优化、质量控制等内容的学科
生物药剂学	研究药物及其剂型在体内的吸收、分布、代谢与排泄过程,阐明剂型因素、生物因素与药效之间关系的学科
药物动力学	应用动力学原理与数学处理方法,研究药物及其代谢物在体内吸收、分布、代谢和排泄过程量变规律的学科
药用高分子材料学	研究各种药用高分子材料的结构、合成和理化性能的学科
临床药剂学	以患者为研究对象,研究安全、有效、合理用药等内容的学科

四、药剂学的沿革与发展

(一)药剂学的沿革

我国古代,早有"神农尝本草,始有医药"的传说,说明我国古代劳动人民在寻找食物及与疾病作斗争的长期实践中发现药物、创造剂型的过程。据史料记载,汤剂早在我国商代已有应用,是我国应用最早的中药剂型之一。古代医书《五十二病方》

ER-1-1

药剂学的沿革和发展

《甲乙经》《山海经》记载了将药物制成酒剂、汤剂、洗浴剂、饼剂、曲剂、丸剂、膏剂等剂型的使用。东汉名医张仲景在其著作《伤寒论》和《金匮要略》中记载了栓剂、洗剂、软膏剂、糖浆剂等10余种剂型。晋代葛洪的《肘后备急方》中记载了铅硬膏、干浸膏、丸剂、锭剂和条剂等剂型。唐代(公元659年)颁布的《新修本草》是我国第一部,也是世界上最早的国家药典,收载药物844种。宋代成方制剂已有规模生产,并出现了官办药厂及我国最早的国家制剂规范——《太平惠民和剂局方》,记载788种成方。明代李时珍(公元1518—1593)编著的《本草纲目》收载药物1892种、剂型40余种。这些充分体现了中华民族在药剂学漫长发展史中作出的重要贡献。

国外药剂学发展最早的是埃及与巴比伦王国(今伊拉克地区),大约公元前1552年的《伊伯氏本草》记载有散剂、软膏剂、硬膏剂、模印片等剂型,并有药物的处方、制法及用途。被西方各国奉为药剂学鼻祖的格林(Galen,公元131—201年),是罗马籍希腊人,在他的著作里记述了散剂、丸剂、酊剂、流浸膏剂、溶液剂、酒剂等剂型,现在西方国家仍将传统剂型的药物制剂称为"格林制剂"。19世纪两次工业化革命促进了制药机械的发明,极大推动了药物制剂技术的发展和进步,先后有了软胶囊剂、压制片、硬胶囊剂、安瓿剂、气雾剂等剂型,药剂生产终于从医生诊所和个体生产者的小作坊走出,进入到机械化生产的阶段。物理学、化学、生物学等自然科学的巨大进步又为药剂学这门学科的出现奠定了理论基础。1847年德国药师莫尔(Mohr)总结了以往和当时的药剂学研究和实践成果,出版了第一本药剂学教科书《药剂工艺学》,标志着药剂学已成为一门独立的学科。

(二)药剂学的发展

随着科学技术的进步与发展,药剂学经历了以下几个发展阶段。20世纪50年代以后,随着化学、物理化学等学科的发展和渗入,药剂学进入了用化学和物理化学基础来设计、生产和评价剂型,并用客观体外科学指标评定质量的物理药剂学时代。进入20世纪六七十年代,药品质量的评定从体外扩展到体内,人们开始用动物及人体内血药浓度高低和吸收、分布、代谢、排泄规律来评价药品质量的优劣,药剂学进入生物药剂学时代。到了20世纪80年代,药物的研发与临床紧密结合,建立了药物临床评价体系,人们开始用药物制剂的临床疗效、毒副作用来评价药品质量,药剂学进入临床药剂学时代。20世纪90年代以来,各学科之间的相互渗透和互相促进,新理论、新辅料、新设备、新技术的不断涌现,药剂学的发展已进入药物传递系统时代,人们开始根据人体的病理和生理特征设计药物制剂,控制药物释放,以达到缓慢、定时、定量、定位释放药物的目的,从而提高疗效,降低毒副作用,增加患者依从性。进入21世纪,药物传递系统对药用辅料、制药设备、给药装置、制备工艺包装材料等都提出了非常高的要求,这必将促进药剂学更高更快地发展。

> **知识链接**
>
> 药物剂型发展的四个阶段
>
> 第一代剂型:是将药物经简单加工制成的传统药物剂型,如汤剂、散剂、丸剂、软膏剂、浸膏剂、醑剂、栓剂等。
>
> 第二代剂型:是以机械化和自动化生产为标志,对药物释放未进行精确控制的近代药物剂型,如片剂、胶囊剂、注射剂、气雾剂等。

第三代剂型：以减慢药物释放、延长药物作用时间、减少给药次数为目的的缓、控释给药系统，如缓释胶囊、渗透泵片、透皮贴剂、植入剂等。也包括通过体内生理节律性变化和信息反馈智能化释放药物的自调式和脉冲式给药系统。

第四代剂型：是可以使药物相对浓集于靶器官、靶组织、靶细胞，提高药物疗效并降低药物全身毒副作用的靶向给药系统，如脂质体、微球、纳米粒给药系统。

五、药剂学的任务

（一）研究药剂学基本理论

研究药剂学基本理论对促进新剂型和新制剂的开发，提高药物制剂的生产水平，改进生产工艺，优化药物制剂质量均具有重要的意义。粉体学理论、表面活性剂理论、化学动力学理论、微粒分散系统理论等药剂学基本理论，既是药剂学发展的基础，也是药剂学发展的动力，还能为临床安全、合理有效应用药物制剂提供科学依据。

（二）研发新剂型与新技术

随着医学科学技术的进步和生活水平的提高，人们对健康和"精准医疗"的需求日益增加，普通的片剂、注射剂、胶囊和丸剂等剂型已经不能完全满足高效、速效、长效、低毒、速释、缓释、控释、迟释、定位和靶向等要求。利用新技术不断开发新剂型及新制剂是药剂学的重要任务和研究热点。

（三）开发新型药用辅料

药物制剂中除主药外，还含有各种辅料。辅料是剂型的基础，新剂型、新技术的研究离不开新辅料的有力支撑，没有优质的辅料就没有优质的药品。新型药用辅料可促进新剂型和新技术的发展，同时新型药物传递系统对药用辅料又提出了更高的要求。

（四）开发新型制药机械和设备

制药机械和设备是制剂生产的重要工具，研究和开发新型制药机械和设备，对发展新剂型与新技术，提高生产效率，降低成本，减少污染，提高制剂质量，缩短我国与先进国家的差距，使更多制剂产品进入国际市场，均具有重要的意义。目前制药机械和设备正朝着自动化、智能化、多功能、连续化、全封闭方向发展。

（五）开发中药新剂型

中医药是中华民族的宝贵遗产，在继承、整理、发展中医药理论和膏、丹、丸、散、胶剂、露剂等中药传统剂型的同时，运用现代科学技术和方法，研究开发现代化的中药新剂型，是中医药走向世界的重要途径。现已开发了中药注射剂、中药片剂、中药胶囊剂、中药气雾剂等20余种中药新剂型，提高了中药疗效，扩大了临床应用范围。但也存在成分复杂，有效成分不明确，稳定性差等问题。进一步丰富和发展中药新剂型和新品种，充分发挥中医药在我国医药卫生事业中的作用，仍然是我国药剂工作者面临的一项长期而艰巨的任务。

知识链接

中医药的含义

2017 年 7 月 1 日开始实施的《中华人民共和国中医药法》第二条 中医药,是包括汉族和少数民族医药在内的我国各民族医药的统称,是反映中华民族对生命、健康和疾病的认识,具有悠久历史传统和独特理论及技术方法的医药学体系。

(六)研究与开发生物技术药物制剂

生物技术药物与天然药物、化学药物一起,成为寻找新药的三条主要途径。蛋白质、多肽、基因、酶、多糖等生物技术药物具有活性强,剂量小,对各种疑难病症有独特治疗作用等优点,但同时也存在着分子量大,稳定性差,生物半衰期短,口服吸收差等问题,严重影响其临床应用。寻找和发现适合这类药物的长效、安全、稳定、使用方便的新剂型是摆在药剂工作者面前的艰巨任务。

点滴积累 ∨

1. 药剂学研究内容包括药物制剂的基本理论、处方设计、制备工艺、质量控制与合理应用。
2. 药剂学既具有工艺学的性质,又密切联系临床实践,具有转换枢纽和承上启下作用,在药学领域中占有重要地位。
3. 药剂学的任务是研究药剂学基本理论,研发新剂型与新技术,开发新型药用辅料,开发新型制药机械和设备,开发中药新剂型,研究与开发生物技术药物制剂。

第二节 药物剂型

一、药物剂型的重要性

剂型是药物的传递体,是药物应用于临床的最终形式。药物的剂型不同,将直接影响到药物的有效性、安全性、稳定性以及患者的依从性。可根据药物的性质、不同的用药目和用药人群选择合适的剂型,以满足临床的需要。剂型的重要性主要体现在以下几个方面。

1. 剂型可改变药物作用性质 如硫酸镁制成口服剂型表现为泻下作用,而将硫酸镁注射液静脉滴注后则表现为镇静、解痉作用。

2. 剂型可影响药物治疗效果 如硝酸甘油,其首关效应明显,口服生物利用率低,可以制成舌下片、吸入气雾剂、注射剂或贴剂供临床防治心绞痛使用。

3. 剂型可改变药物作用速度 注射剂、吸入气雾剂等起效快,常用于急救;普通片剂、胶囊剂因口服后需要崩解、溶解再吸收,故作用缓慢;而缓释制剂、植入剂等作用更为缓慢,属长效制剂。

4. 剂型可降低或消除药物的毒副作用 如将阿司匹林制成肠溶衣片或栓剂就可以降低其对胃黏膜的刺激作用。氨茶碱口服能引起心悸,若制成栓剂可减轻或消除其加快心跳的不良反应。

5. 剂型可使药物产生靶向作用 如含有脂质体、微乳、微球、纳米粒等微粒分散体的注射剂,进入血液循环后,容易被单核-吞噬细胞系统的巨噬细胞所吞噬,从而使药物浓集于肝脏、脾脏等器官,发挥肝、脾被动靶向作用。

6. 剂型可改善患者的依从性 将某些抗生素由注射剂改为水果口味的口服颗粒后深受儿童患者的欢迎;将抗高血压药改为缓控释片后,既可克服血药浓度的峰谷现象,减轻患者的不良反应,又可减少服药次数。

7. 剂型可以提高药物的稳定性 固体剂型中药物的稳定性通常高于液体剂型;包衣片的稳定性往往比素片要高;冻干粉针剂的稳定性明显好于常规注射剂。

二、药物剂型的分类

（一）按形态分类

1. 液体剂型 如溶液剂、洗剂、输液等。

2. 半固体剂型 如软膏剂、凝胶剂、糊剂等。

3. 固体剂型 如片剂、胶囊剂、颗粒剂等。

4. 气体剂型 如气雾剂、喷雾剂等。

同一形态的剂型,其制备工艺比较接近,如固体剂型多需要粉碎、过筛、混合及成型工艺,而液体剂型往往需要溶解、滤过等操作。剂型按形态分类对制备、贮存与运输有一定指导意义,但属于一种形态的剂型可以有不同的质量要求和不同的给药途径。

（二）按给药途径分类

1. 经胃肠道给药剂型 药物通过口服进入胃肠道,有的在胃肠道发挥局部作用,有的经胃肠道吸收发挥全身作用。如片剂、胶囊剂、颗粒剂、口服液、合剂等。

2. 非经胃肠道给药剂型 除口服给药以外的其他所有剂型,这些剂型有的在给药部位发挥局部作用,有的吸收入血发挥全身作用。

（1）注射给药剂型:如注射剂,包括静脉注射、肌内注射、皮下注射、椎管注射等。

（2）呼吸道给药剂型:如气雾剂、粉雾剂、喷雾剂等。

（3）皮肤给药剂型:如洗剂、搽剂、软膏剂、糊剂、贴剂、橡胶膏剂等。

（4）黏膜给药剂型:如滴眼剂、眼膏剂、滴鼻剂、舌下片、含漱剂等,可供眼、鼻、口腔等部位的黏膜给药。

（5）腔道给药剂型:如栓剂、泡腾片、气雾剂、滴鼻剂、滴耳剂等,可用于直肠、阴道、尿道、鼻腔、耳道等腔道给药。

属于相同给药途径的剂型,与临床应用紧密结合,能反映给药途径与方法对于剂型制备的特殊要求,如注射给药剂型均要求灭菌。但此分类法不能反映剂型的内在特性和工艺学的要求,如同样为注射给药的剂型,有溶液型、乳浊液型,还有固体粉末型,它们的制备工艺又各不相同。

（三）按分散系统分类

1. 溶液型 药物以分子或离子状态（质点的直径小于 1nm,）分散于分散介质中形成的均匀分散体系,也称为低分子溶液,如芳香水剂、溶液剂、甘油剂、醋剂等。

2. 胶体溶液型 质点的直径一般在1~100nm,一种是由高分子物质以分子状态均匀分散于液体分散介质中形成的高分子溶液,如明胶溶液。另一种是由不溶性纳米粒子分散于液体分散介质中形成的非均匀的分散体系,如氧化银溶胶。

3. 乳剂型 由两种互不相溶的液体组成,其中一种液体作为分散相(质点的直径在0.1~50μm)分散于另一种液体中形成的非均匀分散体系,如鱼肝油乳剂、静脉注射乳剂。

4. 混悬型 固体药物以微粒状态(质点的直径在0.1~100μm,)分散于液体分散介质中形成的非均匀分散体系,如炉甘石洗剂。

5. 气体分散型 液体或固体药物以微粒状态分散于气体分散介质中形成的分散体系,如沙丁胺醇气雾剂。

6. 固体分散型 固体药物以聚集状态存在的分散体系,如阿司匹林片、布洛芬胶囊、阿奇霉素颗粒等。

按分散系统分类的剂型,便于应用物理化学的原理阐明其特点和稳定性问题,但不能反映用药部位与用药方法对剂型的要求。

(四)按制法分类

这种分类方法不能包含全部剂型,故不常采用。

1. 浸出制剂 采用浸出方法制成的剂型,如酊剂、流浸膏剂、煎膏剂等。

2. 无菌制剂 采用灭菌方法或无菌操作技术制成的剂型,如注射剂、滴眼剂等。

以上剂型的分类方法,各有其特点也各有其不全面和不完善之处,因此本教材采用综合分类的方法。

三、药物传递系统

药物传递系统(drug delivery system,DDS)是指能将药物传递进入机体并通过控制药物在体内的释放速度、释放时间及释放部位来提高药物效能和安全性的载体。DDS的概念出现在20世纪70年代初,随着科学技术的进步,剂型的发展已远超出其原有的内涵,需要用药物传递系统来完善和丰富剂型对药物的载体功能,通过DDS来提高药物的生物利用度和治疗指数,降低药物毒副作用以及提高患者的依从性。目前缓控释给药系统、靶向给药系统和经皮给药系统在临床应用较多,是DDS的发展主流。

(一)缓控释给药系统

缓控释给药系统是发展最早、发展最快的新型给药系统,也称为缓控释制剂,可以延缓或控制药物释放速度,降低血药浓度的波动,减少给药次数,提高患者的依从性,提高药物的治疗效果,减轻毒副作用。一般采用片剂、胶囊剂或混悬剂等口服给药,也有注射剂和植入剂。

(二)靶向给药系统

靶向给药系统是借助特殊的药物载体或给药技术,通过局部给药或全身血液循环将药物有目的地传输至特定组织或部位的给药系统,也称为靶向制剂。它可将药物最大限度地运送到靶区,减小其他部位的药物浓度,降低不良反应,减小用药剂量,提高药物治疗效果,对癌症的治疗具有重要意义。常用的载体有脂质体、微球、微囊、微乳、纳米球、纳米囊等。

（三）经皮给药系统

经皮给药系统是通过皮肤贴敷方式给药，使药物透过皮肤吸收达到体内稳定和长时间有效血药浓度和治疗作用的一类制剂。它可以避免发生肝脏的首关效应和胃肠灭活，患者可以自主用药和随时停止给药，但透皮吸收有限，起效较慢。目前常用的有贴剂、乳膏剂、液体制剂等剂型。

（四）黏膜给药系统

黏膜给药系统是通过口腔、鼻腔、肺部、结肠、直肠、眼部等黏膜给药，使药物吸收进入血液循环而发挥全身治疗作用的给药系统。其使用方便，起效迅速，可避免首关效应和胃肠破坏，生物利用度高。黏膜给药拓宽了许多药物的给药途径，特别是大分子的多肽、蛋白质及核酸类生物技术药物，是目前黏膜给药研究的热点。黏膜给药系统主要的剂型有喷雾剂、膜剂、舌下片、滴鼻剂、栓剂等。

（五）智能型给药系统

智能型给药系统是按照生理或病理变化信息，实现药物在体内的择时、择量释放，发挥药物的最佳疗效，最大限度降低药物不良反应的给药系统。目前研究较多的是脉冲式与自调式释药系统。脉冲式释药系统可利用外界因素如磁场、温度、电场等变化或体内环境因素如 pH、酶、细菌等的变化来控制药物的释放。自调式释药系统是依赖于生物体信息反馈而自动调节药物释放量的给药系统。如胰岛素智能型给药系统，可以根据患者血糖浓度的高低自动调节胰岛素的释放量，使血糖水平始终保持在正常范围之内。

DDS 是现代科学技术在药剂学中应用与发展的结果，一个老药新型 DDS 的开发与利用不亚于一个新化学实体的创制。目前，DDS 的研究与开发已成为推动全球医药产业发展的源动力，成为制药行业发展最快的领域。

点滴积累 ╲

1. 剂型可改变药物作用性质，影响药物治疗效果，改变药物作用速度，降低或消除药物的毒副作用，使药物产生靶向作用，改善患者的依从性，提高药物的稳定性，因此选择合适的剂型非常重要。
2. 剂型可按形态分类，按给药途径分类，按分散系统分类，按制法分类，这四种分类方法，各有其特点也各有其不足。
3. 药物传递系统（DDS）是能将药物传递进入机体并通过控制药物在体内的释放速度、释放时间及释放部位来提高药物效能和安全的载体。目前我国缓控释给药系统、靶向给药系统和经皮给药系统发展态势良好。

第三节　药品标准与药品质量管理规范

药品标准是国家对药品质量、规格及检验方法所作出的技术规定，是药品的生产、经营、使用、监督部门共同遵循的法定依据。

一、药典

药典是一个国家记载药品标准、规格的法典。一般由国家药品监督管理部门组织编纂、出版,并由政府颁布、执行,具有法律约束力。药典中收载的是疗效确切、不良反应小、质量较稳定的常用药物及其制剂,并规定其质量标准、制备要求、鉴别、杂质检查与含量测定等内容。随着医药科技的进步与发展,新的药物、制剂和检验方法会不断涌现,药典出版后需要不断修订以补充、完善、更新其收载内容。

药典是一个国家药品标准体系的核心,对保证药品质量,确保人民用药安全有效,促进药品的研究和生产具有重要意义。在一定程度上药典还可反映这个国家药品生产、医疗保健和科学技术发展水平。

(一)《中华人民共和国药典》

《中华人民共和国药典》简称《中国药典》,英文缩写 Chp。现行药典是《中国药典》2015 年版,是新中国第 10 版药典,自 2015 年 12 月 1 日起实施。本版药典由一部、二部、三部、四部组成,总共收载品种 5608 种。一部药典收载药材和饮片、植物油脂和提取物、成方制剂和单味制剂等,品种共计 2598 种;二部药典收载化学药品、抗生素、生化药品、放射性药品等,品种共计 2603 种;三部药典收载生物制品,品种共计 137 种;四部药典收载通则总计 317 个(制剂通则 38 个、检测方法 240 个、指导原则 30 个、其他通则 9 个)、药用辅料 270 种。

2015 年版《中国药典》的一、二、三、四各部都包含有凡例、正文和索引,第四部药典还包含有通则。

1. 凡例 是为正确使用《中国药典》进行药品质量检定的基本原则,是对《中国药典》正文、通则与药品质量检定有关的共性问题的统一规定。

2. 正文 是根据药物自身理化性质与生物学特性,按照批准的处方来源、生产工艺、贮存运输条件等所制定的用以检测药品质量是否达到用药要求并衡量其质量是否稳定均一的技术规定。由于收载的品种和剂型的不同,正文包括的项目也不相同。如二部药典某原料药物的正文按顺序分别列有品名、结构式、分子式、分子量、化学名、含量要求、性状、鉴别、检查、含量测定、类别、贮藏、制剂。

3. 目录与索引 是快速查阅药典有关品种和内容的路径。目录以中文笔画为序将收载内容排列,索引包括中文索引、汉语拼音索引和外文索引(第一部为拉丁名索引,第二、三、四部为英文索引),便于使用时查找。

4. 通则 四部药典收载的通则包括制剂通则、通用检测方法和指导原则。制剂通则是按照药物剂型分类,针对剂型特点所规定的基本技术要求;通用检测方法是各正文品种进行相同检查项目的检测时所采用的统一的设备、程序、方法和限度等;指导原则是为执行药典、考察药品质量、起草与复核药品标准所制定的指导性规定。

▶▶ **课堂活动**

你知道 2015 年版《中国药典》最大的体例变化是什么? 这种变化解决了长期以来以往《中国药典》存在的什么问题?

(二)其他国家药典

了解其他国家药典,对于我们学习国外先进的药品生产、检验的技术,洞悉药品管理发展趋势,缩短我国与发达国家在医疗保健水平之间的距离等方面有着积极的促进作用。据不完全统计,世界上有近 40 个国家编制了国家药典,另外还有区域性药典和国际卫生组织编制的国际药典,比较有影响的其他国家药典主要有以下几部。

1.《美国药典/国家处方集》(英文简称 USP-NF)　由美国政府所属的美国药典委员会编辑出版。USP-NF 是唯一由美国食品和药品管理局(FDA)强制执行的法定标准。USP-NF 的修订包括年度修订和每年两次的增补。最新版本为 USP40-NF35,2017 年 5 月 1 日生效。USP40-NF35 的增补 1 将于 2017 年 8 月 1 日生效,增补版 2 将于 2017 年 12 月 1 日生效。

2.《英国药典》(英文简称 BP)　是英国药品委员会的正式出版物,是英国制药标准的重要来源。BP2017 为现行实施版本,生效日期为 2017 年 1 月。

3.《欧洲药典》(英文简称 EP)　2007 年经欧洲 36 个国家和欧盟批准的共同制定的《欧洲药典协定》,是欧洲法定药品质量控制标准。《欧洲药典》的修订规律是通过非累积增补本更新,每年出 3 个增补本。第 9 版《欧洲药典》(EP9)为最新版本,生效时间为 2017 年 1 月。EP9 预计累计共有 8 个非累积增补本(9.1～9.8)。现在使用的是 EP9.2。

4.《日本药典》(别称:日本药局方,英文简称 JP)　由日本药局方编集委员会编纂,由厚生省颁布执行。现行版本 JP17,2016 年 4 月 1 日起开始实施。

二、国家药品标准

《中华人民共和国药品管理法》规定,药品必须符合国家药品标准。我国的国家药品标准是指国务院药品监督管理部门颁布的《中华人民共和国药典》、药品注册标准和其他药品标准,其内容包括质量指标、检验方法以及生产工艺等技术要求。除《中国药典》外,国家药品监督管理局颁布的药品标准主要是以"药品注册标准"形式颁布。

药品注册标准,是指国家药品监督管理局批准给申请人特定药品的标准,生产该药品的生产企业必须执行该注册标准。国家药品监督管理局规定"药品注册标准"不得低于《中国药典》的规定,药品注册标准的项目及其检验方法的设定,应当符合《中国药典》的基本要求、国家药品监督管理局发布的技术指导原则及国家药品标准编写原则。

国家药品监督管理局对所颁布的"药品注册标准"分阶段进行整理、分类汇总、装订分册等方面工作。

知识链接

药品注册标准

药品注册标准包括《中华人民共和国卫生部药品标准-中药成方制剂》第 1～21 册、《中华人民共和国卫生部药品标准-化学药品、生化药品、抗生素药品》第 1 分册、《中华人民共和国卫生部药品标准》(二部)1～6 册、《中华人民共和国卫生部药品标准-藏药》第 1 册、《中华人民共和国卫生部药品标准-蒙药分册》《中华人民共和国卫生部药品标准-维吾尔药分册》《国家药品标准-新药转正标准》第 1～104 册(正不断更新)、《国家药品西药标准(化学药品地标升国标)》第 1～16 册、《国家中成药标准汇编》《国家注册标准》(针对某一企业的标准)及《进口药品标准》等。

在中药饮片的质量管理规定中,充分考虑到中药饮片加工历史性、地域性、时段性等因素,对中药饮片的要求是:"中药饮片必须按照国家药品标准炮制;国家药品标准没有规定的,必须按照省、自治区、直辖市人民政府药品监督管理部门制定的炮制规范炮制。"对于国家药品标准未收载的地方性习用药材应符合各省、自治区、直辖市人民政府药品监督管理部门制定的地方中药材标准。

三、药品生产质量管理规范

药品生产质量管理规范(Good Manufacturing Practice,GMP)是药品生产和质量管理的基本准则,是在药品生产全过程实施的质量管理,是保证药品质量和用药安全的一整套科学、系统和行之有效的管理制度。GMP 适用于药品生产的全过程和原料药生产中影响成品质量的关键工序。大力推行 GMP 的目的是:①将影响药品质量的人为差错控制在最低限度;②最大限度地避免药品生产过程中的污染和交叉污染,防止药品质量降低的情况发生;③建立健全完善的质量管理体系,确保 GMP 的有效实施。

我国自 1988 年第一次颁布 GMP 至今已过去近 30 年,期间经历了 1992 年和 1998 年两次修订,截至 2004 年 6 月 30 日,我国药品生产企业均实施了 GMP 的认证。新版 GMP 是 2011 年 3 月 1 日起施行的《药品生产质量管理规范》(2010 年修订),内容包括总则、质量管理、机构与人员、厂房与设施、设备、物料与产品、确认与验证、文件管理、生产管理、质量控制与质量保证、委托生产与委托检验、产品发运与召回、自检与附则,共计 14 章 313 条,还包括无菌药品、原料药、生物制品、血液制品及中药制剂等 5 个附录。

四、药物非临床研究质量管理规范

药物非临床研究是在实验室条件下,通过动物试验进行非临床(非人体)的各种试验,如急性、亚急性、慢性毒性试验,生殖毒性试验,致癌、致畸、致突变试验,各种刺激性试验,依赖性试验等,用于评价药物的安全性。药物非临床研究质量管理规范(Good Laboratory Practice,GLP)是药物进行非临床试验从方案设计、实施、质量保证、记录、报告到归档的指南和准则,以保证新药临床前研究安全性试验数据和资料的真实性与可靠性。

五、药物临床试验质量管理规范

药物临床试验质量管理规范(Good Clinical Practice,GCP)是为保证临床试验数据的质量、保护受试者的安全和权益而制定的进行临床试验的准则。GCP 的内容主要涵盖了临床试验方案的设计、实施、组织、监查、记录、分析、统计、总结、报告、审核等全过程。GCP 旨在保证药物临床试验过程的规范化,使结果具有科学性、可靠性、准确性、完整性。

点滴积累 ﹀ ┈┈┈

    1. 药典是一个国家记载药品标准、规格的法典,是药品的生产、经营、使用、监督部门共同遵循的法定依据。 2015 年版《中国药典》药典分为四部,总共收载品种 5608 种。

    2. 我国的国家药品标准包括《中国药典》、药品注册标准和其他药品标准。

    3. 药品生产质量管理规范(GMP)、药物非临床研究质量管理规范(GLP)、药物临床试验质量管理规范(GCP)是药品在生产与研究过程必须遵循的质量管理规范。

目标检测

一、选择题

（一）单项选择题

1. 不属于药品的是

    A. 血清   B. 兽用药   C. 抗生素

    D. 中药材   E. 疫苗

2. 生理盐水按分散系统属于

    A. 胶体溶液型   B. 混悬型   C. 乳剂型

    D. 溶液型   E. 气体分散型

3. 我们把注射剂称为

    A. 药品   B. 剂型   C. 制剂

    D. 医疗机构制剂   E. 新药

4. 2015 年版《中国药典》分为

    A. 一部   B. 二部   C. 三部

    D. 四部   E. 五部

5. 特殊药品不包括

    A. 麻醉药品   B. 精神药品   C. 贵重药品

    D. 放射性药品   E. 医疗用毒性药品

6. BP 是指

    A.《中国药典》   B.《美国药典》   C.《英国药典》

    D.《日本药典》   E.《欧洲药典》

7. 收载于 2015 年版《中国药典》四部的内容是

    A. 药用辅料   B. 中药材   C. 化学药品

    D. 生物制品   E. 成方制剂

（二）多项选择题

1. 药剂学研究的内容包括

    A. 药物作用机制   B. 药品质量控制   C. 基本理论

    D. 药品制备技术   E. 药品的销售价格

2. 同一药物选择不同药物剂型，可能会

    A. 影响药物的毒副作用   B. 影响起效时间   C. 影响药物的稳定性

    D. 影响药物的半衰期   E. 影响患者的依从性

3. 辅料是指生产药品和调配处方时所用的

    A. 包装材料   B. 制剂设备   C. 赋形剂

    D. 附加剂   E. 原料药物

4. 阿司匹林肠溶片(100mg)称为

    A. 药品　　　　　　　　B. 剂型　　　　　　　　C. 制剂

    D. 医疗机构制剂　　　　E. 特殊药品

5. 我国药品管理法规确定国家药品标准包括

    A.《中国药典》

    B. 药品注册标准

    C. 医疗机构制剂标准

    D. 省、自治区、直辖市人民政府药品监督管理部门制定的中药饮片炮制规范

    E. 企业内控标准

二、简答题

1. 药物剂型对药物作用有何影响?

2. 药物与药品有何不同?

三、实例分析题

1. 药物剂型按分散系统一般分几类? 并在《中国药典》中各找一种制剂说明。

2. 查阅《中国药典》2015 年版二部,说明剂型对药物作用的影响。

ER-01章习题

实验 1-1　学习查阅《中国药典》

一、实验目的

1. 掌握《中国药典》2015 年版的结构和内容组成。

2. 能够独立快速查阅到药典相关内容,并对网络在线检索《中国药典》的操作有一定的了解。

3. 了解《中国药典》的发展历程。

二、实验材料

《中国药典》2015 年版一部、二部、三部、四部。

三、实验内容

按照下列项目,查阅《中国药典》2015 年版,记录所在部册、页码、内容等查阅结果。

查阅内容表

序号	查阅项目	查阅结果		
		部	页至 页	内容
1	阿胶的性状			
2	密封贮藏的条件			
3	微溶的含义			
4	盐酸吗啡的化学结构			
5	100目筛网的孔径范围			
6	麻仁丸的功能与主治			
7	丸剂的制剂通则			
8	热原检查法			
9	挥发油测定法			
10	重组人白介素-2注射液的检定			
11	聚乙二醇4000的鉴别			
12	片剂重量差异限度标准			
13	麻疹减毒活疫苗使用说明			
14	明胶空心胶囊的检查			
15	大山楂丸的处方及制备方法			
16	阿司匹林的制剂			
17	碘滴定液的配制方法			
18	胰岛素注射液的规格			
19	药包材通用要求指导原则			
20	三七总皂苷的含量测定			

【注意事项】

1. 在明确查阅项目所在部册之后,按照品名目次或索引可较快地得到查阅结果。

2. 凡例所规定共性问题不能通过品名目次或索引找到答案。

3.《中国药典》2015年版最大的体例变化是将上版药典各部附录整合为通则并与药用辅料单独成卷作为《中国药典》四部。

四、思考题

1. 若需查询的药品在《中国药典》2015年版中没有收载,如何继续查找?

2. 谈谈你对药典的认识及今后的工作中如何正确地应用药典。

(李忠文)

第二章

液体制剂

导学情景 ∨

情景描述：

患者，男，75岁，胸部以下湿疹，奇痒，当地治疗2周未见好转，来某医院皮肤科就诊。来院时，患者部分湿疹部位已发生肿胀，医生查体后诊断为过敏性皮炎，随即开具处方炉甘石洗剂、布地奈德乳膏及口服抗过敏药，并嘱咐其使用方法。经交替涂抹治疗5天后，明显好转，7天后痊愈。

学前导语：

炉甘石洗剂是混悬型液体制剂，在放置过程中会发生微粒沉降，因此，须用前摇匀。本章我们学习有关液体制剂的基本知识和技能，学会不同类型液体制剂的制备和应用。

第一节　概述

一、液体制剂的概念、特点

液体制剂系指药物分散在适宜分散介质中制成的液体形态的制剂，可供内服和外用。液体制剂主要以不同的分散方法和分散程度将固体或液体药物分散在适宜的分散介质中而制成的剂型，特殊情况下可以将某些气体药物溶解到溶液中。本章所讲述的液体制剂是狭义的液体制剂，不包括注射剂和浸出制剂中有关液体制剂的内容。

液体制剂是临床上广泛使用的一类剂型，具有以下优点：①药物以溶解或非溶解状态分散在介质中，相对分散度大，吸收快，作用迅速；②给药途径广泛，既可内服，也可外用于皮肤、黏膜和腔道；③使用方便，易于分剂量，特别适用于婴幼儿和老年患者；④可减少某些药物的刺激性，通过调整液体制剂的浓度，避免或减少药物对机体的刺激性（如口服碘化物、灌肠用水合氯醛等）；⑤固体药物制成液体制剂后，一般都能达到提高生物利用度的目的。但液体制剂也有以下不足之处：①易受分散介质的影响，制剂中的药物发生化学降解，使药效降低甚至失效，如青霉素钾溶液；②液体制剂的体积较大，水性溶液在0℃以下可能结冰，不便于携带、运输和贮存；③水性液体制剂易霉变，常需加入防腐剂，而非水性溶剂又多有不良药理作用；④非均相液体制剂的药物分散度大，分散粒子具有很高的比表面能，易产生一系列的物理稳定性问题。

二、液体制剂的分类

液体制剂按分散系统分为低分子溶液、胶体溶液、混悬液和乳浊液型液体制剂;按给药途径分为内服、外用两大类。

1. **按分散系统分类**　在液体分散体系中,药物分散相粒子的大小决定该分散体系的特征,按分散系统分类实际也是按分散相粒子大小分类。

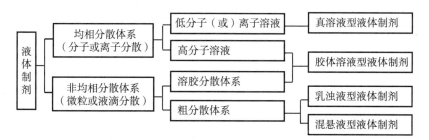

液体制剂中的药物可以是固体、液体或气体,在一定条件下以分子、离子、胶体粒子、微粒或液滴状态分散于液体分散介质中。被分散的药物称为分散相,分散介质亦可称为分散媒。其中溶液型和高分子溶液中的药物以分子或离子状态分散于分散介质中,分散介质也可称为溶剂;乳浊液型液体制剂的分散介质又称为外相或连续相。高分子溶液和溶胶分散体系在药剂学中一般统称为胶体溶液型液体制剂,因为它们的分散相粒子大小属于同一个范围,并且在性质上有许多共同之处。按分散体系的分类见表2-1。

表2-1　分散体系的分类与特征

类型	分散相粒径大小	特征
低分子溶液	<1nm	以分子或离子分散,透明溶液,均相,无界面,属热力学稳定体系,能透过滤纸和半透膜
高分子溶液	1~100nm	以高分子分散,均相,无界面,属热力学稳定体系,扩散慢,能透过滤纸,不能透过半透膜
溶胶剂	1~100nm	以多分子聚集体分散,有界面,非均相,属热力学不稳定体系,扩散慢,能透过滤纸,不能透过半透膜
乳浊液	>100nm	以液体微粒分散,有界面,非均相,属动力学和热力学不稳定体系,扩散很慢或不扩散
混悬液	>500nm	以固体微粒分散,有界面,非均相,属动力学和热力学不稳定体系

在药剂学中,分散系统相同的液体制剂其制备方法具有相似性。

2. **按给药途径分类**

(1)内服液体制剂:如糖浆剂、口服溶液剂、口服混悬剂、口服乳剂、合剂等。

(2)外用液体制剂:①皮肤科用液体制剂:如搽剂、涂剂、洗剂、冲洗剂等;②五官科用液体制剂:如滴鼻剂和洗鼻剂、滴耳剂和洗耳剂等;③直肠等腔道用液体制剂:如灌肠剂等。

药剂学中,给药途径相同的液体制剂其产品安全性要求基本一致。

三、液体制剂的质量要求

由于液体制剂药物分散度以及给药途径不同,因此对其质量要求亦不尽相同。液体制剂一般应符合:剂量准确,性质稳定,无毒性,无刺激性,具有一定的防腐能力;溶液型液体制剂是澄明溶液,乳剂和混悬剂应保证其分散相粒子小而均匀,要求符合其质量控制要求,混悬剂在振摇时易均匀分散;口服型液体制剂的分散介质最好选用水,其次可以选用较低浓度乙醇,特殊用途下可选择液体石蜡和植物油等;应外观良好,口感适宜,根据需要可以添加着色剂和防腐剂;包装容器的大小和形状适宜,应便于储运、携带和使用。

点滴积累 ∨

1. 液体制剂分散度大,吸收快,作用迅速,但稳定性差。
2. 液体制剂按分散系统分为均相的低分子溶液、高分子溶液和非均相的溶胶剂、乳浊液和混悬液。均相液体制剂化学稳定性差,非均相液体制剂物理稳定性差。
3. 液体制剂应剂量准确,性质稳定,无毒性,无刺激性,具有一定的防腐能力。

第二节 液体制剂的溶剂和附加剂

溶剂是液体制剂的重要组成部分,对药物起着溶解和分散作用,溶剂的性质直接影响液体制剂的制备、性质、稳定性和临床疗效。优良溶剂应具备的条件是:对药物和附加剂具有较好的溶解性或分散性;化学性质稳定,不与主药或附加剂发生化学反应;不影响主药药效和含量测定;毒性小,无不适的臭味,无刺激性;廉价易得。但现实中完全符合以上条件的溶剂很少,所以制备液体制剂时要根据药物性质、制剂要求和临床需要合理选择适宜的溶剂。

一、液体制剂的常用溶剂

药物的溶解或分散状态与溶剂的极性有密切关系,即药物在溶剂中溶解作用的大小,取决于药物的性质和溶剂的极性。溶剂极性大小用介电常数表示,根据介电常数的大小溶剂可分为极性溶剂、半极性溶剂和非极性溶剂。

(一)极性溶剂

1. 水 水是最常用的溶剂,本身无药理作用,能与乙醇、甘油、丙二醇等溶剂以任意比例混合,能溶解绝大多数的无机盐类和有机药物,能溶解药材中的生物碱盐类、苷类、糖类、树胶、黏液质、鞣质、蛋白质、酸类及色素等。但水性液体制剂不稳定,容易产生霉变、水解等反应,如果水溶液中不加入防腐剂则不宜长期贮存。配制以水为溶剂的液体制剂时应使用纯化水。

2. 甘油(丙三醇) 甘油为常用溶剂,在外用液体制剂(尤其是黏膜用药剂)中应用较多。本品为无色、澄清的黏稠液体;味甜;有引湿性;与水或乙醇能任意混溶,能溶解硼酸、鞣质、苯酚等药物。甘油无水物对皮肤有脱水作用和刺激性,含水10%以上的甘油无刺激性。在外用液体制剂中甘油具有防止皮肤干燥(保湿),滋润皮肤,延长药物局部药效等作用。在内服药剂中含甘油12%以上时,可使药剂带有甜味并能防止鞣质析出。含甘油30%以上时具有防腐作用,但成本高。

3. 二甲基亚砜(DMSO) 本品为无色液体;无臭或几乎无臭;有引湿性。与水、乙醇或乙醚能任意混溶,在烷烃中不溶。溶解范围广,有"万能溶剂"之称。二甲基亚砜具有促进药物在皮肤和黏膜上的渗透作用,主要用作吸收促进剂、溶剂和防冻剂等(仅供外用)。

(二)半极性溶剂

1. 乙醇 乙醇是常用溶剂,可与水、甘油、丙二醇等溶剂以任意比例混合,能溶解大部分有机药物和药材中的有效成分,如生物碱及其盐类、苷类、挥发油、树脂、鞣质、有机酸和色素等。20%以上的乙醇有防腐作用,40%以上的浓度则能延缓某些药物的水解。但乙醇有一定的调节生理功能的作用,且有易挥发、易燃烧等性质。为防止乙醇挥发,成品应密闭贮存。乙醇与水混合时,会发生热效应和体积缩小的现象,所以用水稀释乙醇时,应凉至室温(25℃±2℃)后再调整至规定浓度。

2. 丙二醇 药用规格一般是1,2-丙二醇。丙二醇兼具甘油的优点,刺激性与毒性均小,能溶解很多有机药物,能与水、乙醇、甘油等以任意比例混合。一定比例的丙二醇和水的混合溶剂能延缓许多药物的水解,增加药物的稳定性。丙二醇的水溶液对药物在皮肤和黏膜上有一定的促渗透作用,其价格高于甘油。

3. 聚乙二醇(PEG) 液体制剂中常用聚合度低的聚乙二醇,如PEG300～600,为无色澄明液体,能与水、乙醇、丙二醇、甘油等以任意比例混溶,不同浓度的PEG水溶液是良好的溶剂,能溶解许多水溶性无机盐和水不溶性有机药物。本品对一些易水解的药物具有一定的稳定作用,在洗剂中具有一定的保湿作用。

(三)非极性溶剂

1. 脂肪油 主要指药典上收载的一些植物油,如棉籽油、花生油、麻油、橄榄油、豆油等。脂肪油能溶解脂溶性药物如游离生物碱、挥发油、激素和芳香族药物。脂肪油容易酸败,也易受碱性药物影响而发生皂化反应,影响制剂质量。脂肪油多作外用制剂的溶剂,如洗剂、搽剂等。

2. 液体石蜡 本品为饱和烷烃化合物,化学性质稳定。分轻质和重质两种,前者相对密度0.828～0.860,常用于外用液体制剂,后者相对密度为0.860～0.890,常用于软膏剂或糊剂。本品能与非极性溶剂混合,能溶解生物碱、挥发油及一些非极性药物等。本品在肠道中不分解也不吸收,能使粪便变软,有润肠通便作用。

3. 醋酸乙酯 无色或淡黄色流动性油状液体,可作为脂肪油的代用品,微臭。有挥发性和可燃性。在空气中容易氧化、变色,需加入抗氧剂。本品能溶解挥发油、甾体药物和其他油溶性药物,常作为搽剂的溶剂。

知识链接

液体制剂分散介质的筛选

临床用药需要是选择液体制剂分散介质的重要依据;同时还应考虑安全性问题,水因安全性好而常作为首选分散介质;选择分散介质时还应考虑成本以及与其他药物、附加剂之间的配伍;最后通过实验验证确定分散介质的类型。

二、液体制剂的附加剂

（一）防腐剂

液体制剂特别是以水为溶剂的液体制剂,易被微生物污染而生霉变质,尤其是含有糖类、蛋白质等营养物质的液体制剂,更容易引起微生物的滋长和繁殖。含抗菌药物的液体制剂也能生长微生物,因为这些药物对其抗菌谱以外的微生物不起抑菌作用。微生物的污染会引起液体制剂的理化性质变化及其质量变化,有时会产生有害的细菌毒素,因此在制备和贮存液体制剂时要注意采取防止污染和添加防腐剂等防腐措施。

防腐剂是指能防止药物制剂由于细菌、真菌等微生物的污染而产生变质的添加剂。常用的防腐剂有:

1. **羟苯酯类**　又称尼泊金类,是一类优良的防腐剂,无毒、无味、无臭,化学性质稳定,在 pH 为 3~8 范围内能耐受 100℃、2 小时灭菌。在酸性溶液中作用较强,对大肠埃希菌作用最强。药液 pH 超过 7 时作用减弱,这是由于酚羟基解离所致。羟苯酯类的抑菌作用随烷基碳数增加而增强,但溶解度则随烷基碳数增加而减少,常用的以丁酯抗菌力最强,溶解度却最小。本类防腐剂配伍使用有协同作用,常以乙酯和丙酯(1:1)或乙酯和丁酯(4:1)合用,浓度均为 0.01%~0.25%。表面活性剂对本类防腐剂有增溶作用,能增大在水中的溶解度,但不增加其抑菌效能。在含有聚山梨酯类的药液中不宜采用羟苯酯类作为防腐剂,虽然增加羟苯酯类在水中的溶解度,但因发生络合作用,防腐能力降低。羟苯酯类遇铁能变色,可被塑料包装材料吸附。

2. **苯甲酸及苯甲酸钠**　苯甲酸是一种有效的防腐剂,常用量为 0.1%~0.25%。本品的防腐作用主要是未解离分子,离子几乎无抑菌作用,苯甲酸 $pK_a=4.2$,因此,pH 适当地降低,有利于防腐,通常在 pH 为 4 以下为好。苯甲酸钠由于是苯甲酸盐,所以只有在溶液显酸性时,有部分苯甲酸生成才有防腐作用。

3. **山梨酸及其盐**　本品微溶于水(0.125%,30℃),可溶于无水乙醇(12.9%),常用浓度为 0.15%~0.2%,本品对真菌和细菌均有较强的抑制作用,特别适用于含有聚山梨酯类液体制剂的防腐。本品起防腐作用的是未解离的分子,在 pH4 水溶液中效果较好。

4. **苯扎溴铵**　又称新洁尔灭,系阳离子型表面活性剂。本品在酸性、碱性溶液中稳定,可热压灭菌,对金属、橡胶、塑料无腐蚀作用,使用浓度为 0.02%~0.2%。

5. **其他防腐剂**　如脱水乙酸、醋酸氯己定、甘油(30%以上)、薄荷油、桉叶油、桂皮油等。

（二）矫味剂

许多药物具有不良臭味,患者服用后易引起恶心和呕吐等,特别是儿童患者往往拒绝使用。为了掩盖和矫正液体制剂的不良臭味而加入到制剂中的物质称为矫味剂。

1. **甜味剂**　包括天然和合成的两大类。天然甜味剂有糖类、糖醇类、苷类,其中糖类最常用,蜂蜜也是甜味剂。天然甜菊苷是从甜叶菊中提取精制而得,甜度比蔗糖大约 300 倍。人工甜味剂常用糖精钠,甜度为蔗糖的 200~700 倍,用量已受到限制,口服量每日每千克体重不可超过 5mg,常用量为 0.03%。目前,阿司帕坦(又称蛋白糖)得到广泛应用,甜度比蔗糖高 150~200 倍,而无后苦味,不致龋齿,可有效降低热量,适用于糖尿病、肥胖症患者。

2. **芳香剂**　在制剂中有时需要添加少量香料或香精以改善药品的香味,这些香料与香精称为芳香剂。常用芳香剂有天然挥发性芳香油(如柠檬、樱桃、茴香、薄荷挥发油等)及其制剂(如薄荷水、桂皮水等);人工合成香精是由人工香料添加一定量的溶剂调和而成的混合香料,如苹果香精、香蕉香精等。

3. **胶浆剂**　胶浆剂具有黏稠缓和的性质,可以干扰味蕾的味觉而发挥矫味作用。如阿拉伯胶、羧甲纤维素钠、甲基纤维素、海藻酸钠、琼脂、明胶、西黄蓍胶等制成的胶浆。

4. **泡腾剂**　应用碳酸氢钠与有机酸混合,遇水后产生大量二氧化碳,溶于水呈酸性,能麻痹味蕾而矫味。能改善盐类药物的苦味、涩味和咸味。

5. **化学调味剂**　谷氨酸钠(味精)能矫正鱼肝油的腥味,消除铁盐制剂的铁金属味。

（三）着色剂

着色剂能改善制剂的外观颜色,可用来识别制剂的浓度,区分应用方法和减少患者对服药的厌恶感。主要分为两类:天然色素和合成色素。

1. **天然色素**　常用的有植物性和矿物性色素,用作食品和内服制剂的着色剂。植物性色素有:红色的有苏木、甜菜红等,黄色的有姜黄、胡萝卜素等,蓝色的有松叶兰,绿色的有叶绿酸铜钠盐,红棕色的有焦糖等。矿物性的有氧化铁(外用呈肤色)。

2. **合成色素**　人工合成色素的特点是色泽鲜艳,价格低廉,大多数毒性较大,用量不宜过多。我国批准的内服合成色素有苋菜红、胭脂红、柠檬黄、靛蓝、日落黄、姜黄以及亮蓝,用量不得超过万分之一,具体使用剂量与使用范围见 GB 2760—2014《食品安全国家标准　食品添加剂使用标准》。外用色素有伊红(或称曙红,适用于中性或弱碱性溶液)、品红(适用于中性或弱酸性溶液)、亚甲蓝(或称美蓝,适用于中性溶液)以及苏丹黄 G 等。

点滴积累

1. 液体制剂溶剂按介电常数的大小可分为极性溶剂、半极性溶剂和非极性溶剂。
2. 液体制剂防腐剂主要有羟苯酯类、苯甲酸及苯甲酸钠、山梨酸及其盐、苯扎溴铵等。
3. 液体制剂矫味剂主要有甜味剂、芳香剂、胶浆剂、泡腾剂、化学调味剂。
4. 我国批准的内服合成色素有苋菜红、胭脂红、柠檬黄、靛蓝、日落黄、姜黄以及亮蓝,用量不得超过万分之一。

第三节　表面活性剂

一、概述

物体相与相之间的交界面称为界面,其中把气体与液体或与固体之间的交界面称为表面。在界面上所发生的一切物理化学现象称为界面现象(习惯上也称为表面现象)。表面活性剂是指具有很强的表面活性、能够显著降低界面张力(或表面张力)的物质。表面活性剂除可以降低表面张力外,还具有增溶、乳化、润湿、去污、杀菌、消泡和起泡等作用。有些物质如乙醇、甘油等低级醇,由于不具备表面活性剂分子结构特征,所以它们虽具有一定的降低表面张力的能力,但不完全具备其他作用,因此不属于表面活性剂。

知识链接

表 面 张 力

任何表面都有表面张力,在一定温度下纯液体的张力是一个定值,如水的表面张力为72.75mN/m(20℃),而苯的表面张力为28.88mN/m(20℃)。若在液体中加入不同物质,液体的表面张力就会发生改变,如糖类、无机盐可使水的表面张力略升高,一些低级醇可使水的表面张力略有降低,肥皂和洗衣粉则可使之显著下降。

表面活性剂结构中同时含有亲水性和疏水性两种性质的基团。表面活性剂一端为亲水的极性基团,如羧酸、磺酸、氨基或胺基及它们的盐,也可是羟基、酰胺基、醚键等,亲水基团易溶于水或易被水湿润,故称为亲水基;另一端为亲油的非极性烃链,烃链的长度一般在8个碳原子以上,疏水基团具有亲油性,故称为亲油基(疏水基)。由于表面活性剂亲水基团和疏水基团分别选择性地作用于界面的两个极性不同的物质,从而显现出降低表面张力的作用。例如,肥皂是脂肪酸钠(R·COONa),其碳氢链R为亲油基团,—COONa为亲水基团。如图2-1所示硬脂酸钠的结构示意图。

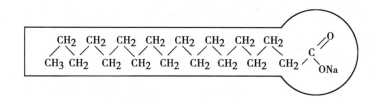

图2-1 表面活性剂的化学结构(硬脂酸钠结构示意图)

二、表面活性剂的分类

表面活性剂按其解离情况可分为离子型和非离子型两大类,其中离子型表面活性剂又分为阴离子型、阳离子型和两性离子型三类。常用表面活性剂包括:

1. 阴离子型表面活性剂 本类表面活性剂起表面活性作用的是阴离子部分,即带负电荷。主要包括肥皂类、硫酸化物和磺酸化物。

(1)肥皂类:为高级脂肪酸的盐,其分子结构通式为$(RCOO^-)_n M^{n+}$。常用脂肪酸的烃链在C_{11}~C_{18}之间,以硬脂酸、油酸、月桂酸等较常用。根据其金属离子M^{n+}的不同,可分为碱金属皂(如油酸钠)、碱土金属皂(如硬脂酸钙)。

本类表面活性剂的共同特点是具有良好的乳化能力,容易被酸所破坏,碱金属皂还可被钙、镁盐等破坏,电解质可使之盐析,具有一定的刺激性,一般用于外用制剂。

（2）硫酸化物：为硫酸化油和高级脂肪醇硫酸酯类，其分子结构通式为 $R \cdot O \cdot SO_3^- M^+$，其中 R 在 $C_{12} \sim C_{18}$ 之间。常用的为高级脂肪醇硫酸酯类，如十二烷基硫酸钠（月桂醇硫酸钠），其乳化能力很强，较肥皂类稳定，在低浓度时对黏膜有一定刺激作用，所以应用受到一定限制，主要用作外用乳膏的乳化剂，有时也用作增溶剂，但不宜用于注射剂。

（3）磺酸化物：主要有脂肪族磺酸化物、烷基芳基磺酸化物、烷基萘磺酸化物等，其分子结构通式为 $R \cdot SO_3^- M^+$。其水溶性和耐钙、镁盐的能力虽比硫酸化物稍差，但在酸性介质中不易水解，特别在酸性水溶液中稳定，为优良的洗涤剂。

2. 阳离子型表面活性剂 本类表面活性剂起表面活性作用的是阳离子部分。分子结构中含有一个五价的氮原子，也称为季铵盐型阳离子表面活性剂，其水溶性大，在酸性与碱性溶液中均较稳定，具有良好的表面活性和杀菌作用，但对人体有害，因此本类表面活性剂主要用于杀菌和防腐。常用的有苯扎氯铵（洁尔灭）、苯扎溴铵（新洁尔灭）等。

3. 两性离子型表面活性剂 这类表面活性剂的分子结构中同时具有正、负离子基团，在不同 pH 介质中可表现出阳离子或阴离子表面活性剂的性质，在碱性水溶液中呈现阴离子表面活性剂的性质，具有起泡性、去污力；在酸性水溶液中则呈现阳离子表面活性剂的性质，具有杀菌能力。根据来源不同有天然的，也有人工合成制品。

（1）磷脂：磷脂是天然的两性离子型表面活性剂。由磷酸酯型的阴离子部分和季铵盐型阳离子部分组成，主要来源于大豆和蛋黄，分别称为大豆磷脂和蛋黄卵磷脂。磷脂的成分比较复杂，包括磷脂酰胆碱、磷脂酰乙醇胺、脑磷脂、丝氨酸磷脂、肌醇磷脂、磷脂酸等。不同来源及不同制备过程的磷脂中，各组分的比例可发生很大的变化，从而影响其性能。磷脂有两个疏水基团，故不溶于水，但对油脂的乳化能力很强，可制成油滴很小不易被破坏的乳剂。本品毒副作用小，可用于注射用乳剂及脂质体的制备，也可用作增溶剂。

（2）合成的两性离子型表面活性剂：本类表面活性剂的阴离子部分主要是羧酸盐，阳离子部分主要是胺盐或季铵盐。由胺盐构成者即为氨基酸型，由季铵盐构成者即为甜菜碱型。氨基酸型在等电点（一般微酸性）时，亲水性减弱，可能产生沉淀；甜菜碱型不论在酸性、碱性或中性溶液中均易溶解，在等电点时也无沉淀，适用于任何 pH 环境。

4. 非离子型表面活性剂 本类表面活性剂在水中不解离，其分子结构中亲水基团多为甘油、聚乙二醇和山梨醇等多元醇，亲油基团多为长链脂肪酸或长链脂肪醇以及烷基或芳基等，它们以酯键或醚键相结合，因而有许多不同的品种。由于不解离，不受电解质和溶液 pH 的影响，毒性和溶血性小，能与大多数药物配伍，在药剂中应用广泛，常用作增溶剂、乳化剂、润湿剂等。可供外用或内服，个别品种可作注射剂的附加剂。

（1）蔗糖脂肪酸酯类（简称蔗糖酯）：是蔗糖与脂肪酸反应生成的一大类化合物，有单酯、二酯、三酯及多酯。如蔗糖硬脂酸酯，主要用作增溶剂、乳化剂。

（2）脂肪酸山梨坦类（司盘类）：为脱水山梨醇脂肪酸酯类，即山梨醇与各种不同的脂肪酸缩合形成的酯类化合物，商品名为司盘类（Spans）。由于山梨醇羟基脱水位置不同，故有各种异构体，其结构通式见图 2-2。

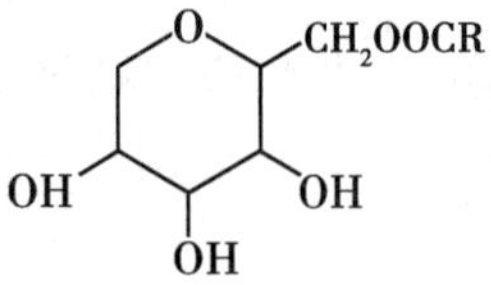

$$\text{CH}_2\text{OOCR}$$

① RCOO⁻为脂肪酸根
② 山梨醇为六元醇，因脱水而环合

图 2-2　脱水山梨醇脂肪酸酯类结构通式

脂肪酸山梨坦类亲油性较强，*HLB* 值为 1.8~8.6，一般用作 W/O 型乳剂的乳化剂或 O/W 型乳剂的辅助乳化剂。月桂山梨坦和棕榈山梨坦与聚山梨酯类配伍常作 O/W 型乳剂的混合乳化剂使用。

根据所结合的脂肪酸种类和数量的不同，本类表面活性剂有以下常用品种：月桂山梨坦（司盘 20）、棕榈山梨坦（司盘 40）、脂肪山梨坦（司盘 60）、油酸山梨坦（司盘 80）、三油酸山梨坦（司盘 85）等。

（3）聚山梨酯类（吐温类）：为聚氧乙烯脱水山梨醇脂肪酸酯类，这类表面活性剂是在脂肪酸山梨坦类的剩余-OH 的基础上，再结合聚氧乙烯基而制得的醚类化合物，商品名为吐温（Tweens），其结构通式见图 2-3。聚山梨酯类是黏稠的黄色液体，对热稳定，但在酸、碱和酶作用下也会水解。由于分子中含有大量亲水性的聚氧乙烯基，故其亲水性显著增强，成为水溶性表面活性剂。主要用作增溶剂、O/W 型乳化剂、润湿剂和助分散剂。

根据所结合脂肪酸种类和数量的不同，本类表面活性剂常用的有：聚山梨酯 20 系单月桂酸酯、聚山梨酯 40 系单棕榈酸酯、聚山梨酯 60 系单硬脂酸酯、聚山梨酯 80 系单油酸酯等。

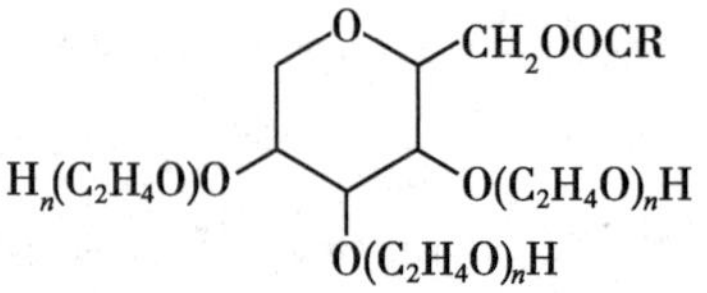

$$\text{CH}_2\text{OOCR}$$

$(C_2H_4O)_nO^-$ 为聚氧乙烯基

$H_n(C_2H_4O)O$　$O(C_2H_4O)_nH$
$O(C_2H_4O)_nH$

图 2-3　聚氧乙烯脱水山梨醇脂肪酸酯类结构通式

（4）聚氧乙烯脂肪酸酯类：系由聚乙二醇与长链脂肪酸缩合而成的酯，通式为 RCOOCH₂（CH₂OCH₂）$_n$CH₂OH，商品名为卖泽（Myrij）类。该类表面活性剂的水溶性和乳化性很强，常用作 O/W 型乳剂的乳化剂。常用的有硬脂酸聚烃氧（40）酯、油酸聚氧乙烯酯。

（5）聚氧乙烯脂肪醇醚类：系由聚乙二醇与脂肪醇缩合而成的醚，通式为 RO（CH₂OCH₂）$_n$H，商品名为苄泽（Brij）类。该类表面活性剂均具有较强的亲水性，常用作增溶剂及 O/W 型乳化剂。

（6）聚氧乙烯-聚氧丙烯共聚物：由聚氧乙烯与聚氧丙烯聚合而成，通式为 HO-$(C_2H_4O)_a$-$(C_3H_6O)_b$-$(C_2H_4O)_c$-H，聚氧乙烯具有亲水性，而聚氧丙烯基随着分子量的增大亲油性增强。本品又称泊洛沙姆（poloxamer），商品名为普朗尼克（Pluronic）。该类表面活性剂对皮肤无刺激性和过敏性，对黏膜刺激性极小，毒性也比其他非离子型表面活性剂小。常用的有泊洛沙姆 188、泊洛沙姆 407，其中泊洛沙姆 188 作为一种 O/W 型乳化剂，是目前用于静脉乳剂的首选合成乳化剂，用本品制备的乳剂能够耐受热压灭菌和低温冰冻而不改变其物理稳定性。

三、表面活性剂的基本特性

（一）胶束的形成

1. 临界胶束浓度　将表面活性剂加入水中，低浓度时可被吸附在溶液表面，亲水基团朝向水中，亲油基团朝向空气中，在表面定向排列。表面活性剂溶于水形成正吸附达到饱和后，溶液表面不能再吸附，此时当增加表面活性剂在溶液的浓度时，表面活性剂分子即逐步转入溶液内部，因其具备两亲性，致使表面活性剂分子亲油基团之间相互吸引、缔合，从而形成中心区域为亲油性的表面活性剂胶束。如果我们将表面活性剂加入到油中，由于相同的作用机制，在油中会形成中心区域为亲水性的表面活性剂胶束。表面活性剂分子缔合形成胶束的最低浓度称为临界胶束浓度（CMC），单位体积内胶束数量几乎与表面活性剂的总浓度成正比。到达临界胶束浓度时，分散系统由真溶液变成胶体溶液，增溶作用增强，起泡性能和去污力加大，渗透压、电导率、密度和黏度发生突变，并出现丁达尔（Tyndall）现象等理化性质的变化。

2. 胶束的结构　当表面活性剂在一定浓度范围时，在水溶液中的胶束呈球状结构，其表面为亲水基团，亲油基团上与亲水基团相邻的一些次甲基排列整齐形成栅状层，而亲油基团则紊乱缠绕形成内核，有非极性液态性质（在油性溶液中胶束的极性与之相反）。水分子（或油分子）通过与亲水基团（或亲油基团）的相互作用可深入栅状层内。如图2-4所示，随着表面活性剂浓度的增大，胶束结构还可呈现棒状、束状、板状及层状等。

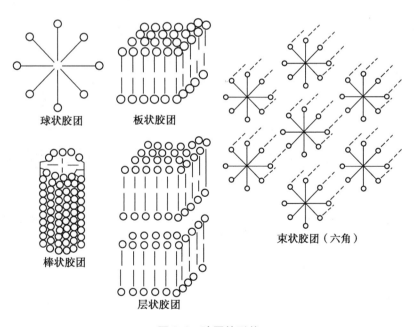

球状胶团　板状胶团

棒状胶团

层状胶团

束状胶团（六角）

图2-4　胶团的形状

（二）亲水亲油平衡值（*HLB* 值）

表面活性剂亲水亲油能力的强弱取决于其分子结构中亲水基团和亲油基团的多少。用来表示表面活性剂亲水亲油能力强弱的数值是亲水亲油平衡值，简称 *HLB* 值。表面活性剂的 *HLB* 值越高，其亲水性愈强;HLB 值越低,其亲油性愈强。现在一般非离子型表面活性剂的 HLB 值限定在 $0\sim20$ 之间(这主要是当时确定表面活性剂 HLB 值时的方法所致),但近年研发了 HLB 值达 40 的表面活性剂。不同 HLB 值的表面活性剂具有不同的用途,HLB 值在 $15\sim18$ 的表面活性剂适合用作增溶剂,HLB 值在 $8\sim18$ 的表面活性剂适合用作 O/W 型乳化剂,HLB 值在 $3.5\sim6$ 的表面活性剂适合用作 W/O 型乳化剂,HLB 值在 $7\sim9$ 的表面活性剂适合用作润湿剂,如图 2-5 所示。

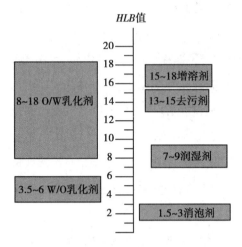

图 2-5 不同 HLB 值表面活性剂的适用范围

几种不同的表面活性剂混合后的 HLB 值,可以使用下面的混合表面活性剂的 HLB 值计算公式进行计算:

$$HLB_{AB\cdots i}=\frac{HLB_A\times W_A+HLB_B\times W_B+\cdots}{W_A+W_B+\cdots}=\frac{\sum(HLB_i\times W_i)}{\sum W_i}$$

式(2-1)

式中,W 是各种非离子型表面活性剂的重量或比例量(上式不能用于混合离子型表面活性剂的 HLB 值的计算)。

常用表面活性剂的 HLB 值见表 2-2。

表 2-2 常用表面活性剂的 HLB 值

表面活性剂	HLB 值	表面活性剂	HLB 值	表面活性剂	HLB 值
十二烷基硫酸钠	40.0	乳化剂 OP	15.0	脂肪酸山梨坦 20	8.6
阿特拉斯 G-263	25~30	聚山梨酯 60	14.9	阿拉伯胶	8.0
油酸钾(软皂)	20.0	聚山梨酯 21	13.3	脂肪酸山梨坦 40	6.7
油酸钠	18.0	乳白灵 A	13.0	单油酸二甘酯	6.1
苄泽 35	16.9	西黄蓍胶	13.0	蔗糖酯	5~13
苄泽 52	16.9	聚氧乙烯烷基酚	2.8	脂肪酸山梨坦 60	4.7
聚山梨酯 20	16.7	油酸三乙醇胺	12.0	脂肪酸山梨坦 80	4.3
西土马哥	16.4	卖泽 45	11.1	单硬脂酸甘油酯	3.8
聚氧乙烯月桂醇醚	16.0	聚山梨酯 85	11.0	脂肪酸山梨坦 83	3.7
卖泽 51	16.0	聚山梨酯 65	10.5	单硬脂酸丙二酯	3.4
泊洛沙姆 188	16.0	聚山梨酯 81	10.0	卵磷脂	3.0
聚山梨酯 40	15.6	明胶	9.8	脂肪酸山梨坦 65	2.1
聚山梨酯 80	15.0	聚山梨酯 61	9.6	脂肪酸山梨坦 85	1.8
卖泽 49	15.0	苄泽 30	9.5	二硬脂酸乙二酯	1.5

▶▶ **课堂活动**

用45%脂肪酸山梨坦60（*HLB*=4.7）和55%聚山梨酯60（*HLB*=14.9）组成的混合表面活性剂其*HLB*值是多少？　可作何用？

（三）克氏点与昙点

1. 克氏点　离子型表面活性剂一般随温度升高,其溶解度随之增大。当温度升高到某一特定值时,其溶解度会急剧升高,该特定温度即称克氏点(Krafft点),其对应的溶解度即为该离子型表面活性剂的临界胶束浓度。克氏点是离子型表面活性剂的特征值,是表面活性剂使用温度的下限,即在温度高于Krafft点时,表面活性剂才能更大程度地发挥作用。如十二烷基硫酸钠和十二烷基磺酸钠的克氏点分别为8℃和70℃。从理论上说后者在室温下的表面活性作用不够理想。

2. 昙点　某些含聚氧乙烯基的非离子型表面活性剂的溶解度,随温度的升高而增大,当达到某一温度后,其溶解度急剧下降,溶液由澄明变为混浊或分层,但冷却后溶液又恢复澄明,这种溶液由澄明变混浊的现象称为起昙现象,起昙现象发生的温度称为昙点(浊点)。产生起昙现象的原因,主要是由于含聚氧乙烯基的表面活性剂(如聚山梨酯)在水中其亲水基团(聚氧乙烯基)能与水发生氢键缔合而呈溶解状态,但这种氢键缔合在一般情况下相对比较稳定,当温度升高到昙点时,聚氧乙烯链与水的氢键断裂,使表面活性剂溶解度急剧下降并析出,导致溶液出现混浊。在聚氧乙烯链相同时,碳氢链越长,昙点越低;在碳氢链相同时,聚氧乙烯链越长,昙点越高。大多数此类表面活性剂的昙点在70~100℃,如聚山梨酯20、聚山梨酯60、聚山梨酯80的昙点分别为95℃、76℃、93℃。某些表面活性剂的溶液具有双重昙点,主要原因是使用多种表面活性剂或因为所选用的表面活性剂纯度不够。也有的含聚氧乙烯基的表面活性剂在常压下观察不到昙点,如聚氧乙烯-聚氧丙烯共聚物(如泊洛沙姆188),极易溶于水,在达到沸腾点时也没有起昙现象。含有可能产生起昙现象的表面活性剂的制剂,由于加热灭菌等影响而导致表面活性剂的增溶或乳化能力下降,可能会使被增溶或被乳化的物质析出。因此,含此类表面活性剂的制剂应注意加热灭菌温度的影响。

起昙现象

▶▶ **课堂活动**

某制药企业进行溶液剂新产品试制,经过配液、滤过、灌装得到的澄明溶液剂,灭菌结束后发现溶液剂出现了混浊,但第二天溶液剂又变澄明了。你能分析其中的原因吗?

（四）表面活性剂的毒性

一般而言,阳离子型表面活性剂的毒性最大,其次是阴离子型表面活性剂,非离子型表面活性剂的毒性相对较小。两性离子型表面活性剂的毒性小于阳离子型表面活性剂。表面活性剂用于静脉给药的毒性大于口服给药的毒性。

离子型表面活性剂具有较强的溶血作用,如十二烷基硫酸钠溶液有强烈的溶血作用。非离子型表面活性剂也有轻微的溶血作用,其中聚山梨酯类(Tweens)的溶血作用通常比其他含聚氧乙烯基的表面活性剂小,溶血作用强度顺序为聚氧乙烯烷基醚>聚氧乙烯烷芳基醚>聚氧乙烯脂肪酸酯>聚山梨酯类,在聚山梨酯类的溶血顺序中,聚山梨酯 20>聚山梨酯 60>聚山梨酯 40>聚山梨酯 80。

表面活性剂外用时呈现较小的毒性,主要表现在刺激性方面。以非离子型对皮肤和黏膜的刺激性为最小。季铵盐类化合物在溶液浓度高于 1% 时可对皮肤产生损害,十二烷基硫酸钠产生损害的浓度在 20% 以上,而聚山梨酯类对皮肤和黏膜的刺激性很低。

四、表面活性剂在药剂学中的应用

表面活性剂是制剂中常用的附加剂,常用于难溶性药物的增溶、油的乳化、混悬液的润湿,增加药物的稳定性,促进药物的吸收,增强药物的作用等。阳离子型表面活性剂还可用于消毒、防腐及杀菌等。

(一)增溶作用

1. 增溶的概念　增溶是指当溶液中的表面活性剂达到临界胶束浓度后,能使溶质在原饱和浓度的基础上增加其溶解度的作用。起增溶作用的表面活性剂称增溶剂,被增溶的物质称增溶质。每 1g 增溶剂能增溶药物的克数称为增溶量。

2. 增溶的机制　表面活性剂之所以能增大难溶性药物的溶解度,是由于胶束的作用。胶束内部是由亲油基团排列而成的一个极小的非极性疏水空间,而外部是由亲水基团形成的极性区。由于胶束的大小属于胶体溶液范围,因此药物被胶束增溶后仍呈现为澄明溶液,溶解度增大。如图 2-6 所示,药物在含有表面活性剂的水溶液中增溶的形式有:极性药物如对羟基苯甲酸等,分子两端均为极性基团,亲水性强,可全部被增溶剂的亲水基团(如聚氧乙烯基)增溶,即被吸附在胶束的栅状层中而致增溶,此类增溶的增溶量较大;非极性药物如苯和甲苯等,可全部进入胶束的非极性内核而致增溶,此类增溶的增溶量随表面活性剂用量的增加而增大;半极性药物如水杨酸等,其极性部分进入胶束的栅状层和亲水基团中,非极性部分进入胶束的非极性内核而致增溶。

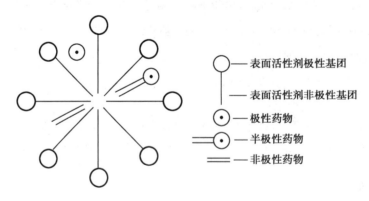

图 2-6　表面活性剂增溶作用示意图

(二)乳化作用

一般来说,*HLB* 值在 8~16 的表面活性剂可用作 O/W 型乳化剂,*HLB* 值在 3~8 的表面活性剂可用作 W/O 型乳化剂。阳离子型表面活性剂的毒性及刺激性较大,故不作内服乳剂的乳化剂使用;阴离子型表面活性剂一般作为外用乳剂的乳化剂使用;两性离子型表面活性剂可用作内服乳剂的乳化剂,如阿拉伯胶、西黄蓍胶、琼脂等;非离子型表面活性剂毒性低,相溶性好,不易发生配伍变化,对

pH 改变及电解质均不敏感,可用于外用或内服乳剂,有些还用作静脉乳的乳化剂。

（三）润湿作用

在制备混悬剂时常遇到的一个问题是粉末不易被润湿,漂浮于液体表面或下沉,这是由于固体粉末表面被一层气膜包围,或表面的疏水性阻碍了液体对固体的润湿,从而给制备制剂带来困难或造成制剂的不稳定。加入表面活性剂后由于其分子能定向地吸附在固-液界面,排出了固体表面吸附的气体,降低了固-液间界面张力,使固体易被润湿而均匀分散。

促进液体在固体表面铺展或渗透的作用称润湿作用,能起润湿作用的物质称润湿剂。选择表面活性剂为润湿剂时,最适宜的 HLB 值通常为 7~9,并应有适宜的溶解度。直链脂肪族表面活性剂应在 8~12 个碳原子为宜,对于烷基硫酸盐以硫酸根处于碳氢链的中部为佳。常用的润湿剂如聚山梨酯类、聚氧乙烯脂肪醇醚类、聚氧乙烯蓖麻油类、磷脂类、泊洛沙姆等。

（四）起泡作用和消泡作用

泡沫为很薄的液膜包裹着气体,属气体分散在液体中的分散系统。起泡剂是指可产生泡沫和稳定泡沫的表面活性剂,一般具有较强的亲水性和较高的 HLB 值,能降低液体的表面张力使泡沫趋于稳定。泡沫的形成易使药物在用药部位分散均匀且不易流失。起泡剂一般用于皮肤、腔道黏膜给药的剂型中。消泡剂是指用来破坏泡沫的表面活性剂,通常具有较强的亲油性,HLB 值为 1~3,能争夺并吸附在泡沫液膜表面上取代原有的起泡剂,但因其本身不能形成稳定的液膜而致泡沫被破坏。在制剂生产中,某些中药材浸出液或高分子化合物溶液本身含有表面活性剂或表面活性物质,在剧烈搅拌或蒸发浓缩等操作时,会产生大量稳定的泡沫,阻碍操作的进行,可以用加入消泡剂的方法克服这一困难。

（五）去污作用

去污剂是指可以除去污垢的表面活性剂,又称洗涤剂。HLB 值为 13~16,常用的有油酸钠及其他脂肪酸钠皂和钾皂、十二烷基硫酸钠、烷基磺酸钠等。去污过程一般包括表面活性剂对污物的润湿、增溶、乳化、分散、起泡等综合作用。

（六）消毒作用和杀菌作用

表面活性剂可与细菌生物膜蛋白质发生强烈作用而使之变性或被破坏。苯扎溴铵、甲酚磺酸钠等大部分阳离子型表面活性剂和小部分阴离子型表面活性剂都可作消毒剂、杀菌剂使用。主要用于手术前皮肤消毒、医疗器械与环境消毒、伤口或黏膜消毒等。

点滴积累 ∨ ⋯⋯⋯⋯⋯⋯⋯⋯⋯⋯⋯⋯⋯⋯⋯⋯⋯⋯⋯⋯⋯⋯⋯⋯⋯⋯⋯⋯⋯⋯⋯⋯⋯⋯⋯

1. 表面活性剂具有双亲性分子结构,既有亲水基团又有疏水基团。
2. 表面活性剂分为阴离子型、阳离子型、两性离子型和非离子型四类。
3. 表面活性剂可用作增溶剂、乳化剂、润湿剂、去污剂、杀菌剂、起泡剂和消泡剂。
4. HLB 值在 15~18 时用作增溶剂,HLB 值在 8~18 用作 O/W 型乳化剂,HLB 值在 3.5~6 用作 W/O 型乳化剂,HLB 值在 7~9 用作润湿剂。
5. 非离子型表面活性剂的 HLB 值具有加和性,可利用该性质得到适宜 HLB 值的混合表面活性剂。
6. 多数含有聚氧乙烯基的非离子型表面活性剂有起昙现象,离子型表面活性剂有克氏点。

第四节　增加药物溶解度的方法

有些药物在溶剂中的溶解度较临床发挥治疗作用所需要的浓度低,因此常需采用一定的方法来增加药物的溶解度,满足临床治疗疾病需要。

一、药物溶解度及影响因素

(一) 药物溶解度

溶质以分子或离子状态均匀分散在溶剂中形成溶液的过程即为溶解。溶解度是指药物在一定温度(气体在一定压力)下,在一定溶剂中溶解药物的最大量。《中国药典》现行版关于溶解度情况划分了7种状态,即极易溶解、易溶、溶解、略溶、微溶、极微溶解、几乎不溶或不溶。溶解度一般以一份溶质(1g 或 1ml)溶于若干毫升溶剂中来表示。如苦杏仁苷在水中的溶解度为 1∶12,即 1g 苦杏仁苷溶于 12ml 水中。

除另有控制溶解速度要求的特殊药物,一般情况下固体药物制剂能否发挥疗效,除与溶解度有关外,还与溶解速度有关。药物在单位时间内的溶解量即为溶解速度。对于难溶性(一般指在水中微溶或不溶)固体药物,其显效的快慢基本上取决于药物的溶解速度。

(二) 影响药物溶解度的因素

1. 药物　药物的极性和晶格引力的大小均可影响药物的溶解度。药物极性的大小对溶解度有很大的影响,药物的结构决定极性的大小,其极性与溶剂的极性遵循相似者相溶的规律。药物晶格引力的大小对溶解度也有影响,如顺式丁烯二酸(马来酸)熔点为 130℃,溶解度为 1∶5(水);反式丁烯二酸(富马酸)熔点为 200℃,溶解度为 1∶150(水)。

2. 溶剂　溶剂通过降低药物分子或离子间的引力,使药物分子或离子溶剂化而溶解,是影响药物溶解度的重要因素。极性溶剂可破坏盐类药物的离子结合,其分子与药物离子形成离子-偶极子结合产生溶剂化;极性溶剂与极性药物形成永久偶极-永久偶极结合产生溶剂化;极性较弱的药物分子中的极性基团与水形成氢键而致溶解;非极性溶剂分子与非极性药物分子形成诱导偶极-诱导偶极结合;非极性溶剂分子与半极性药物分子形成诱导偶极-永久偶极结合。在多数情况下,药物在水中的溶解度和溶解速度按水合物<无水物<有机化物的顺序排列。

3. 温度　温度对溶解度的影响很大,其关系可用下式表示:

$$\ln C = \frac{\Delta H_f}{R}\left(\frac{1}{T_f} - \frac{1}{T}\right) \qquad\qquad 式(2\text{-}2)$$

式中,C 为溶解度(摩尔分数),ΔH_f 为摩尔熔化热,R 为气体常数,T_f 为药物的熔点,T 为溶解时的温度。

由式可知,$\ln C$ 与 $1/T$ 成线性关系。当 ΔH_f 为正时(吸热过程),溶解度随温度升高而增大;当 ΔH_f 为负时(放热过程),溶解度随温度升高而减小。当 $T_f > T$ 时,ΔH_f 愈小,T_f 愈低,则溶解度愈大。

4. 药物的晶型 药物有结晶型和无定形之分,有一种以上晶型的药物,称为多晶型药物。多晶型药物中最稳定的那一种晶型称为稳定型,其他的称为亚稳定型、不稳定型等。多晶型药物成分相同,晶格结构不同,导致其溶解度、溶解速度、熔点、密度等物理性质也不同。一般情况下,药物的亚稳定型结晶比稳定型结晶有较大的溶解度、溶解速率以及较低的熔点,如氯霉素棕榈酸酯有 A 型、B 型和无定形,无定形和 B 型为有效型,其溶解度大于 A 型。

5. 粒子的大小 对于可溶性药物,粒子大小对溶解度影响不大;对于难溶性药物,粒子半径>2000nm 时粒径大小对溶解度无影响,但药物的微粒小于 100nm 时,药物溶解度随粒径减小而增加。但对于制剂生产这样一个宏观质量控制的过程而言,由于粒径减小而产生的溶解度增加的情况不会对产品质量有明显影响。所以说在药剂学上一般情况下溶解度与粒子大小无关。

6. 第三种物质 加入助溶剂、增溶剂等附加剂可增加药物溶解度,同离子效应会降低药物溶解度,如加入氯化钠可致盐酸小檗碱溶液析出结晶。

知识链接

溶解度和溶解速度的区别

溶解度和溶解速度是两个容易混淆的概念,影响药物溶解度和影响药物溶解速度的因素也截然不同。溶解速度是指单位时间内溶解药物的量。一般用单位时间内溶液浓度增加量表示。温度升高会加快药物分子扩散速度;粒度即颗粒越小,与溶剂接触的药物总表面积增大;适当搅拌可加速药物分子饱和层的扩散,这些均可使药物溶解速度加快。

二、增加药物溶解度的方法

(一)加入增溶剂

1. 影响增溶的因素

(1)增溶剂的性质及用量:在同系物增溶剂中形成胶束的大小随碳原子数的增加而增大,CMC减小,胶束聚集数增加,增溶量也随之增加;有分支结构的增溶剂其增溶作用小于相同碳原子数的直链结构的增溶剂;当增溶剂的碳链中含有不饱和键或极性基团时,增溶性减弱。增溶剂的用量至少要在临界胶束浓度以上才能发挥增溶作用,在临界胶束浓度以上时,胶束数量和增溶量都随增溶剂用量的增加而增加。在增溶剂的用量固定而增溶又达平衡时,增溶质的饱和浓度称最大增溶浓度(MAC)。如 1g 聚山梨酯 20 或聚山梨酯 80 能分别增溶 0.25g 和 0.19g 的丁香油;1g 十二烷基硫酸钠能增溶 0.262g 的黄体酮。此时若继续加入增溶质,则溶液将析出沉淀或转变为乳浊液。临界胶束浓度愈低,缔合胶束的数量就愈多,最大增溶浓度则愈大。

(2)增溶质的性质:增溶质对增溶作用的影响主要有以下几个方面。

1)极性的影响:对强极性或极性药物,非离子型增溶剂的 *HLB* 值越大,其增溶效果也越好;对极性低的药物结果恰好相反。

2)结构的影响:增溶质同系物随着烃链的增加,其增溶能力降低;不饱和化合物比它们对应的饱和物更易溶解;增溶质的碳氢链支链对溶解度影响较小,但环状化合物的支链增加使增溶量增加。

3)解离度的影响:极性或非极性的非解离药物一般有较好的增溶效果,可是解离药物却因其水溶性而往往不被增溶甚至溶解度降低,但当它与带相反电荷的表面活性剂按一定配比混合时,则可能产生增溶,形成可溶性复合物或不溶性复合物等现象。例如阴离子药物在阳离子型表面活性剂氯苯甲烃铵水溶液中就会产生类似的情况。通常表面活性剂烃链愈长,即疏水性愈强,则产生不溶性复合物的可能性愈大。解离药物和非离子型表面活性剂混合一般不产生不溶性复合物,但其增溶量受 pH 影响较大。弱酸性和弱碱性药物分别在偏酸性和偏碱性条件下有较多的增溶,两性离子的增溶量在等电点时最大。

4)多组分增溶质的影响:多组分制剂中,主药的增溶量往往因其他组分与表面活性剂的相互作用而提高或降低。某些组分可以扩大胶束体积而使主药的增溶量增大,而某一组分吸附或结合增溶剂分子、多种组分与主药争夺同一增溶位置等都会使增溶量减少。如在聚氧乙烯脂肪醇醚溶液中,苯甲酸和二氯酚分别增加和减少羟苯甲酯的溶解。

5)其他成分的影响:抑菌剂常因被增溶而致活性降低,此时应加大用量来弥补由于其与增溶剂的作用而降低的实际有效浓度。抑菌剂在增溶剂溶液中的溶解度愈大,要求的抑菌浓度就愈高,如羟苯酯类抑菌剂,在水溶液中时,丙酯和丁酯的抑菌浓度比甲酯和乙酯低很多,但在增溶剂溶液中,要达到同样的抑菌效果却需要高很多的浓度,这是由于丙酯和丁酯的疏水性更强,使其更容易被胶束增溶。

(3)加入顺序:一般是将增溶剂先加入到被增溶物质中,再加入少量溶剂使成浓度较高的溶液,待增溶后再加溶剂稀释至全量。

(4)温度:离子型表面活性剂温度升高,分子热运动增加,使胶束产生增溶的空间加大,因而增溶量加大。对聚氧乙烯醚型非离子型表面活性剂,温度升高,聚氧乙烯基水化作用减弱,CMC 减小,胶束聚集数增加,使非极性有机化合物增溶量增加,而极性有机物在昙点以前增溶量增大,若继续升高温度,造成聚氧乙烯基脱水而卷缩,减小了极性有机物增溶空间,致使增溶量减少。

2. 使用增溶剂的注意事项

(1)表面活性剂的毒副作用:内服制剂应选用毒性较小的表面活性剂作增溶剂,而注射液则选用毒性与溶血性更小的表面活性剂作增溶剂。表面活性剂的应用范围应符合国家对该辅料审批标准要求。

(2)增溶剂对药物吸收的影响:表面活性剂可能增进药物的吸收,也可能降低药物的吸收,这取决于药物在胶束中的扩散速度、生物膜的通透性改变等。

3. 增溶剂的使用方法　先将增溶剂与被增溶物质混合,必要时加入少量的溶剂,使其完全溶解,再逐步与剩余溶剂或其他成分混合,可使增溶量增加。若将增溶剂先溶于全部溶剂中,再加入被增溶物质,则由于胶束产生数量等问题而不容易达到预期结果。例如,以聚山梨酯 80 为增溶剂对维生素 A 棕榈酸酯进行增溶,试验表明如将聚山梨酯 80 先溶于水,再加入维生素 A 棕榈酸酯,维生素 A 棕榈酸酯几乎不溶;而先将维生素 A 棕榈酸酯与聚山梨酯 80 混合,待完全溶解后,再加入水中稀释能很好溶解。

（二）使用助溶剂

助溶是指由于第三种物质的存在而增加难溶性药物在某种溶剂（一般为水）中溶解度而不降低活性的现象，这种"第三种"物质称为助溶剂。一般认为，助溶剂能与难溶性的药物形成络合物、有机分子复合物或通过复分解形成可溶性盐类等方式增加药物的溶解度。例如碘在水中的溶解度为1：2950，而在10%碘化钾水溶液中可制成含碘达5%的水溶液，这是因为碘化钾与碘形成可溶性络合物而增大碘在水中的溶解度。咖啡因在水中的溶解度为1：50，用苯甲酸钠可生成苯甲酸钠咖啡因分子复合物，其溶解度增大到1：1.2。茶碱在水中的溶解度为1：120，加入乙二胺可形成氨茶碱，溶解度为1：5。

常用的助溶剂有：一些有机酸及其钠盐，如枸橼酸、水杨酸钠、苯甲酸钠等；酰胺化合物，如乌拉坦、尿素、乙酰胺、乙二胺等；一些水溶性高分子，如聚乙二醇、羧甲纤维素钠等。有时，一些无机盐如硼砂、碘化钾、氯化钾也可用作助溶剂。

（三）应用潜溶剂

有的溶质在混合溶剂中的溶解度要比其在各单一溶剂中的溶解度大，这种现象称为潜溶，所使用的混合溶剂称为潜溶剂。例如氯霉素在水中的溶解度为1：400，若用含有20%水、25%乙醇和55%甘油的混合溶剂，则可制成12.5%的氯霉素溶液供注射用，且具有一定的防冻能力；又如甲硝唑在水中的溶解度为1：10，使用水-乙醇混合溶剂，混合溶剂的极性和甲硝唑极性相似，溶解度提高5倍。这种现象被认为是由于两种溶剂对分子间不同部位的作用而致。

常用的潜溶剂是由水和一些极性溶剂组成，如乙醇、丙二醇、甘油、聚乙二醇等。在生产中主要根据使用目的来选择潜溶剂。如苯巴比妥难溶于水，制成钠盐能溶于水，但水解后产生沉淀和变色，若用聚乙二醇与水的混合溶剂，溶解度增大而且稳定。

（四）改变部分化学结构

1. 制成盐类 一些难溶性的弱酸、弱碱，可使其成盐而增大溶解度。对于弱酸性药物，如含有磺酰胺基、亚胺基、羧基等酸性基团，常用碱或有机胺与其作用生成溶解度较大的盐。对于弱碱性药物，常用无机酸或有机酸与其作用生成盐。同一种弱酸性或弱碱性药物用不同的碱或酸制成的盐，其溶解度不同。一般来说，有机酸的钠盐或钾盐的溶解度都很大。对于不同的弱酸或弱碱成盐后除考虑到溶解度除满足临床应用外，还应考虑溶液的 pH、稳定性、吸湿性、毒性、刺激性及疗效等因素。

2. 在结构中引入与溶剂有较强亲和力的基团 如某些难溶性药物常在其分子结构中引入亲水性基团，增加其在水中的溶解度。如维生素 B$_2$ 在水中的溶解度为1：3000以上，但结构中引入-PO$_3$HNa 形成维生素 B$_2$ 磷酸酯钠，溶解度可增大约300倍。但要注意，在结构中引入一些基团后，此时的药物已经不是原有的药物了，可能形成该药物的同类药物，在溶解性改变的同时，其药理作用往往也会有所改变。

第五节 溶液型液体制剂

溶液型液体制剂系指药物以分子或离子(直径在1nm以下)状态分散在液体分散介质中所制成的单相溶液型制剂,供内服或外用。根据需要可在溶液型液体制剂中加入助溶剂、抗氧剂、甜味剂、着色剂等附加剂。

溶液型液体制剂因是均相分散体系,在溶液中的分散度最大,溶液呈均匀分散状态,药液澄明并能通过半透膜,服用后与机体的接触面积最大,吸收完全而迅速,所以在作用和疗效方面比固体药剂快,而且比同一药物的混悬剂或乳剂也快。此外,溶液型液体制剂分散均匀,分剂量方便灵活。

溶液型液体制剂有溶液剂、糖浆剂、甘油剂、芳香水剂及醑剂等。

一、溶液剂

1. 概述 溶液剂系指非挥发性药物制成的澄明溶液(浓氨溶液例外),供内服或外用。溶剂大多为水,也可用乙醇或油为溶剂。

药物制成溶液剂后一般以量取代替称取,分剂量快速,服用方便,特别对于小剂量或毒性大的药物,在被溶剂稀释以后用量取方法再分剂量可以使给药误差范围减小,更有实际意义。药物制成溶液剂,分散度增大,与机体的接触面积增大,因而吸收快,药效迅速。但由于药物在水溶液中稳定性差,易分解、霉变、变质,所以对于化学性质不稳定的药物不宜配成溶液剂,且不宜长期储存,同时必须根据药物的性质和临床需要采取适当措施(如添加防腐剂等),以保证质量。

2. 溶液剂的制法 溶液剂一般有三种制法,即溶解法、稀释法和化学反应法。

(1)溶解法:该法是将药物直接溶于溶剂中的制备方法,适用于较稳定的化学药物。溶解法制备溶液剂的工艺流程图如下(图2-7):

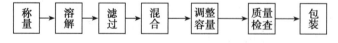

图2-7 溶解法制备溶液剂的工艺流程图

一般操作过程是:

实验室具体操作:取处方总量1/2~3/4的溶剂,依次称取药物并加入其中,搅拌使其溶解,滤过,自滤器上添加溶剂至全量,最后搅匀即得。若处方制备过程需要进行分份分别制备,则根据实际情况可以在滤过前混合,也可以在滤过后混合;处方中如有附加剂或溶解度较小的药物,应先将其溶解在溶剂中,再加入其他药物使溶解;滤过可用普通滤器、垂熔玻璃滤器及砂滤棒等;对热稳定而溶解缓慢的药物,可加热促进溶解,但挥发性药物或不耐热的药物则应后加入或冷至40℃以下才能加入;滤过后的药液应进行可见异物检查,不符合要求时要反复滤过至合格;如处方中含有糖浆、甘油等黏稠液体时,用少量水稀释后加入溶剂中;如使用非水溶剂,容器应干燥;制得的口服溶液剂应及时分装、密封、贴标签及外包装。

在工业化生产中,配液罐多采用不锈钢为材料,为保证溶解和混合均匀完全,配液罐配有磁力搅拌或搅拌桨搅拌,必要时可附加密闭液体循环方法,以防止罐底出液管中的药液不能有效循环混合。

知识链接

配液浓度偏高或偏低的纠正方法

1. 浓度偏高 投料量可能准确,而加入溶剂不足而致,补足所差溶剂即可。

2. 浓度偏低 药物不稳定,配液温度过高所致,需修订工艺规程;操作工疏忽所致。 物料的补给量:

$$W = (C_2 - C_1) \times V \qquad\qquad 式(2\text{-}3)$$

式中,W 为物料的补给量,C_2 为规定浓度,C_1 为测得浓度,V 为配液体积。

---

(2)稀释法:该法是将浓溶液用溶剂稀释成所需浓度溶液的制备方法,即先将药物制成高浓度溶液或易溶性药物制成储备液,临用前再用溶剂稀释至所需的浓度。例如,工业生产的浓氨溶液一般含氨(NH_3)为 25.0%~28.0%(g/g),而药典规定的稀氨溶液的浓度为 9.5%~10.5%(g/ml),因而只能用稀释法制备稀溶液。根据稀释前后溶液中所含溶质的量不变,稀释计算公式为:

$$C_1 \times V_1 = C_2 \times V_2 \qquad\qquad 式(2\text{-}4)$$

式中,C_1、C_2、V_1、V_2 分别为稀释前后的浓度与体积。

(3)化学反应法:该法系指将两种或两种以上的药物,通过化学反应制成新的药物溶液的方法,待化学反应完成后,滤过,自滤器上添加溶剂至全量即得。适用于原料药物缺乏或质量不符合要求的情况,如复方硼砂溶液等。

二、糖浆剂

1. **概念与特点** 糖浆剂系指含有原料药物的浓蔗糖水溶液,供口服使用。糖浆剂中的药物可以是化学药物,也可以是药材提取物,糖浆剂由于渗透压较高不易霉败。糖浆剂的含蔗糖量应不低于45%(g/ml)。单纯的蔗糖近饱和水溶液称为“单糖浆”,含糖量为85%(g/ml)或65%(g/g)。糖浆剂的特点是能掩盖药物的苦、咸等不适气味,改善口感,利于服用,受儿童患者欢迎。

制备糖浆剂的蔗糖应符合《中国药典》2015 年版规定,蔗糖应是精制的无色或白色干燥的结晶,极易溶于水,水溶液较稳定。但加热时,特别是在酸性条件下蔗糖易水解转化为葡萄糖和果糖(称作转化糖),甜度比蔗糖高,具还原性,可以延缓易氧化药物的变质。较高浓度的转化糖在糖浆中还能防止在低温中析出蔗糖结晶。果糖易使制剂的颜色变深暗,微生物在单糖中也比在双糖中容易生长,制备时应控制好加热的温度和时间。

糖浆剂根据其组成和用途的不同可分为以下几类:

(1)单糖浆:不含任何药物,除供制备含药糖浆剂外,一般供矫味或作为混悬剂的助悬剂及片剂、丸剂等生产过程中的黏合剂使用。

（2）药用糖浆：又称含药糖浆，主要用于治疗疾病，如五味子糖浆、灵芝糖浆、小儿急支糖浆等。

（3）芳香糖浆：为含芳香性物质或果汁的浓蔗糖水溶液。主要用作液体制剂的矫味剂，如橙皮糖浆等。

2. 制备方法

（1）热溶法：蔗糖在水中的溶解度随温度的升高而增加。将蔗糖加入沸纯化水中，加热溶解后，再加可溶性药物，混合、溶解、滤过，从滤器上加适量纯化水至规定容量，混合均匀即得。其优点是蔗糖容易溶解，趁热容易滤过，所含高分子杂质如蛋白质加热凝固被滤除，制得的糖浆剂易于滤清，同时在加热过程中杀灭微生物，使糖浆易于保存。但加热过久或超过100℃时，使转化糖含量增加，糖浆剂颜色容易变深。此法适用于制备对热稳定的药物糖浆和有色糖浆。

（2）冷溶法：系在室温下将蔗糖溶于纯化水中制成糖浆剂。冷溶法的优点是制成的糖浆剂颜色较浅，较适用于对热不稳定的药物和挥发性药物的糖浆剂制备，但生产周期长，制备过程易被微生物污染。

（3）混合法：混合法系将药物与单糖浆均匀混合而制成。此法操作简便，质量稳定，应用广泛，但制成的含药糖浆含糖量低，应特别注意防腐。

（4）糖浆剂中药物的加入方法：①水溶性固体药物可先用少量纯化水使其溶解再与单糖浆混合，水中溶解度较小的药物可酌加少量其他适宜的溶剂使之溶解，再加入单糖浆中混匀；②药物的液体制剂和可溶性液体药物可直接加入单糖浆中搅匀，必要时滤过；③药物的醇性制剂与单糖浆混合时易发生混浊，可加入适量甘油助溶或加滑石粉助滤，滤至澄清；④药物如为水性浸出药剂，应将其纯化除去杂质后再加入单糖浆中。

（5）制备糖浆剂时的注意事项：①所用容器、用具应进行洁净或灭菌处理，并及时灌装；②应选择无色、无异臭的药用蔗糖而不能选用绵白糖；③严格控制加热的温度、时间，并注意调节pH，以防止蔗糖水解后生成转化糖。

3. 糖浆剂易出现的问题　糖浆剂在制备与储存过程中，容易出现下述质量问题：

（1）霉败问题：糖浆剂特别是低浓度的糖浆剂，容易被微生物污染，使糖浆长霉和发酵导致酸败、药物变质。对于低浓度的糖浆剂应添加适宜防腐剂。

（2）沉淀问题：糖浆剂在储存过程中产生沉淀，多是由于蔗糖质量差，含有大量可溶性高分子杂质，由于这些杂质的逐渐聚集而出现混浊或沉淀，可在单糖浆滤过前加入蛋清溶液（加蛋清溶液的糖浆剂要在滤过前加热至沸）、滑石粉等，吸附高分子和其他杂质，使糖浆剂澄清。含有浸出药剂的糖浆剂，亦可因浸出药剂中含有不同程度高分子杂质而在储存中产生沉淀，可将其滤除。另外，高浓度的糖浆剂在储存中会因温度下降而析出蔗糖的结晶，加入适量甘油、山梨醇等多元醇可改善。

（3）变色问题：糖浆剂制备时加热温度高、时间长，特别是在酸性条件下加热，可促使生成转化糖而使颜色变深。含着色剂的糖浆剂，在还原性物质、光线的作用下可逐渐褪色。

4. 质量要求和检查

（1）外观性状：除另有规定外，糖浆剂应澄清。在储存期间不得有发霉、酸败、异臭、产生气体或其他变质现象;含药材提取物的糖浆剂允许含少量轻摇即散的沉淀。

（2）蔗糖含量:除另有规定外,含蔗糖量应不低于45%（g/ml）。

（3）一般应检查相对密度、pH。

（4）装量:单剂量灌装的糖浆剂,取供试品5支,将内容物分别倒入经标化的量入式量筒内,尽量倾净。在室温下检视,每支装量与标示装量相比较,少于标示装量的应不得多于1支,并不得少于标示装量的95%。

多剂量灌装的糖浆剂,照《中国药典》2015年版最低装量检查法检查,应符合规定。

（5）微生物限度:照《中国药典》2015年版微生物限度检查法检查,应符合规定。

实例解析2-1:鼻渊糖浆

【处方】苍耳子　166.4g　　辛夷　31.2g　　野菊花　10.4g

　　　　金银花　10.4g　　茜草　10.4g　　纯化水　制成100ml

【制法】以上5味,取辛夷和野菊花提取挥发油,蒸馏后的水溶液另器收集;苍耳子加水煎煮两次,每次0.5小时,合并煎液,滤过,滤液静置;金银花加水于70~80℃温浸两次,每次1小时,合并浸液,滤过,滤液静置;合并上述两种澄清药液和辛夷、野菊花的水溶液,浓缩至适量;另取茜草粉碎成粗粉,按渗漉法制备,用70%乙醇作溶剂,浸渍48小时后,缓缓渗漉,俟有效成分完全漉出,收集漉液,回收乙醇,浓缩至适量,静置,取上清液与上述浓缩液合并,静置,滤过,滤液浓缩至适量,加入蔗糖60g和山梨酸0.2g,煮沸溶解,滤过,俟冷,加入上述辛夷和野菊花挥发油,加水至100ml,搅匀,即得。

【解析】①本糖浆剂祛风宣肺,清热解毒,通窍止痛。用于鼻塞鼻渊,通气不畅,流涕黄浊,嗅觉不灵,头痛,眉棱骨痛;②本品相对密度应不低于1.30;③采用双提法提取辛夷和野菊花中的挥发油,药渣与他药共煎,将水溶液浓缩至适量备用。

▶▶ **课堂活动**

枸橼酸哌嗪糖浆

　【处方】枸橼酸哌嗪　160g　　　蔗糖　　650g　　　　羟苯乙酯　　0.5g

　　　　矫味剂　　适量　　纯化水　加至1000ml

　【制法】取纯化水500ml煮沸,加入蔗糖与羟苯乙酯,搅拌溶解,过滤,滤液中加入枸橼酸哌嗪,搅拌溶解,放冷,加矫味剂与适量水,使全量为1000ml,搅匀,即得。

　【讨论】（1）说出本糖浆剂的类型,并分析其组成。

　　　　（2）说明本制法适用于什么类型的药物。

三、芳香水剂

1. **概念与特点**　芳香水剂系指芳香挥发性药物（多为挥发油）的饱和或近饱和水溶液。用水与乙醇的混合液作溶剂制成的芳香水剂,含较多挥发油,称为浓芳香水剂。露剂系指含挥发性成分的饮片用水蒸气蒸馏法制成的芳香水剂。

芳香水剂应澄明,必须具有与原有药物相同的气味,不得有异臭、沉淀或杂质。由于挥发油或挥发性物质在水中的溶解度很小(约为 0.05%),故芳香水剂的浓度一般都很低。一般用作矫味、矫臭剂使用,有时也有祛痰止咳、平喘和解热镇痛等治疗作用。芳香水剂多数易分解、变质甚至霉变,所以不能大量配制和久贮。

2. 芳香水剂的制法　以纯挥发油和化学药物为原料时多用溶解法和稀释法制备,含挥发性成分的中药饮片为原料时多用水蒸气蒸馏法制备。

溶解法制备时,为使挥发油尽快溶于纯化水中,并提高其溶液的澄明度,可在溶解法制备时向挥发油中加入适量滑石粉或磷酸钙等物质,作为分散剂和助滤剂。

四、醑剂

1. 概念与特点　醑剂系指挥发性药物的浓乙醇溶液。凡用于制备芳香水剂的药物一般都可以制成醑剂,供外用或内服。挥发性药物在乙醇中的溶解度比在水中大,所以醑剂中挥发性成分浓度可以比芳香水剂大得多。醑剂含乙醇量一般为 60%～90%,当醑剂与以水为溶剂的制剂混合时,往往会发生混浊。

醑剂应储存于密闭容器中,置冷暗处保存。由于醑剂中的挥发油易氧化、酯化或聚合,久贮易变色,甚至出现黏性树脂物沉淀,故不宜长期贮存。

2. 制法　醑剂可用溶解法和蒸馏法制备,制备过程中应注意防水。

五、甘油剂

1. 概念与特点　甘油剂系指药物的甘油溶液,专供外用。甘油具有黏稠性、防腐性和吸湿性,对皮肤黏膜有柔润和保护作用。附着于皮肤黏膜能使药物滞留患处而起延效作用,且能缓和药物的刺激性,常用于口腔、鼻腔、耳腔与咽喉患处。甘油对一些药物如碘、酚、硼酸、鞣酸等有较好的溶解能力,制成的溶液也较稳定。甘油剂的引湿性较大,故应密闭储存。

2. 制法　甘油剂的制备可用溶解法,如碘甘油;化学反应法,如硼酸甘油。

点滴积累　∨

1. 增加药物溶解度的方法有:将难溶性药物制成可溶性盐,在结构中引入与溶剂有较强亲和力的基团,使用增溶剂,使用助溶剂,使用潜溶剂。
2. 使用增溶剂时应先将增溶剂与被增溶物质混合,必要时加入少量的溶剂,使其完全溶解,再逐步与剩余溶剂或其他成分混合。增溶剂的浓度应在其临界胶束浓度以上。
3. 溶液型液体制剂有溶液剂、糖浆剂、甘油剂、芳香水剂及醑剂。
4. 溶液剂的制备方法有溶解法、稀释法和化学反应法三种。
5. 糖浆剂的制法有冷溶法、热溶法、混合法三种,糖浆剂的含糖量应不低于 45%(g/ml)。

第六节　高分子溶液剂

一、概述

高分子溶液剂系指高分子化合物溶解于溶剂中形成的均匀分散体系的液体制剂。以水为溶剂时,称为亲水性高分子溶液,又称为亲水胶体溶液或称胶浆剂;以非水溶剂制成的称为非水性高分子溶液剂。亲水性高分子溶液在药剂中应用较多,如混悬剂中的助悬剂、乳剂中的乳化剂、片剂的包衣材料、血浆代用品、微囊、缓释制剂等都涉及高分子溶液。

二、高分子溶液剂的性质

1. 荷电性　高分子水溶液中高分子化合物结构的某些基团因解离而带电,有的带正电,有的带负电。带正电荷的高分子水溶液有:琼脂、血红蛋白、碱性染料、明胶等。带负电荷的有:淀粉、阿拉伯胶、西黄蓍胶、鞣酸、树脂及酸性染料等。一些高分子化合物所带电荷受溶液 pH 的影响。如蛋白质分子中含有羧基与氨基,在水溶液中随 pH 不同可带正电或负电。当溶液的 pH>等电点时,蛋白质带负电荷;pH<等电点时,蛋白质带正电荷。在等电点时,高分子化合物不带电,这时,高分子溶液的许多性质发生变化,如黏度、渗透压、溶解度、导电性都变为最小值,药剂学中常利用高分子溶液的这种性质。高分子化合物在溶液中荷电,所以有电泳现象,用电泳法可测得高分子化合物所带电荷的种类。

▶ **课堂活动**

胃蛋白酶合剂为高分子溶液剂,制备时,一般不需要过滤,如必须滤过,滤材需先用相同浓度的稀盐酸润湿,然后滤过,为什么?

2. 渗透压高　高分子溶液有较高的渗透压,渗透压的大小与高分子溶液的浓度有关,浓度越大,渗透压越高。

3. 黏性　高分子溶液是黏稠性流动液体,黏稠性大小用黏度表示。通过测定高分子溶液的黏度,可以确定高分子化合物的分子量。

4. 稳定性　高分子溶液剂属于热力学稳定体系。高分子溶液的稳定性主要是由高分子化合物的水化作用和电荷两方面决定的。

当高分子周围的水化膜遭到破坏或所带电荷被中和时易出现聚结沉淀。如:①向溶液中加入大量的电解质,由于电解质强烈的水化作用,夺去了高分子质点水化膜的水分而使其沉淀,这一过程称为盐析。引起盐析作用的主要是电解质的阴离子。不同电解质的阴离子盐析能力是不同的,按对亲水胶体的凝结能力由强到弱,将电解质的阴离子排列成顺序称为感胶离子序:枸橼酸离子>酒石酸离子>SO_4^{2-}>CH_3COO^->Cl^->Br^->I^->CNS^-,如图 2-8 所示。②向溶液中加入脱水剂,如乙醇、丙酮等也能破坏水化膜而发生聚结。③其他原因,如盐类、pH、絮凝剂、射线等的影响下,高分子的质点聚集沉淀,称为絮凝现象。④带相反电荷的两种高分子溶液混合时,可因电荷中和而发生絮凝。⑤高分子溶液在放置过程中会自发地聚集而沉淀,称为陈化现象。

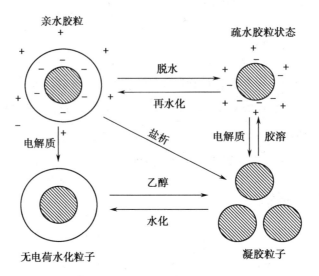

图 2-8　胶粒稳定性示意图

三、高分子溶液剂的制备

　　高分子溶液的制备多采用溶解法。溶解首先要经过溶胀过程,溶胀过程包括有限溶胀过程和无限溶胀过程。首先是水分子渗入到高分子化合物分子间的空隙中,与高分子中的亲水基团发生水化作用而使体积膨胀,结果使高分子空隙间充满水分子,这一过程称为有限溶胀过程。由于高分子空隙间存在水分子,降低了高分子分子间的作用力(范德华力),溶胀过程继续进行,最后高分子化合物完全分散在水中而形成高分子溶液,这一过程称为无限溶胀过程。无限溶胀过程常需加以搅拌或加热等操作才能完成。制备时取所需水量的 1/2~4/5,将高分子物质或其粉末分次浸泡于水中或撒在液面上,使其充分吸水膨胀胶溶,必要时略加搅拌。例如将明胶碎成小块,放于水中浸泡 3~4 小时,使其吸水膨胀,这是有限溶胀的过程,然后加热并搅拌使其形成明胶溶液,这是无限溶胀的过程。琼脂、阿拉伯胶、西黄蓍胶、羧甲纤维素钠等在水中的溶化均属于这一过程。淀粉遇水立即膨胀,即有限溶胀过程,时间非常短,但其无限溶胀过程必须加热至 60~70℃才能制成淀粉浆。胃蛋白酶、蛋白银等高分子药物,其有限溶胀和无限溶胀过程进行得都很快,需将其撒于水面,待其自然溶胀后再搅拌可形成溶液,如果将它们撒于水面后立即搅拌则形成团块,这时在团块周围形成水化层,使溶胀过程变得相当缓慢,给制备过程带来困难。

点滴积累 ∨ ....

1. 高分子溶液的稳定性主要是由高分子化合物的水化作用和荷电两方面决定的。
2. 高分子物质溶解要经过有限溶胀和无限溶胀两个过程,其溶胀过程的快慢因高分子物质结构而异。
3. 影响高分子溶液稳定性的因素 ①向溶液中加入大量的电解质,可使高分子凝结而沉淀,此过程称为盐析;②向溶液中加入大量脱水剂,如乙醇、丙酮等也能破坏水化膜而发生脱水析出;③长期放置因发生凝结而沉淀称为陈化;④其他原因如盐类、pH、絮凝剂、射线等的影响使高分子化合物凝结沉淀,称为絮凝;⑤带相反电荷的两种高分子溶液混合,产生凝结沉淀;⑥线性高分子溶液在一定条件下产生胶凝。

第七节 溶胶剂

一、概述

溶胶剂系指固体药物的微细粒子(1～100nm),分散在水中形成的非均相的分散体系。溶胶剂其外观与溶液一样为透明液体,但具有丁达尔(Tyndall)效应,是一种高度分散的热力学不稳定体系。由于溶胶剂中质点小,分散度大,存在强烈的布朗运动,能克服重力作用而不下沉,因而具有动力学稳定性,但由于系统内粒子界面能大,促使质点聚集变大,以降低界面能。当聚集质点的大小超出了胶体分散体系的范围时,质点本身的布朗运动不足以克服重力作用,而从分散介质中析出沉淀,这种现象称为聚沉,溶胶聚沉后往往不能恢复原态。

溶胶剂在制剂中目前直接应用较少,通常是使用经亲水胶体保护的溶胶制剂,如氧化银溶胶就是被蛋白质保护而制成的制剂,用作眼、鼻收敛杀菌药。

二、溶胶剂的性质

1. **光学性质** 当强光线通过溶胶剂时从侧面可见到圆锥形光束,称为丁达尔(Tyndall)效应。这是由于胶粒粒度小于自然光波长引起光散射所致。溶胶剂的混浊程度用浊度表示,浊度愈大表明散射作用愈强。溶胶剂的颜色与光线的吸收和散射有密切关系,不同溶胶剂对不同的特定波长光线的吸收,使溶胶剂产生不同的颜色,如氯化金溶胶呈深红色,碘化银溶胶呈黄色,蛋白银溶胶呈棕色。

2. **电学性质** 溶胶剂由于双电层结构而荷电,可以荷正电,也可以荷负电。在电场的作用下胶粒或分散介质产生移动,在移动过程中产生电位差,这种现象称为界面动电现象。溶胶剂的电泳现象(即带电质点在电场中的移动)就是界面动电现象所致。动电电位越高电泳速度就越快。

3. 动力学性质　溶胶剂中的胶粒在分散介质中有自发的不规则的运动,这种运动称为布朗运动。布朗运动是由于胶粒受分散介质水分子不规则的撞击而产生的,胶粒越小运动速度越大。溶胶粒子的扩散速度、沉降速度及分散介质的黏度等都与溶胶的动力学性质有关。溶胶剂中由于胶粒存在布朗运动,可以认为溶胶是动力学稳定体系。

三、溶胶剂的稳定性

溶胶剂属于热力学不稳定系统,主要表现为聚结不稳定性。

1. 溶胶剂的稳定性机制　溶胶胶粒上既有使其带电的离子,也含有一部分反离子,形成的带电层称为吸附层。另一部分反离子散布在吸附层的外围,形成与吸附层电荷相反的扩散层。这种由吸附层和扩散层构成的电性相反的电层称双电层,又称扩散双电层。由于双电层的存在,在电场中胶粒与扩散层之间发生相对移动,表现出电位差,在滑动面上的电位称 ζ 电位。溶胶 ζ 电位的高低可以表示胶粒与胶粒之间的斥力,阻止胶粒因碰撞而发生聚集,所以大多数情况下可用 ζ 电位作为估计溶胶稳定性的指标。溶胶质点还因具有双电层而水化,使胶粒外形成水化膜。胶粒的电荷越多,扩散层就越厚,水化膜也就越厚,溶胶越稳定。

2. 影响溶胶剂稳定性的因素

(1) 电解质的作用:电解质的加入对 ζ 电位的影响很大,如使扩散层变薄,较多的离子进入吸附层,使吸附层有较多的电荷被中和,胶粒的电荷变少,使水化膜也变薄,胶粒易合并聚集。

(2) 高分子化合物对溶胶剂的保护作用:向溶胶剂中加入天然的或合成的亲水性高分子溶液,使溶胶剂具有亲水胶体的性质而增加稳定性,这种胶体称为保护胶体。保护作用的原因是由于足够数量的高分子物质被吸附在溶胶粒子的表面上,形成类似高分子粒子的表面结构,因而稳定性增高。此外,被保护了的溶胶聚集后再加入分散介质,能重新变成溶胶。但如加入溶胶的高分子化合物的量太少,则反而降低了溶胶的稳定性,甚至引起聚集,这种现象称为敏化作用。

(3) 溶胶剂的相互作用:两种带有相反电荷的溶胶剂互相混合,也会发生沉淀。聚沉的程度与两胶体的比例有关,两种溶胶剂的用量在所带的电荷等电点时才会完全沉淀,否则可能不完全沉淀或不沉淀。

四、溶胶剂的制备

溶胶剂可用分散法和凝聚法来制备。

1. 分散法　是将药物的粗粒子分散达到溶胶粒子分散范围的方法。常用的有机械分散法(使用转数为 10 000r/min 的胶体磨)、胶溶法、超声分散法(使用 20 000Hz 以上的超声波)。

2. 凝聚法　药物在真溶液中可因物理条件的改变或化学反应而形成沉淀,若条件控制适度,使溶液有一个适当的过饱和度,就可以使形成的质点大小恰好符合溶胶分散相质点的要求。包括物理凝聚法和化学凝聚法。

点滴积累 ∨

1. 溶胶剂分散相是多分子聚集体,分散度高,表面能大,属于热力学不稳定体系,溶胶剂的胶粒具有布朗运动,属于动力学稳定体系。
2. 溶胶剂存在丁达尔效应、界面动电现象及布朗运动。
3. 溶胶剂的制备方法有分散法和凝聚法两种。

第八节 混悬型液体制剂

一、概述

混悬型液体制剂系指难溶性固体药物以固体微粒状态分散于分散介质中形成的非均相的液体制剂,简称混悬剂。混悬剂属于粗分散体系,分散相质点一般为 $0.5 \sim 10 \mu m$,但凝聚体的粒子可小到 $0.1 \mu m$,大到 $50 \mu m$。多用水作分散介质,也可用植物油作分散介质。

凡超过药物溶解度的固体药物需制成液体剂型应用;药物的用量超过了溶解度而不能制成溶液;两种药物混合时溶解度降低析出固体药物;使药物产生长效作用等情况,均可考虑将药物制成混悬剂。为安全起见,毒性药物或剂量小的药物不宜制成混悬剂。

混悬剂的质量应严格控制,对其质量要求是:药物本身的化学性质稳定,使用或贮存期间含量符合要求;颗粒细腻均匀,大小符合该剂型要求;颗粒的沉降速度要慢,沉降后不应结块,经振摇后能均匀分散;黏稠度应符合要求,口服混悬液的色香味应适宜,贮存期间不得霉败;外用者应均匀涂布,不易流散,能较快干燥,干燥后能留下不易擦掉的保护层。

混悬剂标签上应注明"用前摇匀"。

知识链接

干 混 悬 剂

干混悬剂是指难溶性药物与适宜辅料制成粉状物或粒状物,使用时加水振摇即可分散成混悬剂。制成干混悬剂有利于解决混悬剂在保存过程中的稳定性问题。干混悬剂属于混悬剂,加水分散后应符合混悬剂的质量要求。

二、混悬剂的稳定性

混悬剂分散相粒子大于胶体粒子,绝大部分粒子失去布朗运动,由于重力作用而使粒子沉降。同时因分散相的分散度较大,由于表面自由能的作用可发生聚结。所以,混悬剂既是热力学不稳定体系,也是动力学不稳定体系。所有的混悬剂静置时都存在粒子的沉降与聚结问题。混悬剂的稳定性与下列因素有关:

（一）混悬微粒的沉降

混悬剂中微粒与分散介质之间存在密度差，因重力作用，静置时会发生沉降，在一定条件下，微粒沉降速度符合斯托克斯（Stokes）定律。

$$V = \frac{2r^2(\rho_1 - \rho_2)g}{9\eta}$$　　　　式（2-5）

式中，V 为微粒沉降速度，r 为微粒半径，ρ_1 为微粒密度，ρ_2 为分散介质密度，η 为分散介质的黏度，g 为重力加速度。

由以上公式可以看出，沉降速度 V 与 r^2、$(\rho_1 - \rho_2)$ 成正比，与 η 成反比，V 越大，体系越不稳定。因此增加混悬剂的动力学稳定性，可选用的方法有：①尽量减小微粒半径，以减小沉降速度；②加入高分子助悬剂，增加分散介质的黏度，也减小了微粒与分散介质之间的密度差，同时微粒吸附助悬剂分子而增加亲水性。其中最有效的方法是减小微粒半径。

（二）混悬微粒的润湿

固体药物能否润湿与混悬剂制备的难易、质量好坏及稳定性关系极大。不润湿的药物不易均匀分散在分散介质中，微粒会漂浮或下沉。加入表面活性剂（润湿剂）可改变固体药物的润湿性，降低固液间的界面张力，去除固体微粒表面的气膜，使制成的混悬剂稳定。

（三）混悬微粒的电荷与水化

混悬剂中的微粒由于吸附或解离等原因而带电，微粒表面电荷与分散介质中相反离子之间可构成双电层，具有双电层结构，具有 ζ 电位。由于微粒表面带电，水分子可在微粒周围形成水化膜，这种水化作用随双电层的厚薄而改变。微粒的电荷与水化增加了混悬剂的聚结稳定性，因微粒相遇时受电荷的水化膜的排斥而阻止微粒合并，有利于混悬剂的稳定。

加入少量电解质，改变双电层的厚度与结构，增加混悬剂的聚结不稳定性或产生絮凝。当 ζ 电位很大时，虽然增加了混悬液的聚结稳定性，但微粒沉降后，易形成紧密的结块而难以分散。疏水性微粒主要靠微粒带电而水化，这种水化作用对电解质敏感。但亲水性药物微粒的水化作用很强，水化作用受电解质的影响较小。

（四）絮凝与反絮凝

混悬剂中微粒的分散度比较大，因而具有较大的表面自由能，微粒具有降低表面自由能的趋势，将趋于聚集。但由于微粒荷电，电荷的排斥力阻碍了微粒产生聚集。加入适量的电解质，能使 ζ 电位降低，可减少微粒之间的排斥力。当 ζ 电位降低到一定程度，混悬剂中的微粒可形成疏松的絮状聚集体，使混悬剂处于稳定状态。混悬微粒形成絮状聚集体的过程称为絮凝，絮凝沉降物体积较大，振摇后容易再分散。加入的电解质称为絮凝剂。为了得到稳定的混悬剂，一般应控制 ζ 电位在 $20 \sim 25 \text{mV}$ 范围内，使其恰好能产生絮凝作用。絮凝剂为不同价数的电解质，其中阴离子比阳离子絮凝作用强。絮凝作用强弱与离子价数关系很大，离子价数增大 1，絮凝作用强 10 倍。絮凝状态下的混悬剂沉降虽快，但沉降体积大，沉降物不结块，一经振摇又能迅速恢复均匀的混悬状态。

向絮凝状态的混悬剂中加入电解质，使絮凝状态变为非絮凝状态的这一过程称为反絮凝，加入的电解质称为反絮凝剂。反絮凝剂可增加混悬剂流动性，使之易于倾倒，方便取用。絮凝剂和反絮凝剂可以是不同浓度的同一电解质。

（五）晶型的转变与结晶增长

结晶性药物可能有几种晶型,称为同质多晶型,巴比妥、黄体酮、氯霉素等都有同质多晶型。同一药物的多种晶型中只有一种最稳定,其他晶型都会在一定条件下,经过一定时间后转变为稳定型。但应该注意的是这种晶型转变的速度存在较大的差异,有的时间很快,有的则需要非常长的时间。在多晶型药物中,亚稳定型比稳定型溶解度大,从剂型中溶出速度也快,吸收较好。混悬剂中如亚稳定型不断溶解而稳定型不断长大结块,从而亚稳定型转变为稳定型,这样不仅破坏了混悬剂的稳定性,还会降低药效。一般来讲,亚稳定型转变为稳定型的速度超过其制剂有效期就失去了在药剂学中的实际意义。

结晶型药物制成混悬剂,微粒大小往往不一致。微粒大小的不一致性,不仅表现沉降速度不同,还会发生结晶增长现象,影响混悬液的稳定性。微粒的溶解度和溶解速度与粒径有关,在体系中微粒的粒径相差越多,溶解度和溶解速度相差越大。实验研究表明,当药物粒径小于 $0.1\mu m$ 时,粒径越小,溶解度越大。混悬剂中的小粒子逐渐溶解变得越来越小,而大粒子变得越来越大,结果大粒子数量不断增多,使沉降速度加快,致使混悬剂稳定性降低,微粒沉降到底部易紧密排列,即小粒子易填充在稍大微粒的空隙间,底层微粒受上层微粒的压力而逐渐被压紧而沉降成饼块。因此,在制备混悬剂时,不仅要考虑到微粒大小,还应考虑粒子大小的一致性。

（六）分散相的浓度和温度

在同一分散介质中,分散相的浓度增加,易使微粒碰撞结合而沉淀,混悬剂的稳定性降低。温度对混悬剂的稳定性影响更大,温度变化不仅改变药物的溶解度、溶解速度和化学稳定性,还能改变微粒的沉降速度、絮凝速度、沉降体积比,从而改变混悬剂的物理稳定性。冷冻可破坏混悬剂的网状结构,使稳定性降低。

三、混悬剂的稳定剂

混悬剂为不稳定体系,为增加其物理稳定性,在制备时常加入使混悬剂稳定的附加剂,称为稳定剂,主要包括助悬剂、润湿剂、絮凝剂和反絮凝剂等。

（一）助悬剂

助悬剂的作用是增加混悬剂中分散介质的黏度,从而降低微粒的沉降速度;助悬剂可被吸附在微粒表面,形成机械性或电性的保护膜,增加微粒的亲水性,防止微粒间互相聚集或结晶的转型,从而增加混悬液的稳定性。理想的助悬剂助悬效果好,不黏壁,容易重分散,絮凝颗粒细腻,无药理作用。可根据混悬剂中药物微粒的性质与含量,选择不同的助悬剂,常用的助悬剂有:

1. 低分子助悬剂　如甘油、糖浆、山梨醇等低分子溶液,可增加分散介质的黏度,也可增加微粒的亲水性。内服混悬剂应使用糖浆等,兼有矫味作用;外用制剂常使用甘油。亲水性物质宜少加,疏水性物质要多加。

2. 高分子助悬剂

（1）天然高分子物质:①多糖类:常用阿拉伯胶、西黄蓍胶、桃胶、白及胶、果胶、海藻酸钠、淀粉浆等,阿拉伯胶、西黄蓍胶可用其粉末或胶浆,用量分别为 5%~15%和 0.5%~1%;②蛋白质类:常用琼脂、明胶等。在用天然高分子物质作助悬剂时需要加防腐剂。

(2)合成高分子物质:常用的有甲基纤维素、羧甲纤维素钠、羟乙纤维素、羟丙甲纤维素、聚维酮、聚乙烯醇等。它们的水溶液均透明,一般用量为 0.1%~1%,性质稳定,受 pH 的影响小,但应注意某些助悬剂可能与药物或其他附加剂有配伍变化。

(3)硅酸类:主要是硅藻土,为胶体水合硅酸铝,不溶于水,分散于水中可带负电荷,能吸收大量水而膨胀,体积增加约 10 倍,形成高黏度液体,防止微粒聚集合并,不需要加防腐剂。常用量为 2%,当混悬液中含硅藻土 5%以上时具有显著的触变性,但遇酸或酸式盐能降低其水化性,在 pH7 以上时,硅酸的膨胀性更大,黏度更高,制成的混悬剂更稳定,如炉甘石洗剂中加有硅藻土,助悬效果极好。由于硅藻土有特殊的泥土味道,多用于外用制剂。

(4)触变胶:2%硬脂酸铝在植物油中形成触变胶,常用作混悬型注射液、滴眼剂的助悬剂。

知识链接

触 变 胶

触变胶是指在一定温度下静置时,逐渐变为半固体状溶液,当振摇时,又变成可流动的胶体溶液。胶体溶液的这种性质称为触变性,这种胶体称为触变胶。利用其触变性,可以防止混悬微粒在静置过程中的沉降,同时在使用时又便于倾倒。

(二)润湿剂

疏水性药物如硫黄、阿司匹林等不易被水润湿,加之微粒表面吸附有空气,给制备混悬剂带来困难,这时必须加入润湿剂,使药物能被水润湿,将固-气两相转变成固-液两相的结合状态,以产生较高的分散效果。甘油、乙醇等润湿剂,润湿效果不强。表面活性剂有很好的润湿效果,为常用的润湿剂,其 HLB 值 7~9 之间,应具有适宜的溶解度。外用润湿剂可选用肥皂、十二烷基硫酸钠、硫酸化蓖麻油等。内服润湿剂可选用聚山梨酯类,如聚山梨酯 60、聚山梨酯 80 等。

(三)絮凝剂和反絮凝剂

使用絮凝剂和反絮凝剂时要注意:①同种电解质,可因用量不同,可以是絮凝剂,也可以是反絮凝剂。如酒石酸盐、酸式酒石酸盐、枸橼酸盐、酸式枸橼酸盐和磷酸盐等。②要求微粒细、分散好的混悬剂,需要使用反絮凝剂。大多数需要储存放置的混悬剂宜选用絮凝剂,其沉降体系疏松,易于分散。③注意絮凝剂、反絮凝剂和助悬剂之间是否有配伍禁忌。一般絮凝剂与反絮凝剂应在试验的基础上加以选择。

四、混悬剂的制备

制备混悬剂时应考虑尽可能使混悬剂微粒分散均匀,降低微粒的沉降速度,使混悬剂稳定。其制备方法有分散法和凝聚法。

（一）分散法

即将药物粉碎成微粒,直接分散在液体分散介质中制成混悬剂。微粒大小应符合混悬剂要求的分散程度。小剂量制备时,可直接用研钵研磨,大量制备时,可用乳匀机、胶体磨。操作要点如下：

（1）对于氧化锌、炉甘石、碱式硝酸铋、碳酸钙、碳酸镁、磺胺类等亲水性药物,一般先干研到一定程度,再加液研磨到适宜分散度,最后加入处方中其余的液体至全量。加液研磨可使粉碎过程易于进行。加入的液体量一般为 1 份药物加 0.4~0.6 份液体,即能产生最大的分散效果。

（2）疏水性药物如硫黄,其表面吸附大量空气,易漂浮在水面上,不能被水润湿,必须加入一定量的润湿剂,与药物研匀以驱逐微粒表面的空气,再加液体混合研匀。

（3）对于质重、硬度大的药物,可采用"水飞法",可使药物粉碎到极细的程度。

知识链接

水　飞　法

　　水飞法是将药物与水共置乳钵中研磨,使细粉漂浮液面或混悬于水中,然后将混悬液倾出,余下的药物再加水反复研磨,直至全部研磨完毕。将研得的混悬液合并,沉降,倾出上清液,将湿粉干燥即得极细的粉末。因"水飞法"费时费力,现在药厂改用电动乳钵或球磨机粉碎。

（二）凝聚法

通过化学或物理的方法使分子或离子分散状态的药物溶液凝聚成不溶性的药物微粒制成混悬剂的方法。

1. 化学凝聚法　两种化合物经化学反应生成不溶解的药物悬浮于液体中制成混悬剂的一种方法。为使微粒细小均匀,化学反应应在稀溶液中进行,并应急速搅拌,如用于胃肠道透视的钡餐就是用这种方法制成的。

2. 物理凝聚法　也称微粒结晶法,将药物制成热饱和溶液,在搅拌下加到另一种不同性质的冷溶剂中,使之快速结晶,可以得到 $10\mu m$ 以下(占 $80\%~90\%$)的微粒,再将微粒分散于适宜介质中制成混悬剂。如醋酸可的松滴眼剂的制备(详见第四章第八节实例解析)。

实例解析 2-2:磺胺嘧啶混悬剂

【处方】

磺胺嘧啶	100g	氢氧化钠	16g	枸橼酸钠	50g
枸橼酸	29g	单糖浆	400ml	4%羟苯乙酯乙醇溶液	10ml
纯化水	加至 1000ml				

【制法】将磺胺嘧啶混悬于 200ml 纯化水中,将氢氧化钠加适量纯化水溶解后缓缓加入到磺胺嘧啶混悬液中,边加边搅拌,使磺胺嘧啶与氢氧化钠反应生成磺胺嘧啶钠溶解;将枸橼酸与枸橼酸钠加适量纯化水溶解,过滤,缓缓加入到磺胺嘧啶钠溶液中,不断搅拌,析出磺胺嘧啶;最后加入单糖浆与羟苯乙酯乙醇溶液,加纯化水至全量,搅匀,即得。

【解析】①本品用于溶血性链球菌、脑膜炎奈瑟菌、肺炎链球菌等感染；②枸橼酸钠与枸橼酸组成缓冲液，调节混悬液的 pH；③单糖浆为矫味剂，并起助悬作用；④羟苯乙酯为防腐剂，应在搅拌下缓慢加入，避免因溶媒变化析出结晶。

五、混悬剂的质量评价

混悬剂的质量优劣，应按质量要求进行评定。评定的方法有：

1. 微粒大小的测定　混悬剂中微粒大小与混悬剂的质量、稳定性、生物利用度和药效有关。因此测定混悬剂中微粒的大小、分布情况，是对混悬剂进行质量评定的重要指标。可采用显微镜法、库尔特计数法、浊度法、光散射法、漫反射法进行测定。

2. 沉降体积比的测定　混悬剂的沉降体积比的测定，可比较两种混悬剂的稳定性，用来评价稳定剂的效果以及比较处方的优劣。沉降体积比是指沉降物的体积与沉降前混悬剂的体积之比。《中国药典》2015 年版规定的沉降体积比检查法是：除另有规定外，用具塞量筒取供试品 50ml，密塞，用力振摇 1 分钟，记下混悬物开始高度 H_0，静置 3 小时，记下混悬物的最终高度 H，沉降体积比 F 按式(2-6)计算。

$$F = \frac{H}{H_0} \qquad\qquad 式(2\text{-}6)$$

F 值在 0~1 之间，F 值愈大混悬剂愈稳定。沉降体积 F 是时间的函数，以 F 为纵坐标，沉降时间 t 为横坐标，可得沉降曲线，曲线的起点为最高点 1，然后缓慢降低并最终与横坐标平行。沉降曲线若比较平和缓慢地降低，则可认为处方设计优良。《中国药典》2015 年版规定：口服混悬剂（包括干混悬剂）沉降体积比应不低于 0.90。

3. 絮凝度的测定　絮凝度是比较混悬剂絮凝程度的重要参数，用以评价絮凝剂的效果，预测混悬剂的稳定性。絮凝度用式(2-7)表示：

$$\beta = \frac{F}{F_\infty} = \frac{V/V_0}{V_\infty/V_0} = \frac{V}{V_\infty} \qquad\qquad 式(2\text{-}7)$$

式中，F 为絮凝混悬剂的沉降体积比。F_∞ 为去絮凝混悬剂的沉降体积比，β 表示由絮凝作用所引起的沉降体积增加的倍数。β 值愈大，絮凝效果愈好，则混悬剂稳定性好。例如去絮凝混悬剂的 F_∞ 值为 0.15，絮凝混悬剂的 F 值为 0.90，则 $\beta=6.0$，说明絮凝混悬剂沉降体积比是去絮凝混悬剂沉降体积比的 6 倍。用絮凝度评价絮凝剂的效果，预测混悬剂的稳定性，有重要价值。

4. 重新分散试验　优良的混悬剂经储存后再经振摇，沉降物应能很快重新分散，如此才能保证服用时混悬剂的均匀性和药物剂量的准确性。重新分散试验方法是：将混悬剂置于带塞的 100ml 量筒中，密塞，放置沉降，然后以 360°、20r/min 的转速转动，经一定时间旋转，量筒底部的沉降物应重新均匀分散，重新分散所需旋转次数愈少，表明混悬剂再分散性能良好。

5. 流变学测定　采用旋转黏度计测定混悬液的流动曲线，根据流动曲线的形态确定混悬液的流动类型，用以评价混悬液的流变学性质。如测定结果为触变流动、塑性触变流动和假塑性触变流动，就能有效地减慢混悬剂微粒的沉降速度。

6. ζ电位测定 混悬剂中微粒具有双电层,即ζ电位。ζ电位的大小可表明混悬剂的存在状态,一般ζ电位在25mV以下,混悬剂呈絮凝状态;ζ电位在50~60mV时,混悬剂呈反絮凝状态。可用电泳法测定混悬剂的ζ电位。

点滴积累 ∨

1. 毒性药物或剂量小的药物不宜制成混悬剂,混悬剂标签上应注明"用前摇匀"。
2. 混悬微粒沉降速度与微粒半径的平方成正比,与混悬微粒与分散介质的密度差成正比,与分散介质的黏度成反比。为增加混悬剂的动力学稳定性,最有效的方法之一是减小微粒半径。
3. 混悬剂的稳定剂包括助悬剂、润湿剂、絮凝剂和反絮凝剂。
4. 絮凝状态下的混悬剂沉降虽快,但沉降体积大,沉降物不结块,一经振摇又能迅速恢复均匀的混悬状态。反絮凝剂可增加混悬剂流动性,使之易于倾倒,方便取用。
5. 混悬剂的制备方法有分散法和凝聚法。

第九节　乳浊液型液体制剂

一、概述

乳浊液型液体制剂系指两种互不相溶的液体混合,其中一种液体以细小液滴的形式分散在另一种液体中形成的非均相液体制剂,简称乳剂,可供内服或外用。乳剂由水相(W)、油相(O)和乳化剂组成,三者缺一不可。

(一)乳剂的类型

1. 按内、外相组成不同分类 其中一种液体往往是水或水溶液,用W表示,另一种则是与水不相混溶的有机液体,统称为"油",用O表示。分散的液滴称为分散相、内相或不连续相,包在外面的液体称为分散介质、外相或连续相,一般分散相直径在$0.1~100\mu m$范围内。"油"为分散相,分散在水中,称为水包油(O/W)型乳剂;水为分散相,分散在"油"中,称为油包水(W/O)型乳剂;也可制成复乳,如W/O/W型或O/W/O型。乳剂的类型,主要决定于乳化剂的种类、性质及油水两相的相比例,乳剂类型的鉴别方法见表2-3。

表2-3　乳剂类型的鉴别

鉴别方法	O/W型	W/O型
颜色	通常乳白色	与油颜色近似
稀释性	可被水稀释	可被油稀释
导电性	导电	不导电或几乎不导电
染色法(水性染料/油性染料)	外相染色/内相	内相/外相染色

2. 按乳滴大小分类

（1）普通乳：普通乳液滴大小一般在 1~100μm 之间，这时的乳剂为乳白色不透明的液体。

（2）亚微乳：粒径大小一般在 0.1~1.0μm 之间，亚微乳常作为胃肠外给药的载体。静脉注射乳剂应为亚微乳，粒径可控制在 0.25~0.4μm 范围内。

（3）纳米乳：当乳滴粒子小于 100nm 时称纳米乳，纳米乳粒径一般在 10~100nm 范围。

（二）乳剂的特点

乳剂使用时有以下优点：①油类和水不能混合，因此分剂量不准确，制成乳剂后可克服此缺点，且应用比较方便；②水包油型乳剂可掩盖药物的不良臭味，并可加入矫味剂；③外用乳剂能改善对皮肤、黏膜的渗透性，减少刺激性；④吸收快，生物利用度高；⑤静脉注射乳剂有靶向性。

二、乳化剂

（一）乳化剂的种类

乳化剂应具备以下条件：①乳化能力强，能显著降低界面张力，迅速吸附在分散相液滴周围形成牢固的界面膜，并能用较低浓度的乳化剂就能发挥乳化作用；②性质稳定，对外界的影响稳定；③对人体无害，价廉易得。

常用乳化剂按其性质不同，可以分为三类，即天然乳化剂、合成乳化剂、固体粉末乳化剂。

1. 天然乳化剂　这类乳化剂的种类较多，组成复杂，大多为高分子有机化合物，其主要特点是：乳化能力强，具有较强亲水性，为 O/W 型乳剂的乳化剂；表面活性小，能形成稳定的多分子乳化膜；在水中的黏度比较大，能增加乳剂的稳定性，可作增稠剂；天然乳化剂易受微生物的污染，需临时配制或添加适当的防腐剂。常用品种有：

（1）阿拉伯胶：为 O/W 型乳剂的乳化剂，其黏度较低，制成的乳剂易分层，所以常与西黄蓍胶、果胶等合用。pH 范围在 2~10 时较稳定，主要作内服乳剂的乳化剂，常用浓度为 10%~15%。

（2）西黄蓍胶：其水溶液黏度较高，pH 为 5 时黏度最大，但其乳化能力较差，一般不单独作乳化剂，多与阿拉伯胶合用以增加制剂的稳定性和黏度。常用浓度为 1%~2%。

（3）明胶：作 O/W 型乳化剂使用，其成分为蛋白质，形成的界面膜可随 pH 的不同而带正电荷或负电荷，在明胶等电点时所得的乳剂最不稳定，用量为油的 1%~2%。因明胶易腐败，制剂中需加防腐剂。

（4）磷脂：一般用量为 1%~3%，可供内服或外用，纯品可作注射用。

（5）其他物质：白及胶、琼脂、海藻酸钠、果胶、桃胶、胆固醇等，有些在乳剂中作为辅助乳化剂。

2. 合成乳化剂　主要指表面活性剂，其种类多，乳化能力强，性质稳定，应用越来越广泛，有逐步取代天然乳化剂的倾向。

（1）阴离子型表面活性剂：常用的有一价碱金属皂（O/W 型）、二价金属皂（W/O 型）、有机胺皂（O/W 型）、十六烷基硫酸钠（O/W 型）和十二烷基硫酸钠（O/W 型）等，后两者常与鲸蜡醇合用作乳化剂。

（2）阳离子型表面活性剂：因为毒性大，不如阴离子型表面活性剂应用广泛。但这类表面活性剂很多具有抗菌活性,如溴化十六烷基三甲铵或溴化十四烷基三甲铵,与鲸蜡醇合用形成阳离子型混合乳化剂,同时具有防腐作用。

(3)非离子型表面活性剂:常用的有聚山梨酯类(即吐温类,如聚山梨酯20、40、60、80等,O/W型)和脂肪酸山梨坦类(即司盘类,如脂肪酸山梨坦20、40、60、80等,W/O型)。这类物质毒性、刺激性均较小,性质稳定,因此应用广泛。这类乳化剂可单独使用,也可与其他离子型表面活性剂合用作乳化剂。

3. 固体粉末乳化剂 有些不溶性的固体粉末能被润湿到一定程度,在两相之间形成固体微粒乳化膜,防止分散相液滴接触合并,而且不受电解质的影响。硅藻土、氢氧化镁、氢氧化铝、二氧化硅、白陶土等能被水更多润湿,可用于制备O/W型乳剂;氢氧化钙、氢氧化锌、硬脂酸镁等能被油更多润湿,可用于制备W/O型乳剂。

(二)乳化剂的选择

乳化剂的种类很多,制备乳剂时应根据乳剂的使用目的、药物的性质、处方的组成、欲制备乳剂的类型和采用的乳化方法等综合考虑,选用适宜的乳化剂。

1. 根据乳剂的类型选择 乳剂处方设计已确定了乳剂的类型,如为O/W型乳剂应选择O/W型乳化剂,W/O型乳剂则选择W/O型乳化剂。乳化剂的*HLB*值为选择乳化剂提供了依据。

2. 根据乳剂的给药途径选择 主要考虑乳化剂的毒性、刺激性,如为口服乳剂应选择无毒性的天然乳化剂或某些亲水性非离子型表面活性剂。外用乳剂应选择无刺激性乳化剂,并要求长期应用无毒性。注射用乳剂则应选择磷脂、泊洛沙姆等乳化剂为宜。

3. 根据乳化剂性能选择 各种乳化剂的性能不同,应选择乳化能力强、性质稳定、受外界各种因素影响小、无毒、无刺激性的乳化剂。

4. 混合乳化剂的选择 将乳化剂混合使用可改变*HLB*值,使乳化剂的适应性增大,形成更为牢固的乳化膜,并增加乳剂的黏度,从而增加乳剂的稳定性。各种油的介电常数不同,形成稳定乳剂所需要的*HLB*值不同。乳化剂混合使用时,必须符合油相对*HLB*值的要求,混合乳化剂*HLB*值的计算见本章第三节。

三、乳剂的稳定性

(一)乳剂的不稳定现象

乳剂属于热力学不稳定的非均相体系,它的不稳定性主要表现为转相、分层、絮凝、破裂及酸败等现象。

1. 转相 O/W型转成W/O型乳剂或者相反的变化称为转相。转相的主要原因是乳化剂类型的转变。例如钠肥皂可形成O/W型乳剂,但在该乳剂中加入足量的氯化钙溶液后,生成的钙肥皂可使其转变成W/O型。转相具有一个转相临界点,在临界点时乳剂被破坏。在临界点之下,转相不会发生,只有在临界点之上才能发生转相。转相也可由相体积比造成,如W/O型乳剂,当水体积与油体积比例很小时,水仍然被分散在油中,加很多水时,可转变为O/W型乳剂。一般说,乳剂分散相的浓度在50%左右最稳定,浓度在25%以下或74%以上其稳定性较差。

2. 分层　乳剂在放置过程中,体系中的分散相会逐渐上浮或下沉,这一现象为分层,也称乳析。分层的乳剂没有被破坏,经过振摇后能很快均匀分散,但乳剂发生这种现象是不符合质量要求的。为避免乳剂分层现象的发生,减少内相的粒径,增加外相的黏度,降低分散相与连续相之间的密度差,均能降低分层速度。其中最常用的方法是适当增加连续相的黏度,但不应影响乳剂的倾倒。

3. 絮凝　乳剂中分散相液滴发生可逆的聚集成团的现象称为絮凝。絮凝时聚集和分散是可逆的,但絮凝的出现说明乳剂的稳定性已经降低,通常是乳剂破裂或转相的前奏。发生絮凝的主要原因是由于乳剂的液滴表面电荷被中和,因而分散相小液滴发生絮凝。

4. 破裂　乳剂中分散相液滴合并,进而分成油水两相的现象为破裂。破裂后经过振摇不能恢复到原来的分散状态。破裂的原因主要有:过冷、过热使乳化剂发生物理化学变化,失去乳化作用;添加相反类型的乳化剂,改变了两相的界面性质;添加电解质;离心力的作用;添加油水两相都能溶解的溶剂,使两相变为一相;微生物的作用等。破裂是不可逆的,破裂与分层可同时发生或发生在分层后。

5. 酸败　乳剂在放置过程中,受外界因素(光、热、空气等)及微生物的作用,使乳剂中的油或乳化剂发生变质的现象称为酸败。乳剂中添加抗氧剂或防腐剂可防止酸败。

(二) 影响乳剂稳定性的因素

1. 乳化剂的性质与用量　在乳剂的制备过程中,先借助机械力将分散相分割成微小液滴,使其均匀地分散在连续相中;乳化剂在被分散的液滴周围形成薄膜,防止液滴合并。因此选用乳化剂时应使用能显著降低界面张力的乳化剂或能形成较牢固的界面膜的乳化剂,以利于乳剂的稳定。一般乳化剂用量越多,则乳剂越易于形成,且稳定。但用量过多,可造成外相过于黏稠,不易倾倒,一般用量为制备乳剂量的 0.5%～10%。

2. 黏度和温度　乳剂黏度越大性质越稳定,但所需要的乳化功也越大。黏度与界面张力均随温度的升高而降低,故提高温度有利于乳化,但同时也增加了液滴的动能,促进了液滴的合并,甚至会使乳剂转相。因此过冷、过热均可使乳剂稳定性降低甚至破裂。实验证明,最适宜的乳化温度为 50～70℃。但贮存温度以室温为佳,温度过高易引起乳剂的分层。

3. 分散相的浓度与乳滴大小　乳剂的类型虽与乳化剂的性质有关,但当分散相的浓度大于 74% 以上时,则容易转相或破裂。一般最稳定乳剂的分散相浓度在 50% 左右,25% 以下和 74% 以上时均不稳定。乳剂的稳定性还与乳滴的大小有关,乳滴越小,乳剂越稳定。乳剂中乳滴大小如不均一,小乳滴通常填充于大乳滴之间,使乳滴聚集性增加,易引起乳滴的合并。为保持乳剂的稳定性,在制备乳剂时应尽可能保持乳滴大小均匀。

4. 乳化时间　乳化时间对乳化的影响也很大,在乳化开始时,两相液体乳化可使液滴形成,但继续搅动,液滴间的碰撞机会增加,增加了液滴间的合并机会,因此应避免乳化时间过长。乳剂制备的具体时间,需要根据经验来确定。

四、乳剂的制备

根据所需乳剂的要求及乳化剂的性质,可以选用以下方法制备。

（一）干胶法

本法是将水相加到含有乳化剂的油相中,即先将胶粉与油按一定比例混合,再加入一定量的水,研磨乳化制成初乳,再在研磨或搅拌下逐渐加水至全量。干胶法制备乳剂工艺流程如图2-9所示。在初乳中,油、水、胶有一定的比例,若用植物油,其比例为4∶2∶1;若用挥发油,其比例为2∶2∶1;若用液体石蜡,其比例为3∶2∶1。本法主要适用于以阿拉伯胶或阿拉伯胶与西黄蓍胶的混合胶作乳化剂的乳剂制备。

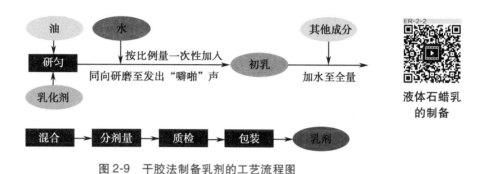

ER-2-2

液体石蜡乳
的制备

图2-9　干胶法制备乳剂的工艺流程图

▶▶ 课堂活动

干胶法制备初乳时油水胶比例如何确定?

在制备初乳时,油水胶的比例的确定与混合物的黏度有关,而混合物的黏度变化主要来自油相物质,油相的黏度越大,所需要的乳化剂可以越少,油的黏度越小,所需乳化剂的量就越多。因此,以上制备初乳的油水胶比例仅作为参考,具体加入量要根据实际产品情况进行调整。

（二）湿胶法

本法是将油相加到含有乳化剂的水相中,同样需要制备初乳。即先将胶溶于水中制成胶浆作为水相,再将油相分次加到水相中,研磨制成初乳,再在研磨或搅拌下逐步加水至全量。湿胶法制备乳剂工艺流程如图2-10所示。湿胶法制备初乳时,油相、水相与胶的比例与干胶法相同,湿胶法适于制备比较黏稠的树脂类药物的乳剂,但湿胶法没有干胶法易于形成乳剂。

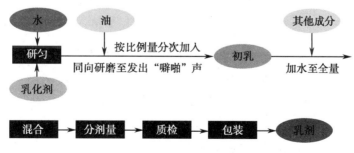

图2-10　湿胶法制备乳剂的工艺流程图

（三）两相交替加入法

将水和油分次少量交替加入乳化剂中,边加边搅拌,形成乳剂。天然胶类、固体微粒作乳化剂时可用此法制备乳剂。

（四）新生皂法

将植物油与含碱的水相分别加热到一定的温度,混合搅拌发生皂化反应,生成的肥皂类可以作为乳化剂降低油水两相的界面张力,从而制得稳定的乳剂。新生皂法制备乳剂工艺流程如图 2-11 所示。植物油中含有硬脂酸、油酸等有机酸,加入氢氧化钠、氢氧化钙、三乙醇胺等,在 70℃以上或振摇会发生皂化反应。如果水相中含有氢氧化钠或三乙醇胺,生成的肥皂是 O/W 型乳化剂;如果水相中含有氢氧化钙,生成的肥皂是 W/O 型乳化剂。本法多用于乳膏剂的制备。

（五）机械法

将油相、水相、乳化剂混合后用乳化机械制成乳剂。机械法制备乳剂时可不考虑加入顺序,但借助机械提供的强大能量,很容易制成乳剂。机械法制备乳剂工艺流程如图 2-12 所示。常用制备乳剂的机械有胶体磨、乳匀机、真空乳化搅拌机、超声波乳化装置等。

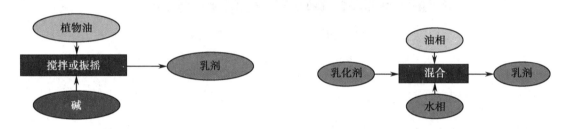

图 2-11　新生皂法制备乳剂的工艺流程图　　　图 2-12　机械法制备乳剂的工艺流程图

（六）乳剂中添加药物的方法

乳剂中添加其他的药物,需要根据药物的溶解性能采用不同的方法添加。若药物溶于油相,可先将药物溶于油相再制成乳剂;若药物溶于水相,可先将药物溶于水后再制成乳剂;若药物既不溶于油相也不溶于水相,可用亲和性大的液相研磨药物,再将其制成乳剂,也可将药物先用已制好的少量乳剂研磨,再与剩余乳剂混匀,使药物混悬于其中;大量生产时,药物能溶于油的先溶于油,可溶于水的先溶于水,然后将乳化剂以及油、水两相混合进行乳化。

实例解析 2-3:鱼肝油乳

【处方】
鱼肝油	368ml	聚山梨酯80	12.5g	西黄蓍胶	9g
甘油	19g	苯甲酸	1.5g	糖精	0.3g
杏仁油香精	2.8g	香蕉油香精	0.9g	纯化水	
共制	1000ml				

【制法】将糖精溶解于水,加甘油混合,加入到粗乳机内,搅拌 5 分钟,用少量鱼肝油将苯甲酸、西黄蓍胶润匀后加入到粗乳机内,搅拌 5 分钟,加入聚山梨酯80,搅拌 20 分钟,缓慢均匀地加入鱼肝油,搅拌 80 分钟,加入香蕉油香精、杏仁油香精,搅拌 10 分钟后粗乳液即成。将粗乳液缓慢均匀地加入到胶体磨中,重复研磨 2~3 次,得细腻的乳液,用二层纱布过滤,并静置脱泡,即得。

【解析】①本品用于预防和治疗成人维生素 A 和 D 缺乏症;②处方中鱼肝油为主药、油相,聚山梨酯 80 为乳化剂,西黄蓍胶为辅助乳化剂,且作为稳定剂能增加连续相黏度,甘油为稳定剂,苯甲酸为防腐剂,糖精为甜味剂,杏仁油香精、香蕉油香精为芳香矫味剂;③鱼肝油也可以阿拉伯胶和西黄蓍胶为乳化剂制备鱼肝油乳。

▶ 课堂活动

　　根据上述乳剂的制备,为提高乳剂的稳定性改善品质,可加入哪些附加剂?

五、乳剂的质量评价

乳剂的种类很多,用途与给药途径不一,目前尚无统一的评价乳剂质量的方法。下面评价乳剂的物理稳定性的方法,可用于评定乳剂的质量。

(一)乳剂粒径大小的测定

乳剂的粒径大小是评价乳剂质量的重要指标,不同用途的乳剂对粒径大小要求不同,如静脉用乳浊液型注射液中乳滴的粒度90%应在1μm以下。其他用途的乳剂粒径也都有不同要求。乳剂粒径大小的测定可采用显微镜测定法、库尔特计数器测定法、激光散射光谱(PCS)法及透射电镜(TEM)法。

(二)分层现象观察

乳剂经长时间放置,粒径变大,进而产生油水分层现象。这一过程的快慢是衡量乳剂稳定性的重要指标。为了在短时间内观察乳剂的分层,可用离心法加速其分层,以4000r/min离心15分钟,如不分层可认为乳剂质量稳定。此法可用于筛选处方或比较不同乳剂的稳定性。另外,将乳剂放在半径为10cm的离心管中,以3750r/min速度离心5小时,可相当于放置1年因密度不同产生的分层、絮凝或合并的结果。也可用加速试验法(按2015年版《中国药典》四部9001原料药物与制剂稳定性试验指导原则),观察乳剂的分层现象。

此外,乳滴合并速度和稳定常数测定也可作为乳剂质量的评价指标。

点滴积累 ∨

1. 乳剂由水相、油相和乳化剂组成。
2. 决定乳剂类型的因素主要是乳化剂的性质和 *HLB* 值、油水两相的相比例。
3. 乳剂的制备方法有干胶法、湿胶法、两相交替加入法、新生皂法和机械法,无论哪种制法都是给体系做功,将机械能转变为乳滴的表面能。
4. 乳剂的不稳定性主要表现为分层、转相、絮凝、破裂和酸败。

第十节　其他液体制剂及液体制剂的包装和贮存

一、其他液体制剂

根据剂型的综合分类方法,把液体制剂按分散系统分为五类已经进行论述。但属于同一分散系统的液体制剂,往往由于在医疗上的作用和用途不同,在临床上常按给药途径和应用方法分类,现介

绍如下:

（一）口服液体制剂

口服溶液剂系指原料药物溶解于适宜溶剂中制成的供口服的澄清液体制剂。

口服混悬剂系指难溶性固体原料药物分散在液体介质中制成的供口服的混悬液体制剂。也包括干混悬剂或浓混悬液。

口服乳剂系指两种互不相溶的液体制成的供口服的水包油型液体制剂。

滴剂系指用适宜的量具以小体积或以滴计量的口服溶液剂、口服混悬剂或口服乳剂。

口服溶液剂、口服混悬剂和口服乳剂在生产与贮藏期间应符合下列规定。

（1）除另有规定外，口服溶液剂的溶剂、口服混悬剂的分散介质常用纯化水。

（2）根据需要可加入适宜的附加剂，如抑菌剂、分散剂、助悬剂、增稠剂、助溶剂、润湿剂、缓冲剂、乳化剂、稳定剂、矫味剂以及色素等，其品种与用量应符合国家标准的有关规定。

（3）制剂应稳定，无刺激性，不得有发霉、酸败、变色、异物、产生气体或其他变质现象。

（4）口服滴剂包装内一般应附有滴管和吸球或其他量具。

（5）除另有规定外，应避光、密封贮存。

（6）口服乳剂的外观应呈均匀的乳白色，按规定离心时不应有分层现象。乳剂可能会出现相分离的现象，但经振摇应易再分散。

（7）口服混悬剂应分散均匀，放置后若有沉淀物，经振摇应易再分散。口服混悬剂沉降体积比应不低于 0.90。

口服混悬剂在标签上应注明"用前摇匀"；以滴计量的滴剂在标签上要标明每毫升或每克液体制剂相当的滴数。

（二）洗剂

洗剂系指含原料药物的溶液、乳状液或混悬液，供清洗无破损皮肤或腔道用的液体制剂。其分散媒多为水和乙醇。应用时涂于皮肤患处或涂于敷料上再施于患处。一般有清洁、消毒、消炎、止痒、收敛及保护等局部作用。

根据分散系统不同，洗剂包括溶液型、乳剂型、混悬型及它们的混合液，其中以混悬型的洗剂居多。洗剂在贮存时，如为乳状液若出现油相与水相分离，但经振摇易重新形成乳状液；如为混悬液放置后的沉淀物，经振摇应易分散，并具足够稳定性，以确保给药剂量的准确；易变质的洗剂应于临用前现配；除另有规定外，以水或稀乙醇为溶剂的洗剂一般应检查 pH，含乙醇的洗剂应检查乙醇量。

混悬型洗剂中所含水分在皮肤上蒸发时，有冷却及收缩血管的作用，能减轻急性炎症。留下的干燥粉末有保护皮肤免受刺激的作用。洗剂中常加乙醇，目的是促进蒸发、增加冷却作用，且能增加药物的穿透性。有时加入甘油，目的是待水分蒸干后，剩留的甘油能使药物粉末不易脱落。

实例解析 2-4：苯甲酸苄酯洗剂

【处方】苯甲酸苄酯　250g　　三乙醇胺　5g　　　　油酸　20g

纯化水　　　适量　　共制　　1000ml

【制法】取三乙醇胺与油酸混合后,加苯甲酸苄酯混匀,移入约 1000ml 瓶中,加约 250ml 纯化水振摇乳化,最后再加纯化水至全量,摇匀即得。

【解析】①本品用于治疗疥疮、灭头虱。②三乙醇胺与油酸作用生成有机胺皂,将苯甲酸苄酯乳化成 O/W 型乳浊液。本品呈中性,稳定而易于洗除。③也可用 2% 聚山梨酯 80 或软皂为乳化剂。④疥虫多寄生于表皮角质层内,本品采用乳浊液有利于主药的穿透。⑤本品应密闭低温贮存。

（三）搽剂

搽剂系指原料药物用乙醇、油或适宜的溶剂制成的液体制剂,供无破损皮肤揉擦用。搽剂具有镇痛、收敛、保护、消炎、防腐、发红及抗刺激作用。搽剂用时须加在绒布或其他柔软物料上,轻轻涂裹患处,所用的绒布或其他柔软物料须洁净。凡起镇痛、发红、抗刺激作用的搽剂多用乙醇为溶剂,使用时用力揉搓,可增加药物的穿透性。凡起保护作用的搽剂多用油、液体石蜡为溶剂,搽用时润滑,无刺激性。

搽剂有溶液型、乳剂型及混悬液型制品。乳剂型的搽剂多用肥皂为乳化剂,搽用时润滑,有利于药物的穿透。

搽剂在贮存时,如为乳状液若出现油相与水相分离,但经振摇易重新形成乳状液;如为混悬液放置后的沉淀物,经振摇应易分散,并具足够稳定性,以确保给药剂量的准确;易变质的搽剂应于临用前现配;除另有规定外,以水或稀乙醇为溶剂的搽剂一般应检查 pH,含乙醇的搽剂应检查乙醇量。

实例解析 2-5:石灰搽剂

【处方】植物油　　10ml　　　氢氧化钙饱和水溶液　　10ml

【制法】取植物油及氢氧化钙饱和水溶液,置具塞的试管中,用力振摇至乳剂生成。

【解析】①本品用于烧伤、烫伤的治疗;②石灰搽剂是由氢氧化钙与植物油中所含的少量游离脂肪酸进行皂化反应形成的钙皂(新生皂)作乳化剂,乳化植物油而制成 W/O 型乳剂;③植物油可为菜油、麻油、花生油、棉籽油等。

（四）滴耳剂、洗耳剂

1. 滴耳剂　系指由原料药物与适宜辅料制成的水溶液,或由甘油或其他适宜溶剂制成的澄明溶液、混悬液或乳状液,供滴入外耳道用的液体制剂。一般以水、乙醇和甘油为溶剂,也有以丙二醇、聚乙二醇为溶剂的。以乙醇为溶剂的溶液,穿透性及杀菌作用较强,但有刺激性,用于鼓膜穿孔时,常能引起疼痛。以甘油为溶剂的制剂,作用和缓,药效持久,并有吸湿性,但穿透性较差,且易使患处堵塞。以水为溶剂者,作用缓和,但穿透性差,因此往往使用混合溶剂。

滴耳剂一般用作消毒、止痒、收敛、消炎及润滑作用,如氯霉素滴耳液、复方硼酸滴耳液、水杨酸滴耳液等。患慢性中耳炎时,由于黏稠分泌物的存在,使药物很难达到中耳部,但若与溶菌酶、透明质酸酶等酶类并用时,能液化分泌物,促进药物的分散,加快肉芽组织再生。外耳道发炎时,其 pH 多在 7.1~7.8 之间,所以外耳道所用的药剂最好呈弱酸性。除另有规定外,用于手术、耳部伤口或耳膜穿孔的滴耳剂应无菌。

2. 洗耳剂 系指由原料药物与适宜辅料制成的澄明水溶液,用于清洁外耳道的液体制剂。通常是符合生理 pH 范围的水溶液,用于伤口或手术前使用者应无菌。

(五)滴鼻剂、洗鼻剂

1. 滴鼻剂 系指由原料药物与适宜辅料制成的澄明溶液、混悬液或乳状液,供滴入鼻腔用的鼻用液体制剂。主要供局部消毒、消炎、收缩血管和麻醉之用,如盐酸麻黄碱滴鼻剂、复方泼尼松龙滴鼻剂等。按分散系统不同可分为溶液型、混悬型、乳浊液型,以溶液型为宜,混悬液型和乳浊液型易堵塞鼻孔,引起呼吸不畅。

正常人鼻腔液 pH 一般为 5.5~6.5,炎症病变时,则呈碱性,有时 pH 高达 9,易使细菌繁殖,影响鼻腔内分泌物的溶菌作用及纤毛的正常运动,故碱性滴鼻剂不宜久用。滴鼻剂的 pH 应为 5.5~7.5,应与鼻黏液等渗,不改变鼻黏液的正常黏度,不影响鼻纤毛的功能。

2. 洗鼻剂 系指由原料药物制成符合生理 pH 范围的等渗水溶液,用于清洗鼻腔的鼻用液体制剂,用于伤口或手术前使用者应无菌。

(六)涂剂

涂剂系指含原料药物的水性或油性溶液、乳状液、混悬液,供临用前用消毒纱布或棉球等柔软物料蘸取或涂于皮肤或口腔与喉部黏膜的液体制剂。也可为临用前用无菌溶剂制成溶液的无菌冻干制剂,供创伤面涂抹治疗用。

涂剂多为消毒、消炎药物的甘油溶液,甘油可使药物滞留于局部,并且有滋润作用,对喉炎、扁桃体炎等均能起辅助治疗作用,如复方碘涂剂。

(七)灌肠剂

灌肠剂系指灌注于直肠的水性溶液、油性溶液、乳状液和混悬液,以治疗、诊断或营养为目的的液体制剂。

1. 泻下灌肠剂 又称清除灌肠剂。主要为清除粪便,减低肠压,使肠恢复正常功能,这类药剂施用后必须排出。常用的有:生理盐水、5%软肥皂溶液、1%碳酸氢钠溶液等。一次用量为 250~1000ml,施用时必须温热并缓缓灌入。

2. 含药灌肠剂 是指在直肠起局部作用或吸收发挥全身作用的液体制剂。此类灌肠剂需较长时间保留在肠中,故又称保留灌肠剂。可加入适量附加剂以增加其黏度。常用的有:0.1%乙酸、0.1%~0.5%鞣酸、10%水合氯醛溶液(一次 10~20ml,加水稀释 1~2 倍后灌入)等。

3. 营养灌肠剂 系患者不能经口摄取营养而应用的含有营养成分的液体制剂。也属于保留灌肠剂。常用的有葡萄糖、鱼肝油及蛋白质等液体制剂。

(八)冲洗剂

冲洗剂系指用于冲洗开放性伤口或腔体的无菌溶液。冲洗剂可由药物、电解质或等渗调节剂溶解在注射用水中制成,也可以为注射用水,标签注明为供冲洗用。通常冲洗剂应调节至等渗。冲洗剂在适宜条件下目测,应澄清。冲洗剂容器应符合注射剂容器的规定。冲洗剂开启后应立即使用,未用完的应弃去。冲洗剂应符合药典规定的无菌、细菌内毒素或热原检查相关规定。

二、液体制剂的包装和贮存

（一）液体制剂的包装

液体制剂的包装关系到成品的质量、运输和贮存。液体制剂体积大，稳定性较其他药剂差。即使产品符合质量标准，但如果包装不当，在运输和储存过程中也会发生变质。因此包装容器的材料选择，容器的种类、形状以及封闭的严密性等都极为重要。液体制剂的包装材料应符合下列要求：符合药用要求，对人体安全、无害、无毒；不与药物发生作用，不改变药物的理化性质和疗效；能防止和杜绝外界不利因素的影响；坚固耐用、体轻、形状适宜、美观，便于运输、携带和使用；不吸收、不沾留药物。

液体制剂的包装材料包括：容器（玻璃瓶、塑料瓶等）、瓶塞（橡胶塞、塑料塞）、瓶盖（塑料盖、金属盖等）、标签、说明书、塑料盒、纸盒、纸箱、木箱等。在使用塑料瓶时应注意塑料的透气性及对防腐剂的吸附作用。

液体制剂包装上必须按照规定印有或者贴有标签并附说明书。标签及说明书内容必须规范、齐全。

特殊管理的药品、外用药品和非处方药以及有关要求使用指定标志（如国家发放的免费疫苗）的标签，必须印有规定的标志。

（二）液体制剂的贮存

液体制剂特别是以水为分散介质者，在贮存期间易发生水解、氧化、聚合、分解等化学反应，或被微生物污染而出现沉淀、变质或霉败等现象，因此生产与销售时应先产先出，防止久存变质。医院自制液体制剂应尽量小批量生产，缩短存放时间，有利于保证液体制剂的质量。液体制剂一般应密闭避光保存，贮存于阴凉、干燥处。液体制剂大部分为玻璃瓶包装，储存运输时须轻拿轻放，以免破损。

点滴积累 〤

1. 口服混悬剂沉降体积比应不低于 0.90。

2. 洗剂、搽剂用于无破损皮肤。

3. 滴耳剂、滴鼻剂、涂剂，启用后最多可用 4 周。

4. 塑料包装透湿、透气。

5. 液体制剂一般应密闭避光保存，储存于阴凉、干燥处。

目标检测

一、选择题

（一）单项选择题

1. 关于液体制剂优点的叙述错误的是

    A. 药物分散度大

    B. 大部分刺激性药物宜制成液体制剂

C. 给药途径广泛

D. 化学稳定性较好

E. 吸收快

2. 不属于液体制剂质量要求的是

A. 溶液型液体制剂应澄明

B. 乳剂或混悬剂应保证其分散相小而均匀

C. 药物稳定,无刺激性,剂量准确

D. 应不得检出微生物

E. 应具有一定的防腐能力

3. 属于半极性溶剂的是

A. 水　　　　　　　　B. 甘油　　　　　　　　C. 乙醇

D. 液体石蜡　　　　　E. 二甲基亚砜

4. 具有起昙现象的表面活性剂为

A. 季铵盐类　　　　　B. 氯化物　　　　　　　C. 磺酸化物

D. 聚山梨酯类　　　　E. 肥皂类

5. 关于羟苯酯类防腐剂的叙述,正确的是

A. 可被塑料包装材料吸附

B. 酸性条件下作用较弱

C. 抑菌作用随烷基碳数增加而减弱

D. 与表面活性剂合用,能增强其抑菌效能

E. 溶解度随烷基碳数增加而增加

6. 不能用作矫味剂的是

A. 甜味剂　　　　　　B. 芳香剂　　　　　　　C. 泡腾剂

D. 胶浆剂　　　　　　E. 着色剂

7. 不能增加药物的溶解度的是

A. 制成盐　　　　　　B. 使用助溶剂　　　　　C. 采用潜溶剂

D. 加入助悬剂　　　　E. 引入亲水基团

8. 溶液型液体制剂不包括

A. 糖浆剂　　　　　　B. 甘油剂　　　　　　　C. 醑剂

D. 芳香水剂　　　　　E. 溶胶剂

9. 高分子溶液剂加入大量电解质可导致

A. 高分子化合物分解　B. 产生凝胶　　　　　　C. 盐析

D. 胶体带电,稳定性增加　E. 触变现象

10. 溶胶剂加入电解质可使溶胶剂

A. 产生凝聚而沉淀　　B. 具有电泳现象　　　　C. 具有丁达尔现象

D. 增加稳定性　　　　　　E. 具有动力学稳定性

11. 标签上应注明"用前摇匀"的是

    A. 乳剂　　　　　　　　B. 糖浆剂　　　　　　　C. 溶胶剂

    D. 混悬剂　　　　　　　E. 醑剂

12. 采用加液研磨法制备混悬剂时,通常1份药物加入几份液体进行研磨

    A. 0.2~0.4　　　　　　B. 0.3~0.5　　　　　　C. 0.4~0.6

    D. 0.6~1　　　　　　　E. 1~2

13. 可作为W/O型乳化剂的是

    A. 一价肥皂　　　　　　B. 聚山梨酯类　　　　　C. 脂肪酸山梨坦

    D. 阿拉伯胶　　　　　　E. 泊洛沙姆188

14. 关于干胶法制备初乳剂叙述,正确的是

    A. 乳钵应先用水润湿

    B. 分次加入所需水

    C. 胶粉应与水研磨成胶浆

    D. 油水胶按比例称取并沿同一方向研磨至初乳形成

    E. 干胶法比湿胶法难以成功

15. 供清洗无破损的皮肤或腔道用的液体制剂是

    A. 洗剂　　　　　　　　B. 搽剂　　　　　　　　C. 滴鼻剂

    D. 滴牙剂　　　　　　　E. 涂剂

16. 属于胶体溶液型液体制剂的是

    A. 复方硫洗剂　　　　　B. 生理盐水　　　　　　C. 胃蛋白酶合剂

    D. 石灰搽剂　　　　　　E. 樟脑醑

17. 下列关于乙醇的叙述,错误的是

    A. 可与水、甘油、丙二醇以任意比例混合

    B. 乙醇与水混合可产生热效应与体积效应,使体积缩小

    C. 本身无药理作用

    D. 含乙醇20%以上即具有防腐作用

    E. 能溶解大部分有机药物和药材中的有效成分

18. 关于溶解法制备溶液剂的叙述,错误的是

    A. 先取处方总量1/2~3/4的溶剂溶解固体药物

    B. 溶解度小的药物先溶

    C. 附加剂最后加入

    D. 溶液剂一般应滤过

    E. 挥发性药物应后加入

19. 糖浆剂中药物的加入方法,错误的是

A. 水溶性固体药物可先用少量纯化水溶解后与单糖浆混合

B. 药物的液体制剂可直接加入单糖浆中搅匀

C. 醇性制剂与单糖浆混合时易发生混浊，可加入助溶或助滤剂

D. 可溶性液体药物可直接加入单糖浆中搅匀

E. 水性浸出药剂应直接与单糖浆混合

20. 混悬剂的稳定剂不包括

A. 润湿剂　　　　　　　　B. 助悬剂　　　　　　　　C. 乳化剂

D. 絮凝剂　　　　　　　　E. 反絮凝剂

（二）多项选择题

1. 药剂中需调配成混悬液的情况有

A. 液体制剂中含不溶性固体药物

B. 两种溶液混合发生化学反应产生沉淀

C. 改变溶媒性质而析出沉淀

D. 处方中含有两种互不相溶的液体

E. 液体制剂中含有毒性药品

2. 混悬剂质量评定方法有

A. 微粒大小的测定　　　　B. 沉降体积比的测定　　　　C. 絮凝度的测定

D. 重新分散试验　　　　　E. 流变学测定

3. 引起乳剂破裂的原因是

A. 温度过高过低　　　　　　　　　　B. 加入相反类型的乳化剂

C. 添加油水两相均能溶解的溶剂　　　D. 添加电解质

E. 离心力的作用

4. 乳浊液转相的可能原因是

A. 分散相与分散介质的相对密度差较大　　　B. 乳化剂的 HLB 值发生变化

C. 分散相浓度不当　　　　　　　　　　　　D. 温度过高过低

E. 添加相反类型的乳化剂

5. 增加混悬剂稳定性的方法有

A. 加入助悬剂　　　　　　B. 加入润湿剂　　　　　　C. 加入絮凝剂

D. 减小混悬微粒半径　　　E. 加入触变胶

二、简答题

1. 简述增加药物溶解度的方法。

2. 试述表面活性剂的应用与 HLB 值的关系。

3. 分析糖浆剂容易出现的问题及原因。

4. 根据 Stokes 定律如何减慢混悬微粒的沉降速度？

5. 混悬剂中加入助悬剂的作用。

6. 简述使乳剂破坏的因素。

三、实例分析题

1. 胃蛋白酶合剂

【处方】胃蛋白酶　20g　　　稀盐酸　120ml　　　橙皮酊　50ml

　　　　单糖浆　100ml　　纯化水　适量　　共制　1000ml

根据处方回答下列问题：

（1）写出处方中各成分有何作用。

（2）简述调配注意事项。

2. 复方硫洗剂

【处方】沉降硫　　　　5g　　　樟脑醑　　5ml　　　西黄蓍胶　1g

　　　　氢氧化钙溶液　适量　　共制　　　　　100ml

根据处方请回答下列问题：

（1）本品属于何分散系统？调配要点是什么？

（2）为提高本品稳定性可采取哪些措施？

3. 鱼肝油乳

【处方】鱼肝油　　368ml　　聚山梨酯80　12.5g　　西黄蓍胶　9g

　　　　甘油　　　19g　　　苯甲酸　　　1.5g　　　糖精　　　0.3g

　　　　杏仁油香精　2.8g　　香蕉油香精　0.9g　　纯化水　适量

　　　　共制　　　1000ml

根据处方回答问题：处方中各成分有何作用？

ER-02章习题

实验 2-1　溶液型液体制剂的制备

一、实验目的

1. 掌握溶液型液体制剂制备过程中的各项基本操作。

2. 学会溶液型液体制剂的制备方法及质量检查方法。

二、实验材料

1. **药品**　碘、碘化钾、硫酸亚铁、枸橼酸、薄荷醑、单糖浆、樟脑、乙醇、纯化水。

2. 器材　天平、称量纸、药匙、量杯、量筒、烧杯、玻璃棒、漏斗、滤纸、铁架台、电炉、石棉网、气流烘干器。

三、实验内容

(一) 复方碘口服溶液的制备

【处方】碘　50g　　碘化钾　100g　　纯化水　加至 1000ml

【制法】取纯化水适量(约为碘化钾量的 0.8 至 1 倍量),将碘化钾置于容器中,搅拌使其全部溶解,再将碘加入搅拌溶解,加纯化水至全量,混匀即得。

【注意事项】①碘具有腐蚀性,称量时应用玻璃器皿或硫酸纸,不宜用称量纸,并不得接触皮肤与黏膜;②处方中碘化钾为助溶剂、稳定剂,因碘有挥发性又难溶于水,碘化钾可与碘生成易溶性络合物而溶解,同时此络合物可减少刺激性,减少碘挥发增强制剂的稳定性;③在制备时,为使碘能迅速溶解,宜先将碘化钾加适量纯化水,配成近饱和溶液或浓溶液,然后加入碘溶解;④碘溶液具氧化性,应贮存于密闭玻璃塞瓶内,不得直接与木塞、橡胶塞及金属塞接触,为避免被腐蚀,可加一层硫酸纸衬垫;⑤本品一般不过滤,若需过滤,宜用垂熔玻璃滤器。

【作用与用途】本品可调节甲状腺功能,用于缺碘引起的疾病,如甲状腺肿、甲状腺功能亢进等的辅助治疗。

(二) 硫酸亚铁糖浆的制备

【处方】硫酸亚铁　15g　　枸橼酸　1g　　　　纯化水　50ml

　　　　薄荷醑　　1ml　　单糖浆　加至 500ml

【制法】取枸橼酸溶于全量纯化水中,加入预先研细的硫酸亚铁,搅拌使其溶解、过滤,滤液与适量单糖浆混匀,滴加薄荷醑,边加边搅拌,再加单糖浆至全量,混匀即得。

【注意事项】

1. 硫酸亚铁置空气中吸潮后,容易氧化生成黄棕色碱式硫酸铁,不能供药用,其反应式如下:

$$4FeSO_4 + 2H_2O + O_2 \longrightarrow 4Fe(OH)SO_4$$

其水溶液长期放置同样有此变化,本品中加入枸橼酸,主要使部分蔗糖转化成具有还原性的果糖和葡萄糖,以防止硫酸亚铁氧化变色。

2. 单糖浆可使用成品,也可按下法制备。

取纯化水 450ml,煮沸,加入蔗糖 850g,搅拌使溶解后,继续加热至微沸,趁热用精制脱脂棉过滤,自滤器上添加适量热纯化水至全量,搅拌均匀,备用。

【作用与用途】本品为抗贫血药,用于缺铁性贫血。

(三) 樟脑醑的制备

【处方】樟脑　10g　　乙醇　适量　　共制　100ml

【制法】取樟脑加入到约 80ml 乙醇中,溶解后滤过,再自滤器上添加乙醇至全量,搅拌均匀,即得。

【注意事项】

1. 本品含醇量应为 80%~87%。在常温下易挥发,故需密封,并在阴凉处保存。

2. 本品遇水易析出结晶,所用器材及包装材料均应干燥。

【作用与用途】本品为局部刺激药。适用于神经痛、关节痛、肌肉痛及未破冻疮等。外用。

四、思考题

1. 碘化钾在复方碘溶液中起何作用?

2. 试提出硫酸亚铁糖浆制备的新方法。

3. 制备樟脑醑时应注意哪些问题?

实验 2-2　高分子溶液剂的制备

一、实验目的

1. 掌握高分子药物的溶解特性和高分子溶液剂的制备要点。

2. 了解高分子溶液制剂的质量评定方法。

二、实验材料

1. **药品**　胃蛋白酶、羟苯乙酯乙醇、稀盐酸、单糖浆、橙皮酊、乙醇、羧甲纤维素钠、香精、甘油、纯化水。

2. **器材**　天平、称量纸、药匙、量杯、量筒、烧杯、玻璃棒、漏斗、滤纸、铁架台、电炉、石棉网。

三、实验内容

（一）胃蛋白酶合剂的制备

【处方】胃蛋白酶（1∶3000 以上）　　15g　　　　稀盐酸　10ml

　　　　单糖浆　　　　　　　　　　50ml　　　　橙皮酊　10ml

　　　　羟苯乙酯乙醇溶液（5%）　　 5ml　　　　纯化水　加至 500ml

【制法】取纯化水适量加稀盐酸,搅匀,加单糖浆,搅匀,缓缓加入橙皮酊、羟苯乙酯乙醇溶液,随加随搅拌,然后将胃蛋白酶撒在液面上,待其自然膨胀溶解后,再加纯化水至全量,轻轻混匀,即得。

【注意事项】

1. 本品中的胃蛋白酶消化力为 1∶3000 以上,在 pH 为 1.5~2.5 时活性最大,因此处方中加稀盐酸目的是调节 pH。但胃蛋白酶不得与稀盐酸直接混合,须加纯化水稀释后配制,因含盐酸量超过 5mg/ml 时,可破坏胃蛋白酶活力。

2. 本品不能用热水配制（或加热）,不宜剧烈搅拌,以免影响胃蛋白酶活力,宜新鲜配制。

3. 本品不宜过滤,如必须过滤时,滤材需先用相同浓度的稀盐酸润湿,以饱和滤材表面电荷,避免影响胃蛋白酶活力,然后再过滤。

【作用与用途】本品为助消化药,用于缺乏胃蛋白酶或病后消化功能减退引起的消化不良症。

（二）羧甲纤维素钠胶浆的制备

【处方】羧甲纤维素钠　25g　　　甘油　　　300ml　　　　　羟苯乙酯乙醇溶液（5%）　20ml

香精　　　　　适量　　纯化水　加至1000ml

【制法】取羧甲纤维素钠分次加入适量热纯化水中,轻加搅拌与静止交互操作使其溶解,然后加入甘油、羟苯乙酯乙醇溶液（5%）、香精,最后加纯化水至全量,搅拌均匀,即得。

【注意事项】

1. 羧甲纤维素钠为白色纤维状粉末或颗粒。无臭,在冷、热水中均能溶解,但在冷水中溶解缓慢,不溶于一般有机溶剂。

2. 羧甲纤维素钠遇阳离子型药物及碱土金属、重金属盐能发生沉淀,因此不能采用季铵类和汞类防腐剂。

【作用与用途】本品为润滑剂。用于腔道、器械检查或查肛时起润滑作用。

四、思考题

1. 简述亲水胶体制备过程及影响胃蛋白酶活力的因素。

2. 分析胃蛋白酶合剂处方中各组分的作用。

3. 分析羧甲纤维素钠胶浆处方中各组分的作用。

实验2-3　混悬剂的制备

一、实验目的

1. 掌握混悬型液体制剂的基本制备工艺流程。

2. 熟悉混悬剂的性质、稳定剂的类型及特点,熟悉按药物性质选择稳定剂及混悬剂的质量评价方法。

二、实验材料

1. **药品**　炉甘石、氧化锌、枸橼酸钠、聚山梨酯80、羧甲纤维素钠、三氯化铝、沉降硫、硫酸锌、甘油、樟脑醑、纯化水。

2. **器材**　天平、称量纸、药匙、量杯、量筒、具塞量筒、烧杯、玻璃棒、电炉、石棉网。

三、实验内容

（一）炉甘石洗剂的制备

【处方】见表2-4。

表2-4 不同炉甘石洗剂的处方组成

处方组成	I	II	III	IV	V
炉甘石(120目)	3.0g	3.0g	3.0g	3.0g	3.0g
氧化锌(120目)	1.5g	1.5g	1.5g	1.5g	1.5g
甘油	1.5g	1.5g	1.5g	1.5g	1.5g
羧甲纤维素钠	—	0.15g	—	—	—
枸橼酸钠	—	—	0.15g	—	—
聚山梨酯80	—	—	—	0.6g	—
三氯化铝	—	—	—	—	0.1g
纯化水加至	30ml	30ml	30ml	30ml	30ml

【制法】

1. 制备稳定剂

(1)称取羧甲纤维素钠0.15g,加20ml纯化水,加热溶解而成胶浆。

(2)称取聚山梨酯80 0.6g,加6ml纯化水,配成100g/L的水溶液备用。

(3)称取枸橼酸钠0.15g,加纯化水10ml溶解,备用。

(4)称取三氯化铝0.1g,加纯化水10ml溶解,备用。

2. 制备混悬剂 上述5个处方,均采用加液研磨法制备。称取过100目筛的炉甘石、氧化锌置乳钵中,加甘油与适量纯化水研匀,再加入处方中的稳定剂,研匀,用适量纯化水稀释后转入同样大小的具塞刻度试管中,最后加水至全量,依次配好后,塞住管口,同时振摇,放在试管架上静置,分别记录下5分钟、10分钟、30分钟、60分钟、120分钟后的沉降体积比F($F = H/H_0$,H_0为沉降物开始高度,H为t时刻沉降物高度)。将数据记录于表2-5,并以H/H_0为纵坐标,时间为横坐标,作各处方的沉降曲线图。通过实验结果,比较各种稳定剂的助悬性能。

表2-5 炉甘石洗剂的质量检查结果

时间 min	处方号									
	I		II		III		IV		V	
	H	H/H_0	H	H/H_0	H	H/H_0	H	H/H_0	H	H/H_0
5										
10										
30										
60										
120										

【注意事项】

1. 炉甘石和氧化锌均为亲水性药物,可被水湿润,加适量分散剂研磨成黏稠流体状,使其分散得更好。

2. 炉甘石洗剂的处方拟定时,应注意稳定剂的使用。如:应用高分子物质(如纤维素衍生物等)作助悬剂;应用三氯化铝作絮凝剂;应用聚山梨酯80在混悬颗粒周围形成保护膜;应用枸橼酸钠作反絮凝剂等来提高混悬剂的稳定性。

【作用与用途】本品有轻度收敛止痒作用,局部涂搽用于急性湿疹、亚急性皮炎。

(二)复方硫黄洗剂的制备

【处方】沉降硫　　　　1.5g　　硫酸锌　1.5g　　樟脑醑　12.5ml

　　　　聚山梨酯80　0.3g　　甘油　　5ml　　纯化水　加至50ml

【制法】取沉降硫置乳钵中,加聚山梨酯80、甘油及少量的纯化水研磨成细腻的稀糊状,硫酸锌溶于10ml纯化水中,在搅拌下缓缓加入乳钵中研匀,然后以细流缓缓加入樟脑醑等其他成分,边加边研磨,转移至量杯中,加纯化水至全量,研匀即得。

【注意事项】硫黄为典型的疏水性药物,可被甘油润湿,为增加其润湿作用,需使用聚山梨酯80。在制备时应先加入聚山梨酯80、甘油与之充分研磨,使其充分润湿后再与其他液体研和,以利于硫黄的分散。但在过于黏稠的情况下不宜研匀,应加少量水稀释。

【作用与用途】本品具有保护皮肤与抑制皮脂分泌的作用,适用于皮脂溢出、痤疮及酒渣鼻等。

四、思考题

1. 分析炉甘石洗剂和复方硫黄洗剂在制备方法上有何不同。

2. 樟脑醑加到水中,有什么现象发生?如何使产品微粒不致太大?

3. 混悬剂的稳定性与哪些因素有关?常用的稳定剂有哪些?

4. 比较炉甘石洗剂5个处方稳定性的优劣情况。

实验 2-4　乳剂的制备

一、实验目的

1. 熟悉液体制剂的基本制备工艺流程。

2. 熟悉乳浊液型液体制剂类型的鉴别方法。

3. 学会乳浊液型液体制剂的一般制备方法及质量检查方法。

二、实验材料

1. **药品**　液体石蜡、阿拉伯胶、羟苯乙酯、植物油、氢氧化钙饱和溶液、亚甲蓝、胭脂红、纯化水。

2. **器材**　天平、称量纸、药匙、量杯、量筒、研钵、烧杯、玻璃棒、试管、具塞试管、盖玻片、载玻片、显微镜。

三、实验内容

（一）液体石蜡乳的制备

【处方】液体石蜡　120ml　　　　阿拉伯胶　40g　　　羟苯乙酯乙醇溶液（5%）　1ml

　　　　纯化水　　加至 300ml

【制法】

1. 干胶法　将阿拉伯胶加入液体石蜡中,研匀,一次加纯化水 80ml,研磨至发出噼啪声,即成初乳。再加纯化水适量,研磨后,转移至量杯或其他量器中,加入羟苯乙酯乙醇溶液及纯化水至全量,混匀即得。

2. 湿胶法　取 80ml 纯化水置烧杯中,加入阿拉伯胶粉配制成胶浆,置乳钵中为水相,再将液体石蜡加入水相中,边加边研磨成初乳,加纯化水稀释,转移至量杯或其他量器中,加入羟苯乙酯乙醇溶液,最后加纯化水至全量,搅拌均匀即得。

【注意事项】

1. 制备初乳时油水胶的比例要一定。

2. 干胶法应选用干燥乳钵,油与胶应按比例充分混合。

3. 一次性加一定比例量水,立即用力沿同一方向研磨,直至有劈裂声的初乳生成。

4. 湿胶法制备初乳时,油相要分次加入。

【用途】本品为轻泻剂。用于治疗便秘,尤其适用于高血压、动脉瘤、痔、疝气及手术后便秘的患者,可以减轻排便的痛苦。

（二）石灰搽剂的制备

【处方】植物油　10ml　　氢氧化钙饱和水溶液　10ml

【制法】取植物油及氢氧化钙饱和水溶液,置具塞的试管中,用力振摇至乳剂生成。

【注意事项】石灰搽剂是由氢氧化钙与植物油中所含的少量游离脂肪酸进行皂化反应,所形成的钙皂(新生皂)作乳化剂,乳化植物油而制成 W/O 型乳剂。植物油可为菜油、麻油、花生油、棉籽油等。

【作用与用途】本品用于轻度烫伤。具有收敛、止痛、润滑、保护等作用。

（三）乳剂类型的鉴别

1. 稀释法　取试管,分别加入被测乳剂 10 滴,再加入纯化水 5ml,振摇混合,观察混匀情况,能在水中分散均匀,融为一体者为 O/W 型乳剂,否则为 W/O 型乳剂。

2. 染色镜检法　用玻璃棒蘸取被测乳剂少许,分别涂于载玻片上,用亚甲蓝溶液或墨水(水溶性染料)和苏丹红Ⅲ溶液(油溶性染料)分别染色一次,并在显微镜下(或目测)观察着色情况,使亚甲蓝均匀分散为 O/W 型乳剂,使苏丹Ⅲ均匀分散者为 W/O 型乳剂,由此可判断乳剂所属类型。

四、思考题

1. 影响乳剂稳定性的因素有哪些?

2. 判断乳剂类型的方法有哪些?

3. 干胶法制备乳剂应注意什么?

4. 比较手工法和机械法制备乳剂的异同。

（祁秀玲）

第三章
浸出制剂

导学情景 ∨

情景描述：

患者，男，26岁，因夏日天气炎热，登山旅游时暴晒时间过长，体内湿热过度蓄积，出现头晕、胸闷、腹胀、全身无力、神志恍惚等中暑症状。患者立即服用自带的藿香正气水2支，并转移至避光阴凉处。1小时后明显好转，1天后感觉无明显不适症状，完全康复。

学前导语：

浸出制剂是传统给药的剂型之一，具有悠久的历史，目前主要有合剂（口服液）、酒剂、糖浆、膏滋、酊剂等，藿香正气水是浸出制剂中酊剂的典型代表，人们日常生活中常用的中药汤剂也属于浸出制剂。该类制剂主要供内服应用，起全身治疗作用，也可外用，起局部治疗的作用。

本章我们学习有关浸出制剂的基本知识和技能，学会各种浸出制剂的制备方法、应用要点以及质量标准等相关知识。

第一节　概述

一、浸出制剂的概念与特点

（一）浸出制剂的概念

浸出制剂系指采用适宜的浸出溶剂和浸出方法提取药材中有效成分,制成可供内服或外用的药物制剂。

据记载,商代伊尹首创汤剂,其后又有酒剂和内服煎膏剂(膏滋)的应用。国外应用较早的浸出制剂有酊剂、流浸膏剂、浸膏剂等。近几十年来,我国不断运用新技术、新设备与新工艺,研制开发了许多中药新剂型,以药材提取物为原料制备的中药合剂与口服液、颗粒剂、胶囊剂、片剂、滴丸、气雾剂、软膏等剂型已广泛应用于临床。本章介绍的浸出制剂主要有汤剂、酒剂、酊剂、流浸膏剂、浸膏剂、煎膏剂等传统浸出制剂以及中药合剂与口服液,它们或直接应用于临床,或作为其他中药制剂的原料。

（二）浸出制剂的特点

浸出制剂的组成比较复杂,成品中除含有效成分、辅助成分外,往往还含有一定量的无效成分,浸出制剂一般具有以下特点：

1. 具有药材所含各种成分的综合作用,有利于发挥药材成分的多效性　浸出制剂与同一药材中提取的单体化合物相比,往往有着单体化合物所不具有的治疗效果。如以阿片为原料制成的阿片酊中含有多种生物碱,具有镇痛和止泻功能,但从阿片粉中提出的吗啡虽有强烈的镇痛作用,却无明显的止泻功效。再如大黄流浸膏中的鞣质类成分可以缓和蒽醌类成分的泻下作用。

2. 一般药效比较缓和,起效较慢 一些中药制剂在使用过程中逐步调节身体功能,尤其治疗慢性疾病(如肝病、肺病、肾病等)的中药药品,故用药周期比较长,个别中药制剂需要长期使用。

3. 服用体积减小,方便临床使用 浸出制剂在制备过程中除去了大部分药材组织物质及部分无效成分,提高了制剂中有效成分的浓度,与原处方中药量相比减少了服药体积,方便使用。

4. 剂型覆盖面大,制剂品种多 中药浸出制剂是传统制剂,在几千年的发展中就被开发出成千上万种制剂,随着新剂型的产生,以中药浸出成分为原料的新剂型也不断地被开发和利用。目前我国拥有上万种中药制剂,其给药途径基本上涵盖了人体各部分,给药方法也从对质量有较为严格的注射给药到广泛应用的口服、外用等各途径。

5. 不足之处 浸出制剂中往往含有一定量的淀粉、蛋白质、黏液质等无效高分子物质,在贮存过程中,常因胶体陈化或酶的作用致使有效成分发生分解而产生沉淀或生霉变质,影响外观和药效。因此,制备浸出制剂时应尽量除去无效和有害成分,最大限度地保留有效成分。另外,浸出制剂组成复杂,中药材质量、提取、浓缩等工艺条件,辅料与包装材料等因素均可不同程度地影响浸出制剂的质量。目前浸出制剂的质量控制指标具有一定的局限性,仍需不断改进和完善。

二、浸出制剂的分类

浸出制剂按浸出过程及成品质量要求的不同,可分为以下5类。

1. 水浸出制剂 是在一定加热条件下,以水为溶剂浸出药材成分的制剂,如汤剂、合剂(口服液)。

2. 醇浸出制剂 是在一定条件下,以适宜浓度的乙醇或酒为溶剂浸出药材成分的制剂,如酊剂、酒剂、流浸膏剂。

3. 含糖浸出制剂 是在水浸出制剂的基础上,将水浸出液进一步浓缩处理,加入适量糖或蜂蜜制成,如煎膏剂、糖浆剂。

4. 无菌浸出制剂 是采用适宜的浸出溶剂浸出药材成分,然后将浸出液用适宜方法精制处理,最后制成的无菌制剂,如中药注射剂。

5. 其他浸出制剂 是除上述浸出制剂外,还有以药材提取物为原料制备的中药颗粒剂、胶囊剂、片剂、滴丸、软膏剂、栓剂等剂型,其制法将在后续章节介绍。

知识链接

双黄连口服液

双黄连口服液由中药金银花、黄芩、连翘水提取后运用酸碱沉淀法除去杂质、浓缩后加矫味剂制成,为棕红色澄清液体。具有疏风解表、清热解毒的功效。用于外感风热所致的感冒,症见发热、咳嗽、咽痛。本品属于精制浸出制剂,因服用量少、吸收快、起效快、疗效好、服用方便等优势,深受消费者喜爱。

三、浸出制剂的溶剂与浸出辅助剂

药剂学中把用于浸出药材中有效成分的液体称为浸出制剂的溶剂,简称浸出溶剂。浸出溶剂选用是否恰当,直接关系到药材中有效成分的浸出和制剂的稳定性、安全性、有效性及经济性。为保证浸出制剂的质量,浸出溶剂应能最大限度地溶解和浸出有效成分,尽量避免浸出无效成分和有害物质。浸出溶剂应不影响药材中有效成分的作用,且溶剂本身无药理作用,经济易得,使用安全。根据溶剂的极性大小,可分为极性溶剂、半极性溶剂与非极性溶剂。

(一)浸出常用的溶剂

1. 极性溶剂 水是最常用的极性浸出溶剂,具有溶解范围广、安全价廉、易透入植物细胞的特点。生物碱盐、苷、水溶性有机酸、蛋白质、黏液质、树胶、鞣质、部分多糖、色素等都能被水浸出,但同时给后续工艺,如滤过、精制、浓缩等操作带来麻烦。水的化学活性强,能促进浸出成分水解、氧化。水无防腐性,浸出液易霉败变质。其他的极性溶剂还有甘油等。

2. 半极性溶剂 乙醇为半极性溶剂,与水相比,浸出选择性较强,能溶解生物碱及其盐、苷、有机酸、鞣质、树脂、挥发油等,不能溶解树胶、淀粉、蛋白质、黏液质等,其极性和溶解性能可以通过调节乙醇的浓度而改变,适用面广。含醇量达 20% 以上时有防腐作用,含醇量达 40% 时,能延缓某些苷、酯等成分的水解。但乙醇有一定药理作用,易燃、易挥发,成本较高。不同的酒中含有不同浓度的乙醇,是常见的半极性溶剂。

3. 非极性溶剂 乙醚、三氯甲烷为非极性浸出溶剂,常用于有效成分的提纯精制。丙酮、石油醚为良好的脱脂溶剂,丙酮尚有脱水作用,常用于新鲜药材的脱水与脱脂。由于三氯甲烷、丙酮的毒性较大,最终不能保留于制剂中。

▶▶ **课堂活动**

玉屏风口服液、藿香正气水、三两半药酒、消肿止痛酊、枇杷叶膏、大黄流浸膏均为 2015 年版《中国药典》收载的浸出制剂,你知道这些浸出制剂在制备中使用的浸出溶剂分别是什么吗?

(二)浸出辅助剂

浸出辅助剂系指加入浸出溶剂中,能在增加浸出效能、增加浸出成分的溶解度、增加制品的稳定性以及除去或减少某些杂质等方面发挥一定作用的物质。常用的浸出辅助剂有酸、碱、甘油、表面活性剂等物质。

1. 酸 可与生物碱生成可溶性盐类,以利于生物碱浸出;酸还可使有机酸游离,便于有机溶剂的浸提;适当的酸度还可以对一些生物碱产生稳定作用或沉淀某些杂质。常用的酸有盐酸、硫酸、乙酸、枸橼酸和酒石酸等。

2. 碱 主要用于增加酸性有效成分的溶解度和稳定性,常用的碱为氨水、碳酸钙、氢氧化钙、碳酸钠等。

3. 表面活性剂 能增加溶剂对药材的润湿性,提高溶剂浸出效果。非离子型表面活性剂一般与药材有效成分不起化学作用,且毒性较小,常用的表面活性剂为聚山梨酯 80、聚山梨酯 20 等。

4. 甘油 甘油是鞣质的良好溶剂,且有稳定鞣质的作用。

(三)酶在浸出制剂中的作用

酶是一类具有催化活性的蛋白质,酶在药材提取中的作用是将细胞壁的组成成分水解或降解,破坏细胞壁的致密结构,降低溶剂进入细胞的阻力,加速有效成分的溶出及扩散。选用适当的酶,无须高温处理即可将药材中的杂质成分如淀粉、蛋白质、果胶等分解去除,在提高有效成分提取率的同时增加了提取物的纯度。另外,酶还可催化有效成分转化成活性更强的形式。常用于药材提取的酶包括纤维素酶、果胶酶以及复合酶等。

利用酶的活性还可以优化提取工艺,增加目标物质的浸出量。在提取黄芩苷等苷类成分时,如采用普通的浸出方法,则容易使黄芩苷水解为苷元,继而被空气氧化为醌类物质而失去药理活性作用,因此首先需要破坏其水解酶的活性而避免水解;而提取某些苷元成分时,如能利用其水解酶的活性,则可以直接获得苷元,节省工艺。

点滴积累 ╲╱ ....

1. 浸出制剂是采用适宜的浸出溶剂和浸出方法提取药材中有效成分,制成可供内服或外用的药物制剂。

2. 浸出制剂能发挥药材成分的多效性,作用缓和,服用量较少,但稳定性有待进一步提高。

3. 浸出溶剂与浸出辅助剂应根据药材有效成分的性质选择。 常用的浸出溶剂有水、乙醇等;常用的浸出辅助剂有酸、碱、表面活性剂等,浸出时需要注意酶的影响。

第二节 浸出原理

一、浸出过程

浸出过程系指溶剂进入药材细胞组织,溶解或分散有效成分后成为浸出液的全部过程。矿物药和树脂类药材无细胞结构,其成分可直接溶解或分散悬浮于溶剂中。植物药的有效成分、辅助成分与无效成分并存于植物组织细胞中,细胞壁具有支撑和保护植物细胞的功能。对具有完好细胞结构的中药材,其浸出过程一般由浸润与渗透、解吸附与溶解、扩散、置换几个阶段组成。

(一)浸润与渗透阶段

当浸出溶剂与药材接触后,溶剂首先附着于药材表面使其润湿,然后通过毛细管作用或细胞间隙渗透进入细胞中。因此,浸出溶剂润湿、渗透药材是将药材中有效成分浸出的首要条件。浸出溶剂能否润湿药材并渗透进入细胞,取决于药材与溶剂的性质以及药材与溶剂之间的界面张力。一般根据"相似者相溶"的原理,选择与有效成分极性相似的溶剂。若选择非极性溶剂,药材应先干燥;若选择极性溶剂如水、乙醇,富含油脂的药材需先用石油醚、三氯甲烷等脱脂。实际工作中可通过加强搅拌或在浸出溶剂中加入适宜的表面活性剂,以降低溶剂与药材之间的界面张力,辅助溶剂润湿药材、渗透进入细胞内。

（二）解吸附与溶解阶段

药材细胞中的有效成分一般被植物组织吸附,浸出溶剂需要对有效成分具有更大的亲和力,才能解除吸附作用,使各成分溶解、分散于溶剂中,形成溶液。

溶液的渗透压也随着溶液的浓度增加而加大,细胞内、外的渗透压差促进了更多的溶剂渗入其中,并最终可导致细胞壁膨胀破裂,为已溶解的成分向外扩散创造了有利条件。若在溶剂中加入适量的酸、碱或表面活性剂可增强解吸附作用。

（三）扩散阶段

细胞破裂后,由于细胞内外浓度差的存在,使细胞内高浓度的溶液不断向细胞外低浓度的方向扩散;同时细胞内较高的渗透压,又促进溶剂不断地由细胞外进入细胞内,直至整个浸出体系中浓度相等、渗透压平衡时扩散终止。由此可见,浓度差是渗透和扩散的推动力,也是浸出过程的主要动力,若能在浸出过程中保持最大浓度差,则扩散速度快,浸出效率高。

（四）置换阶段

扩散一旦达到平衡,浸出过程就会停滞不前,只有重新建立良好的浓度差才能使有效成分继续被浸出。浸出时应适当进行搅拌或采用流动溶剂浸出,可促使新鲜溶剂或稀浸出液随时置换药材粉粒周围的浓浸出液,创造出良好的浓度梯度,获得较为理想的浸出效果。

浸出过程是由浸润与渗透、解吸与溶解、扩散、置换等连续进行又相互联系的四个阶段组成的,前三个阶段均是自发进行,而最后一个阶段则需要人工辅助进行。

二、影响浸出的因素

选择合适的提取溶剂和提取方法是关键,但在提取操作过程中,药材的性质、提取条件以及设备等因素也都能影响提取效率,必须加以考虑。

（一）药材性质

1. 药材粒度　药材粉碎得愈细,其扩散面积愈大,扩散速度就愈快,因此药材应预先粉碎。实践证明粉碎需有适当的限度,若药材粉末过细,其吸附能力随之增强,造成有效成分损失。同时,药材中大量细胞破裂,致使细胞内大量不溶物及较多的树脂、黏液质等成分混入或浸出,使浸出杂质增多;另一方面,过细的粉末易使浸出液成糊状,给浸提操作带来困难。药材粒度应根据浸出溶剂、药材性质而定。以水为溶剂时,药材易膨胀,浸出时药材宜采用粗粉或薄片状;以乙醇为溶剂时,对药材的膨胀作用小,可粉碎成粗颗粒。叶、花、全草等疏松药材,宜粉碎得粗一些,甚至可以不粉碎。坚硬的根、茎、皮类药材宜用薄片或较细的粉末。

2. 药材成分　药材中的有效成分多为小分子物质,由于分子小的成分先溶解扩散,故有效成分多存在于最初部分的浸出液中。药材中的大分子物质多为无效成分,其溶解、扩散较慢,浸出时间越长,浸出的杂质相应也会增加。

（二）浸出条件

1. 浸出温度　温度升高,有利于溶剂向药材内部渗透和对药材成分的解吸附,有利于溶解与扩散,促进有效成分的浸出。同时,温度升高可使细胞内蛋白质凝固,酶被破坏,有利于制剂稳定。但温度过高,可使药材中某些不耐热的成分或挥发性成分分解、变质或挥发。一般药材的浸出温度在溶剂沸点温度下或接近于沸点温度时对药材浸出比较有利,但温度必须控制在药材有效成分不被破坏的范围内。此外,升高浸出温度,无效成分的浸出量也增加,会给后续操作带来困难,故浸出时应控制适宜的温度。一般加热到60℃左右为宜,最好不超过100℃。

2. 浸出时间 浸出过程的完成需要一定的时间,浸出时间愈长,浸出愈完全。但当扩散达到平衡时,时间即不起作用。此外,长时间的浸出可使无效成分浸出量增加,并能引起某些有效成分的水解失效和水性浸出液的霉败。因此,浸出时间应适宜。一般来说,应根据药材的性质、浸出溶剂、浸出方法等来确定。

3. 浸出压力 药材组织坚实,浸出溶剂较难浸润,提高浸出压力有利于加速浸润、渗透过程,缩短浸出时间。同时,在加压下的渗透,可使部分细胞壁破裂,有利于浸出成分的扩散。但加大压力对组织松软、容易润湿的药材影响不明显。

4. 浓度梯度 浓度梯度是指药材组织内的浓溶液与外部溶液的浓度差。它是扩散作用的主要动力,浓度梯度越大,浸出速度越快。在选择浸出工艺与浸出设备时应以能创造和保持最大的浓度梯度为基础。浸出过程中,可以通过不断搅拌,经常更换新鲜溶剂,采用渗漉、循环式或罐组式动态提取等方法增大浓度梯度。

5. 浸出容器的材质 传统浸出容器瓦罐、砂锅价廉,保温性好,化学性质稳定,不易与浸出成分发生反应,但吸附能力强,易串味,易破碎,不适用于现代化工业生产。铁器、铜器坚固,但化学性质不够稳定。铁与药材中鞣质能生成黑色物质,使浸出液变色;铜易氧化生成铜绿而产生毒性。不锈钢材质的浸出容器,理化性质稳定,不影响浸出过程和浸出液的性质,坚固耐用,广泛应用于工业化生产。

6. 新技术的应用 应用超声波浸出、流化浸出、酶浸出、电磁振动浸出、脉冲浸出、超临界二氧化碳萃取等强化浸出技术,可以缩短浸出时间,提高浸出效果和制剂质量。

点滴积累 ∨

1. 浸出过程由浸润与渗透、解吸附与溶解、扩散、置换等相互联系、交错进行的几个阶段组成。
2. 影响浸出的主要因素有: 药材粒度、药材成分、浸出溶剂、浸出温度、浸出时间、浸出压力、浓度梯度等。

第三节 浸出制剂的制备

一、药材的预处理

(一) 药材品质检验

1. 药材来源与品种的鉴定 中药品种繁多,由于各地名称不一,有些药材同名异物或同物异名,加上应用代用品等,造成药材品种复杂化。药材种属不同,成分各异,其药效和所含成分也有很大差异。如果药材品种未经鉴定，即使处方恰当、工艺稳定，亦很难保证制剂质量稳定和预期的有效性。因此，使用药材前应了解其来源并进行品种鉴定。

2. 有效成分或总浸出物的测定　药材的产地、炮制方法、植株年龄、药用部位、采集季节与储存方法等不同，对药材的质量和有效成分含量会有很大影响，继而影响制剂质量。为了加强全面质量管理，正确核实药材的投料量，必要时要对有效成分已明确的药材进行化学成分的含量测定，对有效成分尚未明确的药材，可测定药材总浸出物量作为参考指标。

3. 含水量的测定　药材含水量关系到有效成分的稳定性和各批投料量的准确性，水分大也易发霉变质。大量生产时应根据药材的组织和成分的特性，结合实际生产经验，定出含水量的控制标准。

（二）药材的炮制

中药炮制后入药是中医用药的特点之一，药材经炮制后可起到增效、减毒或改变药性等作用。只有严格按照国家药品标准或地方炮制规范对药材依法炮制，才能保证浸出制剂的质量，使用药安全有效。

（三）脱水或脱脂处理

用水提取含油脂成分多的种子类药物或用极性低的有机溶剂提取含水量较多的药材时，需要进行相应的脱脂处理或脱水处理，否则提取溶剂难以浸润与渗透药材组织，影响提取效果。此外，含水、糖与油脂过多的药材也不宜直接粉碎，需要相应处理后才能达到理想的粉碎效果。

知识链接

饮片含水量的要求

一般炮制品的含水量宜控制在 7%~13%。 对于各类炮制品的含水量要求，《中药饮片质量标准通则（试行）》规定：蜜炙品类含水分不得超过 15%；酒炙、醋炙及盐炙品类等，含水分不得超过 13%；烫制、醋淬制品含水分不得超过 10%。

（四）药材的粉碎

药材的粒度是影响浸出的主要因素之一。药材应用前进行适当的粉碎，有利于有效成分的浸出。粉碎的目的、原理、方法详见第五章。

二、常用浸出方法

浸出方法应根据药材中所含有效成分的性质、浸出溶剂的性质、所制剂型的要求以及生产规模等因素决定。常用浸出方法主要有煎煮法、浸渍法、渗漉法、回流法、水蒸气蒸馏法、超临界流体萃取法等。

（一）煎煮法

煎煮法系以水为溶剂，通过一定的加热方式加热煮沸来提取中药材有效成分的一种方法。煎煮法也是应用最早、使用普遍的浸出方法，适用于有效成分能溶于水，且对湿、热较稳定的药材。此法除用于制备传统汤剂、煎膏剂外,同时也是制备中药片剂、颗粒剂、口服液或作为提取某些有效成分的基本方法之一。煎煮法操作简单易行,浸出液中除有效成分外,往往含杂质较多,给后续精制工序带来麻烦。水浸出液易霉败变质,应及时处理。由于煎煮法能提取较多成分,符合中医传统用药习惯,故对有效成分尚未清楚的中药或方剂进行剂型改进时,通常采用此法粗提。

1. 操作方法　煎煮法的操作工艺流程见图 3-1。先将规定量经预处理的药材,置适宜煎煮器中,加适量水使浸没药材,浸泡适宜时间后加热至沸,保持微沸状态一定时间,煎煮一定时间后分离煎煮液,药渣继续用此方法进行煎煮,煎煮数次后煎煮液味淡薄,一般以煎煮 2~3 次为宜。再合并各次的提取液,滤过或沉降分离出煎液(汤剂)供使用,或继续浓缩、干燥至规定浓度,供进一步制成所需制剂。小量提取时,第一次煮沸 20~30 分钟;大量生产时,第一次煎煮 1~2 小时,第 2、3 次煎煮时,时间可以酌减。

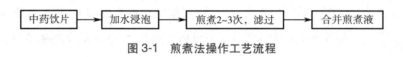

图 3-1　煎煮法操作工艺流程

2. 操作注意事项　煎煮法所用药材必须是符合国家有关药品标准规定的经过加工炮制合格的药材。煎药所用的水应是经过处理的饮用水,有条件的地方可用纯化水。水的用量应视药材的性质决定,第一次煎煮的用水量一般为药材量的 7~10 倍,第二次煎煮为 5~8 倍。若质地疏松的药材可适当增加用水量,质地坚硬的药材可适当减少。具体用水量还应根据煎煮时间、所用设备等因素综合考虑。加热前应先用冷水将药材饮片浸泡一段时间,使药材组织充分软化膨胀,以利于溶剂的渗透及药用成分的浸出。若开始就采用沸水浸泡或直接进行煎煮,则药材表面所含的蛋白质凝固、淀粉糊化,妨碍水分进入细胞内部,影响药用成分的浸出。煎煮容器应选择化学稳定性及保温性好的材料制成的煎煮器具,小量生产可选用陶制器具或砂锅进行直火加热,煎煮初期要使其迅速沸腾,而后使其保持微沸状态。大量生产宜选用不锈钢或搪瓷制器具,一般不宜采用铜、铁制器具。加热方式常采用蒸汽加热,煮沸前可适当增加加热蒸汽的流量,煮沸后可适当减少蒸汽流量保持微沸。煎煮时间和次数通常根据药材的性质、投料量确定。

3. 常用设备

(1) 一般提取器:小量生产常用敞口倾斜式夹层锅、搪玻璃罐、不锈钢罐等。为了强化提取,可在提取器上加盖,增设搅拌器、循环泵、加热蛇管等。

(2) 多功能提取罐:是目前中药生产企业普遍采用的提取设备,其结构原理如图 3-2。该设备可用于药材的水煎、温浸、热回流、强制循环渗漉、自然渗漉、常压或加压的水提、醇提、酸提、芳香油提取以及药渣中有机溶剂的回收等多种工艺操作。循环泵和罐体内的搅拌桨,可实现强制循环、动态提取,提高提取效率。

(二) 浸渍法

浸渍法系用适当的浸出溶剂在常温或温热条件下浸泡药材,使其所含有效成分浸出的一种方法。人们早已把这种方法应用到了日常生活中,如用白酒浸泡一些中药材,然后饮用药酒等。浸渍法为静态浸出过程,操作简单,所需时间长,有效成分浸出不完全,适用于黏性的药材、无组织结构的

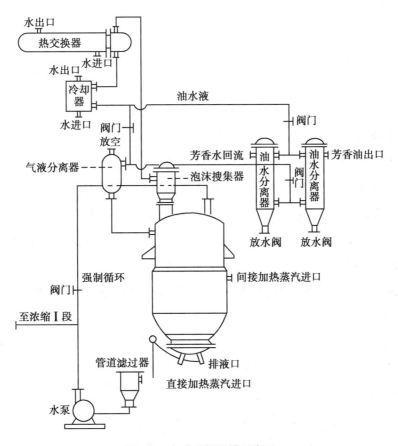

图3-2 多功能提取罐示意图

药材、新鲜药材及易于膨胀的药材的浸取,尤其适用于有效成分遇热易挥发或易破坏的药材,不适用于贵重药材、毒性药材、有效成分含量低的药材的提取或制备较高浓度的制剂。

1. 浸渍法的类型 根据浸渍温度与次数的不同,浸渍法可分为冷浸渍法、热浸渍法和重浸渍法。

(1)冷浸渍法:冷浸渍法操作工艺流程见图3-3。取适当粉碎的药材,置有盖容器中,加入定量溶剂,密盖,在室温下浸渍3~5日或规定的时间,时常搅拌或振摇,使有效成分充分浸出,取上清液,滤过,压榨药渣,压榨液与滤液合并,静置24小时,滤过,即得。该法常用于酊剂、酒剂的制备。若将滤液进一步浓缩至规定程度,可制备流浸膏剂、浸膏剂、颗粒剂、片剂等。

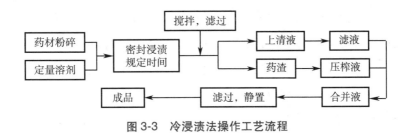

图3-3 冷浸渍法操作工艺流程

(2)热浸渍法:该法与上法基本相同,不同之处在于浸渍温度较高,用水浴或蒸汽加热,一般在40~60℃进行浸提,以缩短浸出时间,浸提较多的有效成分,但无效成分的浸出量也相应增多。因浸渍温度较高,浸出液冷却后,常有沉淀析出,应分离除去。用本法所得成品澄清度较冷浸渍法差。热浸渍法常用于酒剂的制备。

(3)重浸渍法:系将全部浸出溶剂分成几份,药材用第一份溶剂浸出后,收集浸出液,药渣再以第二份溶剂浸渍,如此重复2~3次,最后将各份浸出液合并处理,即得。重浸渍法可将有效成分尽量多地浸出,克服由药材吸液而引起的成分损失,较一次浸渍效果好。

2. 操作注意事项　浸渍法所用药材必须符合国家有关药品标准的规定,按处方要求炮制合格,并根据溶剂及药材性质粉碎至碎块或粗粉。浸渍法所需时间长,不宜用水为溶剂,多用蒸馏酒、乙醇浸渍药材,为防止溶剂挥发,预防污染,保证工作场所的安全性及利于环保工作,浸渍过程应密闭。溶剂的用量一般按处方规定用量,若无规定者,一般为药材量的10倍左右,可根据药材性质适当加减。浸渍过程应加强搅拌,促进溶剂循环,提高浸出效率。压榨药渣时,易使药渣细胞破裂,使大量不溶性成分进入浸出液中,故应静置一段时间再过滤使成品澄清。

3. 常用设备　小剂量制备可选用具塞玻璃容器,工业生产应选用多功能提取罐、带有搅拌装置的不锈钢罐、搪瓷罐、陶瓷罐;压榨药渣可选用可用螺旋压榨器或水压机。

(三)渗漉法

渗漉法系将药材适当粉碎后置于渗漉器内,溶剂连续从渗漉器上部加入,浸出液不断自下部流出,从而浸出药材中有效成分的一种动态浸提方法。渗漉法在浸出过程中能始终保持良好的浓度差,使扩散能较好地自动连续进行。该方法选用的溶剂多为水、酸液、碱及不同浓度的乙醇等,使用的溶剂用量较浸渍法少,且可省去浸出液与药渣的分离操作工序,其浸出效果优于浸渍法。渗漉法适用于高浓度浸出制剂的制备,亦用于提取贵重药材、毒性药材、有效成分含量低的药材,但不适用于新鲜、易膨胀的药材及非组织药材。

1. 渗漉法的类型　渗漉法包括单渗漉法、重渗漉法、加压渗漉法和逆流渗漉法等。

单渗漉法操作工艺流程见图3-4。

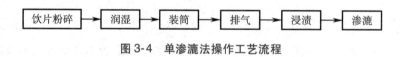

图 3-4　单渗漉法操作工艺流程

操作时将药材粗粉置于有盖容器内,加入规定量溶剂均匀润湿后密闭,放置一定时间,使药材充分膨胀(一般每1000g药粉约用600~800ml溶剂润湿,密闭放置15分钟至6小时);在筒(罐)的底部先做一个假底,将已润湿的药粉分次均匀装入渗漉筒中(一般不超过容积的2/3);每次投入后均匀压平、压匀,使松紧适度,药粉装填完毕应在药面上加适当的重物,防止加入溶剂后药材粉末漂浮影响渗漉。装筒(罐)完毕后,先打开渗漉筒下部浸出液出口的活塞,从上部缓缓加入溶剂以排出筒(罐)内空气,待出口处流出液不再出现气泡时关闭出口。将流出液再倒入筒(罐)内,并继续添加溶剂至高出药面数厘米,加盖放置浸渍24~48小时后,适当开启渗漉器出口进行渗漉。漉液流出速度除另有规定外,一般以1000g药材每分钟流出1~3ml(慢速渗漉)或3~5ml(快速渗漉)为宜。实验室常控制在每分钟2~5ml之间;大量生产时,可调至每小时漉出液约为渗漉器容积的1/48~1/24。

漉液的收集与处理方法应根据制剂的种类而定,一般收集的渗漉液约为药材重量的8~10倍,或以有效成分的鉴别试验决定是否渗漉完全,最后将渗漉液进行浓缩得到提取物。制备流浸膏剂时,先收集药材量85%的初漉液另器保存,续漉液应在低温条件下浓缩至药材量的15%,与初漉液合并,取上清液分装。制备浸膏剂时,应将全部渗漉液低温浓缩至稠膏状,加稀释剂或继续浓缩至规定标准;制备酊剂、酒剂时,待规定溶剂全部用完或漉液量达到欲制备量的3/4时即停止渗漉,压榨残渣,压出液与漉液合并,滤过,添加适量乙醇或白酒至规定浓度和体积后,静置、滤过即得。

2. 操作注意事项 药材粉碎度必须适宜。过细容易堵塞孔隙,妨碍溶剂通过;过粗会使溶剂进入和流出细胞时间增加,药效成分浸出不完全,影响浸出效率。一般药材以粉碎成粗粉或中粉为宜。药粉在装筒(罐)前应先用浸出溶剂湿润,并应放置足够的时间使其充分膨胀,以避免在装筒(罐)后药粉膨胀形成堵塞,妨碍渗漉操作的进行。装筒(罐)时药粉应分次投入,层层均匀压平,以保证粉柱松紧度均匀。若粉柱过松,药材粉末容易产生局部漂浮现象,使溶剂不能均匀流过药粉,影响浸出效果;若粉柱过紧,易使流出口堵塞,溶剂不能通过,渗漉过程无法进行;若松紧不均则可导致溶剂沿较松的一侧快速流下(见图3-5),使较松的一侧浸出不完全,紧的一侧不能充分浸出。装筒(罐)时粉柱应不超过筒(罐)的2/3,以留下一定的空间存放溶剂,便于连续渗漉操作。粉末间隙存在有一定的空气,加溶剂时应注意将出口处打开,否则气泡上溢破坏粉柱的松紧度,使浸出不完全。在整个渗漉过程中,自加溶剂后至渗漉结束之前,应始终保持溶剂高于药面,以防止药粉层干涸开裂。渗漉速度应根据药材性质按药典要求选择符合各制剂项下的规定。若渗漉速度太快,则药用成分来不及浸出和扩散,导致药液浓度过低或收集的渗漉液过多;渗漉速度太慢,则影响设备利用率和产量。

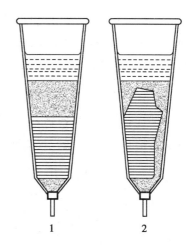

图 3-5 渗漉筒装筒质量对比图
1. 均匀渗漉情况;2. 不均匀渗漉情况

3. 常用设备 实验室所用的渗漉筒多由陶瓷、玻璃、搪瓷及不锈钢等材料制成,形状有圆锥形、圆柱形两种。易膨胀的药粉宜选用圆锥形以适应其膨胀变异,不易膨胀的药粉则选用圆柱形。选用溶剂不同,渗漉筒的形状选择也不同。水易使药材膨胀,宜采用圆锥形渗漉筒;而以乙醇为溶剂时,药材不易膨胀,宜采用圆柱形筒。工业生产常采用不锈钢制成的多能提取罐或渗漉罐。

4. 其他渗漉法

(1)重渗漉法:是将续漉液重复用作新药粉的溶剂(即实际工作中的套用溶剂),进行多次渗漉以提高渗漉液浓度的方法。该法溶剂用量少,利用率高,渗漉液中有效成分浓度高,不必加热浓缩,可避免有效成分受热分解或挥发损失,成品质量较好。但操作麻烦,占用容器多。

(2)加压渗漉法:渗漉时,增加粉柱的长度,延长溶剂流过的路径,有利于提高渗漉效果。但同时溶剂通过粉柱的阻力也在增加,采用加压渗漉可使溶剂或浸提液流速增加,使渗漉顺利进行。

(3)逆流渗漉法:药材与溶剂在渗漉装置中沿相反方向运动,固液两相物质在这种逆向运动中连续而充分地进行接触,从而将药材中有效成分浸提出来。本法属于完全动态渗漉,浸出效果好。

知识链接

屠呦呦与青蒿素

屠呦呦是我国第一位获得诺贝尔生理学或医学奖的药学家，主要成就是发现和创制了新型抗疟药青蒿素。她试验了很多次都未能成功，直至看到葛洪的《肘后备急方》中的几句话："青蒿一握，以水二升渍，绞取汁，尽服之。"一语惊醒梦中人，屠呦呦马上意识到问题可能出在常用的"水煎"法上，因为高温会破坏青蒿中的有效成分，她随即另辟蹊径采用低沸点溶剂乙醚进行实验，果然很快就发现了青蒿素，最终创制了该药物并广泛运用，造福了无数的疟疾患者。

（四）回流法

回流法是指用乙醇等挥发性有机溶剂提取药材成分，在加热蒸馏时，其中挥发性溶剂由于受热而挥发，经冷凝后又流回浸出器中浸提药材，这样周而复始，直至有效成分回流提取完全的方法。采用回流法提取时，溶剂用量较渗漉法少，但由于连续加热，浸出成分受热时间长，故不适用于受热易破坏的药材成分的浸出。该法包括回流浸提法（溶剂可循环使用，但不能不断更新，溶剂用量较多）和循环回流浸提法（溶剂可循环利用，提取效率高，溶剂用量少但加热时间长），遇热不稳定的天然药物成分的提取不宜采用回流法。

小量药粉采用连续回流浸提法可选用索氏提取器；大量生产时采用循环回流浸提装置（图3-6）。

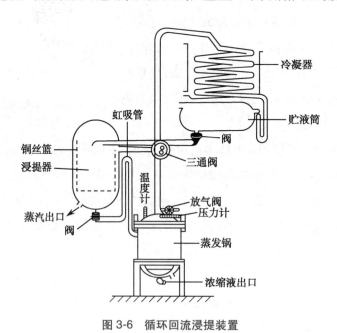

图3-6 循环回流浸提装置

（五）水蒸气蒸馏法

水蒸气蒸馏法系指将含有挥发性成分的药材与水共同蒸馏，挥发性成分随水蒸气共同馏出，经冷凝分离获得挥发性成分的操作。水蒸气蒸馏法适用于具有挥发性、难溶或不溶于水、与水不发生反应、能随水蒸气蒸馏而不被破坏的天然药物成分的提取，天然药物中的挥发油、某些小分子生物碱、小分子酚性物质具有挥发性都可用本法提取。按照加热方式不同，水蒸气蒸馏法可分为共水蒸馏法、通水蒸气蒸馏法、水上蒸馏法。为提高馏出液的浓度，一般需将馏出液进行重蒸馏或加盐重蒸馏。常用设备为多能提取罐、挥发油提取罐。

> **知识链接**
>
> 超临界流体萃取法与超声波提取法
>
> 　　超临界流体是指处于临界温度和临界压力以上的流体，其性质介于气体和液体之间状态，既与气体相当的高渗透能力和低的黏度，又兼有与液体相近的密度，因而可以溶解药材中许多成分，并且随着压力的增加而改变超临界流体的极性，其溶解特性亦随之改变。超临界流体萃取法提取温度低，效率高，无溶剂残留，产品质量好，无环境污染，适合于提取分离挥发性物质、热敏性物质及含量低的物质。
>
> 　　超声波提取法是利用超声波的空化效应、机械作用、热效应等增大物质分子运动频率和速度，增加溶剂穿透力，从而提高药材有效成分浸出率的方法。与传统的煎煮法、浸渍法、渗漉法比较，具有溶剂用量少、省时、节能、提取效率高等优点。

三、浸出液的分离与纯化

（一）浸出液的分离

1. 沉降分离法　是指固体物与液体介质密度相差悬殊，固体物靠自身重量自然下沉，用虹吸法吸取上层澄清液，使固体与液体分离的一种方法。因此该方法对料液中固体物含量少，粒子细而轻者不宜使用。

2. 滤过分离法　是指将固-液混悬液通过多孔的介质，使固体粒子被介质截留，液体经介质孔道流出，而达到固-液分离的方法。

3. 离心分离法　是利用混合液密度差采用离心力来分离料液的。离心操作时是将待分离的料液置于离心机中，借助于离心机的高速旋转产生的离心力，使料液中的固体与液体，或两种密度不同且不相混溶的液体，产生大小不同的离心力，从而达到分离的目的。

（二）浸出液的纯化

1. 水醇法　是利用某些成分在不同溶剂中溶解度的差异，通过在水浸出液中加入一定量的乙醇或在醇浸出液中加入一定量的水，改变了溶剂体系的极性，使杂质的溶解度降低生成沉淀，过滤除去，从而纯化目标成分的分离方法。该方法适用于主要目标成分与水溶性杂质或脂溶性杂质有一定的极性差异。操作时乙醇需要逐步分次加入，慢加快搅，以免局部溶剂的乙醇含量过高导致目标成分沉淀损耗。

2. 酸碱法　是根据酸（碱）成分与碱（酸）试剂反应成盐而溶于水，再加酸（碱）试剂反应重新生成游离酸（碱）从溶液中又析出以达到分离目的一种方法。操作时往提取液中加入适当量的酸水（或碱水），将欲分离成分处理成盐，从而溶解于酸水（或碱水）中，然后再加入适量碱水（或酸水），使欲分离成分恢复原来的结构（极性小），形成沉淀从水中析出，最后可以离心或者利用与水不相混溶的有机溶剂把这些化学成分萃取分离获得。该方法需要注意酸碱的强度和作用时间，以免造成待分离目标物质的分子结构异构化而不能复原成原本的结构,适用于酸性、碱性、两性化合物以及含酯基化合物的分离。

3. 盐析法　是指在药物溶液中加入大量的无机盐,使高分子物质表面电荷被中和以及表面的水化膜被破坏,使其溶解度降低沉淀析出而分离的方法。盐析法主要用于蛋白质的分离纯化。该法还可用于挥发油的提取与分离,可在浸泡药材的水中或蒸馏液中加入一定量的盐,然后蒸馏,可加速挥发油的馏出,在重蒸馏液中加入一定量的氯化钠,可促使油水分层。常作盐析的无机盐有氯化钠、硫酸钠、硫酸镁、硫酸铵等。

4. 絮凝法　是在混悬的中药提取浓缩液中加入一种絮凝沉淀剂以吸附架桥和电中和方式与蛋白质、果胶等发生分子间作用,使之沉降,除去溶液中的粗粒子,以达到纯化精制目标成分的技术。絮凝剂的种类很多,有鞣酸、明胶、蛋清、101 果汁澄清剂、ZTC 澄清剂、壳聚糖等。

除上述方法外,还可采用透析法、大孔树脂分离等方法来实现中药浸出液的分离与纯化。

四、浸出液的浓缩

浓缩是中药制剂原料成型前处理的重要步骤。药材浸提完成后,一般可得到 4~5 倍量或更多的浸出液,这些浸出液的有效成分浓度较低,不适于直接用于临床或供制备其他制剂,必须经过适当的浓缩。浓缩药液可采用蒸发、蒸馏、反渗透、超滤、大孔吸附树脂吸附等方法。蒸发是目前药液浓缩的主要方法,应用最为广泛。

(一)影响蒸发的因素

1. 液体蒸发面积　在一定温度下,单位时间内液体蒸发量与其蒸发面积成正比。常压蒸发时应选用广口蒸发锅以加快蒸发,还可采用沸腾、薄膜、喷雾等蒸发方法。

2. 液体实际蒸气压　当液面蒸气压达到饱和时,蒸发与冷凝达到动态平衡。实际工作中通常采用吹散(如电扇、排风扇等)、吸除或冷凝等方法加快蒸发。

3. 液体表面的压力　液体表面压力越大,蒸发速度越慢,为减低液体表面压力可采用减压蒸发。此法既可加速蒸发,又可降低溶液沸点,防止有效成分受热破坏。

4. 传热温度差(Δt_m)　Δt_m 系加热蒸汽的温度与溶液的沸点之差。蒸发过程就是溶剂分子获得足够的热能挣脱分子间内聚力而被气化排出的过程,不断供给充足的热能是蒸发浓缩的推动力。提高传热温度差,可以提高浓缩效率。实际工作中可采用适当提高加热蒸汽的压力,同时进行减压蒸发的方法,使 Δt_m 加大,在促进蒸发浓缩的同时,避免了热敏性成分的破坏。

5. 液体静压力　液体静压力大小对液体对流与沸点有一定影响。液层越厚,静压越大,所需促进对流的热量也越大。下部液体因受较大液柱静压力,其沸点较上部液体为高,蒸发不易进行。克服的办法是加大蒸发面积,采用沸腾蒸发、薄膜蒸发。

6. 传热系数(K)　提高 K 值是提高蒸发器效率的主要手段。增大 K 值的主要途径是减少各部分热阻。在蒸发后期,由于液体黏度增加或部分沉积物附着锅(管)壁,在传热面上形成垢层,使热阻增大,传热系数降低;同时热蓄积在液体内部使局部温度过高导致成分变质。克服的办法是加强搅拌,定期去除沉积物,改进浓缩设备。

（二）浓缩方法与设备

1. 常压浓缩 是液体在一个大气压（101.3kPa）条件下进行的蒸发。其特点为：浓缩温度高、速度慢、时间长，药物成分易被破坏。本法适用于有效成分对热稳定，溶剂无毒、无害、无燃烧性，以水为溶剂的药材提取液的浓缩。

少量提取物进行常压浓缩时多采用瓷质蒸发皿，大量生产采用的设备多为敞口式可倾倒的夹层蒸发锅。选用蒸发锅时应注意锅的材质与药材不能发生化学反应，以免影响制剂质量，操作时应注意搅拌并随时排走所产生的大量水蒸气以提高蒸发效率。对以乙醇等有机溶剂为提取溶剂的提取液进行常压浓缩时，应选用常压蒸馏装置，如多功能常压蒸发浓缩器（图3-7），目的主要是回收溶剂、安全、环保、降低生产成本等。目前，水浸出液的常压浓缩亦常采用常压蒸馏装置以克服操作环境湿度大、易污染的不足。

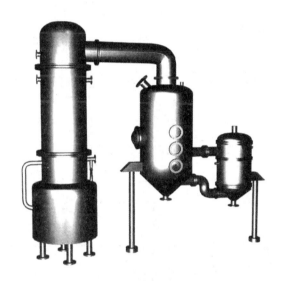

图 3-7 多功能常压蒸发浓缩器设备图

2. 减压浓缩 是将液体置于密闭容器内抽真空，降低器内压力，从而使液体沸点降低的浓缩方法。其特点是温度低（40~60℃），蒸发速度快，可减少或避免热敏性成分的分解，增大传热温度差（Δt_m），提高蒸发效率，能不断排出溶剂蒸气，有利于蒸发顺利进行。本法应用较为普遍，适用于不耐热的中药提取液的浓缩和乙醇等有机溶剂的回收。常用的减压浓缩设备结构示意图见图 3-8。

3. 薄膜浓缩 是通过一定的方式与方法将待浓缩液形成薄膜状，或同时剧烈沸腾产生大量泡沫，增大液体气化表面积，提高浓缩效率的方法。薄膜浓缩的特点为：浓缩速度快，受热时间短，不受液体静压和过热的影响，有效成分不易破坏，在常压或减压状态下可连续操作，浓缩效率高，特别适用于热敏性浸出液的浓缩。薄膜浓缩的方式有两种：一是使浸出液快速流过加热面形成液膜进行蒸发；另一种是使浸出液剧烈沸腾使之产生大量泡沫，以泡沫的内外表面为蒸发面进行蒸发。前者可在短时间内达到最大的蒸发量，但蒸发速度与热量供应的平衡较难掌握，浸出液变稠后易黏附在加热面上，增加热阻，影响浓缩，目前生产上应用较少；后者蒸发速度快，且采用流量计控制浸出液的流速，使液面保持恒定，避免前者的弊端，目前应用较多。常用的薄膜蒸发器见图3-9。

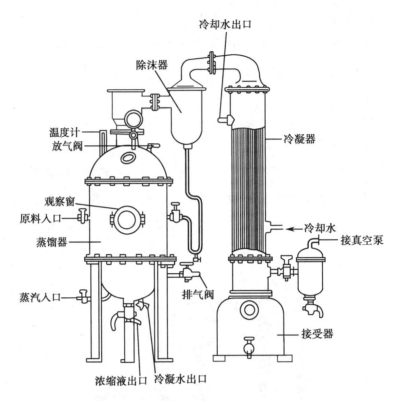

图 3-8 减压浓缩设备结构示意图

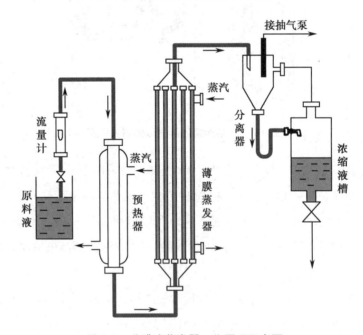

图 3-9 升膜式蒸发器工作原理示意图

4. 多效浓缩 是利用由两个或多个减压蒸发器串联而成的浓缩设备,将药液引入蒸发器,同时给第一蒸发器提供加热蒸汽,药液被加热后沸腾,所产生的二次蒸汽引入第二蒸发器作为加热蒸汽,第二蒸发器的药液同样被加热沸腾,所产生的二次蒸汽引入第三蒸发器,依此类推,最后一次引出的二次蒸汽进入冷凝器,蒸发器内药液得到蒸发浓缩。由于二次蒸汽反复利用,多效浓缩器属于节能型设备。制药生产中应用最多的为二效或三效浓缩器(图 3-10、图 3-11)。

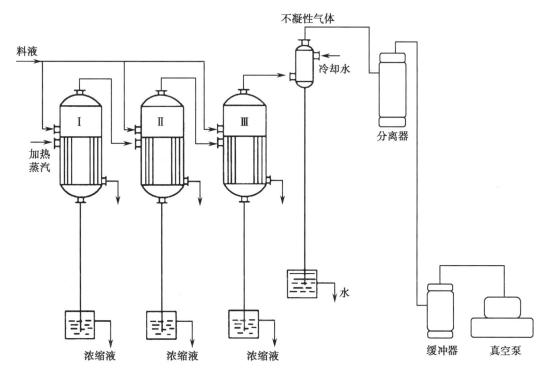

图 3-10 减压三效蒸发装置

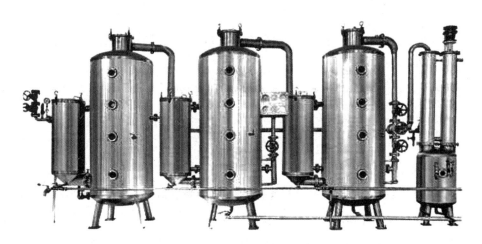

图 3-11 三效浓缩设备图

点滴积累 ∨

1. 常用的浸出方法有：煎煮法、浸渍法、渗漉法、回流法、水蒸气蒸馏法、超临界流体萃取法等。

2. 影响蒸发的因素包括：液体的蒸发面积、液体的实际蒸气压、液体表面的压力、传热温度差、液体静压力和传热系数等。

3. 常用的浓缩方法有：常压浓缩、减压浓缩、薄膜浓缩和多效浓缩等。

第四节　常用浸出制剂

一、汤剂

（一）概述

汤剂系指药材饮片或粗颗粒加水煎煮或沸水浸泡后，去渣取汁制成的液体制剂。其中以药材粗颗粒入药者，习称"煮散"，而以沸水浸泡药物，服用剂量与时间不定或宜冷饮者，又称为"饮"。汤剂主要供内服，少数外用，外用时多作洗浴、熏蒸、含漱用。

汤剂是我国应用最早、最多的一种传统剂型，目前中医临床仍然广泛应用。汤剂组方灵活，能充分体现中医辨证施治、随证加减的原则。汤剂多为复方，有利于发挥各药材成分的多效性和综合作用，具有吸收快，奏效迅速，制法简单等特点。但也存在临时煎煮，不宜大量制备，容易霉变，用量大，味苦，服用和携带不便，不适于儿童服用等不足。

（二）制备方法

汤剂的制备采用煎煮法。一般先将药材加适量水浸泡适当时间，再加热至沸并维持微沸一定时间，滤取煎出液，药渣再依法重复操作1~2次，合并各次煎液或进一步调整药液体积至规定量即得。

制备汤剂应注意以下事项：

（1）处方中某些不宜或不能同时入煎的药料应酌情特殊处理，注意煎煮下药顺序，如先煎、后下、包煎、另煎、烊化、冲服、榨汁等。

（2）煎煮器具应选用化学性质稳定、不影响汤液质量的砂锅、搪瓷或不锈钢器具，不宜选用铁、铜、铝器。

（3）掌握加水量，控制煎煮火候。一般沸前用武火，沸后用文火，保持微沸状态，以减慢水分蒸发，防止水分过少或蒸干而导致药材糊化，有利于有效成分的溶出。

（4）煎煮时间应根据药材成分的性质、药材质地、投料量等适当增减。汤剂煎煮到规定时间后，应趁热过滤，防止煎液中的药用成分反渗到药渣中。

（5）为保证药用成分浸出完全，减小成本，节省时间，一般汤剂煎煮2~3次。若药用成分难以浸出或为滋补类药，可酌情增加煎煮次数或延长煎煮时间。

实例解析3-1：旋覆代赭汤

【处方】旋覆花（包煎）　9g　　代赭石（先煎）　15g　　党参　12g

　　　　制半夏　　　　9g　　炙甘草　　　　　5g　　生姜　12g

　　　　大枣　　　　　4枚

【制法】先将代赭石置煎器内，加水350ml，煎煮1小时，再将旋覆花用布包好，同其余5味药置煎器内，共煎30分钟，滤取药液；再加水200ml煎煮20分钟，滤取药液，将两次煎液合并，即得。

【功能与主治】降逆化痰，益气和胃。用于胃虚气逆，痰浊内阻所致的噫气频作，胃脘痞硬，反胃呕恶，吐涎沫等症。

二、合剂与口服液

（一）概述

合剂系指饮片用水或其他溶剂,采用适宜方法提取制成的口服液体制剂(单剂量灌装者也可称"口服液")。合剂是在汤剂应用的基础上改进和发展起来的一种新剂型,它既是汤剂的浓缩品,又是根据有效成分的性质,采用不同浸出方法浸出药材中多种有效成分,故剂量小,疗效好。合剂可批量生产,携带、储存、应用方便。适量加入防腐剂,并经灭菌后质量稳定。但是合剂与口服液不能随证加减,还不能完全代替汤剂。除另有规定外,合剂应澄清。在贮存期间不得有发霉、酸败、异物、变色、产生气体或其他变质现象,允许有少量摇之易散的沉淀。合剂一般应检查相对密度、pH、装量、微生物限度。

（二）制备方法

合剂制备工艺流程见 3-12。

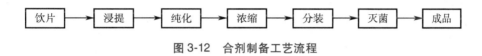

图 3-12　合剂制备工艺流程

1. **浸提**　通常采用煎煮法。含挥发性成分的饮片宜先提取挥发性成分,再与余药共同煎煮;也可根据其有效成分的特性选用不同浓度的乙醇或其他溶剂,采用渗漉法、回流法等方法浸提。

2. **纯化**　通常采用水提醇沉法纯化处理,除去煎煮液中淀粉、黏液质、蛋白质、果胶等杂质,也可采用高速离心法、吸附澄清法等纯化处理方法。

3. **浓缩**　纯化后的提取液应进行适当的浓缩,其浓缩程度一般以每日服用量在 30~60ml 为宜,经乙醇纯化处理的合剂,应先回收乙醇再浓缩。合剂与口服液在分装之前可加入适量的矫味剂和防腐剂,必要时可加入适量乙醇。若加入蔗糖,除另有规定外,含蔗糖量应不高于 20%(g/ml)。

4. **分装**　将配制好的药液经过粗滤、精滤后,尽快灌装于洁净、干燥、无菌的适宜容器中,密封。

5. **灭菌**　一般采用煮沸灭菌法、流通蒸汽灭菌法、热压灭菌法进行灭菌。选择的灭菌方法应充分考虑到制剂的耐热性、包装容量大小以及生产中主要存在的微生物种类等因素。

实例解析 3-2:生脉饮

【处方】红参　100g　　麦冬　200g　　五味子　100g

【制法】以上三味粉碎成粗粉,用 65% 乙醇作溶剂,浸渍 24 小时后进行渗漉,收集渗漉液约4500ml,减压浓缩至约 250ml,放冷,加水 400ml 稀释,滤过,另加 60% 糖浆 300ml 及适量防腐剂,并调节 pH 至规定范围,加水至 1000ml,搅匀,静置,滤过,灌封,灭菌,即得。

【功能与主治】益气复脉,养阴生津。用于气阴两亏,心悸气短,脉微自汗。

实例解析 3-3:当归补血口服液

【处方】当归　132g　　黄芪　330g

【制法】以上两味,当归加水蒸馏,分别收集蒸馏液和蒸馏后的水溶液(另器保存)。药渣与黄芪加水煎煮 3 次,第一次 2 小时,第二次 1.5 小时,第三次 1 小时;煎液滤过,滤液与当归蒸馏后的水溶液合并,浓缩至相对密度为 1.14~1.16(60℃),加乙醇使含醇量达 70%,静置 24 小时,取上清液,回收乙醇至相对密度为 1.05~1.07(65℃),加蔗糖150g、山梨酸 1.5g 及水适量,搅拌使溶解,加入上述蒸馏液及水至 1000ml,搅匀,滤过,灌封,灭菌,即得。

【功能与主治】补养气血。用于气血两虚证。

三、酒剂

(一)概述

酒剂又称药酒,系指饮片用蒸馏酒提取制成的澄清液体制剂。药酒为了矫味或着色可酌加适量糖或蜂蜜。酒剂多供内服,少数外用,也有内外兼用者。酒剂在我国应用已有数千年历史,酒有行血、易于发散和助长药效等特性,酒剂吸收迅速,剂量较小,组方灵活,制备简单,易于保存。但小儿、孕妇、高血压、心脏病患者不宜使用酒剂。除另有规定外,酒剂应检查乙醇量、总固体、甲醇量、装量和微生物限度;酒剂应密封,置阴凉处贮存,在贮存期间允许有少量摇之易散的沉淀。

(二)制备方法

酒剂制备工艺流程见 3-13。

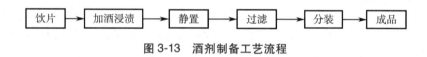

图 3-13　酒剂制备工艺流程

酒剂可采用浸渍法、渗漉法或其他适宜方法制备。生产酒剂所用饮片,一般应适当粉碎。所用蒸馏酒的浓度和用量、浸渍温度和时间、渗漉速度,均应符合各品种制法项下的要求。生产内服酒剂应以谷类酒为原料。一般配制后的酒剂需静置澄清,滤过后分装于洁净的容器中。

实例解析 3-4:舒筋活络酒

【处方】木瓜　45g　　玉竹　240g　　川牛膝　90g

　　　　川芎　60g　　独活　30g　　防风　60g

　　　　蚕砂　60g　　甘草　30g　　桑寄生　75g

　　　　续断　30g　　当归　45g　　红花　45g

　　　　羌活　30g　　白术　90g　　红曲　180g

【制法】以上 15 味,除红曲外,其余木瓜等 14 味粉碎成粗粉,然后加入红曲;另取红糖 555g,溶解于白酒 11 100g 中,照渗漉法,用红糖酒作溶剂,浸渍 48 小时后,以每分钟 1~3ml 的速度缓缓渗漉,收集漉液,静置,滤过,即得。

【功能与主治】祛风除湿,活血通络,养阴生津。用于风湿阻络,血脉瘀阻兼有阴虚所致的痹证,症见关节疼痛,屈伸不利,四肢麻木。

四、酊剂

(一)概述

酊剂系指原料药物用规定浓度的乙醇提取或溶解而制成的澄清液体制剂,也可用流浸膏稀释制成。供口服或外用。酊剂不加糖或蜂蜜矫味和着色,含药浓度随药材而异,除另有规定外,含有毒剧药品的中药酊剂,每100ml应相当于原饮片10g;其有效成分明确者,应根据其半成品的含量加以调整,使符合各酊剂项下的规定,其他酊剂每100ml相当于原饮片20g。

酊剂的溶剂为乙醇,由于乙醇对药材中各成分的溶解能力因醇的浓度不同而有不同的选择性,故酊剂中的杂质较少,成分较纯净,有效成分含量高,剂量小,服用方便,且不易生霉。但乙醇有一定的药理作用,临床应用受到一定限制。酊剂久置产生沉淀时,在乙醇量和有效成分含量符合各品种项下规定的情况下,可滤过除去沉淀。酊剂应检查乙醇量、甲醇量、装量和微生物限度。除另有规定外,酊剂应置遮光容器内密封,置阴凉处贮存。

（二）酊剂与酒剂之间的异同点

酊剂与酒剂都是含醇制剂,存在许多共同特点。如有效成分均能迅速吸收而发挥疗效,均具有防腐作用,易于保存;因醇有一定的药理作用,两者在应用上都受到一定限制;两者均需检查乙醇量和甲醇量。

酊剂与酒剂的主要不同点是:

（1）酊剂的浓度有一定规定,有的可以通过含量测定来控制,多数是按药材比量法表示含量;而酒剂一般按验方或秘方制成,没有一定的浓度规定,故其标准因品种、因地而异。

（2）酒剂一般多用浸渍法制备,少数采用渗漉法;而酊剂除采用浸渍法、渗漉法制备外,还可采用稀释法或溶解法。

（3）酊剂以规定浓度的乙醇为溶剂,酒剂则以蒸馏酒为溶剂。内服酒剂中有时添加糖和蜂蜜作矫味剂,而酊剂则不加矫味剂。

（三）制备方法

根据原料的不同,酊剂可采用不同的制备方法。以药材饮片为原料制备酊剂主要采用浸渍法、渗漉法;以药物流浸膏或浸膏为原料可采用稀释法制备酊剂;而溶解法适用于化学药物及中药有效成分提纯品酊剂的制备。

实例解析3-5:十滴水

【处方】樟脑　　25g　　　大黄　　20g　　肉桂　　　10g

　　　　桉油　　12.5g　　干姜　　25g　　小茴香　　10g

　　　　辣椒　　5g

【制法】以上七味,除樟脑和桉油外,其余干姜等五味粉碎成粗粉,混匀。照渗漉法用70%乙醇作溶剂,浸渍24小时以后,进行渗漉,收集渗漉液约750ml,加入樟脑及桉油,搅拌,使完全溶解,再继续收集漉液,使成1000ml,搅匀,即得。

【功能与主治】健胃,祛暑。用于因中暑而引起的头晕,恶心,腹痛,胃肠不适。

实例解析3-6:复方土槿皮酊

【处方】土槿皮　　　20g　　水杨酸　　6g　　苯甲酸　　12g

　　　　乙醇(75%)　适量　　共制　　200ml

【制法】取土槿皮粗粉,加75%乙醇90ml,浸渍3~5日,滤过,残渣压榨,滤液与压榨液合并,静置24小时,滤过,自滤器上添加75%乙醇,搅匀,将水杨酸及苯甲酸加入滤液中溶解,加适量75%乙醇使成200ml,搅匀,滤过,即得。

【功能与主治】具有软化角质、杀菌、治疗癣症的作用,可用于汗疱型、糜烂型的手足癣及体股癣等。湿疹起泡或糜烂的急性炎症期忌用。

五、流浸膏剂

(一)概述

流浸膏剂系指饮片用适宜的溶剂提取,蒸去部分溶剂,调整至规定浓度而成的制剂。除另有规定外,流浸膏剂每1ml相当于原饮片1g。流浸膏剂除少数品种可直接供临床应用外,大多作为配制酊剂、合剂、糖浆剂、颗粒剂等剂型的原料。流浸膏剂多以不同浓度的乙醇为溶剂,少数以水为溶剂,但后者成品中应酌加乙醇作防腐剂。流浸膏剂的有效成分含量比酊剂高,因此其服用量较酊剂减少。流浸膏剂在蒸发除去部分溶剂时,对热不稳定的有效成分可能受到破坏,故有效成分对热不稳定的药材不宜制成流浸膏剂。另流浸膏剂久置发生沉淀时,在乙醇量和有效成分含量符合规定时,可滤除沉淀。流浸膏剂应检查乙醇量、装量和微生物限度。

(二)制备方法

除另有规定外,流浸膏剂多采用渗漉法制备,其制备工艺流程见图3-14。

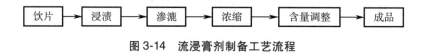

饮片 → 浸渍 → 渗漉 → 浓缩 → 含量调整 → 成品

图3-14 流浸膏剂制备工艺流程

制备时注意以下事项:

(1)渗漉所用溶剂的数量一般为药材量的4~8倍。

(2)除另有规定外,渗漉时应先收集85%饮片量的初漉液,另器保存;续漉液低温浓缩至稠膏状,与初漉液合并混匀。

(3)若浸出溶剂为水,且有效成分对热稳定者,可不必收集初漉液,将全部渗漉液常压或减压浓缩后,加适量乙醇作防腐剂。此外,某些以水为溶剂的流浸膏剂也可用煎煮法制备,也有以浸膏为原料按溶解法制成的流浸膏剂。

实例解析3-7:当归流浸膏

【处方】当归 1000g 乙醇(70%) 适量 共制 1000ml

【制法】取当归粗粉1000g,照渗漉法用70%乙醇作溶剂,浸渍48小时,缓缓渗漉,收集初漉液850ml,另器保存,继续渗漉,至渗漉液近无色或微黄色为止,收集续漉液,在60℃下浓缩至稠膏状,加入初漉液850ml,混匀,用70%乙醇稀释至1000ml,静置数日,滤过,即得。

【功能与主治】养血调经。用于血虚血瘀所致的月经不调,痛经。

六、浸膏剂

（一）概述

浸膏剂系指饮片用适宜的溶剂提取，蒸去全部溶剂，调整至规定浓度而成的制剂。除另有规定外，浸膏剂每1g相当于饮片或天然药物2~5g，含有生物碱等有效成分明确的浸膏剂需经过含量测定用稀释剂调至规定的含量标准。浸膏剂除少数品种直接用于临床外，大多作为配制流浸膏剂、丸剂、片剂、散剂、软膏剂、胶囊剂、颗粒剂等剂型的原料。

浸膏剂按其干燥程度不同分为稠浸膏剂和干浸膏剂两种。稠浸膏剂为半固体，具黏性，含水量约为15%~20%，可不加赋形剂制备丸剂或软膏剂。干浸膏为干燥粉末，含水量约5%，其中含有稀释剂或不含稀释剂。

浸膏剂不含溶剂或含极少量溶剂，有效成分含量高，体积小，疗效确切。但浸膏剂在其制备过程中有效成分需长时间受热，受热破坏或挥发损失的可能性较流浸膏剂大，但溶剂的不良反应较流浸膏剂小。因干浸膏易吸湿结块及受热软化，稠浸膏易失水硬化，故浸膏剂应置遮光容器中密封贮存。浸膏剂应检查装量和微生物限度。

（二）制备方法

浸膏剂可用煎煮法或渗漉法制备，全部煎煮液或漉液应低温浓缩至稠膏状，加入适当的稀释剂或继续浓缩至规定标准，其制备工艺流程见图3-15。

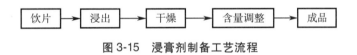

图3-15　浸膏剂制备工艺流程

制备时注意以下事项：

（1）浸出方法：应根据具体条件，选用浸出效果好、能制得较浓浸出液的方法。一般采用渗漉法，也有用煎煮法、浸渍法、回流法。

（2）药材处理：含有油脂的药材制备干浸膏时，往往不能干燥或磨成细粉，须将药材先行脱脂后再进行浸出。

（3）稀释剂的选用：调整浓度时常用的稀释剂有淀粉、乳糖、蔗糖、药渣粉末、氧化镁、碳酸钙等。

实例解析3-8：颠茄浸膏

【处方】颠茄草（粗粉）　1000g　　稀释剂　适量　　乙醇（85%）　适量

【制法】取颠茄粗粉1000g，按渗漉法，用85%乙醇作溶剂，浸渍48小时后，以每分钟1~3ml的速度缓缓渗漉，收集初漉液3000ml，另器保存。继续渗漉，待生物碱完全漉出，续漉液作下一次渗漉的溶剂用。将初漉液在60℃减压回收乙醇，放冷至室温，分离除去叶绿素，滤过，滤液在60~70℃蒸发至稠膏状，加10倍量的乙醇，搅拌均匀，静置，待沉淀完全，吸收上清液，在60℃减压回收乙醇后，浓缩至稠膏状，取出约3g，测定生物碱的含量，加稀释剂适量，使生物碱的含量符合规定，低温干燥，研细，过四号筛即得。

【功能与主治】抗胆碱药,解除平滑肌痉挛,抑制腺体分泌。用于胃及十二指肠溃疡,胃肠道、肾、胆绞痛等。

七、煎膏剂

(一)概述

煎膏剂又称膏滋,系指饮片用水煎煮,取煎煮液浓缩,加炼蜜或糖(或转化糖)制成的半流体制剂。煎膏剂以滋补为主,兼有缓慢的治疗作用。由于煎膏剂经浓缩并含较多的炼蜜或糖,故具有药物浓度高,体积小,味甜可口,服用方便,稳定性好,易于储存等优点。煎膏剂多用于慢性疾病或体质虚弱患者的治疗,也适于小儿用药。但由于煎膏剂需经过较长时间的加热浓缩,故凡受热易变质及含挥发性有效成分的中药材不宜制成煎膏剂。中医临床上常将止咳、活血通经、滋补性以及抗衰老方剂制成煎膏剂应用。煎膏剂应无焦臭、异味,无糖结晶析出,除另有规定外,煎膏剂应进行相对密度、不溶物、装量和微生物限度检查,置阴凉处密封贮存。

(二)制备方法

煎膏剂的制备工艺流程见图 3-16。

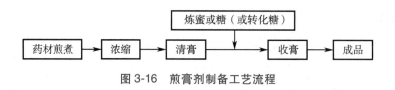

图 3-16　煎膏剂制备工艺流程

制备时注意以下问题:

(1)浓缩程度:不同品种浓缩至不同相对密度或以搅拌棒趁热蘸取浓缩液滴于桑皮纸上,以液滴的周围无渗出水迹为度,即得"清膏"。

(2)炼蜜或糖(或转化糖):糖或蜂蜜加入前需经过炼制。除另有规定外,加炼蜜或糖(或转化糖)的量,一般不超过清膏量的 3 倍。

(3)收膏:收膏稠度视品种而定,与气候有关。一般冬季稍稀,夏季宜稠,相对密度在 1.4 左右。

(4)含药粉煎膏剂:如需加入药粉,除另有规定外,一般应加入细粉;加饮片细粉的煎膏剂应在未加入药粉前检查不溶物,符合规定后可加入药粉,加入药粉后不再检查不溶物。

(5)分装:包装容器应为洗净干燥灭菌的大口容器,经煎膏充分冷却后再分装。

实例解析 3-9:益母草膏

【处方】益母草　125g　　红糖　315g

【制法】取益母草洗净切碎,置锅中,加水高于药材 3～4cm,煎煮两次,每次 0.5 小时,合并煎液,滤过,滤液浓缩成相对密度 1.21～1.25(80～85℃)的清膏。称取红糖,加糖量 1/2 的水及 0.1% 酒石酸,直火加热熬炼,不断搅拌,至呈金黄色时,加入上述清膏,继续浓缩至相对密度 1.4 左右即得。

【功能与主治】活血调经。用于经闭、痛经及产后瘀血腹痛。

点滴积累　∨

1. 浸出制剂包括汤剂、合剂与口服液、酒剂、酊剂、流浸膏剂、浸膏剂、煎膏剂等。

2. 在现行版《中国药典》中，除另有规定外，有浓度规定的浸出制剂有酊剂、流浸膏剂与浸膏剂。

3. 除另有规定外，含有毒剧药的中药酊剂，每 100ml 应相当于原饮片 10g；其他酊剂每 100ml 相当于原饮片 20g；流浸膏剂每 1ml 相当于原饮片 1g；浸膏剂每 1g 相当于原饮片 2~5g。

4. 浸出制剂通常采用的制法　汤剂，煎煮法；酒剂，浸渍法和渗漉法；酊剂，溶解法、稀释法、浸渍法、渗漉法；流浸膏剂，渗漉法或稀释法；浸膏剂，煎煮法或渗漉法。

第五节　浸出制剂的质量控制

浸出制剂一方面可以直接应用于临床发挥其治疗作用,如汤剂、酒剂、煎膏剂等;另一方面,部分浸出制剂如酊剂、流浸膏剂、浸膏剂还可作为制备中药片剂、胶囊剂、颗粒剂等中药新剂型的原料。浸出制剂的质量如何,不仅影响其疗效的发挥,同时还影响到以此为原料的其他制剂的质量,故浸出制剂必须严格控制其质量。因浸出制剂所含成分复杂,在制备和储存过程中,往往会产生各种物理和化学变化,表现为长霉发酵、混浊沉淀等,其成品质量控制较化学原料药的制剂复杂得多,再者每批浸出制剂所用药材质量的多变性必然影响着浸出制剂质量的稳定性,因此控制浸出制剂的质量是一个极其复杂的问题。目前可从以下方面对浸出制剂质量进行控制。

一、药材的质量控制

药材是制备浸出制剂的物质基础,其质量优劣直接关系到以其为原料的浸出制剂及中药制剂的质量。由于地区和民族习惯的不同,药材存在品种混乱的问题较多,特别是药品标准中规定的药材及饮片均为多来源品种,市场中普遍存在多品种混杂流通现象,药用动植物的不同种质、不同生态环境、不同栽培和养殖技术以及采收加工、储运、饮片加工炮制等都会影响药材质量。

1. **生产过程规范化**　采用中药材生产质量管理规范(GAP),对药材种植生产全过程的控制标准和程序进行规范,主要解决原料的集中、质量的均一和稳定性,使药材从生态环境、种质到栽培、采收加工到包装、运输与储存,每一个环节都处在严格的控制之下,以保证中药材质量,促进中药标准化、现代化。

2. **加工过程规范化**　中药饮片广泛应用于药店、医疗机构药房及一些制剂和成药生产中,直接关系到中药处方或制剂的临床疗效与安全。2015 年版《中国药典》增加了中药饮片标准的收载数量,初步解决了长期困扰中药饮片产业发展的国家标准较少、地方炮制规范不统一等问题。对于提高中药饮片质量,保证中医临床用药的安全有效,将起到积极的作用。

3. **质量控制方法的科学化**　现代科学技术则从植物学、植物化学、分析化学、药理学等多学科领域对中药材和中药饮片质量进行全面研究,用色谱技术进行定性、定量分析,使中药材质量控制标准日益成熟。目前主要从来源、产地、性状、显微特征、化学成分、环境因素等多方面对中药材及饮片进行系统质量评价与控制。

中医理论重点强调中药的整体效应,重视多个化学成分在药效上的协同作用,仅以药材中一两个有效成分作为定性、定量指标,不能从整体上反映中药的内在质量。由于中药化学成分的多样性和复杂性以及某些药材有效成分的不确定性,运用多种分析手段,确定了多种药材的化学成分的指纹图谱,更加全面地反映了中药的内在品质。

二、制法规范

为确保浸出制剂成品的质量,浸出制剂成品在生产过程中应采取全程质量控制。除前述的药材与饮片严格把关外,制剂工艺规范、理化标准、生物学标准均为成品质量控制的重要环节。

制备方法与浸出制剂的质量密切相关。在根据临床防治疾病的需要和药材成分、药材本身的性质选定剂型后,应对生产工艺条件进行研究,优选出最佳生产工艺,确保浸出制剂的质量。例如,解表药方剂采用传统的煎煮法浸出药用成分时,则易造成挥发性成分的损失,若选用蒸馏法提取挥发性成分,再用煎煮法浸出则能提高疗效;再如,大承气汤中的大黄需后下才能发挥清泻实热的功效。《中国药典》2015 年版收载酊剂、酒剂等多种浸出制剂的制剂通则,凡制备药品标准中收载的浸出制剂时,均应按照药品标准规定的方法制备。研究新药,要根据制剂通则的有关规定,筛选出合理的浸出工艺。

三、理化标准

1. 含量控制

(1)化学测定法:即采用化学手段测定有效成分含量的方法。本法适用于药材成分明确且能通过化学方法进行定量测定的浸出制剂,如颠茄酊等。

(2)仪器分析测定法:随着科学技术的发展和进步,现代分析技术已广泛用于浸出制剂的含量测定。如应用高效液相色谱法测定甘草流浸膏中甘草酸的含量,薄层色谱扫描法测定益母草膏中盐酸水苏碱的含量,气相色谱法测定十滴水中含樟脑和桉油的含量。浸出制剂含有多种成分,高效液相色谱仪是一种现代分析分离仪器,通过此仪器进行分离,根据有效成分的峰高,可以进行定量。其他如微量升华法、荧光分析法等亦有应用。

(3)生物测定法:利用药材浸出成分对动物机体或离体组织所发生的反应,确定浸出制剂含量(效价)标准的方法。此法适用于尚无化学测定方法和仪器测定方法的有毒药材的药剂,如乌头属药材的含量(效价)测定。生物测定法要求选用标准品作测定对照依据,所用动物品种、个体差异和实验方法与条件对测定结果有一定影响,所以本法较化学测定法复杂。

(4)药材比量法:即浸出制剂若干体积或重量相当于原药材多少重量的测定方法。因为多数药材的成分还不明确,又无适宜的测定方法,以此作为参考指标在制剂生产上具有一定的指导意义。但须在药材标准严格控制、制备方法固定的情况下,药材比量法才能在一定程度上反映药用成分含量的高低。如《中国药典》2015 年版附录对酊剂、流浸膏剂、浸膏剂等仍以此法来控制质量。

2. 含醇量测定

许多浸出制剂是以不同浓度的乙醇制备的,其中所含成分的溶解度随乙醇含量的变化而变化,故浸出制剂的含醇量对这些制剂的质量有着明显的影响。含醇量的稳定可以使制剂质量保持一定程度的稳定,故此《中国药典》2015 年版对含醇液体浸出制剂如酊剂、酒剂及流浸膏剂等均规定检查乙醇量。

3. 鉴别与检查

(1)制剂的鉴别:主要根据药材特点、剂型的不同,分别对制得的药剂进行粉末镜检、主要成分的定性化学反应及某些生化反应的特定反应试验,从而证实选用药材的正确性以及制剂所含浸出物中保留有主要有效成分。薄层色谱法已成为一种准确、灵敏、简便的有效成分鉴别手段。此法适用于有效成分明确并有标准品的药剂,除矿物药外均有专属性强的薄层鉴别方法。

(2)澄清度检查:主要用于液体浸出制剂的检查,如酒剂、酊剂、口服液、合剂等。除另有规定外,上述浸出制剂应澄清,如澄清度不变,一般说明其质量变化不大或无变化。

(3)异物检查:适用于液体、半固体或固体的各种浸出制剂的检查。对它们依法进行检查,不得有异物。

(4)水分检查:主要适用于固体浸出制剂的检查。水分含量的多少,不但与剂量有关,而且也影响药剂的稳定性。因此固体浸出制剂应当控制其含水量。

(5)固体物、灰分和相对密度:这些项目的检查,均可在一定程度上说明一定质量标准,作为加强标准控制的手段是有一定意义的。其中相对密度一项,亦常用于半成品的质量控制,如测定浓缩物的相对密度,不但能简化操作,也有益于稳定产品的质量。

(6)pH 测定:适用于水性液体浸出制剂,如中药合剂、口服液,这类浸出制剂须有一定的 pH,pH 的改变可能会引起某些成分溶解度的改变,从而产生沉淀,pH 对此类药剂的质量控制有一定意义,此外醇浸出制剂也有检查 pH 的,如胡蜂酒。

(7)装量检查:按《中国药典》现行版规定,合剂、酒剂、酊剂、流浸膏剂等浸出制剂均应检查装量。

四、卫生学标准

2015 年版《中国药典》一部的非无菌药品的微生物限度标准是基于药品的给药途径和对患者健康潜在的危害以及中药的特殊性而制定的。药品的生产、储存、销售过程中的检验,中药提取物及辅料的检验,除另有规定外,其微生物限度均应符合《中国药典》2015 年版四部制剂通则中各个剂型的相关要求。

点滴积累 ╲ ┈┈┈

1. 药材的质量控制内容包括中药材、中药饮片的质量。 为保证中药材的质量,在生产过程中要尽量实施 GAP。

2. 中药指纹图谱在中药鉴定中有着重要的作用。

3. 中药制剂的成品质量控制内容包括制备方法和加工过程中的有关指标检测。

4. 中药制剂是我国的瑰宝,但我们还在中药制剂的理论研究、质量控制标准以及精加工技术方面存在一些问题,有待我们进行深入研究。

目标检测

一、选择题

（一）单项选择题

1. 有关浸出制剂特点的叙述,错误的是

    A. 有利于发挥药材成分的多效性　　　B. 成分单一,稳定性好

    C. 服用体积减小,方便临床使用　　　　D. 药效比较缓和

    E. 剂型覆盖面大,制剂品种多

2. 属于含糖浸出制剂的是

    A. 汤剂　　　　　　　　B. 酊剂　　　　　　　　C. 流浸膏剂

    D. 煎膏剂　　　　　　　E. 酒剂

3. 在浸出过程中有效成分扩散的推动力是

    A. 粉碎度　　　　　　　B. 浓度梯度　　　　　　C. pH

    D. 表面活性剂　　　　　E. 压力

4. 下列浸出方法中,属于动态浸出过程的是

    A. 煎煮法　　　　　　　B. 冷浸渍法　　　　　　C. 渗漉法

    D. 热浸渍法　　　　　　E. 结晶法

5. 装渗漉容器时,药粉容积一般不超过渗漉容器容积的

    A. 1/4　　　　　　　　 B. 1/3　　　　　　　　 C. 1/2

    D. 2/3　　　　　　　　 E. 4/5

6. 渗漉法的正确操作为

    A. 粉碎→润湿→装筒→浸渍→排气→渗漉

    B. 粉碎→润湿→装筒→浸渍→渗漉→排气

    C. 粉碎→装筒→润湿→浸渍→排气→渗漉

    D. 粉碎→装筒→排气→润湿→浸渍→渗漉

    E. 粉碎→润湿→装筒→排气→浸渍→渗漉

7. 酊剂制备方法不包括

    A. 煎煮法　　　　　　　B. 浸渍法　　　　　　　C. 稀释法

    D. 渗漉法　　　　　　　E. 溶解法

8. 提取中药挥发油常选用的方法是

    A. 浸渍法　　　　　　　B. 渗漉法　　　　　　　C. 煎煮法

    D. 水蒸气蒸馏法　　　　E. 回流法

9. 酒剂的浸出溶剂是

    A. 蒸馏酒　　　　　　　B. 红酒　　　　　　　　C. 95%乙醇

    D. 75%乙醇　　　　　　E. 50%乙醇

10. 合剂与口服液若加入蔗糖,除另有规定外,含蔗糖量应不高于

    A. 20%(g/ml)   B. 25%(g/ml)   C. 30%(g/ml)

    D. 45%(g/ml)   E. 50%(g/ml)

11. 为提高浓缩效率采取的方法不包括

    A. 加强搅拌   B. 扩大蒸发面积   C. 减低液体表面压力

    D. 增加液体静压力   E. 抽真空

12. 代赭石在煎煮时应采用的入药方式是

    A. 后下   B. 冲服   C. 布包煎

    D. 另煎   E. 先煎

13. 除另有规定外,流浸膏剂每1ml相当于原饮片

    A. 1g   B. 2g   C. 2~5g

    D. 5g   E. 10g

(二)多项选择题

1. 除另有规定外,用药材比量法控制浸出制剂浓度的是

    A. 口服液   B. 酒剂   C. 酊剂

    D. 浸膏剂   E. 煎膏剂

2. 除另有规定外,需进行乙醇量检查的浸出药剂是

    A. 汤剂   B. 酒剂   C. 酊剂

    D. 流浸膏剂   E. 煎膏剂

3. 与浸出过程有关的阶段包括

    A. 浸润与渗透   B. 解吸与溶解   C. 扩散

    D. 置换   E. 浓缩

4. 薄膜蒸发的特点有

    A. 增大气化表面积   B. 热传播快且均匀   C. 无液体静压影响

    D. 浓缩效率高   E. 液体受热时间短

5. 浸出药剂的含量测定方法有

    A. 化学测定法   B. 生物测定法   C. 药材比量法

    D. 仪器测定法   E. 溶出度测定法

二、简答题

1. 简述影响浸出的主要因素。

2. 常用的浸出方法有哪些?各有何特点?

三、实例分析题

大黄流浸膏的制备:

【制法】取大黄(最粗粉)1000g,按照渗漉法提取,用60%乙醇作溶剂,浸渍24小时,以每分钟

1~3ml 的速度缓缓渗漉,收集初漉液 850ml,另器保存,继续渗漉,至渗漉液色淡为止,收集续漉液,浓缩至稠膏状,加入初漉液,混匀,用 60%乙醇稀释至 1000ml,静置,澄清,滤过,即得。

1. 按渗漉法制备大黄流浸膏时,为何将大黄粉碎成最粗粉?

2. 写出大黄流浸膏制备工艺流程。

3. 请解释上述工艺流程中渗漉、漉液收集与处理工艺的设计依据。

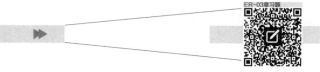

ER-03章习题

实验 3-1 酊剂的制备

一、实验目的

掌握浸渍法的操作要点,能根据影响浸出的因素,结合实验室条件,在浸出制剂的制备中采取有效措施提高浸出效能;熟悉酊剂的特点。

二、实验材料

1. 仪器与设备 纱布、天平、烧杯、称药纸、广口磨口瓶等。

2. 药品与试剂 橙皮、乙醇、单糖浆、苯甲酸钠、蒸馏水等。

三、实验内容

橙皮酊的制备

【处方】橙皮(最粗粉) 20g 乙醇(60%) 适量 共制 100ml

【制法】按浸渍法制备。称取干燥橙皮(最粗粉)20g,置广口磨口瓶中,加 60%乙醇 100ml(预先配制),密盖,浸渍 3~5 日。倾取上层清液,用纱布过滤,压榨残渣,压榨液与滤液合并,加 60%乙醇至全量,静置 24 小时,滤过即得。

【注意事项】

1. 新鲜橙皮与干燥橙皮的挥发油含量相差较大,故规定用干橙皮投料。浸出溶剂乙醇的浓度不宜过高,以防橙皮中树脂、黏胶质浸出过多。

2. 橙皮应粉碎成粗颗粒后再加入 60%乙醇浸泡,以利于橙皮中的挥发油及黄酮类成分浸出。

3. 浸渍过程中应注意密盖并经常振摇,以防溶剂和成分挥发,同时提高浸出效能。

4. 药渣经压榨后,因细胞破裂不溶性成分进入浸出液中,故最好放置一昼夜或更长时间后滤过,除去沉淀,使成品澄清。

5. 本品乙醇量应为48%~58%,久置产生沉淀时,在乙醇量符合规定的情况下可滤除沉淀。

四、思考题

1. 橙皮酊除用浸渍法制备外,还可用哪些方法以增加浸出效率?

2. 酊剂需要加入防腐剂吗? 为什么?

实验 3-2　流浸膏的制备

一、实验目的

掌握渗漉法的工艺步骤、操作要点,理解渗漉法的特点。能根据影响浸出的因素,结合实验室条件,在浸出制剂的制备中采取有效措施提高浸出效能。

二、实验材料

1. **仪器与设备**　渗漉筒、旋转蒸发仪、天平、烧杯、称药纸等。
2. **药品与试剂**　桔梗、乙醇、蒸馏水等。

三、实验内容

【处方】桔梗(粗粉)　60g　　乙醇(55%)　适量　　共制　60ml

【制法】按渗漉法制备。称取桔梗粗粉60g,加42ml的55%乙醇(预先配制)使均匀湿润、膨胀后,分次均匀填装于渗漉筒内,加55%乙醇浸渍48小时。以每分钟1~3ml的速度缓缓渗漉,先收集51ml初漉液,另器保存,继续渗漉,待可溶性成分完全漉出,收集续漉液,滤过。60℃以下低温蒸发至成稠膏状,加入初漉液,混合后,加55%的乙醇使成60ml,混匀,静置数天,滤过即得。

【注意事项】

1. 桔梗的有效成分为皂苷,在酸性水溶液中煮沸,则生成桔梗皂苷元及半乳糖。故桔梗不宜采用低浓度乙醇作溶剂,以避免苷类水解,且浓缩时温度不宜过高。若必须用稀醇浸出时,应加入氨溶液调整至微碱性以延缓苷的水解。

2. 药材粉碎度必须适宜。过细,容易堵塞孔隙,妨碍溶剂通过,同时可能导致较多量的树胶、鞣质、植物蛋白等黏稠物质的浸出,对主药成分的浸出不利。过粗,溶剂流动太快,药效成分浸出不完全,影响浸出效率。对组织相对致密的桔梗,可以选用中等粉或粗粉。

3. 粉末间隙存在有一定的空气,加溶剂时应注意将出口处打开,否则气泡上溢会破坏粉柱的松紧度,使浸出不完全。在整个渗漉过程中,自加溶剂后至渗漉结束之前,应始终保持溶剂高于药面,以防止药粉层干涸开裂。

4. 装渗漉筒前,应先用溶剂将药粉湿润。装筒时应注意分次投入,逐层压平,做到松紧均匀。

投料完毕用滤纸或纱布覆盖,加少许干净碎石以防止药材松动。

5. 本品乙醇量应为 40%~50%,久置产生沉淀时,在乙醇量符合规定的情况下,可滤除沉淀。

四、思考题

1. 比较浸渍法和渗漉法的特点和适应性,操作中各应注意哪些问题?

2. 桔梗流浸膏制备过程中为何将初漉液另器保存? 续漉液低温浓缩的原因是什么?

实验 3-3　口服液的制备

一、实验目的

掌握煎煮法的工艺步骤、操作要点,理解煎煮法的特点,以及能根据影响浸出的因素,结合实验室条件,在浸出制剂的制备中采取有效措施提高浸出效能,并熟悉口服液剂型的制备工艺。

二、实验材料

1. 仪器与设备　旋转蒸发仪、电炉、天平、烧杯、称药纸等。

2. 药品与试剂　六神曲(炒焦)、焦山楂、焦麦芽、焦槟榔、醋莪术、三棱(麸炒)、大黄、炒牵牛子、蜂蜜、苯甲酸钠、蒸馏水等。

三、实验内容

小儿化食口服液的制备

【处方】六神曲(炒焦)　10g　　焦山楂　　10g　　焦麦芽　　　10g

　　　　焦槟榔　　　　10g　　醋莪术　　5g　　 三棱(麸炒)　5g

　　　　大黄　　　　　10g　　炒牵牛子　20g　　共制　　　　 1000ml

【制法】以上八味,加水煎煮三次,第一次2小时,第二、三次各1小时,合并煎液,滤过,滤液浓缩至相对密度为 1.01~1.05(60℃),放冷,加水至约 700ml,静置 24 小时,离心,加炼蜜 300g 及苯甲酸钠 0.8g,搅匀,静置 24 小时,滤过,加水制成 1000ml,灌封,灭菌,即得。

【注意事项】

1. 中药合剂是中药经配方称量、加热提取、浓缩调整而制成的内服液体剂型,是根据协定处方和制备工艺的要求而制备完成的。多以煎煮提取,一般采用瓶装。口服液剂量准确,采用支装。

2. 药材饮片的质量应为上好,无霉变,无虫蛀等。煎煮前应浸泡一定时间,使药材组织、细胞软化、膨胀,利于有效成分溶出、扩散。煎煮时,沸前武火,沸后文火保存沸腾,减少有效成分破坏。煎煮器械以搪瓷、不锈钢为宜。煎煮液以减压浓缩为好,这样可以降低浓缩温度,缩短浓缩时间。灌装时要注意密封,否则药液稳定性受影响。

四、思考题

1. 合剂与口服液各有哪些异同之处？

2. 口服液的制备有哪些质量控制要点？

（李成舰）

第四章

注射剂和滴眼剂

导学情景 ∨ ....

情景描述:

王某,男性,47 岁,半年前被诊断为 2 型糖尿病,给予"运动+饮食+联合口服降糖药物"治疗半年,血糖控制未达标。 近日医生对患者实施胰岛素注射治疗,治疗后患者空腹、餐后 2 小时血糖及糖化血红蛋白均达到目标值。

学前导语:

注射给药经过多年发展,无论是调整机体水和电解质平衡,补充体液,还是作为给药载体或者是维持补充营养,用于诊断与治疗疾病等,注射剂已成为我国临床用量最大的一种剂型。 本章我们主要学习注射剂、输液、注射用无菌粉末和滴眼剂的基本知识、基本理论和基本技能,为正确地生产和使用注射剂等无菌制剂奠定基础。

第一节　概述

注射剂和
滴眼剂

一、注射剂的概念与特点

注射剂系指原料药物或与适宜的辅料制成的供注入体内的无菌制剂。

注射剂是目前临床应用最广泛的剂型之一,其主要特点有:

1. 给药剂量准确,药效迅速,作用可靠　注射剂直接将药物注入人体组织或血管,因此吸收快或无吸收过程,药效迅速;并且注射剂给药不经过胃肠道,不受消化液及食物影响,所以剂量准确,作用可靠。

2. 适用于不宜口服的药物　某些药物可被消化液破坏,或不易被胃肠道吸收,或具有刺激性,如酶及蛋白质类等药物可被消化液破坏,链霉素口服不易吸收,因此不宜口服给药,可将这些药物制成注射剂。

3. 适用于不宜口服给药的患者　注射剂适用于不能吞咽、昏迷、术后禁食、严重呕吐等患者,通过注射给药,提供营养或治疗药物,以达到治疗或维持患者生命的作用。

4. 既可发挥全身作用又可发挥局部定位作用　如局部麻醉药、注射封闭疗法、穴位注射药物可产生特殊疗效。还有些注射剂具有延长药效的作用,亦可用于疾病诊断等。

注射剂亦存在一些缺点:局部疼痛,使用不便,患者依从性差;制备过程复杂,生产环境净化级别要求高,生产用原料、辅料质量要求高,生产成本较高;不如口服给药安全,特别是静脉注射使用风险很高,所以能采用口服制剂治疗的就不主张使用注射给药。

知识链接

无针粉末注射给药系统

无针粉末注射给药系统是一种新型给药技术,其工作原理是:在高压气体作用下,粉末状固态药物的微粒被瞬时加速至超声速,释放至皮内、皮下或黏膜部位,发挥药效。具有无针、无痛、无交叉感染、便捷、安全、高效等特点,适用于儿童、有恐针感和需要长期自我给药的患者以及大规模人群防治接种。可显著提高患者的依从性,亦为重大突发事件、边远地区和大规模野外作战等提供有力的卫生保障。

二、注射剂的分类

《中国药典》2015 年版把注射剂分为三类:注射液、注射用无菌粉末与注射用浓溶液。

1. 注射液 系指原料药物或与适宜的辅料制成的供注入人体内的无菌液体制剂,包括溶液型、乳状液型或混悬型等注射液。可用于皮下注射、皮内注射、肌内注射、静脉注射、静脉滴注、鞘内注射、椎管内注射等。其中,供静脉滴注用的大容量注射液(除另有规定外,一般不小于 100ml,生物制品一般不小于 50ml)也可称为输液。中药注射剂一般不宜制成混悬型注射液。

(1)溶液型:包括水溶液型和其他非水溶剂或复合溶剂制成的溶液型注射液,其中水溶液型注射液最为常用。如磺胺嘧啶钠注射液、盐酸普鲁卡因注射液均为水溶液,二巯丙醇注射液为油溶液,苯巴比妥钠注射液为复合溶剂溶液。

(2)乳状液型:水不溶性药物,根据需要可制成乳剂型注射液,如静脉营养脂肪乳注射液、维 D_2 果糖酸钙注射液等。

(3)混悬型:水难溶性或注射后要求延长药效的药物,可制成水或油的混悬液。如醋酸可的松注射液、鱼精蛋白胰岛素注射液、喜树碱静脉注射液等。

2. 注射用无菌粉末 系指原料药物或与适宜辅料制成的供临用前用无菌溶液配制成注射液的无菌粉末或无菌块状物,一般采用无菌分装或冷冻干燥法制得。可用适宜的注射用溶剂配制后注射,也可用静脉输液配制后静脉滴注。以冷冻干燥法制备的生物制品注射用无菌粉末,也可称为注射用冻干制剂。如青霉素、阿奇霉素、蛋白酶类粉针剂等。

3. 注射用浓溶液 系指原料药物与适宜辅料制成的供临用前稀释后静脉滴注用的无菌浓溶液。

▶ **课堂活动**

同学们,你们知道静脉滴注时,习惯称谓的青霉素、利巴韦林、维生素 C 及生理盐水的通用名称是什么吗? 它们分属何种类型的注射剂?

三、注射剂的给药途径

1. **皮内注射（ID）** 注射于表皮与真皮之间，一次剂量在 0.2ml 以下，常用于过敏性试验或疾病诊断，主要是水溶液，如青霉素皮试液、白喉诊断毒素等。

2. **皮下注射（SC）** 注射于真皮与肌肉之间的松软组织内，一般剂量为 1~2ml。皮下注射剂主要是水溶液，药物吸收速度稍慢。人体皮下感觉比肌肉敏感，具有刺激性的药物及油或水的混悬液，一般不宜作皮下注射。

3. **静脉注射（IV）** 分为静脉推注和静脉滴注，前者注射量一般为 5~50ml，后者注射量几百毫升甚至几千毫升。静脉注射将药液直接注入静脉，发挥药效最快，常作急救、补充体液和供营养之用。静脉注射剂多为水溶液，油溶液和混悬液或乳浊液易引起毛细血管栓塞，一般不宜静脉注射，但粒径<1μm 的 O/W 型乳剂、脂质体、纳米粒等可作静脉注射。凡能导致红细胞溶解或使蛋白质沉淀的药液，均不宜静脉给药。

4. **肌内注射（IM）** 注射于肌肉组织中，一次剂量为 1~5ml。除水溶液外，油溶液、混悬液及乳浊液均可肌内注射，且有延效作用，乳浊液尚有一定的淋巴靶向性。

5. **脊椎腔注射** 注入脊椎四周蛛网膜下腔内。由于神经组织较敏感，脑脊液量少，且脊椎液循环较慢，故质量应该严格控制，如渗透压应该与脑脊液相等，不得添加抑菌剂，pH 应控制在 5.0~8.0 之间，一次注射量在 10ml 以内，缓慢注入。适用于其他给药方式无法吸收入脑脊液且在脊髓腔具有作用点位、产生药效的药物。主要为麻醉药、减轻术后疼痛药物以及缓和痉挛的药物。

此外根据临床医疗需要有时还采用动脉内注射、心内注射、关节内注射、滑膜腔内注射、穴位注射以及硬膜外注射等。给药途径的简化示意图见图 4-1。

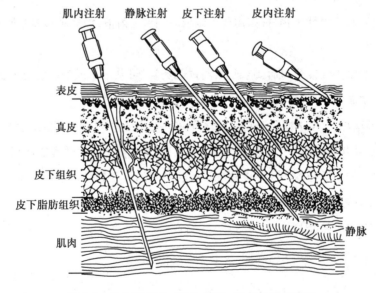

图 4-1 注射剂皮内、皮下、静脉、肌内注射示意图

四、注射剂的质量要求

由于注射剂直接注入人体内部,所以其质量控制指标比其他剂型更加严格,注射剂的质量要求有:

1. 无菌 注射剂成品中不应含有任何活的微生物。

2. 无热原 无热原是注射剂的重要质量指标,特别是供静脉及椎管注射的注射剂以及一次用量超过5ml的注射液,均需进行热原检查,合格后方能使用。

3. 可见异物 是存在于注射剂、眼用液体制剂和无菌原料药中,在规定条件下目视可以观测到的不溶性物质,其粒径或长度通常大于$50\mu m$。注射剂、眼用液体制剂应在符合药品生产质量管理规范(GMP)的条件下生产,产品在出厂前应采用适宜的方法逐一检查并同时剔除不合格产品。临用前,需在自然光下目视检查(避免阳光直射),如有可见异物,不得使用。

4. 安全性 注射剂不能引起对组织的刺激或发生毒性反应,特别是非水溶剂、附加剂等,必须经过必要的动物试验,确保使用安全。

5. 渗透压 注射剂要有一定的渗透压,在无特殊要求下,其渗透压要求与血浆的渗透压相等或接近。

6. pH 注射剂的pH要求尽量与血液pH(7.35~7.45)相等或接近,但一般情况下根据药物性质可以控制在pH4~9的范围。

7. 稳定性 注射剂多系水溶液,且由于每一种制剂都有其有效期,限制其使用和储存时间,故要求注射剂具有必要的物理稳定性、化学稳定性和生物学稳定性,确保产品在贮存期内安全、有效。

8. 其他 注射剂中降压物质、有效成分含量、最低装量及装量差异等,均应符合药品标准要求。

点滴积累 ∨ ∙∙∙

1. 注射剂系指原料药物或与适宜的辅料制成的供注入体内的无菌制剂。

2. 注射剂的特点有:药效迅速,剂量准确,作用可靠;适用于不宜口服的药物;适用于不能口服给药的患者;可产生局部作用;可产生定位作用。但使用不便,注射疼痛,安全性低于口服制剂,生产成本高。

3. 注射剂的主要质量检查项目有:无菌、热原或细菌内毒素、可见异物、不溶性微粒、渗透压摩尔浓度、有关物质、有效成分含量、装量等。

第二节 热原

一、热原的概念、组成与性质

(一)热原的概念、组成

热原(pyrogen)是微生物的代谢产物,也是一种内毒素,微量就可以引起恒温动物和人体体温异常升高的致热物质。热原是由磷脂、脂多糖和蛋白质组成的复合物,其中脂多糖含量最高,具有特别强的致热活性。大多数细菌都能产生热原,致热能力最强的是革兰阴性杆菌的产物,其次是革兰阳性杆菌类,革兰阳性球菌则较弱;酵母、真菌甚至病毒也能产生热原。

含有热原的注射剂注入人体约 30 分钟,可引起发热反应,使人体产生发冷、寒战、发热、出汗、恶心、呕吐等症状,有时体温可升至 40℃ 以上,严重者甚至昏迷、虚脱,如不及时抢救,可危及生命,临床上称上述现象为"热原反应"。

（二）热原的性质

热原除具有致热性以外,还有以下性质:

1. 水溶性　由于脂多糖结构上连接有多糖,所以热原能溶于水,在水或水溶液中呈分子状态。

2. 耐热性　一般在 60℃ 加热 1 小时不受影响,在 180~200℃ 干热 2 小时、250℃ 干热 45 分钟或 650℃ 干热 1 分钟可使热原彻底破坏。

3. 不挥发性　热原本身没有挥发性,所以可用蒸馏法制备注射用水。但在蒸馏时热原可随水蒸气中的雾滴带入注射用水中,故应设法防止。

4. 可滤过性　热原体积较小,约 1~5nm,可以通过一般滤器和微孔滤膜进入滤液,一些超滤设备可以滤除部分热原。

5. 其他性质　热原能被活性炭吸附,也能被强酸、强碱和强氧化剂破坏,超声波亦能破坏热原。

二、污染热原的途径

（一）生产过程中的污染

1. 从溶剂中带入　溶剂是热原污染的主要途径,通常主要指配制注射液用的注射用水,虽经蒸馏可将热原除去,但若操作不当,水蒸气中带有细小的水滴则可将热原带入。另外,注射用水贮存不当或贮存时间过长也可被微生物污染产生热原。

2. 从原辅料中带入　一些原辅料如葡萄糖、乳糖因包装损坏、受潮而被微生物污染可产生热原。另外,用生物方法制备的药物如右旋糖酐、水解蛋白及中药提取物或抗生素等也易滋长微生物而污染热原。

3. 从容器、用具、管道和装置等带入　如未按 GMP 要求认真清洗处理,易导致热原污染。

4. 制备过程中的污染　室内空气、环境、人员卫生条件不达要求,操作时间过长,产品灭菌不及时或不合格等均会增加微生物的污染而产生热原。

5. 贮运过程中污染　注射剂封口不严,药液与外界相通,使制剂在贮存、运输过程中污染热原。

（二）使用过程中的污染

临床使用的器具如输液器、注射针筒与针头、配药器具等的污染会带入热原。静脉药物配置中心及配药过程,由于环境、操作、用品、混入的其他药品等因素的污染也可能带入热原。

三、除去热原的方法

1. 蒸馏法　热原能溶于水但不挥发,因此制备注射用水时,需经过蒸馏,纯化水中的热原可被除去。

2. 高温法　于 250℃ 加热 30 分钟以上破坏热原,如耐高温的注射器、针头或器皿可采用此法。

3. 活性炭吸附法　活性炭性质稳定,吸附性强兼有助滤和脱色作用,活性炭可以吸附部分热原,故广泛用于注射剂生产过程,常用量为 0.1%～0.5%,但应注意吸附可能造成的主药的损失。

4. 凝胶滤过法　热原分子量为 $1×10^6$ 左右,采用二乙氨基乙基葡聚糖凝胶(分子筛)可制备无热原去离子水。

5. 超滤法　一般用 3.0～15nm 孔径的超滤膜除去部分热原。如孔径最小可达 1mm 的超滤膜过滤 10%～15% 的葡萄糖注射液可除去热原。

6. 酸碱法　玻璃、搪瓷等耐酸容器及用具,如配液用玻璃、搪瓷器皿等,可用重铬酸钾硫酸清洁液或稀氢氧化钠液处理破坏热原。

7. 其他　如采用离子交换法、反渗透法、两次以上的湿热灭菌法等,也可除去热原。

四、检查热原的方法

《中国药典》2015 年版四部通则规定热原检查采用热原检查法和细菌内毒素检查法。

1. 热原检查法　又称家兔法,系将一定剂量的供试品,静脉注入家兔体内,在规定时间内,观察家兔体温升高的情况,以判定供试品中所含热原的限度是否符合规定。检查结果的准确性和一致性取决于实验动物的状况、实验室条件和操作的规范性。

由于家兔对热原的反应与人基本相似,试验成本相对比较低,试验结果比较可靠,所以目前家兔法仍为各国药典规定的检查热原的法定方法之一。供试验用家兔应按药典要求进行选择,以免影响结果。家兔法检测内毒素的灵敏度约为 0.001μg/ml,试验结果接近人体真实情况,但操作烦琐费时,不能用于注射剂生产过程中的质量监控,且不适用于放射性药物、肿瘤抑制剂等细胞毒性药物制剂。

2. 细菌内毒素检查法　又称鲎试剂法,系利用鲎试剂来检测或量化由革兰阴性菌产生的细菌内毒素,以判断供试品中细菌内毒素的限量是否符合规定的一种方法。细菌内毒素的量用内毒素单位(EU)表示。本法检查内毒素的灵敏度约为 0.0001μg/ml,比家兔法灵敏 10 倍,操作简单易行,实验费用低,结果迅速可靠,适用于注射剂生产过程中的热原控制和家兔法不能检测的某些细胞毒性药物制剂,但其对革兰阴性菌以外的内毒素不灵敏,目前尚不能完全代替家兔法。

点滴积累 ∨

1. 热原是微生物的代谢产物,也是一种内毒素,微量就可以引起恒温动物和人体体温异常升高的致热物质。

2. 热原是由磷脂、脂多糖和蛋白质组成的复合物。

3. 热原除有致热性以外,还具有耐热性、可滤过性、水溶性、不挥发性,可被强酸强碱、强氧化剂、超声波破坏，可被活性炭吸附等性质。

4. 注射剂污染热原的途径主要有：从溶剂中带入，从原辅料中带入，从容器、用具、管道、设备带入，从制备过程中污染，从注射剂使用过程中带入。

5. 除去热原的方法主要包括：高温法、酸碱法、吸附法、离子交换法、凝胶过滤法、超滤法、反渗透法等。

第三节 注射剂的溶剂与附加剂

一、注射剂的溶剂

注射剂所用溶剂应安全无害，并与其他药用成分兼容性良好，不得影响活性成分的疗效和质量。一般分为水性溶剂和非水性溶剂。水性溶剂最常用的为注射用水，非水性溶剂常用的为注射用植物油及其他注射用溶剂。

（一）注射用水

药品生产质量管理规范确定的工艺用水，包括饮用水、纯化水、注射用水及灭菌注射用水。

纯化水为饮用水经蒸馏法、离子交换法、反渗透法或其他适宜的方法制备的制药用水，不含任何附加剂。纯化水可作为配制普通药物制剂用的溶剂或试验用水，也可作为中药注射剂、滴眼剂等灭菌制剂所用饮片的提取溶剂；口服、外用制剂配制用溶剂或稀释剂；非灭菌制剂所用器具的精洗用水。也用作非灭菌制剂所用饮片的提取溶剂。但不得用于注射剂的配制与稀释。

注射用水为纯化水经蒸馏所得的水，应符合细菌内毒素试验要求。注射用水可作为配制注射剂、滴眼剂等的溶剂或稀释剂及容器的清洗。

1. 注射用水的质量要求 注射用水的质量必须符合《中国药典》2015 年版规定，应为无色的澄明液体；无臭。pH 要求 5.0~7.0，氨、硝酸盐与亚硝酸盐、电导率、总有机碳、不挥发物与重金属及细菌内毒素、微生物限度检查均应符合规定。

2. 注射用水的制备方法 注射用水一般采用综合法，工艺流程如下：

（1）纯化水→蒸馏水机→微孔滤膜→注射用水贮存

（2）自来水→预处理→弱酸床→反渗透→脱气→混床→紫外线杀菌→超滤→微孔滤膜→注射用水

流程（1）是纯化水经蒸馏所得的注射用水，各国药典均有收载。

流程（2）是用反渗透加离子交换法制成高纯化水，再经紫外线杀菌和超滤去除热原，经微孔滤膜滤除微粒所得的注射用水。此操作费用较低，但受膜技术水平影响，我国尚未广泛用于针剂配液。《美国药典》（23 版）已收载反渗透法为制备注射用水法定方法之一。

原水处理方法比较

方法	机制	适用	去除物质
电渗析法	电场作用下离子定向迁移及交换膜的选择性透过	原水处理,含盐量高达3000mg/L	离子
反渗透法	半透膜两侧不同溶液的渗透压差;机械的过筛作用	原水、纯化水、注射用水处理	离子、有机微粒、胶体物质、微生物、病毒
离子交换法	离子交换树脂	原水处理	阴阳离子、热原、细菌

蒸馏法是制备注射用水的重要步骤,目前生产上多采用多效式蒸馏水机和气压式蒸馏水机。多效式蒸馏水机一般由五只圆柱形蒸馏塔和冷凝器及一些控制元件组成,互相串联起来,见图4-2。蒸馏时,进料水(纯化水)先进入冷凝器预热,然后依次通过4、3、2级塔,最后进入1级塔,此时进料水温度达130℃或更高,在1级塔内,进料水在加热室受到高压蒸汽加热,一方面蒸汽被冷凝为回笼水,同时进料热水迅速被蒸发,蒸发的蒸汽进入2级塔加热室,供2级塔热源,并在底部冷凝为蒸馏水,而2级塔的进料水是由1级塔底部在压力作用下进入。同样的方法供给3、4、5级。

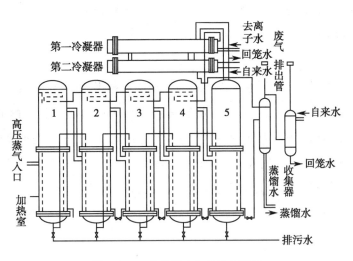

图 4-2 五效蒸馏水机结构示意图

ER-4-2

多效蒸馏水器
水、汽走向
流程

气压式蒸馏水机主要由自动进水器、热交换器、加热室、蒸发室、冷凝器及蒸汽压缩机等组成,利用离心泵将蒸汽加压,以提高蒸汽的利用率,且不需冷却水,但耗能大。见图4-3。

注射用水必须在防止内毒素产生的设计条件下生产、贮存及分装。为保证注射用水质量,必须随时监测蒸馏法制备注射用水的各产生环节,定期清洗与消毒注射用水储罐、输送管道及输送泵等设备,严防内毒素产生。

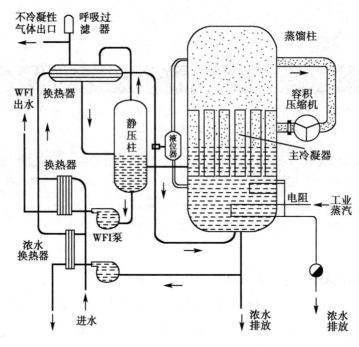

图 4-3　气压蒸馏水机工作原理示意图

3. 注射用水的收集、贮存　注射用水的收集应采用带有无菌滤过装置的密闭系统,收集时应弃去初馏液,经检查合格后方可收集。注射用水储罐和输送管道所用材料应当无毒、耐腐蚀;储罐的通气口应当安装不脱落纤维的疏水性除菌滤器;管道的设计和安装应当避免死角、盲管。

注射用水的储存方式和静态储存期限应经过验证确保水质符合质量要求,例如可在 80℃ 以上保温或 70℃ 以上保温循环或 4℃ 以下的状态下存放。

（二）注射用油

注射用油有芝麻油、大豆油、茶油等植物油,主要使用的是供注射用的大豆油,其质量要求应符合《中国药典》2015 年版中有关规定,应为淡黄色澄明液体,无臭或几乎无臭,酸值不大于 0.1,碘值为 126~140,皂化值为 188~195。碘值、皂化值、酸值是评价注射用油质量的重要指标。碘值反映油脂中不饱和键的多寡,碘值过高,则含不饱和键多,油易氧化酸败。皂化值表示游离脂肪酸和结合成酯的脂肪酸总量,过低表明油脂中脂肪酸分子量较大或含不皂化物(如胆固醇等)杂质较多;过高则脂肪酸分子量较小,亲水性较强,失去油脂的性质。酸值高表明油脂酸败严重,不仅影响药物稳定性,且有刺激作用。

知识链接

注射用油酸值、皂化值和碘值含义

酸值:中和 1g 大豆油中含有的游离脂肪酸所需氢氧化钾的重量(mg)。

皂化值:中和并皂化 1g 大豆油中游离脂肪酸和脂肪酸甘油酯所需氢氧化钾的重量(mg)。

碘值:100g 大豆油充分卤化时所需的碘量(g)。

（三）其他注射用溶剂

注射剂的溶剂除注射用水和注射用油外，常因药物特性的需要选择其他溶剂或采用复合溶剂，常用的有：

1. 亲水性非水溶剂　常用的有乙醇、甘油、1,2-丙二醇、聚乙二醇 300（PEG300）、聚乙二醇 400（PEG400）、二甲基乙酰胺（DMA）等。

案例分析

案例

2006 年，我国齐齐哈尔第二制药有限公司生产的亮菌甲素注射液在临床出现严重的不良反应，造成多名患者死亡，被称为"齐二药事件"。

经检测，这批注射液含有二甘醇，由于二甘醇对人体严重的肾毒性，导致患者急性肾衰竭死亡。该事件发生的原因主要是：某经销商将工业原料二甘醇假冒丙二醇销售给了齐齐哈尔第二制药有限公司，而该厂又在未经检验的情况下将这种二甘醇错当成丙二醇使用在了亮菌甲素注射液中。

分析

我国药典规定，注射剂所用原辅料应从来源及工艺等生产环节进行严格控制并应符合注射用的质量要求。因此，为保障公众用药安全，药品生产企业必须遵守国家相关规定，保证每个环节按照标准操作规程执行，对原辅料的采购、检验、使用等环节进行严格管理。

---

2. 亲油性非水溶剂　常用的有苯甲酸苄酯、二甲基亚砜、油酸乙酯和肉豆蔻酸异丙酯等。以上各种非水溶剂均应符合注射用规格，不能用化学试剂代替。

二、注射剂的附加剂

注射剂中除主药外，可根据药物的性质、制备及临床需要加入适宜的附加剂，如渗透压调节剂、pH 调节剂、增溶剂、助溶剂、抗氧剂、抑菌剂、乳化剂、助悬剂等，常用的附加剂见表4-1。所用附加剂应不影响主药疗效，避免对检验产生干扰，使用浓度不得引起毒性或过度的刺激。注射剂所用辅料，在标签或说明书中应标明其名称，抑菌剂还应标明浓度；注射用无菌粉末，应标明注射用溶剂。

表 4-1　注射剂常用附加剂

附加剂	浓度范围/%	附加剂	浓度范围/%
pH 调节剂及缓冲剂		**抗氧剂**	
盐酸	适量	亚硫酸钠	0.1~0.2
氢氧化钠	适量	亚硫酸氢钠	0.1~0.2
醋酸、醋酸钠	0.22、0.8	焦亚硫酸钠	0.1~0.2
枸橼酸、枸橼酸钠	0.5、4.0	硫代硫酸钠	0.1
乳酸	0.1	**螯合剂**	
酒石酸、酒石酸钠	0.65、1.2	依地酸二钠（EDTA·2Na）	0.01~0.05

续表

附加剂	浓度范围/%	附加剂	浓度范围/%
磷酸氢二钠、磷酸二氢钠	1.7、0.71	**增溶剂、润湿剂、乳化剂**	
碳酸氢钠、碳酸钠	0.005、0.06	聚氧乙烯蓖麻油	1~65
抑菌剂		聚山梨酯20	0.01
苯甲醇	1~2	聚山梨酯40	0.05
羟苯酯类	0.01~0.015	聚山梨酯80	0.04~4.0
苯酚	0.5	脱氧胆酸钠	0.21
甲酚	0.3	卵磷脂	0.5~2.3
三氯叔丁醇	0.5	泊洛沙姆188	0.21
硫柳汞	0.01	**助悬剂**	
局麻剂		明胶	2.0
利多卡因	0.5~1.0	羧甲基纤维素	0.05~0.75
盐酸普鲁卡因	0.5~2	果胶	0.2
苯甲醇	1.0~2.0	**粉针填充剂**	
三氯叔丁醇	0.3~0.5	乳糖	1~8
等渗调节剂		甘氨酸	1~10
氯化钠	0.5~0.9	甘露醇	1~10
葡萄糖	4~5	**蛋白质药物保护剂**	
甘油	2.25	乳糖	2~5
		蔗糖	2~5
		麦芽糖	2~5
		人血白蛋白	0.2~2

(一) pH 调节剂

注射剂需调节 pH 在适宜范围,一方面保证药物的稳定性、溶解性,另一方面保证用药的安全性,减小注射时的刺激性。一般对肌内和皮下注射的注射液及小剂量的静脉注射液,要求其 pH 在 4~9 之间;大剂量的静脉注射液原则上要求尽可能接近正常人血液的 pH;椎管注射液的 pH 应接近 7.4。常用的 pH 调节剂有盐酸、氢氧化钠、碳酸氢钠和磷酸盐缓冲对、醋酸盐缓冲对、酒石酸盐缓冲对等。

知识链接

血液的 pH

正常人体血液的 pH 在 7.35~7.45 之间,主要是通过血液中的缓冲系统、细胞间离子交换、肺清除、肾排泄等一系列调整活动维持的结果。所以注射液的 pH 只要不超过血液的缓冲极限,机体能自行调节。因此,一般对肌内和皮下注射液及小剂量的静脉注射液,要求其 pH 在 4~9 之间;大剂量的静脉注射液原则上要求尽可能接近正常人血液的 pH,以防引起酸碱中毒;椎管注射液的 pH 应接近 7.4,因脊髓液只有 60~80ml,且循环较慢,易受酸碱影响,故应严格控制。

（二）抑菌剂

凡采用多剂量包装的注射液、低温灭菌或其他灭菌效果不可靠方法制备的注射液,可加入适宜的抑菌剂。静脉输液与脑池内、硬膜外、椎管内用的注射液均不得添加抑菌剂,除另有规定外,一次注射量超过 15ml 的注射液也不得加入抑菌剂。抑菌剂的用量应能抑制注射液中微生物的生长,加有抑菌剂的注射液,仍应采用适宜的方法灭菌。常用的抑菌剂为苯酚、甲酚、三氯叔丁醇等,另外还有其他抑菌剂,如苯甲醇、硫柳汞、羟苯酯类等。加有抑菌剂的注射剂,按药品管理法规规定应在标签上标明所加抑菌剂的名称和浓度。

（三）抗氧剂

为延缓或防止注射剂中药物的氧化,在配制注射剂时可加入抗氧剂、金属螯合剂(EDTA-2Na)及惰性气体。常用的水溶性抗氧剂有亚硫酸钠(适于偏碱性药液)、亚硫酸氢钠(适于偏酸性药液)、焦亚硫酸钠(适于偏酸性药液)、硫代硫酸钠(适于偏碱性药液)等;油溶性抗氧剂有维生素 E、丁基羟基茴香醚(BHA)、二丁基羟基甲苯(BHT)等。惰性气体可填充二氧化碳或氮气等气体,一般情况应首选氮气,因二氧化碳能改变有些药液的 pH,且易使安瓿破裂。

（四）渗透压调节剂

等渗溶液系指与血浆、泪液等体液具有相等渗透压的溶液,用物理化学实验方法测得,属于物理化学概念。

等张溶液系指与红细胞膜张力相等的溶液,用生物学方法测得,属于生物学的概念。输液必须调节其等渗性,因此在设计输液处方时,除甘露醇等临床特殊要求具有较高渗透压的输液外,一般输液都要求具有等渗性。临床上尤其不能使用低渗输液。常用渗透压调节剂有氯化钠、葡萄糖等。人体可耐受的渗透压,肌内注射为 0.45%~2.7% 的氯化钠溶液的渗透压,相当于 0.5~3 倍等渗浓度的溶液。静脉滴注的大输液,若大量输入低渗溶液,水分子可迅速进入红细胞内,使红细胞破裂而溶血。若输入大量高渗溶液,红细胞可皱缩,但输入缓慢且量不大时,机体可自行调节,不致产生不良反应。

由于红细胞膜并非理想的半透膜,一些小分子的物质如甘油、尿素等,在等渗条件下也能自由通过红细胞膜,导致细胞膜外水分进入细胞,使红细胞胀大破裂,引起溶血。有些药物如甘油、尿素等按下述方法调整成等渗溶液之后,仍发现有不同程度的溶血现象。此种溶液虽是等渗溶液但不是等张溶液。加入一定量的渗透压调节剂,常可得到等张溶液。按我国相关规定,对静脉输液、营养液、电解质或渗透利尿药,如甘露醇注射液等制剂,应在药品说明书上注明溶液的渗透压摩尔浓度,以供临床医生参考。

等渗调节计算方法:

1. 冰点下降数据法　本法的依据是冰点相同的稀溶液具有相等的渗透压。人的血浆与泪液的冰点均为 -0.52℃,根据物理化学原理,任何溶液其冰点降至 -0.52℃,即与血浆等渗,计算公式为:

$$W = \frac{0.52 - a}{b}$$
式（4-1）

式中,W 为配制 100ml 等渗溶液需加等渗调节剂的量(g);a 为未调节的药物溶液的冰点降低度数(℃),若溶液中含有两种或两种以上的物质时,则 a 为各物质冰点降低值的总和;b 为 1%(g/ml)等渗调节剂的冰点降低度数(℃)。

▶▶ 课堂活动

　　配制 2%盐酸普鲁卡因溶液 100ml,需要加多少克氯化钠,使成等渗溶液?

　　2. 氯化钠等渗当量法　与 1g 药物呈等渗效应的氯化钠量称为氯化钠等渗当量,用 E 表示,计算公式为:

$$X = 0.009V - EW \qquad\qquad 式(4-2)$$

式中,X 为配成 V 毫升的等渗溶液需加的氯化钠量(g);V 为欲配制溶液的体积(ml);E 为药物的氯化钠等渗当量(可查表或测定);W 为配液用药物的重量(g)。

▶▶ 课堂活动

　　配制 2%盐酸麻黄碱溶液 200ml,欲使其等渗,需加入多少克氯化钠或无水葡萄糖?

　　一些药物水溶液的冰点降低值和氯化钠等渗当量见表 4-2。

表 4-2　一些药物水溶液的冰点降低值和氯化钠等渗当量

药物名称	1%(g/ml)水溶液冰点降低值(℃)	1g 药物氯化钠等渗当量(E)
硼酸	0.28	0.47
硼砂	0.25	0.35
尿素	0.341	0.55
氯霉素	0.06	
氯化钠	0.58	
氯化钾	0.24	
甘露醇	0.1	0.18
维生素 C	0.105	0.18
盐酸吗啡	0.086	0.15
碳酸氢钠	0.381	
枸橼酸钠	0.185	0.3
聚山梨酯 80	0.01	0.02
青霉素钾		0.16
硫酸阿托品	0.08	0.1
硫酸新霉素	0.067	0.12
盐酸丁卡因	0.109	0.18
盐酸可卡因	0.09	0.14
依地酸钙钠	0.12	0.21

续表

药物名称	1%（g/ml）水溶液 冰点降低值（℃）	1g 药物 氯化钠等渗当量（E）
依地酸二钠	0.132	0.23
盐酸麻黄碱	0.16	0.28
无水葡萄糖	0.1	0.18
葡萄糖（含 H_2O）	0.091	0.16
盐酸普鲁卡因	0.12	0.18
盐酸肾上腺素		0.29
硫酸卡那霉素	0.041	0.07
氢溴酸后马托品	0.097	0.17
硝酸毛果芸香碱	0.133	0.22
苯甲酸钠咖啡因	0.15	0.27

（五）其他附加剂

注射剂的附加剂还包括：①增溶剂：如聚山梨酯 80；②乳化剂：如卵磷脂、泊洛沙姆 188 等；③助悬剂：如明胶、甲基纤维素、羟丙甲纤维素（HPMC）等；④延效剂：如聚维酮（PVP）；⑤局部止痛剂：如苯甲醇、三氯叔丁醇、利多卡因、盐酸普鲁卡因等；⑥根据具体产品的需要还可加入特定的助溶剂、稳定剂、填充剂（冷冻干燥制品中）、保护剂（蛋白类药物中）等。

点滴积累 ∨

1. 注射剂的溶剂主要包括：注射用水、注射用油和其他注射用溶剂。

2. 注射用水的储存方式和静态储存期限应经过验证确保水质符合质量要求，例如可在 80℃以上保温或 70℃以上保温循环或 4℃以下的状态下存放。

3. 注射剂常用的附加剂有抗氧剂、pH 调节剂、金属螯合剂、渗透压调节剂、增溶剂、助溶剂、抑菌剂、乳化剂、助悬剂、局部止痛剂等。

第四节 灭菌法与无菌操作法

导学情景 ∨

情景描述：

　　2006 年 7 月 27 日，原国家食品药品监督管理局接到青海省食品药品监督管理局报告，西宁市部分患者使用标示上海华源股份有限公司安徽华源生物药业有限公司（以下简称"安徽华源"）生产的克林霉素磷酸酯葡萄糖注射液（商品名为欣弗）后，有 14 人出现了胸闷、心悸、心慌、寒战、肾区疼痛、腹痛、腹泻、恶心、呕吐、过敏性休克、肝肾功能损害等临床症状。青海省食品药品监督管理局已在全省范围内暂停了该企业相关批号的克林霉素磷酸酯葡萄糖注射液的销售和使用。随后，浙江、黑龙江、山东等省食品药品监督管理局也分别报告，发现患者使用该注射液后出现相似临床症状。原卫生部发出紧急通知，停用上海华源股份有限公司安徽华源生物药业有限公司生产的药品欣弗。

学前导语：

克林霉素磷酸酯葡萄糖注射液临床主要用于敏感的革兰阳性菌和厌氧菌引起的各种感染，如扁桃体炎、急性支气管炎等。安徽华源违反规定生产，是导致这起事件的主要原因。经查，该公司 2006 年 6 月至 7 月生产的欣弗未按批准的工艺参数灭菌，降低灭菌温度，缩短灭菌时间，增加灭菌柜装载量，影响了灭菌效果。经中国药品生物制品检定所对相关样品进行检验，结果表明，无菌检查和热原检查不符合规定。灭菌方法都有哪些呢？本节我们将进行灭菌法和无菌操作法的学习。

一、灭菌法

灭菌法系指用适当的物理或化学手段将物品中活的微生物杀灭或除去,从而使物品残存活微生物的概率下降至预期的无菌保证水平的方法。无菌物品系指物品中不含任何活的微生物。对于任何一批灭菌产品来说,绝对无菌既无法保证也无法用试验来证实。实际生产过程中灭菌是指将物品中污染用具和容器的微生物残存概率下降至一定水平,以无菌保证水平(SAL)表示。最终灭菌的产品微生物存活概率不得高于 10^{-6}。灭菌与保持药物稳定性是矛盾的两个方面,温度高、灭菌时间长,容易把微生物杀死,但不利于药液稳定。因此在选择灭菌方法,必须注意这两个方面,根据具体药品的性质,选择不同的灭菌方法和时间。

微生物包括细菌、真菌、病毒等,微生物的种类不同,灭菌方法不同,灭菌效果也不同。细菌的芽胞具有较强的抗热能力,因此灭菌效果常以杀灭芽胞为标准。灭菌是药剂制备中一项重要的操作,对于注射剂、眼用制剂及应用于创面的无菌制剂是不可缺少的环节。药剂学中采用的灭菌措施必须达到既要除去或杀灭微生物,又要保证药物的稳定性、治疗作用及安全性的基本要求。

通常灭菌方法可分为物理灭菌法和化学灭菌法两大类,此外还有无菌操作法。

知识链接

无 菌 药 品

无菌药品是指法定药品标准中列有无菌检查项目的制剂和原料药,包括无菌制剂和无菌原料药。无菌药品按生产工艺可分为两类:采用最终灭菌工艺的为最终灭菌产品;部分或全部工序采用无菌生产工艺的为非最终灭菌产品。

(一) 物理灭菌法

物理灭菌法主要是利用蛋白质与核酸具有遇热、射线不稳定的特性,采用加热、射线照射和过滤的方法,杀灭或除去微生物的技术,亦称物理灭菌技术。该技术包括干热灭菌法、湿热灭菌法、过滤除菌法和射线灭菌法。

1. 干热灭菌法 系将物品置于干热灭菌柜、热风循环隧道式灭菌烘箱(图 4-4)等设备中,利用干热空气达到杀灭微生物或消除热原的方法。其原理是利用高温破坏菌体蛋白质与核酸中的氢键,使蛋白质变性或凝固,核酸破坏,酶失去活性,导致微生物死亡。

ER-4-3

隧道式干热
灭菌器实物

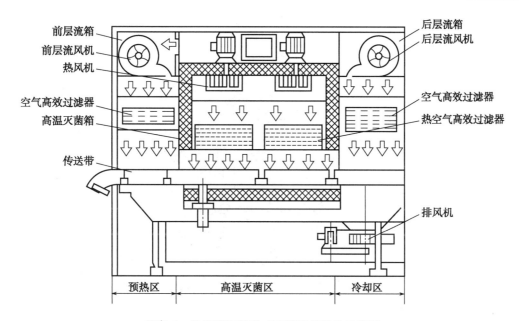

图 4-4　热风循环隧道式灭菌烘箱结构示意图

但由于干热空气热穿透力差,必须在高温下长时间作用才能达到灭菌目的。故本法适用于耐高温但不宜用湿热灭菌法灭菌的物品灭菌,如玻璃器皿、金属材质容器、纤维制品、固体试药、液体石蜡及不允许湿气穿透的油脂类物品的灭菌。

干热灭菌的条件一般为:160~170℃、120 分钟以上,170~180℃、60 分钟以上或 250℃、45 分钟以上,也可采用其他温度和时间参数。应保证物品灭菌后的 $SAL \leqslant 10^{-6}$。

▶▶ **课堂活动**

请同学们回想一下专业基础课病原微生物与免疫学实验中取菌环通常采用什么灭菌方法? 有什么特点? 适用药品灭菌吗?

2. 湿热灭菌法 系指将物品置于灭菌柜内利用高压饱和蒸汽、过热水喷淋等手段使微生物菌体中的蛋白质、核酸发生变性而杀灭微生物的方法。由于蒸汽潜热大,穿透力强,容易使蛋白质变性或凝固,故该法灭菌效率较相同温度下干热灭菌法高,灭菌效果好,操作简单,易于控制,应用最广泛。湿热灭菌法可分类为:热压灭菌法、流通蒸汽灭菌法、煮沸灭菌法和低温间歇灭菌法。

(1)**热压灭菌法**:是指利用高压饱和水蒸气加热杀灭微生物的方法。该法灭菌能力强,灭菌效果可靠,既能杀灭微生物繁殖体也能杀灭芽胞,因此广泛用于药物制剂的灭菌。凡能耐受热压灭菌的药物及制剂、金属或玻璃容器及用具、瓷器、橡胶塞、膜滤器等物品均可采用该法灭菌。热压灭菌条件通常采用：121℃、15 分钟（蒸汽表压 97kPa）；121℃、30 分钟（蒸汽表压 97kPa）；116℃、40 分钟（蒸汽表压 69kPa）。也可采用其他温度和时间参数，但必须保证物品灭菌后的 SAL≤10^{-6}。

　　热压灭菌法常用的设备有卧式热压灭菌柜（见图 4-5）、水浴式灭菌柜、回转水浴式灭菌柜。采用热压灭菌时，被灭菌物品应有适当的装载方式，不能排列过密，以保证灭菌的有效性和均一性。

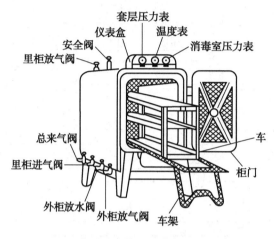

图 4-5　大型卧式热压灭菌柜结构示意图

知识链接

水浴式灭菌器

　　水浴式灭菌器是目前国际对瓶装液体进行灭菌处理的先进设备，采用高温过热水淋浴方式对输液进行加热和灭菌。具有温度均匀，温度控制范围宽，调控可靠等优点。同时计算机控制可实现 F_0 值自动计算，对灭菌过程进行监控。灭菌过程结束后，通过冷却水间接冷却喷淋水，对输液瓶进行强制冷却，使产品温度降至≤60℃，防止药液长期处于高温状态发生变质报废，同时避免冷却水直接冷却造成的液瓶爆炸事故和二次污染。

　　（2）流通蒸汽灭菌法：系指在不密封的容器内，用 100℃流通蒸汽加热 30～60 分钟杀灭微生物的方法，此时压力与外界大气压相等。该法灭菌效果不可靠，能杀灭微生物繁殖体，但不能完全杀灭芽胞，必要时制剂中需加抑菌剂。一般作为不耐热无菌产品的辅助灭菌手段。

　　（3）煮沸灭菌法：将待灭菌物品置于沸水中加热 30～60 分钟杀灭微生物的方法。该法灭菌效果不如流通蒸汽灭菌法，必要时制剂中需加抑菌剂，以保持灭菌效果。使用该法应注意地理海拔高度的影响。

　　（4）低温间歇灭菌法：系指将待灭菌物置 60～80℃的水或流通蒸汽中加热 60 分钟，杀灭微生物繁殖体后，在室温条件下放置 24 小时，让待灭菌物中的芽胞发育成繁殖体，再次加热灭菌、放置使芽胞发育、再次灭菌，反复多次，直至杀灭所有芽胞。该法适合于不耐高温、热敏感物料和制剂的灭菌。

其缺点是费时,工效低,灭菌效果差,必要时加适量抑菌剂以提高灭菌效率。

影响湿热灭菌的主要因素:

(1)微生物的种类与数量:微生物的种类不同,发育阶段不同,耐热、耐压性能存在很大差异,不同发育阶段对热、压的抵抗力的强弱顺序为芽胞>繁殖体>衰老体。微生物数量越多,灭菌时间越长。因此,注射剂的生产过程应在规定时间内完成,以减少细菌数量,保证灭菌效果。

(2)药物性质与灭菌时间:灭菌时间长,灭菌效果好,但考虑到药物制剂的稳定性,应在达到有效灭菌的前提下适当降低灭菌温度或缩短灭菌时间;药物制剂中含营养物质(糖类、蛋白质)越丰富,微生物的耐热性越强,可酌情提高灭菌温度,增加灭菌时间。

(3)蒸汽的性质:湿热灭菌的效果与蒸汽的性质有关,蒸汽一般有以下几种状态:①饱和蒸汽:由于热含量较高,穿透力较大,因此灭菌效力高;②湿饱和蒸汽:是饱和蒸汽中带有细微水滴的蒸汽,因其热含量较低,穿透力较差,因此灭菌效力较低;③过热蒸汽:是由于灭菌器中水分不足,水蒸气形成后再继续加热而形成的蒸汽,这种蒸汽虽然温度高于饱和蒸汽,但穿透力差,灭菌效力低;④不饱和蒸汽:是灭菌器内空气未排尽,导致蒸汽中含有不同比例的空气,所以导致灭菌实际温度降低,灭菌效力也降低。

(4)介质的pH:微生物的存活能力也受介质pH的影响,一般在中性环境中耐热性最强,碱性环境中次之,酸性环境中不利于微生物的生存。

知识链接

灭 菌 参 数

生产中通过对灭菌方法的可靠性验证,保证产品的无菌。验证灭菌可靠性的参数主要有F值和F_0值。

D值:是指在一定温度下杀灭微生物90%或残存率为10%时所需的灭菌时间(分钟)。

Z值:为灭菌温度系数,降低一个$\lg D$值所需升高的温度值(℃),即灭菌时间减少到原来的1/10所需升高的温度。如$Z = 10℃$的意思是指灭菌时间减少到原来灭菌时间的10%,而具有相同的灭菌效果,所需升高的灭菌温度为10℃。

F值:在一定灭菌温度(T)下给定的Z值所产生的灭菌效果与在参比温度(T_0)下给定的Z值所产生的灭菌效果相同时所相当的时间(分钟)。F值常用于干热灭菌的验证。

F_0值:为标准灭菌时间,在一定灭菌温度(T)、Z值为10℃所产生的灭菌效果与121℃、Z值为10℃所产生的灭菌效果相同时所相当的时间(分钟)。目前F_0应用仅限于热压灭菌的验证。

---

3. 过滤除菌法 系利用细菌不能通过致密具孔材料的原理以除去气体或液体中微生物的方法,常用于气体、热不稳定的药物溶液或原料的除菌。此法属于机械除菌方法,供过滤除菌的器械称为除菌过滤器。

根据微粒在过滤介质中被截留的方式不同,过滤的机制主要分为两种:①机械阻挡作用:即机械的过筛作用,凡大于滤器孔隙的微粒在通过滤器时会全部被截留在过滤介质表面,如滤纸、微孔滤膜的过滤作用;②深层截留作用:具深层截留作用的滤器具有不规则的多孔结构,在过滤时微粒由于惯性碰撞、扩散沉积以及静电效应等作用被沉积在弯曲的孔道或孔壁上,这种在深层被截留的微粒常常小于滤过介质孔径的大小,如砂滤棒、垂熔玻璃滤器即属此种滤器。

为了有效地除尽微生物,滤器孔径必须小于芽胞体积($\leqslant 0.5\mu m$)。常用的除菌过滤器是 $0.22\mu m$ 的微孔滤膜滤器和 6 号、G5 号、G6 号垂熔玻璃滤器。过滤器不得对滤过成分有吸附作用,也不能释放物质,不得有纤维脱落。滤器和滤材在使用前应进行洁净处理,并用高压蒸汽进行灭菌或作在线灭菌,一般在每一次过滤除菌前后还应作滤器完整性试验,以确认滤膜在除菌过滤过程中的有效性和完整性。

需要通过过滤除菌法达到无菌的产品,应严密监控其生产环境的洁净度,应在无菌环境下进行过滤操作。相关的设备、包装容器、塞子及其他物品应采用适当的方法进行灭菌,并防止再污染。

4. **射线灭菌法** 系指采用辐射、微波和紫外线杀灭微生物的方法。

(1)辐射灭菌法:系指将物品置于适宜放射源辐射的 γ 射线或适宜的电子加速器发生的电子束中进行电离辐射而达到杀灭微生物的方法。本法最常用的为 ^{60}Co-γ 射线辐射灭菌,常用的辐射灭菌剂量(指灭菌物品的吸收剂量)一般为 25kGy(戈瑞)。该法已被多个国家药典收载。

知识链接

辐射杀菌的机制

射线辐射对药品的作用可分为初级和次级,初级是微生物细胞间质受高能电子射线照射后发生的电离作用和化学作用,次级是水分经辐射后发生电离作用而产生各种游离基和过氧化氢再与细胞内其他物质作用。这两种作用会阻碍微生物细胞内的一切活动,从而导致微生物细胞死亡。

辐射灭菌法的特点是不升高灭菌产品的温度,穿透性强,灭菌效率高,无环境污染,节约能源,工艺简单,容易控制。但设备及附属装置费用较高,在建造辐照装置、安全防护、监测系统方面往往一次投资大,并具有较强的专业性质。本法适合于医疗器械、容器、生产辅助用品、不受辐射破坏的原料药及成品等的灭菌。

(2)紫外线灭菌法:系指用紫外线照射杀灭微生物的方法。用于紫外线灭菌的波长一般为 200~300nm,灭菌力最强的波长为 254nm。紫外线不仅能使核酸蛋白变性,而且能使空气中氧气产生微量臭氧,达到共同杀菌作用。该法适合于照射物体表面灭菌、无菌室空气及纯化水的灭菌;不适合于药液的灭菌及固体物料深部的灭菌。由于紫外线是以直线传播,可被不同的表面反射或吸收,穿透力微弱,普通玻璃即可吸收紫外线,紫外线对人体有害,照射过久易发生结膜炎、红斑及皮肤烧灼等伤害,故操作者应注意劳动保护。

知识链接

影响紫外线灭菌的因素

①紫外线灯管的杀菌力一般随着使用时间的延长而衰退，当使用时间达到额定时间70%时应更换紫外线灯管，以保证杀菌效果；②紫外线的杀菌作用随菌种不同而不同，如杀真菌的照射量要比杀杆菌大40~50倍；③紫外线照射通常按相对湿度为60%的基础上设计，如果室内湿度大于60%时，照射量应相应增加；④紫外线灭菌效果与照射时间有关，因此通过实验来确定照射时间；⑤紫外线照射灯的安装形式及高度，应根据实际情况，参考使用说明。

（3）微波灭菌法：采用频率300~300 000MHz的电磁波照射产生热能杀灭微生物的方法。此法利用极性分子强烈吸收微波能量后剧烈旋转、摩擦生热，达到灭菌效果。其特点是微波能穿透到介质和物料的深部，可使介质和物料表里一致地加热，且具有低温、常压、快速、高效、均匀、低能耗、无污染、操作简单、易维护、产品保质期长等优点。该法适合液体和固体物料的灭菌，且对固体物料具有干燥作用。

（二）化学灭菌法

化学灭菌法系指用化学杀菌剂直接作用于微生物而将其杀灭的方法，本法仅对微生物繁殖体有效，不能杀死芽胞。化学杀菌剂的灭菌效果主要取决于微生物的种类与数量、物体表面光洁度或多孔性以及杀菌剂的性质等。化学灭菌法包括气体灭菌法和药液灭菌法。

1. 气体灭菌法　系指用化学消毒剂形成的气体杀灭微生物的方法。常用的化学消毒剂有环氧乙烷、气态过氧化氢、甲醛、臭氧（O_3）等。该法适用于在上述气体中稳定的物品灭菌。采用该法灭菌应注意灭菌气体的可燃可爆性、致畸性和残留毒性。

（1）甲醛溶液加热熏蒸法：该法灭菌较彻底，是常用的方法之一。药厂大型无菌操作，常用甲醛溶液加热熏蒸对空气进行灭菌。将甲醛溶液放入瓶内，甲醛溶液吸收夹层蒸汽的热量后蒸发产生甲醛蒸气，甲醛蒸气经出口送入总进风道，再由鼓风机吹入无菌操作室，连续3小时后，一般即可将鼓风机关闭。室内应保持在25℃以上，以免室温过低甲醛蒸气聚合而附着于冷表面；湿度应保持在60%以上，密闭熏蒸12~24小时以后，再将20%的氨水加热（每$1m^3$用8~10ml），从总风道送入氨气约15分钟，以吸收甲醛蒸气，之后打开总出口排风，并通入经处理过的无菌空气直至排尽室内的甲醛蒸气。

（2）臭氧灭菌法：近年来利用臭氧代替紫外线照射与化学试剂熏蒸灭菌，取得了满意的效果。该法将臭氧发射装置安装在中央空调净化系统送风、回风总管道中，与被控制的洁净区采用循环方式灭菌。其特点是：①臭氧迅速扩散到洁净区的全部范围，浓度分布均匀，对空气中的浮游菌、设备、建筑物表面、沉降菌落等都能很好地消毒；②不需增加室内消毒设备；③对空气净化系统滋生的真菌和杂质起到杀灭作用；④灭菌时间短（一般只需要1小时），操作简便，效果好。

知识链接

环 氧 乙 烷

环氧乙烷是气体灭菌法中最常用的杀菌性气体，一般与80%~90%的惰性气体混合使用，在充有灭菌气体的高压腔室内进行。灭菌柜内的温度、湿度、灭菌气体浓度、灭菌时间是影响灭菌效果的重要因素。该法可用于医疗器械、塑料制品等不能采用高温灭菌的物品灭菌。

环氧乙烷易燃易爆、有毒、刺激性强，是高致癌物并且具有高致敏性。在进行环氧乙烷灭菌时，应进行泄漏试验，以确认灭菌腔室的密闭性。我们在充分了解并利用其优点的同时还应该注意到其不足并加以研究，以期找到更优的替代品。

2. 药液灭菌法 系利用化学杀菌剂的溶液杀灭微生物的方法，该法常作为其他灭菌法的辅助措施，适用于皮肤、无菌器具和设备的消毒。常用的化学杀菌剂有0.1%~0.2%苯扎溴铵溶液、75%乙醇、2%甲酚皂溶液、1%聚维酮碘溶液等。

二、无菌操作法

无菌操作法系指整个操作过程在无菌条件下进行的一种生产和操作方法。该法通常应用于不能加热灭菌或不宜用其他方法灭菌的无菌制剂的制备，如一些不耐热的药物注射液、眼用制剂、皮试液、海绵剂等。按无菌操作法制备的产品，一般不再灭菌，但某些耐热品种亦可进行再灭菌。

为保障空间的无菌状态，避免产品受到污染，需注意：①无菌操作法必须在无菌操作室或无菌操作台（柜）中进行；②从操作人员和物料的进入都有严格的规定；③所有的用具、原料以及操作环境都必须进行灭菌。无菌操作法通常采用层流空气洁净技术。

1. 无菌操作室的灭菌 无菌操作室应定期进行灭菌，可采用紫外线、液体和气体灭菌法对无菌操作室环境进行灭菌；无菌操作室的空气灭菌常采用甲醛溶液、丙二醇、乳酸等。

2. 无菌操作 无菌操作室、层流洁净工作台、无菌操作柜等是无菌操作的主要场所，供无菌操作用的一切物品、器具、环境等，均需要按照前面所述灭菌法灭菌。操作人员进入无菌操作室应严格遵守无菌操作的工作规程，按规定洗手消毒后换上已灭菌的工作服，戴上无菌工作帽和口罩，穿上无菌工作鞋，不得外露头发和内衣并尽可能减少皮肤的外露，不得裸手操作，以免造成污染；物料在无菌状态下送入室内；人流、物流严格分开。近年来，普遍采用层流洁净工作台进行无菌操作，该设备有良好的无菌环境，使用方便，效果可靠。

三、无菌检查法

无菌检查法系用于检查药典要求无菌的药品、生物制品、医疗器具、原料、辅料及其他品种是否无菌的一种方法，是无菌制剂必须进行的质量检查项目。无菌检查法有薄膜过滤法和直接接种法。

无菌检查应在环境洁净度 B 级背景下的局部 A 级的单向流空气区域内或隔离系统中进行,其全过程应严格遵守无菌操作,防止微生物污染,防止污染的措施不得影响供试品中微生物的检出。单向流空气区、工作台面及环境应定期按《医药工业洁净室(区)悬浮粒子、浮游菌和沉降菌的测试方法》的现行国家标准进行洁净度确认。隔离系统按相关要求进行验证,其内部环境的洁净度须符合无菌检查的要求。日常检验还需对试验环境进行监控。

无菌检查人员必须具备微生物专业知识,并经过无菌技术的培训。具体检查法及要求详见《中国药典》2015 年版四部。若供试品符合无菌检查法的规定,仅表明了供试品在该检验条件下未发现微生物污染。

四、医药洁净厂房空气净化

(一)空气净化的意义

为了达到洁净室内空气净化的目的,安装空调系统是基本的手段。经过空调系统滤过、除湿、加热等处理,可得到基本无尘土、无菌、清洁新鲜的空气。空气过滤方式分为表面过滤和深层过滤。层流洁净空气技术是较为理想的洁净技术,包括水平层流和垂直层流,可使室内存留的粒子保持在层流中运动,不易碰撞结成大粒子,无死角,同时可除去室内新产生的粉尘。为保证注射剂生产环境的洁净度符合要求,必须采用空气净化系统或局部净化设备。在空气净化系统中,根据过滤效率将空气过滤器分为初效过滤器、中效过滤器、亚高效过滤器和高效过滤器四类。

(二)洁净室空气净化的标准

我国现行《药品生产质量管理规范》(GMP)附录对药品生产区域的净化度标准划分为四个级别,即 A 级、B 级、C 级和 D 级。

A 级:高风险操作区,如灌装区、放置胶塞桶和与无菌制剂直接接触的敞口包装容器的区域及无菌装配或连接操作的区域,应当用单向流操作台(罩)维持该区的环境状态。

B 级:指无菌配制和灌装等高风险操作 A 级洁净区所处的背景区域。

C 级和 D 级:指无菌药品生产过程中重要程度较低操作步骤的洁净区。

以上各级别空气悬浮粒子的标准规定如表4-3所示。

表 4-3 各级别空气悬浮粒子的标准规定表

洁净度级别	悬浮粒子最大允许数/mm³			
	静态		动态	
	≥0.5μm	≥5.0μm	≥0.5μm	≥5.0μm
A 级	3520	20	3520	20
B 级	3520	29	352 000	2900
C 级	352 000	2900	3 520 000	29 000
D 级	3 520 000	29 000	不作规定	不作规定

注:动态:指生产设备按预定的工艺模式运行并有规定数量的操作人员在现场操作的状态。静态:指所有生产设备均已安装就绪,但没有生产活动且无操作人员在场的状态

无菌药品的生产操作环境可参照表4-4、表4-5中的示例进行选择。

表4-4　最终灭菌产品生产操作示例

洁净度级别	最终灭菌产品生产操作示例
C级背景下的局部A级	高污染风险[1]的产品灌装(或灌封)
C级	1. 产品灌装(或灌封); 2. 高污染风险[2]产品的配制和过滤; 3. 眼用制剂、无菌软膏剂、无菌混悬剂等的配制、灌装(或灌封); 4. 直接接触药品的包装材料和器具最终清洗后的处理
D级	1. 轧盖; 2. 灌装前物料的准备; 3. 产品配制(指浓配或采用密闭系统的配制)和过滤,直接接触药品的包装材料和器具的最终清洗

注:

(1) 此处的高污染风险是指产品容易长菌,灌装速度慢,灌装用容器为广口瓶,容器须暴露数秒后方可密封等状况;

(2) 此处的高污染风险是指产品容易长菌,配制后需等待较长时间方可灭菌或不在密闭系统中配制等状况

表4-5　非最终灭菌产品的无菌生产操作示例

洁净度级别	非最终灭菌产品的无菌生产操作示例
B级背景下的A级	1. 处于未完全密封[1]状态下产品的操作和转运,如产品灌装(或灌封)、分装、压塞、轧盖[2]等; 2. 灌装前无法除菌过滤的药液或产品的配制; 3. 直接接触药品的包装材料、器具灭菌后的装配以及处于未完全密封状态下的转运和存放; 4. 无菌原料药的粉碎、过筛、混合、分装
B级	1. 处于未完全密封[1]状态下的产品置于完全密封容器内的转运; 2. 直接接触药品的包装材料、器具灭菌后处于密闭容器内的转运和存放
C级	1. 灌装前可除菌过滤的药液或产品的配制; 2. 产品的过滤
D级	直接接触药品的包装材料、器具最终清洗、装配或包装、灭菌

注:

(1) 轧盖前产品视为处于未完全密封状态。

(2) 根据已压塞产品的密封性、轧盖设备的设计、铝盖的特性等因素,轧盖操作可选择在C级或D级背景下的A级送风环境中进行。A级送风环境应当至少符合A级区的静态要求

(三) 空气净化技术

空气洁净技术是以创造洁净空气为目的而采用的综合性净化方法和技术,包括工业净化和生物净化。

点滴积累　∨

1. 物理灭菌法常用的有湿热灭菌法、干热灭菌法、过滤除菌法、辐射灭菌法、紫外线灭菌法、微波灭菌法。

2. 化学灭菌法常用的有气体灭菌法、化学药剂杀菌法。

3. 热压灭菌条件常为：121℃、15 分钟（蒸汽表压 97kPa）；121℃、30 分钟（蒸汽表压 97kPa）；116℃、40 分钟（蒸汽表压 69kPa）。 也可采用其他温度和时间参数，但必须保证物品灭菌后的 SAL≤10⁻⁶。

4. 影响湿热灭菌的主要因素包括：微生物的种类与数量、药物性质与灭菌时间、水蒸气的性质、介质的 pH 等。

5. 我国现行《药品生产质量管理规范》（GMP）将药品生产区域的洁净度标准划分为四个级别，即 A 级、B 级、C 级和 D 级。

第五节　注射剂的制备

一、注射剂的生产工艺流程

注射剂为无菌制剂,不仅要按照生产工艺流程进行生产,还要严格按照 GMP 进行生产管理,以保证注射剂的质量和用药安全。液体安瓿剂一般生产工艺流程及环境区域划分,如图 4-6 所示。

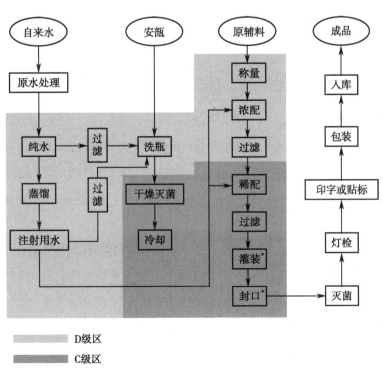

图 4-6　液体安瓿剂一般生产工艺流程及环境区域划分示意图

二、注射剂容器和处理方法

（一）注射剂容器

注射剂用的玻璃容器或塑料容器均应符合国家有关注射用容器的标准规定,容器的密封性需用适宜的方法验证。目前,小容量注射剂的容器主要包括以下几种:

1. 玻璃安瓿　其式样包括曲颈安瓿和粉末安瓿两种,其中曲颈易折安瓿使用方便,可避免折断后玻璃屑和微粒对药液的污染,故国家药品监督管理部门已强制推行使用该种安瓿。曲颈易折安瓿有点刻痕易折安瓿和色环易折安瓿两种,其容积通常为1、2、5、10、20ml等几种规格。粉末安瓿用于分装注射用固体粉末或结晶性药物。近年来开发了一种注射容器,分为两室,可同时分装粉末与溶剂,上隔室装溶剂,下隔室装无菌药物粉末,中间用特别的隔膜分开,用时将顶部的塞子压下,隔膜打开,溶剂流入下隔室,将药物溶解后使用。

安瓿的颜色有无色透明和琥珀色两种,无色安瓿有利于药液可见异物检查,琥珀色安瓿可滤除紫外线,适合于盛装光敏性药物,但由于含有氧化铁,应注意与所灌装药物之间可能发生的配伍变化。目前制造安瓿的玻璃主要有中性玻璃、含钡玻璃和含锆玻璃。中性玻璃化学稳定性好,适用于近中性或弱酸性注射剂;含钡玻璃耐碱性好,适用于碱性较强的注射剂;含锆玻璃耐酸碱性能好,不易受药液侵蚀,适用于酸碱性强药液和钠盐类的注射液等。

ER-4-4

两室玻璃安瓿视频

2. 西林小瓶　包括管制瓶与模制瓶两种。管制瓶的瓶壁较薄,厚薄比较均匀,而模制瓶正好相反。常见容积为10ml和20ml,应用时均需配有橡胶塞,外面有铝盖压紧,有时铝盖上再外加一个塑料盖。主要用于分装注射用无菌粉末,如青霉素等抗生素类粉针剂多采用此容器包装。

3. 卡式瓶　为两端开口的管状筒,其瓶口用胶塞和铝盖密封,底部用橡胶活塞密封。在实施注射时,需与可重复使用的卡式注射架、卡式半自动注射笔、卡式全自动注射笔等注射器械结合使用,注射操作简单,对使用者进行一定的注射知识培训,即可自行完成注射。适合需常年用药的患者及患者发病时的自救。"胰岛素笔"是卡式瓶注射剂和预充式注射剂的代表。

4. 预填充注射器(prefilled syringe,PFS)　系采用一定的工艺将药液预先灌装于注射器中,以方便医护人员或患者随时可注射药物的一种"药械合一"的给药形式。本品同时具有贮存和注射药物的两种功能。

ER-4-5

胰岛素笔视频

5. 塑料安瓿　按材质不同,主要有聚丙烯(PP)和聚乙烯(PE)安瓿,PP的透明度好,强度高,可耐受121℃下的高温灭菌,常用于可耐受终端灭菌的注射剂;PE一般不耐受110℃以上高温灭菌,常用于无菌工艺生产的注射剂。

塑料安瓿相对玻璃安瓿,具有如下优点:强度高,不易破碎;质量轻;不会产生碎屑;易操作,安全性强;生产方法简便,对药物稳定性影响小;商标可以通过模具注塑在容器瓶上,具有防伪作用;造型及规格多样,装量范围广。PP和PE材质的容器适用产品的类型包括"小容量注射剂""大容量注射剂""滴眼剂""滴耳剂""口服液"等。

知识链接

玻璃容器和聚丙烯容器的性能比较

类型	玻璃容器	聚丙烯容器
材质组成	主要成分为氧化硅、氧化硼、氧化铝 添加剂多为钠、钾、镁、钙、锂等元素的氧化物	主要成分为聚丙烯 含有抗氧剂等多种类型添加剂
物化性能	透明、光洁、易清洗 耐受121℃高温灭菌 密封性好 可能形成玻璃脱片 可能析出无机盐离子,其中铝离子毒性大	透光性相对较差 耐受121℃高温灭菌 密封性差,半通透性 无玻璃脱片 可能析出添加剂,如抗氧剂等
药物相容性	对高pH、含有缓冲盐成分的药物,不相容的风险大 绝对密封,适用于易氧化药物	对高pH、含有缓冲盐成分的药物,不相容的风险相对较小 密封性差,不适用于易氧化药物
染菌风险	用于非终端灭菌注射剂的生产时,染菌风险大	无论终端灭菌或非终端灭菌注射剂,使用"吹塑制瓶-灌装-密封"技术,无菌保证水平高
临床使用	打开时,易产生玻屑而污染药物,注入人体内,导致血管堵塞;易扎手,增加医护人员感染风险	药液抽取方便,无玻屑污染、玻璃扎手的风险
贮存运输	易碎,重量大,运输贮存均不方便	不易碎,重量轻,易于运输贮存
环境影响	回收利用价值小	易于回收利用

（二）安瓿的处理

1. 安瓿的洗涤 目前国内使用的安瓿洗涤方法常用的有:甩水洗涤法、加压气水喷射洗涤法和超声洗涤法。其中将超声波洗涤与气水喷射式洗涤相结合的方法,具清洗洁净度高、速度快等特点。

（1）甩水洗涤法:先用灌水机将安瓿灌满去离子水或蒸馏水,然后用甩水机将水甩出,如此反复3次,以达到清洗的目的。甩水洗涤法一般适用于5ml以下的安瓿。

（2）加压喷射气水洗涤法:由针头将经过加压的去离子水或蒸馏水与洁净的压缩空气交替喷入安瓿内,冲洗顺序为"气→水→气→水→气",一般4~8次,靠洗涤水与压缩空气交替数次强烈冲洗。应采用通过微孔滤膜精滤过的注射用水进行最后一次洗涤。

（3）超声波洗涤法:将安瓿浸没在超声波清洗槽中,利用水与玻璃接触面的空化作用洗除表面的污渍,见图4-7。

2. 安瓿的干燥或灭菌 小量生产时,用新鲜的注射用水洗净后,可以直接灌装药液,但要控制余水,保证药液的浓度。一般安瓿洗净后要在烘箱内120~140℃温度下进行干燥,若用于无菌操作或低温灭菌的安瓿还需180℃干热灭菌1.5小时。大量生产时必须进行干燥,多采用隧道式

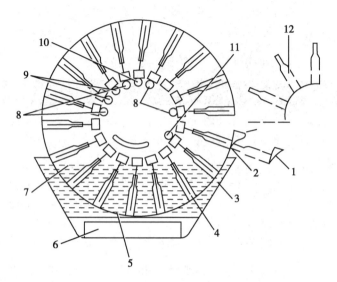

安瓿洗涤
视频

图 4-7　超声波安瓿洗瓶机的工作原理图
1. 推瓶器；2. 引导器；3. 水箱；4. 针管；5. 瓶底座；6. 超声波发生器；
7. 液位；8. 吹气；9. 冲循环水；10. 冲新鲜水；11. 注水；12. 出瓶

干热灭菌机，以避免存放时滋长微生物。干燥或灭菌操作时，均应避免空气中微粒的污染，可配备局部层流装置以保持空气的洁净。灭菌后的安瓿存放柜应有净化空气保护，安瓿存放时间不应超过 24 小时。

三、注射液的配制

（一）原辅料的准备与投料

供注射剂生产所用原料必须达到注射用规格，符合《中国药典》及国家有关对注射剂原料质量标准的要求。辅料也应符合《中国药典》或国家其他有关质量标准，应优先选用注射用规格。

按处方正确计算投料量，称量时应两人核对，避免差错。若在制备过程中（如灭菌后）药物含量易下降，应酌情增加投料量。计算、投料含结晶水药物应注意其换算。投料量可按式（4-3）计算：

$$\text{原料（附加剂）实际用量} = \frac{\text{原料（附加剂）理论用量} \times \text{成品标示量百分数}}{\text{原料（附加剂）实际含量}} \qquad \text{式（4-3）}$$

成品标示量百分数通常为 100%，有些产品因灭菌或储藏期间含量会有所下降，可适当增加投料量（即提高成品标示量的百分数）。

$$\text{原料（附加剂）用量} = \text{实际配液量} \times \text{成品含量\%}$$

$$\text{实际配液量} = \text{实际灌注量} + \text{实际灌注时损耗量}$$

可见异物与稳定性是注射剂生产中突出的问题，而原辅料的质量优劣与此有直接关系，因此生产中改换原辅料的生产厂家时，在生产前均应作小样试制，检验合格后方能使用。

（二）注射液的配制

注射剂配制药液方法有两种，稀配法和浓配法。稀配法，即将全部原料药物及其辅料加入全量溶剂中，一次性配成所需浓度，过滤后灌装；此法适用于不易发生可见异物问题的质量好的原料的配液。对易产生可见异物问题的原料则应用浓配法,即将全部物料药物加入部分溶剂中先配成浓溶液,加热或冷藏后过滤,再滤过后(再加入其他辅料)稀释至需要浓度后灌装;此法可使溶解度小的杂质滤过除去。对不易滤清的药液,可加 0.1%~0.3% 的注射用活性炭处理,起吸附、助滤和脱色等作用。但要注意可能对主药产生吸附而使含量下降。活性炭在酸性条件下吸附能力强,一般均在酸性环境中使用。配制所用注射用水,其贮存时间不得超过 12 小时。配制的药液,需经过 pH、含量等项检查,合格后才能过滤并灌封。

配液用具和容器的材料宜采用玻璃、不锈钢、搪瓷、耐酸耐碱陶瓷和无毒聚氯乙烯、聚乙烯塑料等,不宜采用铝、铁、铜质器具。大量生产时常用不锈钢夹层配液罐,既可通蒸汽加热,又可通冷水冷却。

配液的所有用具和容器在使用前均应用硫酸重铬酸钾清洗液或其他适宜洗涤剂清洗,然后用纯化水反复冲洗,最后用新鲜的注射用水荡洗或灭菌后使用。每次配液后一定要立即清洗干净。

配制油性注射液时,其器具必须干燥,注射用油用前需经 150~160℃ 干热灭菌 1~2 小时,冷却后使用。

四、注射液的滤过

(一)滤过机制

滤过是保证注射液澄明的关键工序。滤过是以某种多孔物质为介质,通过机械过筛或滤器的深层截留,将流体中大小不同的组分进行分离的技术。

(二)常用滤器

1. 垂熔玻璃滤器　有垂熔玻璃滤球、垂熔玻璃滤棒和垂熔玻璃漏斗三种滤器。在注射剂生产中主要用于精滤或膜滤前的预滤。垂熔玻璃滤器不同厂家规格、型号不同,如表 4-6 所示,3 号和 G2 号多用于常压滤过,4 号和 G3、G4 号多用于减压或加压滤过,6 号以及 G5、G6 号作无菌滤过。

表 4-6　垂熔玻璃滤器规格表

上海产		长春产	
滤板号	孔径大小	滤板号	孔径大小
1	80~120μm	G1	20~30μm
2	40~80μm	G2	10~15μm
3	15~40μm	G3	4.5~9μm
4	5~15μm	G4	3~4μm
5	2~5μm	G5	1.5~2.5μm
6	2μm 以下	G6	1.5μm 以下

垂熔玻璃滤器化学性质稳定,吸附性低,一般不影响药液的 pH,每次使用前要用纯化水反冲,并于 1%~2% 硝酸钠硫酸溶液中浸泡 12~24 小时。

2. 微孔滤膜滤器　微孔滤膜是用高分子材料制成的薄膜过滤介质,其孔径为 0.025 ~ 14μm,分成多种规格,使用时将其安装在圆盘形膜滤器或圆筒形膜滤器中。常用于注射液的精滤和过滤除菌(0.22μm)。常用的微孔滤膜材质有以下几种:①硝酸纤维膜:适用于药物水溶液、空气、油类、酒类除去微粒和细菌,不耐酸碱,溶于有机溶剂,此膜对热稳定,可在120℃、30分钟热压灭菌;②醋酸纤维膜:适用于无菌滤过、检验分析测定,如滤过低分子量的醇类、药物水溶液、酒类、油类等;③醋酸纤维与硝酸纤维混合酯膜:可适用于 pH3 ~ 10 范围的水溶液、10% ~ 20% 的乙醇、50% 的甘油、30% ~ 50% 的丙二醇,而 2% 聚山梨酯 80 对膜有显著影响;④聚四氟乙烯膜:热稳定性和化学稳定性均好,可耐260℃高温,适用于强酸、强碱及各种有机溶剂;⑤其他还有聚酰胺膜、聚砜膜和聚氯乙烯膜等。使用前应进行膜与药物溶液的配伍试验,确认无相互影响才能选用。

微孔滤膜孔径小,孔隙率高,截留能力强,滤速快,不影响药液的 pH,不滞留药液,有利于提高注射液的澄明度。但其缺点是易于堵塞。

> **知识链接**
>
> 微孔滤膜在医药方面的应用
>
> ①用于需要热压灭菌的水针剂、大输液的生产中,滤除药液中污染的少量微粒,提高药剂的澄明度合格率,使用时将滤膜串联在常规滤器后作为终端的过滤用,如葡萄糖大输液、维生素 C 注射液等;②用于热敏药物的除菌滤过,如胰岛素、辅酶 A、血清蛋白、丙种球蛋白等,可用 0.22μm 的滤膜作无菌过滤;③微孔滤膜针头滤器用于静脉注射,防止细菌和微粒注入人体内产生的不良反应。

3. 钛滤器　是用粉末冶金工艺将钛粉加工制成的过滤材料,包括钛滤棒和钛滤片。常用于注射液的预滤。

4. 板框压滤机　由多个滤板和滤框交替排列组成,滤过面积大,截留固体多,经济耐用,适于大生产,常用于滤过黏性、微粒较大的浸出液,也可用于注射液的粗滤。

5. 砂滤棒　分粗号、中号和细号三种规格。一般用于注射液的粗滤。

(三) 滤过工艺

注射剂生产中的滤过,一般采用二级过滤,即预滤与精滤相结合的方法。先将药液用常规的滤器,如砂滤棒、垂熔玻璃漏斗等预滤后,再使用微孔滤膜过滤。如板框压滤机→垂熔玻璃滤球→微孔膜滤器。

(四) 滤过方式

滤过的动力压差,可采用高位静压滤过、减压滤过或加压滤过。高位静压滤过装置利用液位产生的静压力进行滤过,其特点是压力稳定,滤过质量好,但流速稍慢;减压滤过装置滤过速度快,但压力不够稳定,滤层易松动,影响质量;加压滤过装置滤过速度快,压力稳定,质量好。注射液生产中滤过多采用高位静压滤过或加压滤过。

五、注射剂的灌封

注射液经滤过、检查合格后应立即进行灌封,这是注射剂生产中非常关键的操作。灌封操作包括灌注药液和熔封两个步骤,灌注后应立即封口,以免污染。本工序对环境洁净度要求极高,一般最终灭菌产品的灌封工艺要求为 C 级背景下的局部 A 级,非最终灭菌产品的灌封工艺要求为 B 级背景下的局部 A 级。

药品生产企业多采用全自动灌封机见图 4-8 所示,灌注药液时均由下列动作协调进行:安瓿传送至轨道,灌注针头下降,药液灌装并充气、封口,再由轨道送出产品。灌液部分装有自动止灌装置,当灌注针头降下而无安瓿时,药液不再输出,避免污染机器与浪费。灌封室应符合净化级别要求。机械灌封时,自动灌注药液后立即进行熔封,在同一台机器上完成。安瓿熔封方法分为拉封和顶封两种,由于拉封封口严密,颈端圆整光滑,所以目前规定必须用拉封方式封口,即拉丝封口。

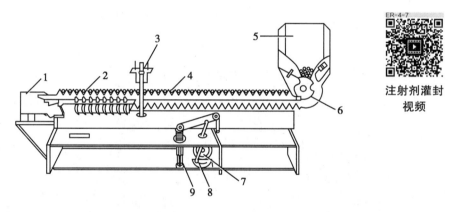

ER-4-7

注射剂灌封
视频

图 4-8 安瓿自动灌封机结构示意图
1. 出瓶斗;2. 封口火焰;3. 药液针架;4. 齿板输送机构;5. 落瓶斗;
6. 拨轮;7. 凸轮;8. 调整杠杆;9. 定量注射器

灌装药液时应注意:

(1)剂量准确:灌装时可按《中国药典》2015 年版四部通则有关要求适当增加药液量,以保证注射用量不少于标示量。

(2)药液不沾瓶:为防止灌封器针头"挂水",活塞中心常有毛细孔,可使针头挂的水滴缩回并调节灌封速度,过快时药液易溅至瓶壁而沾瓶。

(3)通惰性气体:药物容易氧化时须通入惰性气体(二氧化碳或氮气),通气时既要求不使药液溅至瓶颈,又要求使安瓿空间空气除尽。一般采用空安瓿先充惰性气体,灌装药液后再充一次效果较好。

目前注射剂生产从安瓿洗涤、灭菌及药液灌封等有多道工序连接起来组成联动机见图 4-9 所示,各部分装上单向层流装置,实现了自动化生产,利于提高产品质量。

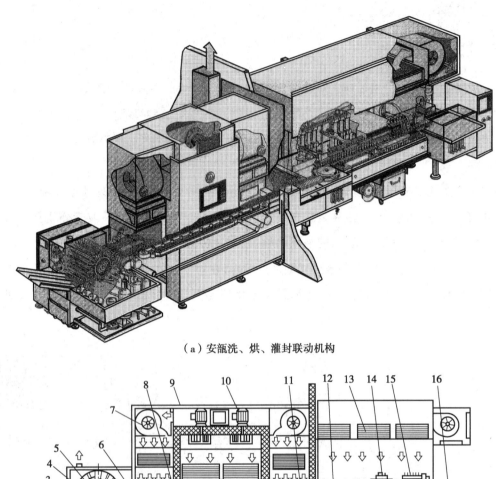

（a）安瓿洗、烘、灌封联动机构

（b）工作原理示意图

清洗　　　预热+消毒+冷却　　　灌注+充氮+封口

图 4-9　安瓿洗烘灌封联动机组示意图

1. 水加热器；2. 超声波换能器；3. 喷淋水；4. 冲水、气喷嘴；5. 转鼓；6. 预热器；7、10. 风机；
8. 高温灭菌区；9. 高效过滤器；11. 冷却区；12. 不等距螺杆分离；13. 洁净层流罩；
14. 充气灌药工位；15. 拉丝封口工位；16. 成品出口

六、注射剂的灭菌和检漏

1. 灭菌　注射剂熔封后，一般应根据原料药物性质选择适宜的方法进行灭菌。注射剂从配液到灭菌一般须在 12 小时内完成，注射剂的灭菌主要采用湿热灭菌法。一般 1~5ml 安瓿采用流通蒸汽灭菌法 100℃、30 分钟，10~20ml 安瓿采用流通蒸汽灭菌法 100℃、45 分钟，对热不稳定的产品可适当缩短灭菌时间，如维生素 C、地塞米松磷酸钠等产品缩短为 15 分钟。对热稳定的品种应采用

115℃、30分钟热压灭菌,灭菌后是否符合灭菌要求,还应通过确认。

采用流通蒸汽灭菌法,虽不能保证杀灭所有的芽胞,但只要在注射剂生产过程中严格控制微生物的污染,室内空气经滤过和层流洁净技术处理,用具等均用规定方法处理后经大量新鲜的注射用水清洗或干燥灭菌后使用,产品中微生物污染量将减少。这是注射剂生产中主动性防止注射液被污染的措施之一。

以油为溶剂的注射剂,选用干热灭菌,具体温度与时间应根据主药性质确定。

2. 检漏 灭菌后的注射剂应立即进行漏气检查。若安瓿熔封不严,空气可自由进入,药液易被微生物、污物污染或药液泄漏污染包装,故漏气的安瓿应剔除。一般于灭菌后待温度稍降,抽气减压至真空度85.3~90.6kPa,停止抽气,将有色溶液(一般用亚甲蓝溶液或曙红溶液)注入灭菌器并浸没安瓿,然后通入空气,此时若有漏气安瓿,由于其内为负压,有色溶液便可进入,即可检出。

实例解析4-1:维生素C注射液

【处方】维生素C　　　104g　　　碳酸氢钠　49g　　　　　　依地酸二钠　0.05g

　　　　亚硫酸氢钠　2g　　　注射用水　加至1000ml

【制法】在配制容器中,加处方量80%的注射用水,通二氧化碳至饱和,加维生素C溶解后,分次缓缓加入碳酸氢钠,搅拌使完全溶解,加入预先配制好的依地酸二钠和亚硫酸氢钠溶液,搅拌均匀,调节药液pH至6.0~6.2,添加已用二氧化碳饱和的注射用水至足量,用垂熔玻璃滤器与膜滤器过滤,溶液中通二氧化碳,并在二氧化碳气流下灌封,最后于100℃流通蒸汽15分钟灭菌。

【解析】①本品为维生素类药,在临床上用于预防及治疗维生素C缺乏症,并用于出血性疾病,鼻、肺、肾、子宫及其他器官的出血。②维生素C分子中有烯二醇式结构,显强酸性,注射时刺激性大,产生疼痛,故加入碳酸氢钠调节pH,以避免疼痛,并增强本品的稳定性。③本品易氧化水解,原辅料的质量,特别是维生素C原料和碳酸氢钠,是影响维生素C注射液的关键。空气中的氧气、溶液pH和金属离子(特别是铜离子)对其稳定性影响较大。因此,处方中加入抗氧剂(亚硫酸氢钠)、金属离子络合剂(依地酸二钠)及pH调节剂,工艺中采用充惰性气体等措施,以提高产品稳定性。但实验表明,抗氧剂只能改善本品色泽,对制剂的含量变化几乎无作用,亚硫酸盐和半胱氨酸对改善本品色泽作用显著。④本品稳定性与温度有关。实验表明,用100℃流通蒸汽30分钟灭菌,含量降低3%;而100℃流通蒸汽15分钟灭菌,含量仅降低2%,故以100℃流通蒸汽15分钟灭菌为宜。

实例解析4-2:柴胡注射液(bupleuri injection)

【处方】北柴胡　　　1000g　　　　氯化钠　8.5g　　　吐温80　10ml

　　　　注射用水　加至1000ml

【制法】取柴胡(饮片或粗粉)1000g加10倍量的水,加热回流6小时后蒸馏,收集初蒸馏液6000ml后,重蒸馏至1000ml。含量测定(276nm处吸光度为0.8)后,加氯化钠和吐温80,使全部溶解,过滤、灌封,100℃灭菌30分钟即得。

【解析】①本品为柴胡挥发油的灭菌溶液,用于流行性感冒的解热止痛,所用原料为伞形科柴胡属植物。②柴胡根及果实中含微量挥发油并含脂肪酸约 2%，挥发油为柴胡醇。③柴胡中挥发油用一般蒸馏法很难提尽，故先加热回流 6 小时后二次蒸馏，使得组织细胞中的挥发油在沸腾状态下溶于水中，提高了含量。重蒸馏后的残液还可套用于下批药材。④吐温 80 为非离子型表面活性剂，对挥发油的增溶效果并不强，可用丙二醇代替。⑤也可以将柴胡重蒸馏后的蒸馏液用乙醚抽提，乙醚液经无水硫酸钠脱水后，回收乙醚，得到柴胡油，将柴胡油溶于注射用油重配成 4% 的柴胡油注射液。

七、注射剂的质量检查

制备的注射剂必须经过质量检查，每种注射剂均有具体规定，包括含量、pH 以及特定的检查项目。除此之外，尚需符合注射剂项下（《中国药典》2015 年版四部通则）的各项规定，包括装量、可见异物、无菌检查、热原或内毒素检查等。

（一）装量

注射液及注射用浓溶液照《中国药典》2015 年版四部注射剂通则装量方法检查，应符合规定。

（二）可见异物

可见异物系指存在于注射剂、眼用液体制剂和无菌原料药中，在规定条件下目视可以观测到的不溶性物质，其粒径或长度通常大于 50μm。除另有规定外，照可见异物检查法（《中国药典》2015 年版四部通则）检查，应符合规定。注射剂在出厂前，均应采用适宜的方法逐一检查，并剔除不合格产品。可见异物检查既可以保证患者用药安全，又可以发现生产中的问题，为改进生产环境和工艺提供依据。例如，药液中出现纤维一般为环境污染所致；出现白点一般为原料或安瓿产生；出现玻屑往往是安瓿洗涤和灌封不当造成；金属屑则来自于灌封针头。

可见异物检查法有灯检法和光散射法，一般常用灯检法。灯检法不适用的品种，如有色透明容器包装或液体色泽较深（一般深于各标准比色液 7 号）的品种应选用光散射法。光散射法：当一束单色激光照射溶液时，溶液中存在的不溶性物质使入射光发生散射，散射的能量与不溶性物质的大小有关。光散射法通过对溶液中不溶性物质引起的光散射能量的测量，并与规定的阈值比较，以检查可见异物。下面主要介绍灯检法：

1. **光照度**　灯检法应在暗室中于规定的检查装置下进行，光照度可在 1000~4000lx 范围内调节。无色注射液光照度应为 1000~1500lx；透明塑料容器或有色溶液注射液的检查光照度应为 2000~3000lx；混悬型注射液的光照度为 4000lx，仅检查色块、纤毛等可见异物。

2. **检查人员条件**　远距离和近距离视力测验，均为 4.9 或 4.9 以上（矫正视力应为 5.0 或 5.0 以上），无色盲。

3. **检查法**　取供试品 20 支（瓶），除去标签，擦净容器外壁，手持供试品颈部轻轻旋转和翻转使药液中可能存在的可见异物悬浮，注意不使药液产生气泡，置供试品于检查装置的遮光板边缘处，分别在黑色背景和白色背景下在明视距离（指供试品至人眼的清晰观测距离，通常为 25cm），目视检查，重复观察，总检查时限为 20 秒。

4. **结果判断**　照《中国药典》2015 年版四部通则可见异物检查项下规定。

（三）无菌检查

任何品种的注射剂必须符合无菌的要求。注射液灭菌完成后，每批必须抽样进行无菌检查，以确保制品的灭菌质量。具体方法参照无菌检查法（《中国药典》2015 年版四部通则）检查，应符合规定。无菌检查法包括薄膜过滤法和直接接种法。只要供试品性质允许，应采用薄膜过滤法。

（四）细菌内毒素或热原检查

除另有规定外，静脉用注射剂按各品种项下的规定，照细菌内毒素检查法（《中国药典》2015 年版四部通则）或热原检查法（《中国药典》2015 年版四部通则）检查，应符合规定。

（五）中药注射剂有关物质

按各品种项下规定，照注射剂有关物质检查法（《中国药典》2015 年版四部通则）检查，应符合有关规定。

（六）重金属及有害元素残留量

除另有规定外，中药注射剂照铅、镉、砷、汞、铜测定法（《中国药典》2015 年版四部通则）测定，按各品种项下每日最大使用量计算，铅不得超过 12μg，镉不得超过 3μg，砷不得超过 6μg，汞不得超过 2μg，铜不得超过 150μg。

（七）其他检查

如注射用浓溶液应进行不溶性微粒检查，椎管注射用注射液进行渗透压摩尔浓度测定，某些注射剂如生物制品要求检查降压物质。此外，鉴别、含量测定、pH 的测定、毒性试验、刺激性试验等按具体品种项下规定进行检查。

八、注射剂的印字（或贴标）与包装

完成灭菌的产品，每支安瓿或每瓶注射液均需及时印字或贴签，内容包括注射剂名称、规格及批号等。目前广泛使用的印字包装机，为印字、装盒、贴签及包扎等联成一体的半自动生产线，提高了安瓿的印包效率。包装盒内应放入说明书，盒外应贴标签。说明书和标签上必须注明药品的名称、规格、生产企业、批准文号、生产批号、生产日期、有效期、主要成分、适应证、用法、用量、禁忌、不良反应和注意事项等。

点滴积累 V

1. 注射剂制备工艺流程

   原料药准备→容器处理→药液配制→滤过→→灌封→灭菌→检漏→质量检查→包装

2. 安瓿洗涤常用的方法有：甩水洗涤法、加压气水喷射洗涤法和超声波洗涤法。

3. 注射液配制药液的方法有两种，稀配法和浓配法。配制注射剂时，原料必须使用符合《中国药典》或相应的国家药品质量标准的要求的注射用规格的原料药。

4. 在注射剂生产中一般采用预滤与精滤相结合的滤过工艺，如板框压滤机→垂熔玻璃滤球→微孔滤膜滤器。

5. 注射剂质量检查项目有：可见异物、细菌内毒素或热原、无菌、pH、装量、鉴别、含量、降压物质、毒性、刺激性等。

第六节 输液

一、概述

(一) 输液的定义

输液系指由静脉滴注输入人体血液中的大剂量（除另有规定外,一般不小于100ml,生物制品一般不少于50ml）的注射液,也称大容量注射剂（large volume injections,LVI）。

(二) 输液的分类与临床应用

输液根据其所含成分的不同可分为:①电解质输液:如氯化钠、碳酸氢钠、乳酸钠等注射液,用以补充体内水分及电解质,纠正体内酸碱平衡等;②营养输液:如糖类（葡萄糖、果糖、木糖醇等）、氨基酸、脂肪乳注射液等,用以补充体液、营养及热能等;③胶体输液:如右旋糖酐、羟乙基淀粉、变性明胶注射液等,用以提高血浆胶体渗透压,扩充血容量;④含药输液:如替硝唑注射液、甘露醇注射液等,用于发挥所含药物相应的药效。

(三) 输液的质量要求

大容量注射剂的基本质量要求必须无菌、无热原;可见异物、不溶性微粒、含量、色泽应符合要求;pH尽可能与血浆相近;渗透压应为等渗或偏高渗,尽可能与红细胞膜的渗透压相等;不得添加任何抑菌剂,并在贮存过程中质量稳定;使用安全,不引起血象的任何变化,不引起过敏反应,不损害肝肾。

二、输液的制备

(一) 输液制备工艺流程

见图4-10至图4-12所示。

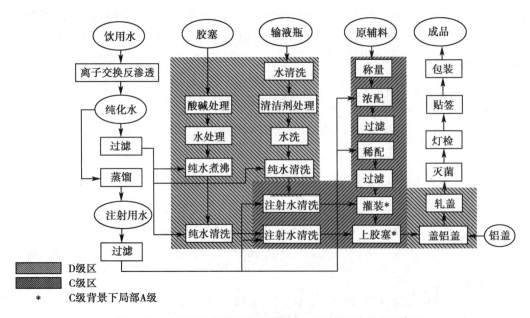

图4-10 玻璃瓶装输液制备工艺流程及环境区域划分示意图

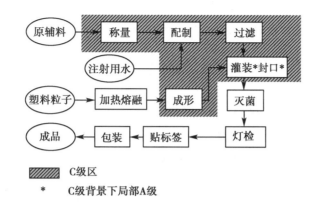

C级区

* C级背景下局部A级

图 4-11 塑料瓶装输液制备工艺流程及环境区域划分示意图

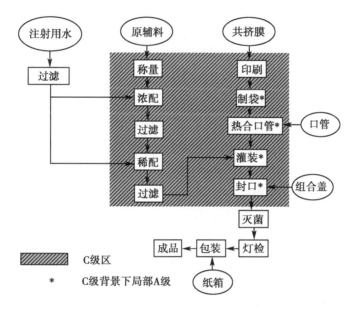

C级区

* C级背景下局部A级

图 4-12 塑料软袋装输液的制备工艺流程及环境区域划分示意图

（二）输液的包装材料及其处理

1. **玻璃容器** 玻璃瓶由硬质中性玻璃制成,具有透明度好,热稳定性优良,耐压,瓶体不变形,气密性好等优点;缺点为重量大,易破损,生产时能耗大,成本高等。玻璃瓶输液容器洗涤是否洁净,对药液可见异物影响较大。洗涤工艺的设计应与容器的洁净程度有关。一般有直接水洗、清洁剂处理(如酸洗、碱洗)等方法。碱洗法操作方便,易组织流水线生产,也能消除细菌与热原,但由于碱对玻璃有腐蚀作用,故碱液与玻璃接触时间不宜过长(数秒钟内)。在药液灌装前,必须用微孔滤膜滤过的注射用水倒置冲洗。目前,采用滚动式洗瓶机和箱式洗瓶机,提高了洗涤效率和洗涤质量。如果生产输液瓶的车间达到规定净化级别要求,瓶子出炉后,立即密封,这样的输液瓶只要用滤过注射用水冲洗即可。

2. **塑料容器** ①塑料瓶一般采用聚丙烯(PP)、聚乙烯(PE)材料,优点是重量轻,不易破碎,耐碰撞,运输便利,化学性质稳定,生产自动化程度高,一次成型,制造成本低;缺点是瓶体透明性不如玻璃瓶,有一定的变形性、透气性等。另外,瓶型输液容器在使用过程中需形成空气回路,外界空气

139

进入瓶体形成内压以使药液滴出,增加了输液过程中的二次污染。②袋型输液容器是在使用过程中可压迫药液滴出,无须形成空气回路,降低二次污染的概率,且生产自动化程度较高,其制袋、印字、灌装、封口可在同一生产线上完成。主要有两种类型,即 PVC 软袋和非 PVC 软袋。PVC 软袋所用材质为聚氯乙烯,质地较厚,不利于加工,其氧气、水蒸气的透过量较高,温度适应性差,高温灭菌易变形,抗拉强度较差,同时在生产过程中为改变其性能加入了增塑剂(DEHP),有害健康。非 PVC 软袋所用材质为聚烯烃多层共挤膜,不含任何对人体有害的增塑剂,机械强度高,表面光滑,惰性好,能够阻止水汽渗透,对热稳定、可在 121℃高温蒸汽灭菌,不影响透明度,目前国内非 PVC 输液软袋的膜材主要靠进口,成本较高。

知识链接

多室袋输液

多室袋输液视频

ER-4-8

  非 PVC 复合膜输液袋可以制作成单室、双室及多室输液。非 PVC 膜多室袋有多个室腔,各室腔的交接处为虚焊,其他地方为实焊,不同的药物被装在不同的室腔内,使用时通过对多室袋的挤压,各室腔交接的虚焊处在一定的压力下被挤压开,各室腔中的药物被混合在一起。此种包装杜绝了临床配药的交叉污染,减少了配药成本和护士的劳动强度,提高了用药的安全性。更为重要的是多室袋输液这种包装形式,彻底杜绝了普通包装输液将不同的药物长期混合在一起造成的药物之间的化学反应及药效的降低。从理论上来说,临床上所有药物与大输液配伍的方案都可以通过多室袋大输液来实现。因此,其应用前景十分广阔。目前,多室袋输液已成为输液行业的发展方向。

  塑料材质的瓶型和袋型输液容器,其原料优质、成型环境洁净级别高,不需清洗处理,在成型后可立即进入灌封工序供灌装药液使用。

  3. 橡胶塞 是目前输液容器主要的密封材料,其对输液的质量影响很大,因此有严格的质量要求:①富有弹性及柔软性;②能耐受多次穿刺而无碎屑脱落;③具有耐溶性,不增加药液中杂质;④可耐受高温灭菌;⑤具有高度的化学稳定性;⑥对药物或附加剂的作用应达最低限度;⑦无毒性,无溶血作用。但目前使用的丁基橡胶塞还不能满足以上全部要求,加之其成分复杂,必须加强对橡胶塞的处理,以减少对药液的污染。橡胶塞的处理常先用酸碱水洗至中性,用纯化水煮沸 30 分钟,再用注射用水洗净备用。

  (三)输液的配制

  药物原料及辅料必须符合药典质量标准,为优质注射用原料;配制输液必须采用新鲜的注射用水,并严格控制热原、pH 和铵盐。输液配制时,通常加入针用活性炭。活性炭的吸附性与被吸附物质的性质、温度、pH、时间及吸附次数有关。根据原料质量的不同,输液的配制可分别采用稀配法或浓配法,其操作方法和注射液的配制相同。为保证热原和可见异物检查合格,可采用浓配法,即先配成浓溶液,滤过后再加新鲜注射用水稀释至所需浓度。如葡萄糖注射液先配成 50%~70%的浓溶液,加入 0.01%~0.5%针用活性炭,调 pH 至 3~5,加热煮沸后冷至 45~50℃,吸附时间为 20~30 分钟,分次吸附较一次吸附好。活性炭有吸附热原、杂质和色素的作用,并在过滤时作为助滤剂。配制用容器、滤过装置及输送管道,必须认真清洗;使用后应立即清洗干净,并定时进行灭菌。

(四) 输液的滤过

输液剂的滤过装置常采用加压三级滤过,即按照板框式过滤器、垂熔玻璃滤器、微孔滤膜滤器的顺序进行滤过。板框式过滤器起预滤或初滤作用,也可用钛滤器或砂滤棒预滤过。用于精滤的垂熔玻璃滤器的规格常用 4 号或 G3、G4 号。微孔滤膜起精滤作用,常用滤膜孔径为 0.65μm 或 0.8μm。三级过滤也有将药液依次通过 10μm(5μm)、0.45μm、0.22μm 的微孔滤膜。加压滤过既可以提高滤过速度,又可以防止滤过过程中产生的杂质或碎屑污染滤液。对高黏度药液可采用较高温度滤过。

(五) 输液的灌封

玻璃瓶输液的灌封由药液灌注、塞丁基胶塞、轧铝盖三步骤连续完成。滤过和灌装均应在持续保温(50℃)条件下进行,防止细菌粉尘的污染。灌封要按照操作规程连续完成,即药液灌装至符合装量要求后,立即对准瓶口塞入丁基胶塞,轧紧铝盖。灌封要求装量准确,铝盖封紧。目前药厂生产多采用旋转式自动灌封机、自动放塞机、自动落盖轧口机完成整个灌封过程,实现生产联动化。

输液灌装设备有多种形式,按运动方式分为间歇运动直线式、连续运动旋转式,按灌装方式分为常压灌装、负压灌装、正压灌装和恒压灌装等,按计量方式分为流量定时式、量杯容积式、计量泵注射式。输液生产常用旋转式量杯负压灌装机和计量泵直线注射式灌装机。

全自动吹灌封设备可将热塑性材料吹制成容器并连续进行吹塑、灌装、密封(简称吹灌封)操作,适用于塑料材质包装的静脉输液生产。

知识链接

吹灌封三合一技术(BFS)

吹灌封设备,指将热塑性材料吹制成容器并完成灌装和密封的全自动机器,可连续进行吹塑(Blow)、灌装(Fill)、密封(Seal)三合一(简称吹灌封 BFS)无菌包装工艺。

用于生产非最终灭菌产品的吹灌封设备自身应装有 A 级空气风淋装置,人员着装应当符合 A/B 级洁净区的式样,该设备至少应当安装在 C 级洁净区环境中。在静态条件下,此环境的悬浮粒子和微生物均应当达到标准,在动态条件下,此环境的微生物应当达到标准。用于生产最终灭菌产品的吹灌封设备至少应当安装在 D 级洁净区环境中。

(六) 输液的灭菌

灌封后的输液应立即灭菌,以减少微生物污染繁殖的机会。输液从配制到灭菌的时间,一般不超过 4 小时。输液瓶一般容量为 500ml 或 250ml,且瓶壁较厚,因此应根据输液的质量要求及输液容器大且厚的特点,输液灭菌开始应逐渐升温,一般预热 20~30 分钟,如果骤然升温,能引起输液瓶爆炸,待达到灭菌温度 115℃、69kPa(0.7kg/cm²)维持 30 分钟,然后停止升温,待柜内压力下降到零,放出柜内蒸汽,当柜内压力与大气相等后,温度降至 80℃以下才可缓慢(约 15 分钟)打开灭菌柜门,绝对不能带压操作,否则将造成严重的人身安全事故。对于塑料袋装输液,灭菌条件为109℃热压灭菌45分钟,且具有加压装置以免爆裂。

(七)输液举例

实例解析4-3:10%葡萄糖注射液

【处方】 注射用葡萄糖 100g 1%盐酸 适量 注射用水 加至1000ml

【制法】取处方量葡萄糖加到煮沸的注射用水中,使成50%~60%的浓溶液,加盐酸调pH至3.8~4.0,同时加浓溶液量0.1%(g/ml)的活性炭,混匀,加热煮沸约15~20分钟,趁热滤过脱炭。滤液加注射用水至全量,测定pH及含量,合格后反复滤过至澄明,灌装封口,即得。

【解析】①5%、10%葡萄糖注射液,具补充体液、营养、利尿、强心、解毒作用,用于大量失水、血糖过低、高热、中毒等症;25%、50%葡萄糖注射液,因其渗透压高,能降低组织内压,常用于降低眼压及因颅内压升高引起的各种病症。②由于原料不纯或滤过时漏炭等原因,葡萄糖注射液有时出现云雾状沉淀,造成可见异物不合格。故一般采用浓配法,微孔滤膜滤过,并加入适量盐酸,中和胶粒上的电荷,加热使糊精水解、蛋白质凝聚,用活性炭吸附滤除。原料较纯净时活性炭用量为0.1%~0.8%,若杂质较多,则需提高用量至1%~2%。③葡萄糖注射液可能出现颜色变黄、pH下降,原因一般认为是葡萄糖在酸性溶液中产生有色物质和酸性物质。溶液的pH、灭菌温度和时间是影响本品稳定性的主要因素,故制备过程中应调节pH在3.8~4.0,并严格控制灭菌温度和时间。

实例解析4-4:复方氨基酸输液

【处方】L-赖氨酸盐酸盐	19.2g	L-缬氨酸	6.4g	L-精氨酸盐酸盐	10.9g
L-苯丙氨酸	8.6g	L-组氨酸盐酸盐	4.7g	L-苏氨酸	7.0g
L-半胱氨酸盐酸盐	1.0g	L-色氨酸	3.0g	L-异亮氨酸	6.6g
L-甲硫氨酸	6.8g	L-亮氨酸	10.0g	甘氨酸	6.0g
亚硫酸氢钠(抗氧剂)	0.5g	注射用水	加至1000ml		

【制法】取约800ml热注射用水,按处方量投入各种氨基酸,搅拌使全溶,加抗氧剂,并用10%氢氧化钠调pH至6.0左右,加注射用水适量,再加0.15%的活性炭脱色,过滤至澄明,灌封于200ml输液瓶内,充氮气,加塞,轧盖,于100℃灭菌30分钟即可。

【解析】本品用于大型手术前改善患者的营养,补充创伤、烧伤等蛋白质严重损失的患者所需的氨基酸;纠正肝硬化和肝病所致的蛋白紊乱,治疗肝性脑病;提供慢性消耗性疾病、急性传染病、恶性肿瘤患者的静脉营养。

1. 氨基酸是构成蛋白质的成分,也是生物合成激素和酶的原料,在生命体内具有重要而特殊的生理功能。由于蛋白质水解液中氨基酸的组成比例不符合治疗需要,同时常有酸中毒、高氨血症、变态反应等不良反应,近年来均被复方氨基酸输液所取代。经研究只有L-型氨基酸才能被人体利用,选用原料时应加以注意。

2. 产品质量问题主要为澄明度问题,其关键是原料的纯度,一般需反复精制,并要严格控制质量;其次是稳定性,表现为含量下降,色泽变深,其中以变色最为明显。含量下降以色氨酸最多,赖氨酸、组氨酸、甲硫氨酸也有少量下降。色泽变深通常是由色氨酸、苯丙氨酸、异亮氨酸氧化所致,而抗氧剂的选择应通过实验进行,有些抗氧剂能使产品变混浊。影响稳定的因素有:氧、光、温度、金属离子、pH 等,故输液还应通氮气,调节 pH,加入抗氧剂,避免金属离子混入,避光保存。

实例解析 4-5:静脉注射脂肪乳剂

【处方】注射用大豆油　100g　　精制卵磷脂　12g

注射用甘油　　22.5g　注射用水　　加至 1000ml

【制法】①取适量注射用水置配液罐中,加热至 55℃,加卵磷脂,在氮气流下搅拌分散。②将甘油与稳定剂用注射用水溶解,用 0.2μm 微孔滤膜滤过后加入配液罐中。③大豆油经 0.2μm 微孔滤膜滤过后加入配液罐中,在氮气流下搅拌均匀,制成初乳。④分散均匀的初乳液,在氮气流下用 40μm 微孔滤膜滤过,然后经高压乳匀机进行两次乳化。在搅拌下加水至足量,调 pH。检查半成品质量,合格后再经 10μm 滤膜滤过、灌装、充氮气、塞橡胶塞、轧铝盖。用旋转高压灭菌器在 121℃、F_0 值为 20 分钟的条件下灭菌。灭菌完毕后,冲热水逐渐冷却即得。

【解析】

1. 静脉注射脂肪乳剂是以植物油为主要成分,加乳化剂与注射用水制成的水包油型乳剂,静脉注射后能完全被机体代谢与利用,体积小,能量高,对静脉无刺激,是一种浓缩的高能量肠外营养液。1L 20%的静脉注射脂肪乳剂相当于 10L 5%葡萄糖输液的热量,与氨基酸输液、维生素、电解质适当配合,是比较理想的静脉注射营养剂。

2. 制备静脉注射脂肪乳剂的关键是选用高纯度原料,乳化能力强、毒性低的乳化剂,采用合理的处方、严格的制备工艺和必要的设备。原料一般选用植物油,如大豆油等,必须精制,提高纯度,减少不良反应,并符合注射用质量控制标准,例如碘值、酸值、皂化值、过氧化值、折光率、黏度等;此外还应检查农药残留量。乳化剂常用精制的卵磷脂、大豆磷脂及泊洛沙姆 188 等,卵磷脂最好,国内多用大豆磷脂。稳定剂常用油酸钠。甘油为等渗调节剂。为保证产品质量的稳定,整个操作过程应在氮气流下进行。

3. 质量要求　静脉注射用乳剂除应符合注射剂各项规定外,还必须符合下列条件:①分散相液滴粒径 90%应在 1μm 以下,大小均匀;不得有大于 5μm 的液滴。②成品耐受高压灭菌,在贮存期内乳剂稳定,成分不变。③无不良反应,无抗原性,无降压作用与溶血作用。④无热原。

因此成品需经过显微镜检查,测定油滴分散度;并进行热原试验、溶血试验、降压物质试验、油及甘油含量、过氧化值、酸值、pH 等项质量检查。

4. 本品在 25℃下贮存,不可冰冻,否则油滴变大。

实例解析 4-6:右旋糖酐注射液

【处方】右旋糖酐(中分子)　60g　　氯化钠　9g　　注射用水　加至 1000ml

【制法】将注射用水适量加热至沸,加入处方量右旋糖酐,搅拌使溶解,配制成 12%～15%的浓溶液,加入 1.5%的针用活性炭,保持微沸 1～2 小时,加压滤过脱炭,再加注射用水稀释成 6%的溶液,然后加入氯化钠,搅拌使溶,冷却至室温,取样,测定含量和 pH,pH 宜控制在 4.4～4.9;再加 0.5%针用活性炭,搅拌,加热至 70～80℃,滤过至药液澄明后灌装,封口,112℃热压灭菌 30 分钟。

【解析】①本品为无色、稍带黏性的澄明液体,有时显轻微的乳光;用于治疗低血容量性休克,如外伤出血性休克。低分子右旋糖酐有扩容作用,但维持时间短。它能使红细胞带负电荷,由于同性电荷相斥,故可防止红细胞相互黏着,同时也可防止红细胞与毛细血管(负电荷)的黏附。因此,可避免血管内红细胞凝聚,减少血栓形成,改善微循环。②右旋糖酐是用蔗糖经特定细菌发酵后生成的葡萄糖聚合物,易夹杂热原,因此活性炭用量较大。同时因本品黏度高,需在较高温度下滤过。本品灭菌一次,其分子量下降3000~5000,故受热时间不能过长,以免产品变黄。本品在储存过程中易析出片状结晶,主要与储存温度和分子量有关。右旋糖酐按分子量不同分为中分子量(4.5万~7万)、低分子量(2.5万~4.5万)和小分子量(1万~2.5万)三种。分子量愈大,排泄愈慢,一般中分子右旋糖酐24小时排出50%左右,而低分子则排出70%。中分子右旋糖酐与血浆有相似的胶体特性,可提高血浆渗透压,增加血容量,维持血压。

三、输液生产中常出现的问题及解决办法

(一)输液生产中存在的问题

1. 染菌　由于输液生产过程中严重污染、灭菌不彻底、瓶塞松动、漏气等原因,致使输液剂出现混浊、霉团、云雾状、产气等染菌现象,也有一些外观并无太大变化。如果使用这种输液,会引起脓毒症、败血病、热原反应甚至死亡。

2. 热原反应　在临床上使用输液时,热原反应时有发生,关于热原的污染途径和防止办法在本章第二节已有详述。但使用过程中的污染引起的热原反应,所占比例不容忽视,如输液器等的污染,因此尽量使用全套或一次性输液器,包括插管、导管、调速及加药装置、末端滤过、排出气泡及针头等,并在输液器出厂前进行灭菌,能为使用过程中避免热原污染创造有利条件。

3. 可见异物与微粒的问题　微粒产生的原因:

(1)原料与附加剂质量问题:原料与附加剂质量对澄明度影响较显著,如注射用葡萄糖有时含有水解不完全的产物糊精、少量蛋白质、钙盐等杂质;氯化钠、碳酸氢钠中含有较高的钙盐、镁盐和硫酸盐;氯化钙中含有较多的碱性物质;或活性炭的杂质含量较多。这些杂质的存在,可使输液产生乳光、小白点、混浊,不仅影响输液的可见异物和不溶性微粒检查指标,而且还影响药液的稳定性。因此,原辅料的质量必须严格控制。

(2)胶塞与输液容器质量问题:胶塞与输液容器质量不好,在储存中有杂质脱落而污染药液。有人对输液中的"小白点"进行分析,发现有钙、锌、硅酸盐与铁等物质;对储存多年的氯化钠输液检测有钙、镁。这些物质主要来自胶塞和玻璃输液容器。有人对聚氯乙烯袋装输液与玻璃瓶装输液进行对比试验,将检品不断振摇2小时,发现前者产生的微粒比后者多5倍,经薄层色谱和红外光谱分析,表明微粒为对人体有害的增塑剂二乙基邻苯二甲酸酯(DEHP)。

(3)工艺操作中的问题:如生产车间空气洁净度差,输液瓶、丁基胶塞等容器和附件洗涤不净,滤器选择不当,滤过和灌封操作不合要求,工序安排不合理等。

(4)医院输液操作以及静脉滴注装置的问题:无菌操作不严,静脉滴注装置不净或不恰当的输液配伍都可引起输液的污染。

(5)还有丁基胶塞的硅油污染问题。

知识链接

异物与微粒的危害

　　影响输液澄明度的主要因素是异物与微粒的污染，注射液中的微粒包括碳黑、碳酸钙、氧化锌、纤维素、纸屑、黏土、玻璃屑、细菌、真菌、真菌芽胞和结晶体等。若输液中含有大量肉眼看不见的微粒、异物，其对人体的危害是潜在的、长期的，可引起过敏反应、热原样反应等。较大的微粒，可造成局部循环障碍，引起血管栓塞；微粒过多，会造成局部堵塞和供血不足，组织缺氧，产生水肿和静脉炎；异物侵入组织，由于巨噬细胞的包围和增殖而引起肉芽肿。

（二）解决办法

1. 按照输液用的原辅料质量标准，严格控制原辅料的质量。

2. 提高丁基胶塞及输液容器质量。

3. 尽量减少制备生产过程中的污染，严格灭菌条件，严密包装。

4. 合理安排工序，加强工艺过程管理，采取单向层流净化空气，及时除去制备过程中新产生的污染微粒，采用微孔滤膜滤过和生产联动化等措施，以提高输液剂的澄明度。

5. 在输液器中安置终端过滤器（0.8μm 孔径的薄膜），可解决使用过程中微粒污染。

四、输液的质量检查

输液由于其用量和给药方式与其他注射剂有所不同，故从生产工艺、设备、包装材料到质量要求等均有所区别。按照《中国药典》2015 年版规定需进行以下项目检查。

1. 可见异物及不溶性微粒检查　按《中国药典》2015 年版四部（通则 0903）规定的方法，溶液型静脉用注射液及注射用浓溶液的可见异物检查符合规定后，还应进行不溶性微粒检查。可见异物检查时，如发现崩盖、歪盖、松盖、漏气的成品，亦应挑出。

不溶性微粒检查法包括光阻法和显微计数法。除另有规定外，测定方法一般先采用光阻法，当光阻法测定不符合规定或供试品不适于用光阻法测定时，应采用显微计数法进行测定，并以显微计数法的测定结果作为判断依据。

（1）光阻法：光阻法的检测原理，系当液体中的微粒通过一窄小的检测区时，与流体流向垂直的入射光由于被微粒阻挡所减弱，因此由传感器输出的信号降低，这种信号变化与微粒的截面积成正比。该法不适用于黏度过高或易析出结晶的制剂，也不适用于进入传感器时产生气泡的注射剂。

结果判定：①标示装量为 100ml 或 100ml 以上的静脉用注射液，除另有规定外，每 1ml 中含 10μm 及 10μm 以上的微粒不得超过 25 粒，含 25μm 及 25μm 以上的微粒不得过 3 粒；②标示装量为 100ml 以下的静脉用注射液、注射用无菌粉末及注射浓溶液，除另有规定外，每个供试品容器中含 10μm 及 10μm 以上的微粒不得超过 6000 粒，含 25μm 及 25μm 以上的微粒不得过 600 粒。

（2）显微计数法：将药物溶液用微孔滤膜滤过，然后在显微镜下对微粒的大小及数量进行计数的方法,具体见《中国药典》现行版附录。

结果判定:①标示装量为 100ml 或 100ml 以上的静脉用注射液,除另有规定外,每 1ml 中含 10μm 及 10μm 以上的微粒不得超过 12 粒,含 25μm 及 25μm 以上的微粒不得过 2 粒;②标示装量为 100ml 以下的静脉用注射液、注射用无菌粉末及注射用浓溶液,除另有规定外,每个供试品容器中含 10μm 及 10μm 以上的微粒不得超过 3000 粒,含 25μm 及 25μm 以上的微粒不得过 300 粒。

国内生产的注射液微粒分析仪,也可用于这种检查。但这些方法均需将输液瓶打开,故只能用于抽检,不能用于常规检查。

2. 热原及无菌检查　按《中国药典》2015 年版通则规定进行检查,应符合规定。

3. 渗透压摩尔浓度　除另有规定外,静脉输液及椎管注射用注射液按各品种项下的规定,照渗透压摩尔浓度测定法(《中国药典》2015 年版四部通则)测定,应符合规定。通常采用测量溶液的冰点下降来间接测定其渗透压摩尔浓度。

4. 最低装量　标示装量为 50ml 以上的注射液及注射用浓溶液,最低装量检查法(《中国药典》2015 年版四部通则)检查,应符合规定。

5. 其他　如 pH、含量测定及特定的检查项目,按各品种项下规定进行检查。

点滴积累 ╲┈┈

1. 输液的一般制备过程

原料药准备→容器处理→配液→滤过→灌封→灭菌→检漏→质量检查→包装

2. 分类　电解质输液、营养输液、胶体输液、含药输液。

3. 质量要求

（1）无菌,无热原;

（2）pH 尽量与血液 pH 一致,或在 4~9 范围内;

（3）渗透压与血浆或体液等渗或稍高渗,不能用低渗液静脉滴注;

（4）不得添加抑菌剂;

（5）可见异物应符合要求。

4. 输液的质量检查　可见异物（澄明度）;不溶性微粒检查;热原、无菌检查;酸碱度、渗透压及含量测定。

5. 输液存在的问题及解决方法

（1）细菌污染;

（2）热原反应;

（3）可见异物（澄明度）与微粒的问题。

异物与微粒的危害:血管栓塞、水肿、静脉炎。

微粒产生的原因及解决办法:空气洁净度差;工艺操作中的问题;胶塞与输液容器质量不好,在贮存期间污染药液;原辅料质量的原因。

第七节　注射用无菌粉末

一、概述

注射用无菌粉末是指原料药物与适宜辅料制成的供临用前用无菌溶液配制成注射液的无菌粉末或无菌块状物,一般采用无菌分装或冷冻干燥法制得。可用适宜的注射用溶剂配制后注射,也可用静脉输液配制后静脉滴注。注射用无菌粉末在标签中应标明配制溶液所用溶剂的种类,必要时还应标注溶剂量。

在水溶液中不稳定的药物,特别是一些对湿热十分敏感的抗生素类药物及酶或血浆等生物制品,如青霉素的钾盐和钠盐、头孢菌素类及一些酶制剂(胰蛋白酶、辅酶A等),用一般药剂学稳定化技术尚难得到满意的注射剂产品时,可制成固体形态的注射剂。

根据生产工艺条件和药物性质不同,注射用无菌粉末分为两种:一种是用冷冻干燥工艺制得,称为注射用冷冻干燥制品(简称冻干粉针);另一种是用适宜方法制得的粉末无菌分装制得,称为注射用无菌分装制品。

粉针剂为非最终灭菌药品,其生产必须采用高洁净度控制技术工艺。注射用无菌粉末的质量应按照《中国药典》2015年版四部通则的规定,进行装量差异、不溶性微粒、无菌、含量均匀度等项目检查,并符合规定。

二、注射用无菌分装制品

注射用无菌分装制品是将符合注射用要求的药物粉末,在高洁净度控制技术工艺条件下直接分装于洁净灭菌的西林小瓶或安瓿中,密封制成的粉针剂。药物若能耐受一定的温度,则可进行补充灭菌。

1. 生产工艺

(1)原材料准备:安瓿或西林小瓶、胶塞均按规定方法处理,但均需灭菌。安瓿或玻璃瓶可于180℃干热灭菌1.5小时或于250℃干热灭菌45分钟。胶塞洗净后要用硅油进行硅处理,再用125℃干热灭菌2.5小时或于121℃热压灭菌30分钟。灭菌空瓶的存放柜应有净化空气保护,存放时间不超过24小时。无菌原料可采用无菌结晶法、喷雾干燥法精制或发酵法制备而成,必要时在无菌条件下进行粉碎、过筛等操作。

(2)分装:分装必须在规定的洁净环境中按照无菌生产工艺操作进行。目前使用分装机械有螺杆式分装机、气流式分装机等。进瓶、分装、压塞或封口在局部A级层流装置下进行;分装后应立即加塞、轧铝盖密封。

(3)灭菌和异物检查:对于能耐热的品种如青霉素,可进行补充灭菌,以确保安全。对于不耐热的品种,必须严格高洁净度控制技术工艺操作。异物检查一般在传送带上,用目检视。

(4)印字、贴签与包装:目前生产上均已实现机械化,印字或贴印有药物名称、规格、批号、用法等的标签,并装盒。

知识链接

隔离操作技术

高污染风险的操作宜在隔离操作器中完成。隔离操作器及其所处环境的设计，应当能够保证相应区域空气的质量达到设定标准。传输装置可设计成单门或双门，也可是同灭菌设备相连的全密封系统。

物品进出隔离操作器应当特别注意防止污染。隔离操作器所处环境取决于其设计及应用，无菌生产的隔离操作器所处的环境至少应为 D 级洁净区。隔离操作器只有经过适当的确认后方可投入使用。确认时应当考虑隔离技术的所有关键因素，如隔离系统内部和外部所处环境的空气质量、隔离操作器的消毒、传递操作以及隔离系统的完整性。隔离操作器和隔离用袖管或手套系统应当进行常规监测，包括经常进行必要的检漏试验。

2. 无菌分装工艺中存在的问题及处理方法

（1）装量差异问题：物料的流动性是影响装量差异的主要因素，药粉的物理性质如吸潮性、晶型、粒度、粉末松密度及机械设备性能等因素均能影响装量差异。应根据具体情况采取相应措施，尤其应控制分装环境的相对湿度。

（2）不溶性微粒问题：按《中国药典》2015 年版四部通则的规定，注射用无菌粉末应进行不溶性微粒检查。由于制备药物粉末的工艺步骤多，以致污染机会增多，易使药物粉末溶解后出现纤毛、小点，以致不溶性微粒检查不合格。因此应从原料的精制处理开始，控制环境洁净度，严格防止污染。

（3）无菌问题：药品无菌检查合格，只能说明抽查那部分产品是无菌的，不能代表全部产品完全无菌。由于产品系无菌生产工艺操作制备，稍有不慎就有可能使局部受到污染，而微生物在固体粉末中繁殖又较慢，不易为肉眼所见，危险性更大。为了保证用药安全，解决无菌分装过程中的污染问题，应注意生产的各个环节，包括无菌室的洁净环境。

（4）吸潮变质问题：在储存过程中的吸潮变质，对于瓶装无菌粉末时有发生。原因是由于橡胶塞的透气性所致，铝盖轧封不严。因此，应对所有橡胶塞进行密封防潮性能测定，选择性能符合规定的橡胶塞，同时铝盖压紧后瓶口烫蜡，防止水汽透入。

三、注射用冷冻干燥制品

注射用冷冻干燥制品是将药物制成无菌水溶液，进行无菌灌装，再经冷冻干燥，在无菌生产工艺条件下封口制成的粉针剂。凡对热敏感、在水溶液中不稳定的药物，可采用此法制备。注射用冷冻干燥制品具有以下优点：①生物活性不变，对热敏感的药物可避免高温而分解变质，如蛋白质及酶制剂；②制品质地疏松，加水后迅速溶解恢复原有特性；③含水量低，同时由于干燥在真空中进行，药物不易氧化；④产品所含微粒较其他生产方法产生的少；⑤外观色泽均匀，形态饱满。

1. 冷冻干燥的原理及设备　冷冻干燥的原理可用水的三相图（图 4-13）加以说明，图中 O 点是冰、水、气的平衡点，该点温度为 0.01℃，压力为 610.38Pa（4.6mmHg）。在三相平衡点以下的条件下,升高温度或降低压力都可以使冰从冻结状态不经过液态而直接升华变成水蒸气。冷冻干燥就是根据这个原理进行的:将被干燥的物品先冻结到三相平衡点温度以下,然后在真空条件下,缓缓加热,使物品中的固态水分(冰)直接升华成水蒸气,从物品中排出达到干燥。

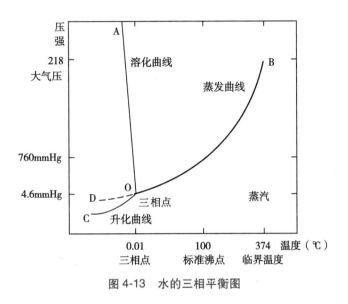

图 4-13 水的三相平衡图

冷冻干燥机系由制冷系统、真空系统、加热系统、电器仪表控制系统所组成。主要部件为冻干箱、凝结器、冷冻机组、真空泵、加热/冷却装置等。物料经前处理后,被送入速冻仓冻结,再送入干燥仓升华脱水,之后在后处理车间包装。真空系统为升华干燥仓建立低气压条件,加热系统向物料提供升华潜热,制冷系统向冷冻仓和干燥室提供所需的冷量。

要获得高质量的制品,对冻干的理论和工艺应有一个比较全面的了解,合理而有效地缩短冻干的周期,在工业生产上具有明显的经济价值。

2. 注射用冷冻干燥制品制备工艺 注射用冷冻干燥制品制备工艺流程,见图 4-14 所示。

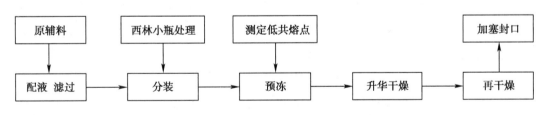

图 4-14 注射用冷冻干燥制品制备工艺流程图

(1)测定产品低共熔点:新产品冻干时,先应预测出其低共熔点,然后控制冷冻温度在低共熔点以下,以保证冷冻干燥的顺利进行。低共熔点是在水溶液冷却过程中,冰和溶质同时析出结晶混合物(低共溶混合物)时的温度。

(2)配液、滤过和分装:冻干前的原辅料、西林小瓶需按适宜的方法处理,然后进行配液、无菌过滤和分装,其制备应在 A/B 级洁净条件下操作。当药物剂量和体积较小时,需加适宜稀释剂(甘露醇、乳糖、山梨醇、右旋糖酐、牛白蛋白、明胶、氯化钠和磷酸钠等)以增加容积。溶液经无菌滤过(0.22μm 微孔滤膜)后分装在灭菌西林瓶内,容器的余留空间应较水性注射液大,一般分装容器的液面深度为 1~2cm,最深不超过容器深度的二分之一。

（3）预冻:预冻是恒压降温过程,随着温度下降药液形成固体,一般应将温度降至低于共熔点以下约 10~20℃,以保证冷冻彻底无液体存在。预冻方法包括速冻法和慢冻法。速冻法降温速度快,易形成细微冰晶,制得产品疏松易溶,且对生物活性物质如酶类、活菌、活病毒等破坏小,但可能出现冻结不实;慢冻法降温速度慢,冻结较实,但形成的结晶较粗。在实际工作中应按药液性质采用不同的冷冻方法。

（4）升华干燥:首先将冷冻体系进行恒温减压,至一定真空度后关闭冷冻机,缓缓加热,以供给制品在升华过程中所需的热量,使体系中的水分基本除尽,进行再干燥。针对结构较复杂、黏度大及熔点低的制品,如蜂蜜、蜂王浆等,可采用反复预冻升华法。

（5）再干燥:升华完成后使体系温度提高,具体温度根据制品的性质确定,如 0℃ 或 25℃,保持一定的时间使残留的水分与水蒸气被进一步抽尽。再干燥可保证冻干制品的含水量<1%,并有防止回潮的作用。

（6）加塞、封口:冷冻干燥完毕,从冷冻机中取出分装瓶,立即加胶塞、压铝盖;若为安瓿应立即熔封。现用设备已设计自动加塞装置,西林小瓶从冻干机中取出之前,能自动压塞,避免污染。为此还有专门设计的橡皮塞,在分装液体后,橡皮塞被放置瓶口上,因橡皮塞下部分有一些缺口,可使水分升华逸出。

3. 冷冻干燥中存在的问题及处理方法

（1）喷瓶:预冻不完全,或在升华干燥阶段中供热太快,受热不均匀,导致升华过程中制品部分液化,在真空减压条件下产生喷瓶。为防止喷瓶,必须控制预冻温度在共熔点以下 10~20℃,加热升华时,温度不宜超过共熔点。

（2）含水量偏高:装入容器的药液过厚,升华干燥过程中供热不足,冷凝器温度偏高或真空度不够,均可能导致产品含水量偏高。可采用旋转冷冻机及其他相应的措施来解决。

（3）产品外形不饱满或萎缩:在冻干过程中一些黏稠药液的结构过于致密,内部水蒸气逸出不完全,冻干结束后,制品因潮解而萎缩。可在处方中加入适量甘露醇、氯化钠等填充剂,并采取反复预冻法,以改善制品的通气性,产品外观即可得到改善。

实例解析 4-7:注射用辅酶 A 的无菌冻干制剂

【处方】辅酶 A　　56.1 单位　　水解明胶　5mg　　甘露醇　10mg

葡萄糖酸钙　1mg　　半胱氨酸　0.5mg

【制法】将上述各成分用适量注射水溶解后,无菌过滤,分装于安瓿中,每支 0.5ml,冷冻干燥后封口,漏气检查即得。

【解析】①本品为体内乙酰化反应的辅酶,有利于糖、脂肪以及蛋白质的代谢。用于白细胞减少症、特发性血小板减少性紫癜及功能性低热。本品为静脉滴注,一次 50 单位,一日 50~100 单位,临用前用 5% 葡萄糖注射液 500ml 溶解后滴注。肌内注射,一次 50 单位,一日 50~100 单位,临用前用生理盐水 2ml 溶解后注射。②辅酶 A 为白色或微黄色粉末,有吸湿性,易溶于水,不溶于丙酮、乙醚、乙醇,易被空气、过氧化氢、碘、高锰酸盐等氧化成无活性二硫化物,故在制剂中加入半胱氨酸作稳定剂;用甘露醇、水解明胶、葡萄糖酸钙作为赋形剂。③辅酶 A 在冻干工艺中易丢失效价,故投料量应酌情增加。

点滴积累 ∨

1. 注射用无菌粉末(粉针)
   (1) 适用:凡是在水中不稳定的药物,如对湿热十分敏感的抗生素类(青霉素)、一些医用酶制剂及血浆等生物制剂,均需制成注射用无菌粉末,才能保证药物的稳定性,临用前以灭菌注射用水或其他溶剂溶解后注射。
   (2) 分类:一种是将原料精制成无菌粉末,另一种是将药物制成水溶液,再进行无菌分装,然后进行冷冻干燥,在无菌条件下制成注射用粉末,即冻干制品。
2. 注射用冷冻干燥制品
   (1) 依据:固体低温低压直接升华除去水分。
   (2) 工艺
      1) 预冻:恒压降温,一般低于共熔点温度 10~20℃
      2) 升华干燥:恒温减压——恒压升温——固态水升华
      3) 再干燥:除去残余水分(0℃或25℃)

第八节　眼用液体制剂

一、概述

(一)眼用液体制剂的定义

眼用液体制剂系指供洗眼、滴眼或眼内注射用,以治疗或诊断眼部疾病的液体制剂。分为滴眼剂、洗眼剂和眼内注射溶液三类。眼用液体制剂也可以固态形式包装,另备溶剂,在临用前配成溶液或混悬液。

滴眼剂系指由原料药物与适宜辅料制成的供滴入眼内的无菌液体制剂,可分为溶液、混悬液或乳状液。通常以水为溶剂,极少用油。滴眼剂可发挥消炎杀菌、散瞳、缩瞳、降低眼压、治疗白内障、诊断以及局部麻醉等作用。

洗眼剂系指由原料药物制成的无菌澄明水溶液,供冲洗眼部异物或分泌液、中和外来化学物质的眼用液体制剂。

眼内注射溶液系指由原料药物与适宜辅料制成的无菌澄明液体,供眼周围组织(包括球结膜下、筋膜下及球后)或眼内注射(包括前房注射、前房冲洗、玻璃体内注射、玻璃体内灌注等)的无菌眼用液体制剂。

(二)滴眼剂中药物的吸收

用于眼部的药物,以发挥局部作用为主,亦可发挥全身治疗作用。

1. 药物眼部吸收途径

（1）角膜吸收：绝大多数药物主要通过角膜途径被吸收进入眼部。亲脂性药物通过跨细胞途径进入角膜；亲水性药物则通过细胞旁途径进入角膜。肽类、氨基酸类药物以角膜上皮的 Na^+,K^+-ATP 酶为载体通过主动转运的方式进入眼部。

（2）非角膜途径：主要有结膜吸收和巩膜吸收。结膜和巩膜上皮的细胞间隙比角膜上皮的细胞间隙大得多，有利于亲水性分子通过细胞旁途径吸收进入眼部。这种非角膜途径吸收对于亲水性分子及大分子等角膜透过性差的药物具有重要意义。

药物通过滴眼的方式给药很难到达眼后部的作用靶点，通常采用玻璃体内注射等方式。

2. 药物眼部吸收特点 ①眼部给药简单经济，有些药物通过眼黏膜吸收效果与静脉注射相似；②可避开肝脏首关效应；③与其他组织或器官相比，眼部组织对于免疫反应不敏感，适用于蛋白多肽类等口服易被破坏的药物。也尚存以下一些问题：如药液有刺激，不仅会损伤眼组织，且分泌的泪液会稀释药液；眼部容量小，药物剂量损失大；常用液体制剂在眼部滞留时间短，影响药效。

3. 影响药物眼部吸收的因素 ①生理因素及用药频率：通常结膜囊内泪液容量为 $7\sim10\mu l$，若不眨眼，最多可容纳 $20\sim30\mu l$ 左右的液体。通常 1 滴滴眼液为 $50\sim70\mu l$，考虑到泪液对药液的稀释，约 70% 的药液从眼部溢出而造成损失，若眨眼则有 90% 的药液损失。因而增加滴药次数，有利于提高主药的利用率。②药物的理化性质，如溶解度、分子大小及形状、荷电量及离子化程度等均可影响药物在角膜中的转运途径及速率。通常非离子型比离子型更容易透过脂质膜，此外，由于生理条件下角膜上皮荷负电，故亲水的带正电的化合物比带负电的更容易渗透通过角膜。③剂型因素中溶液的 pH、浓度、黏度、表面张力等均可影响药物透过角膜的量和作用时间。滴眼剂表面张力愈小，愈有利于泪液与滴眼剂的充分混合，也有利于药物与角膜上皮接触，使药物容易渗入。适量的表面活性剂有促进吸收的作用。增加黏度可使药物与角膜接触时间延长，有利于药物的吸收。④对于一些具有良好疗效但由于亲脂性差或亲水性差而很难渗透进入眼部的药物，或一些容易被眼部的酶代谢而迅速消除的药物及因全身吸收而副作用较大的药物，可考虑将其制成前药来增加药物的眼部吸收。

> **知识链接**
>
> 滴眼剂的使用方法及注意事项
>
> ①清洁双手，将头部后仰，眼向上望，用示指轻轻将下眼睑拉开成一沟袋状；②将药液从眼角侧滴入眼袋内，一次滴 1~2 滴，滴药时应距眼睑 2~3cm，勿使滴管口触及眼睑或睫毛，以免污染；③滴后轻轻闭眼 1~2 分钟，用药棉或纸巾擦拭流溢在眼外的药液，用手指轻轻按压眼内眦，以防药液分流降低眼内局部药物浓度及药液经鼻泪管流入口腔而引起不适。

（三）眼用液体制剂的质量要求

眼用液体制剂在生产与贮藏期间应符合下列有关规定：

1. 滴眼剂中可加入调节渗透压、pH、黏度及增加原料药物溶解度和制剂稳定性的辅料，所用辅料不应降低药效或产生局部刺激。

2. 除另有规定外,滴眼剂应与泪液等渗,并进行渗透压摩尔浓度测定。混悬型滴眼剂的沉降物不应结块或聚集,经振摇应易再分散,并检查沉降体积比。

3. 洗眼剂属用量较大的眼用制剂,应基本与泪液等渗并具相近的 pH。多剂量眼用制剂一般应加适当的抑菌剂,并在使用期间均能发挥抑菌作用。尽量选用安全风险小的抑菌剂,产品标签应标明抑菌剂种类和标示量。

4. 眼内注射溶液及供手术、伤口、角膜穿通伤的滴眼剂、洗眼剂不应加抑菌剂、抗氧剂或不适当的附加剂,且应采用一次性使用包装。

5. 除另有规定外,滴眼剂每个容器的装量应不超过 10ml;洗眼剂每个容器的装量应不超过 200ml。包装容器应不易破裂,并清洗干净及灭菌,其透明度应不影响可见异物检查。

6. 眼用制剂应遮光密封贮存,启用后最多可使用 4 周。

二、眼用液体制剂的附加剂

(一) pH 调节剂

由于主药的溶解度、稳定性、疗效或改善刺激性等的需要,往往将滴眼剂进行 pH 调整。滴眼剂的最佳 pH,应使刺激性最小,药物溶解度最大和制剂稳定性最好。因此,可选用适当的缓冲液作眼用溶剂,可使滴眼剂的 pH 稳定在一定范围内。正常眼可以耐受的 pH 范围在 5.0~9.0 之间。常用的 pH 缓冲液有:

1. 磷酸盐缓冲液 分别将无水磷酸二氢钠 8g 与无水磷酸氢二钠 9.47g 配制 1000ml 水溶液,再将两者以不同比例配合可得 pH 为 5.9~8.0 的缓冲液,其中等量配合物 pH 为 6.8 最常用。

2. 硼酸盐缓冲液 先配制 1.24% 硼酸溶液和 1.91% 硼砂溶液,再将两者以不同比例配合,可得 pH 为 6.7~9.1 的缓冲液。

3. 硼酸溶液 取硼酸 1.9g 溶于 100ml 注射用水中即得,pH 为 5。

因 pH 调节剂本身也产生一定的渗透压,因此在此基础上补加氯化钠至等渗即可作为滴眼剂的溶剂使用。

(二) 等渗调节剂

滴眼剂应与泪液等渗,渗透压过高或过低对眼都有刺激性。眼球能适应的渗透压范围相当于浓度为 0.6%~1.5% 的氯化钠溶液,超过耐受范围就有明显的不适。低渗溶液应加调节剂调成等渗,常用的等渗调节剂有氯化钠、葡萄糖、硼酸、硼砂等。

(三) 抑菌剂

一般滴眼剂是多剂量制剂,使用过程中无法始终保持无菌,因此需要加入适当抑菌剂。所选的抑菌剂应抑菌作用迅速,抑菌效果可靠(1 小时内能将金黄色葡萄球菌和铜绿假单胞菌杀死),有合适的 pH,对眼睛无刺激,性质稳定,不与主药和附加剂发生配伍禁忌。联合使用抑菌剂较单独使用效果好,常用的抑菌剂有:

1. 季铵盐类 包括苯扎氯铵、苯扎溴铵、消毒净等。性质稳定,抑菌力强,但存在较多配伍禁忌。

2. 醇类　常用三氯叔丁醇,适合于弱酸溶液,与碱有配伍禁忌,常用浓度为 0.35%~0.5%。苯氧乙醇对铜绿假单胞菌有特殊的抑菌力,常用浓度为 0.3%~0.6%。苯乙醇配伍禁忌很少,但单独用效果不好,常与其他抑菌剂配伍使用,常用浓度为 0.5%。

3. 酯类　常用的为羟苯酯类(尼泊金类),包括羟苯甲酯、乙酯与丙酯。羟苯酯类混合使用有协同作用。乙酯单独使用有效浓度为 0.03%~0.06%;甲酯与丙酯混合用,其浓度分别为 0.16%(甲酯)及 0.02%(丙酯),适于弱酸溶液。

4. 酸类　常用的为山梨酸,最低抑菌浓度为 0.01%~0.08%,常用浓度为 0.15%~0.2%,对真菌有较好的抑菌力,不因配伍问题而影响抑菌力,适用于含有聚山梨酯类的滴眼剂。

单一的抑菌剂,常因处方的 pH 不适合,或与其他成分有配伍禁忌不能达到迅速杀菌的目的。采用复合的抑菌剂可发挥协同作用。实践证实较好的配伍如下:①苯扎氯铵和依地酸二钠,依地酸二钠本身是没有抑菌作用的,但少量的依地酸二钠能使其他抑菌剂对铜绿假单胞菌的作用增强;②苯扎氯铵和三氯叔丁醇再加依地酸二钠或羟苯酯类;③苯氧乙醇和羟苯酯类。

(四) 黏度调节剂

黏度调节剂又叫增稠剂、延效剂。适当增加滴眼剂的黏度,可使药物在眼内停留时间延长,也可使刺激性减弱。常用甲基纤维素(MC)、聚乙烯醇(PVA)、聚维酮(PVP)等。一般适宜的黏度为 4.0~5.0cPa·s。

(五) 稳定剂、增溶剂与助溶剂

对于不稳定药物,需加抗氧剂和金属螯合剂;溶解度小的药物需加增溶剂或助溶剂;大分子药物吸收不佳时可加吸收促进剂。

三、滴眼剂的制备

滴眼剂的制备工艺流程见图 4-15 所示:

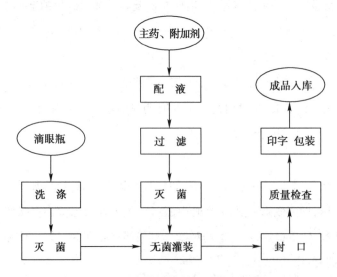

图 4-15　滴眼剂的制备工艺流程图

用于手术、伤口、角膜穿通伤的滴眼剂及眼用注射溶液按注射剂生产工艺制备,分装于单剂量容器中密封或熔封,最后灭菌,不加抑菌剂,一次用后弃去,保证无污染。洗眼剂用输液瓶包装,其清洁方法按输液包装容器处理。主药不稳定者,全部以严格的无菌生产工艺操作制备。若药物稳定,可在分装前大瓶装后灭菌,然后再在无菌操作条件下分装。

（一）滴眼剂容器的处理

滴眼剂的容器有玻璃瓶与塑料瓶两种。中性玻璃对药液的影响小,配有滴管并封以铝盖的小瓶,可使滴眼剂保存较长时间,故对氧敏感药物多用玻璃瓶。遇光不稳定药物可选用棕色瓶。玻璃滴瓶用前须洗刷干净,装于耐酸尼龙丝网袋内,浸泡于重铬酸钾浓硫酸清洁液中4~8小时后取出,先用常水冲洗除尽清洁液,再用滤过澄明的纯化水冲洗。经干热灭菌或热压灭菌备用。橡胶帽、塞的洗涤方法与输液瓶的橡胶塞处理方法相同,但由于无隔离膜,应注意吸附药物问题。

塑料滴眼瓶由聚烯烃吹塑制成,当时封口,不易污染且价廉、质轻、不易碎裂,较常用。但塑料中的增塑剂或其他成分会溶入药液中,使药液不纯;同时塑料瓶也会吸附某些药物,使含量降低影响药效;塑料瓶有一定的透气性,不适宜盛装对氧敏感的药物溶液。塑料滴眼瓶的清洗处理:切开封口,应用真空灌装器将滤过注射用水灌入滴眼瓶中,然后用甩水机将瓶中水甩干,如此反复3次,最后在密闭容器内用环氧乙烷灭菌后备用。

（二）药液的配滤

滴眼剂所用器具于洗净后干热灭菌,或用杀菌剂（用75%乙醇配制的0.5%度米芬溶液）浸泡灭菌,用前再用纯化水及新鲜的注射用水洗净。

药物、附加剂用适量溶剂溶解,必要时加活性炭（0.05%~0.3%）处理,经滤棒、垂熔玻璃滤球和微孔滤膜滤至澄明,加溶剂至全量,灭菌后半成品检查。眼用混悬剂配制,可将药物微粉化后灭菌;另取表面活性剂、助悬剂加适量注射用水配成黏稠液,再与药物用乳匀机搅匀,添加注射用水至足量。

（三）药液的灌装

滴眼剂生产中药液的灌装方法大多采用减压灌装。

实例解析4-8:磺胺醋酰钠滴眼剂

【处方】磺胺醋酰钠　　300g　　　硫代硫酸钠　　1g

羟苯乙酯　　0.25g　　注射用水　　加至1000ml

【制法】将羟苯乙酯溶于适量煮沸的注射用水中,另取硫代硫酸钠及磺胺醋酰钠溶于适量煮沸放冷的注射用水中,将二液合并,加水至全量,滤过、分装,于100℃流通蒸汽灭菌30分钟即得。

【解析】①本品用于治疗沙眼、结膜炎、角膜炎等;②磺胺醋酰钠和硫代硫酸钠都能被水中溶解的CO_2作用而析出沉淀,所以将水煮沸以驱除CO_2;③磺胺醋酰钠易氧化变色,故加入硫代硫酸钠作为抗氧剂,光照和金属离子会加速其变色反应,最好加0.01%依地酸二钠及用棕色瓶包装,提高稳定性;④羟苯乙酯为抑菌剂;⑤本品的pH调至8.0~8.5,此时磺胺醋酰钠水解率最小;⑥磺胺醋酰钠的3.85%水溶液为等渗,出于疗效考虑,本品制成30%的高渗溶液。

实例解析 4-9:醋酸可的松滴眼液(混悬液)

【处方】醋酸可的松(微晶)　5.0g　聚山梨酯 80　0.8g　硝酸苯汞　0.02g

硼酸　20.0g　羧甲纤维素钠　2.0g　注射用水　加至 1000ml

【制法】取硝酸苯汞溶于处方量 50% 的注射用水中,加热至 40~50℃,加入硼酸、聚山梨酯 80 使溶解,用 3 号垂熔玻璃滤器滤过备用;另将羧甲纤维素钠溶于处方量 30% 的注射用水中,用垫有 200 目尼龙布的布氏漏斗滤过,加热至 80~90℃,加醋酸可的松微晶搅匀,保温 30 分钟,冷至 40~50℃,再与硝酸苯汞溶液合并,加注射用水至全量,200 目尼龙筛滤过两次,在搅拌下分装,封口,100℃ 流通蒸汽灭菌 30 分钟即得。

【解析】①本品用于治疗急性和亚急性虹膜炎、交感性眼炎、小泡性角膜炎、角膜炎等。醋酸可的松微晶的粒径应在 5~20μm 之间,过粗易产生刺激性,降低疗效,损伤角膜。②羧甲纤维素钠配液前需精制;因氯化钠能使羧甲纤维素钠黏度显著下降,促使结块沉降,故不能使用,使用 2% 的硼酸即能克服降低黏度的缺点,又能减轻药液对眼黏膜的刺激性。③灭菌过程中应振摇,以防止结块,或采用旋转灭菌设备,灭菌前后均应检查有无结块。

四、眼用液体制剂的质量检查

(一)可见异物

按《中国药典》2015 年版四部通则规定,溶液型滴眼剂应不得检出明显可见异物。具体检查方法见注射剂质量检查项目。

(二)粒度

按《中国药典》2015 年版四部通则规定,混悬型眼用液体制剂粒度检查应符合规定。

检查方法:取供试品强力振摇,立即取适量(相当于主药 10μg)置于载玻片上,照粒度和粒度分布测定法(《中国药典》2015 年版四部通则)检查,大于 50μm 的粒子不得超过 2 个,且不得检出大于 90μm 的粒子。

(三)沉降体积比

混悬型滴眼剂沉降体积比应不低于 0.90。

(四)无菌

按无菌检查法(《中国药典》2015 年版四部通则)检查,应符合规定。

(五)其他

如含量均匀度应符合规定;装量按《中国药典》2015 年版附录最低装量检查法检查,应符合规定。

点滴积累 ∨

1. 眼用液体制剂分为滴眼剂、洗眼剂和眼内注射溶液三类。

2. 滴眼剂系指由原料药物与适宜辅料制成的供滴入眼内的无菌液体制剂,可分为溶液、混悬液或乳状液。通常以水为溶剂,极少用油。

3. 眼用液体制剂的附加剂主要包括 pH 调节剂、等渗调节剂、抑菌剂、黏度调节剂、稳定剂、增溶剂与助溶剂等。

4. 眼用液体制剂的质量要求主要有:pH、渗透压、无菌、可见异物、黏度、装量等。

目标检测

一、选择题

（一）单项选择题

1. 下列有关注射剂的叙述,错误的是

    A. 注射剂均为澄明液体必须热压灭菌　　B. 适用于不宜口服的药物

    C. 适用于不能口服药物的患者　　D. 疗效确切可靠,起效迅速

    E. 注射剂应无热原

2. 下列关于注射用水的叙述,错误的是

    A. 应为无色的澄明液体,pH5.0~7.0

    B. 经过灭菌处理的纯化水

    C. 本品应采用带有无菌滤过装置的密闭系统收集,制备后 12 小时内使用

    D. 注射用水的储存可采用 70℃ 以上保温循环

    E. 灭菌后可用于粉针剂的溶剂

3. 将青霉素钾制为粉针剂的主要目的是

    A. 免除微生物污染　　B. 防止水解　　C. 防止氧化分解

    D. 减轻局部疼痛　　E. 方便使用

4. 下列不属于输液的是

    A. 葡萄糖注射液　　B. 氨基酸注射剂　　C. 血浆代用品

    D. 鱼腥草注射液　　E. 山梨醇注射液

5. 热原致热的主要成分是

    A. 蛋白质　　B. 胆固醇　　C. 脂多糖

    D. 磷脂　　E. 淀粉

6. 以下关于输液剂的叙述,错误的是

    A. 输液从配制到灭菌以不超过 12 小时为宜

    B. 输液灭菌时一般应预热 20~30 分钟

    C. 输液可见异物检查合格后应检查不溶性微粒

    D. 输液灭菌时间应在达到灭菌温度后计算

    E. 全自动吹灌封设备可将热塑性材料吹制成容器并连续进行吹塑、灌装、密封操作

7. 关于灭菌法的叙述,错误的是

    A. 灭菌法是指杀死或除去所有活的微生物的方法

    B. 灭菌后要求 SAL≤10^{-4}

    C. 细菌的芽胞具有较强的抗热性,不易杀死,因此灭菌效果应以杀死芽胞为准

    D. 在药剂学中选择灭菌法与微生物学上的不尽相同

    E. 化学灭菌法不能杀死芽胞

8. 滴眼剂开启后最多可以使用的期限是

　　A. 1 周　　　　　　　　B. 2 周　　　　　　　　C. 3 周

　　D. 4 周　　　　　　　　E. 24 小时

9. 可加入抑菌剂的制剂是

　　A. 肌内注射剂　　　　　B. 静脉注射剂　　　　　C. 椎管注射剂

　　D. 手术用滴眼剂　　　　E. 心内注射剂

10. 注射剂灭菌后应立即检查

　　A. 热原　　　　　　　　B. 漏气　　　　　　　　C. 可见异物

　　D. pH　　　　　　　　　E. 装量

（二）配伍选择题

[1~4]

　　A. 聚乙烯吡咯烷酮　　　B. 依地酸二钠　　　　　C. 三氯叔丁醇

　　D. 氯化钠　　　　　　　E. 盐酸

1. 用作注射剂助悬剂的是

2. 用作注射剂抑菌剂的是

3. 用作注射剂 pH 调节剂的是

4. 用作注射剂金属螯合剂的是

[5~8]

　　A. 火焰灭菌法　　　　　B. 环氧乙烷灭菌法　　　C. 紫外线灭菌法

　　D. 辐射灭菌法　　　　　E. 热压灭菌法

5. 属于化学灭菌法的是

6. 属于干热灭菌法的是

7. 属于湿热灭菌法的是

8. 属于气体灭菌法的是

[9~12]

　　A. 羟乙基淀粉注射液　　B. 复方氨基酸注射液　　C. 乳酸钠注射液

　　D. 替硝唑注射液　　　　E. 盐酸普鲁卡因注射液

9. 属于含药输液的是

10. 属于营养输液的是

11. 属于电解质输液的是

12. 属于胶体输液的是

（三）多项选择题

1. 热原污染途径包括

　　A. 从溶剂中带入　　　　　　　　B. 从原料中带入

　　C. 从容器、用具、管道和装置等带入　　D. 制备过程中的污染

E. 从输液器具带入

2. 生产注射剂时常加入适量的活性炭,其作用是

    A. 吸附热原   B. 脱色   C. 助滤

    D. 增加主药的稳定性   E. 提高澄明度

3. 注射剂中纯化水的制备方法有

    A. 离子交换法   B. 聚酰胺吸附法   C. 蒸馏法

    D. 反渗透法   E. 酸碱法

4. 下列药品既能作抑菌剂又能作止痛剂的是

    A. 苯甲醇   B. 苯乙醇   C. 苯氧乙醇

    D. 三氯叔丁醇   E. 乙醇

5. 注射剂质量控制指标包括

    A. 热原   B. 无菌   C. 不溶性微粒

    D. 渗透压   E. pH

6. 关于易氧化注射剂的通气问题的叙述,正确的是

    A. 常用的惰性气体有氮气、氢气、二氧化碳

    B. 大容量安瓿应先通气,再灌药液,最后又通气

    C. 碱性药液或钙制剂最好通入二氧化碳气体

    D. 通气效果可用测氧仪进行残余氧气的测定

    E. 二氧化碳的驱氧能力比氮气强

7. 关于滴眼剂的生产工艺叙述,错误的是

    A. 药物性质稳定者灌封完毕后进行灭菌、质检和包装

    B. 主药不耐热的品种全部无菌操作法制备

    C. 用于眼部手术的滴眼剂必须加入抑菌剂,以保证无菌

    D. 塑料滴眼瓶常用气体灭菌

    E. 滴眼剂均为多剂量包装的容器

8. 易水解的药物宜制成

    A. 水针剂   B. 大输液   C. 注射用无菌粉末

    D. 混悬型注射剂   E. 乳浊型注射剂

9. 对注射用无菌粉末描述正确的是

    A. 简称粉针剂

    B. 对热不稳定或易水解的药物宜制成此剂型

    C. 严格执行无菌操作要求

    D. 为无菌的干燥粉末或海绵状物

    E. 只能通过无菌粉末直接分装法来制备

10. 制成混悬型注射剂的药物有

A. 不溶性固体药物　　　　　　　　B. 水溶液中不稳定需制成水不溶性衍生物

C. 需在体内定向分布　　　　　　　　D. 需在体内发挥长效作用

E. 需为机体提供营养的

二、简答题

1. 注射剂的质量要求主要有哪些项目？

2. 在注射剂生产过程中应如何避免污染热原？

3. 写出溶液型注射液的生产工艺流程。

4. 试述为什么要控制输液剂中微粒数。生产中应采取哪些措施加以控制？

5. 葡萄糖注射液有时产生云雾状沉淀的原因是什么？如何解决？

三、实例分析题

1. 维生素 C 注射液

【处方】维生素 C　104g　　　　　　EDTA-2Na　0.05g　　　NaHCO₃　49g

注射用水　加至 1000ml　　亚硫酸氢钠　2g

试述其处方组成依据。

2. 分析以下混悬型注射液处方及其混悬稳定剂的作用机制。

【处方】醋酸可的松微晶　25g　　硫柳汞　　　　0.01g　　氯化钠　　3g

聚山梨酯80　1.5g　　羧甲纤维素钠　5g　　　　注射用水　加至 1000ml

3. 硫酸阿托品滴眼液

【处方】硫酸阿托品　10.0g　　羟苯甲酯　　　0.26g　　氯化钠　3.6g

羟苯丙酯　0.14g　　无水磷酸氢二钠　2.84g　　注射用水　适量

无水磷酸二氢钠　5.6g　　共制成 1000.0ml

写出处方中各成分的作用。

4. 国内生产的复方氨基酸注射液（输液）其处方组成如下：

L-赖氨酸盐酸盐　19.2g　　L-缬氨酸　6.4g　　　　L-蛋氨酸　　　　6.8g

L-组氨酸盐酸盐　4.7g　　L-亮氨酸　10.0g　　　　L-苯丙氨酸　　　8.6g

L-异亮氨酸　6.6g　　L-苏氨酸　7.0g　　　　L-精氨酸盐酸盐　10.9g

L-色氨酸　3.0g　　亚氨酸　6.0g　　　　L-半胱氨酸盐酸盐　1.0g

亚硫酸钠　0.5g　　注射用水　加至 1000ml

试述其处方组成的依据及生产中常见的问题。

四、计算题

1. 计算下列处方中需加葡萄糖多少克可调节成等渗。

【处方】盐酸麻黄碱　5.0g　　　　　三氯叔丁醇　1.25g　　葡萄糖　适量

注射用水　加至 250ml

（盐酸麻黄碱、三氯叔丁醇、葡萄糖的氯化钠等渗当量分别为 0.28、0.24、0.16）。

2. 配制 2% 的盐酸普鲁卡因注射液 200ml, 使成等渗, 需加氯化钠多少克? 如改用葡萄糖调等渗, 应取多少克? (1% 盐酸普鲁卡因、1% 无水葡萄糖、1% 氯化钠的冰点降低值分别为 0.122℃、0.10℃、0.578℃)。

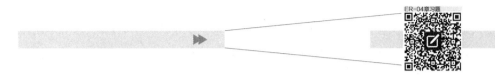

ER-04章习题

实验 4-1　灭菌法与无菌操作法实验

一、实验目的

掌握注射剂灭菌的岗位操作法, 掌握七步洗手法和穿脱洁净服方法; 熟悉灭菌的岗位职责和手提式热压灭菌器的结构、工作原理; 学会手提式热压灭菌器的使用, 为将来尽快适应实际生产的要求奠定基础。

二、实验材料

1. 仪器与设备　手提式热压灭菌器、洁净服、一次性手套、一次性口罩等。

2. 药品与试剂　75% 乙醇、纯化水等。

三、实验内容

(一) 手提式热压灭菌器的使用

1. 准备与操作

(1) 堆放: 将待消毒的物品予以妥善包扎, 顺序地、相互之间留有间隙地放置在消毒桶内的筛板上, 这样有利于蒸汽的穿透, 提高灭菌效果。

(2) 加水: 在主体内加入蒸馏水或去离子水, 连续使用时必须每次灭菌后补加水量, 以免干热而发生重大事故。

(3) 密封: 将消毒桶放入主体内, 然后将盖上的软管插入消毒桶内的半圆槽内, 对准上下法兰的螺栓槽, 顺序地用力均匀地将对方位的螺母旋紧, 使盖与主体密合。

(4) 加热: 将放气阀推至垂直 (开放) 方位, 使器内空气逸去, 待见器内有较急蒸汽喷出时, 应立即将放气阀关闭, 随着热量的不断上升而产生的压力, 则可在压力表上体现出来。

(5) 灭菌: 当器内压力达到所需范围时, 应适当调低热量, 使其维持恒压, 同时开始按不同的物品和包装来控制其灭菌时间。

(6) 干燥: 对医疗器械、敷料、器皿等需要迅速干燥者, 可于灭菌完毕时, 立即将放气阀打开, 使器内的压力蒸汽迅速排出, 见压力表指示针回复至零位后, 稍等 1~2 分钟, 然后将盖打开, 继续加热

10~15 分钟即可。

（7）停止加热：对瓶装溶液于灭菌终了时，应首先停止加热，使灭菌器冷却至压力表指针回复零位，再等数分钟打开放气阀，将盖启开。取出灭菌后物品。

2. 注意事项

（1）预先加入足量水：整个灭菌过程中，必须保证器内有足够的水量。由于加热时，水分不断蒸发，因此每消毒一次，都要重新加水，绝不允许"干热"。否则极易烧坏器身甚至引起爆炸，造成严重事故。为了安全，操作人员不得离开现场。

（2）灭菌时间：由于灭菌物品的种类、体积、密度和导热性能不同，它所需要的灭菌时间和压力也不一样。若物体的体积密度大，导热性能较差，灭菌时间可适当延长。一般来讲，要使其最内层的温度达到 121℃，并持续一段时间，才能真正起到灭菌的作用。

灭菌器所需时间和温度与压力对照表

物品	灭菌保温时间（min）	蒸汽压力（MPa）	饱和蒸汽相对湿度（℃）
橡胶类	15	0.105~0.11	121
敷料类	30~40	0.105~0.14	121~126
器皿类	15	0.105~0.14	121~126
器械类	10	0.105~0.14	121~126
瓶装溶液类	20~40	0.105~0.14	121~126

（3）灭菌物品的要求：①不同类型的物品不应放在一起进行灭菌；②灭菌物品的体积不应包得太大，也不应放得过多、过紧，以免影响蒸汽透入；③不耐热的物品以及对金属有腐蚀性的物品不应放入灭菌；④未压盖的瓶装溶液，灭菌前，应用耐热橡胶塞（软木塞）将瓶口塞紧后，再用几层纱布压住瓶塞，并在瓶颈外连纱布一起用绳子固定。

（4）灭菌前排气：灭菌前一定要将器内的空气排出干净。否则压力表上的读数，将是空气和水蒸气两者的压力之和。结果是压力虽然达到了规定的数值而温度却达不到要求。

（5）灭菌终止后操作：可按照灭菌物品的不同性质和不同要求，进行快放气、慢放气和自然冷却。应特别强调的是：在未放气，器内压力尚未降到"0"位以前，绝对不允许打开器盖，否则器内压力很大，灭菌物品将随高压气流一齐冲出，可能伤害人体，造成严重事故。

（二）七部洗手法

1. 操作 在流动水下，使双手充分淋湿；用适量肥皂或皂液，均匀涂抹至整个手掌、手背、手指和指缝；认真揉搓双手的各个关节，具体步骤如下。

（1）掌心对掌心，手指并拢，相互揉搓，洗净手掌；

（2）掌心对掌背，双手交叉指缝相互揉搓，交换，洗净指背；

（3）掌心相对，双手交叉指缝相互揉搓，洗净指缝；

（4）弯曲手指使关节在另一手掌心，旋转揉搓，交换进行；

（5）一手握住另一手的大拇指旋转搓揉,洗净大拇指,交换进行;

（6）将五个手指尖并拢放在另一手掌心旋转揉搓,交换进行;

（7）一只手去揉搓另外一只手的手腕、手臂,交换进行。

2. 注意事项 两只手必须彻底清洁,总时间不少于 90 秒。

（三）穿脱洁净服

1. 操作

（1）穿洁净服法:进入洁净区之前,摘掉首饰及手表;坐在长凳更换工作鞋进入一更;七步洗手法洗手后,进入二更戴帽子、口罩;穿上洁净服,并将裤子置于上衣外面;戴上手套,手套要盖住袖口;面对镜子,检查着装无误后方可进入。

（2）脱洁净服法:脱下洁净服,挂于衣钩上,洁净服的裤脚要与上衣帽子分开,之间相差 1/3 距离;脱掉一次性手套和口罩,扔进指定垃圾桶;如果洁净服在本班次内不再使用,则将其投入一更收集桶内;进入一更七步洗手法洗手后,跨过长凳换上外鞋。

2. 注意事项 洁净服选材质地光滑,不产生静电,不脱落纤维;洁净服不能沾地,帽子要遮住所有的头发、鬓角;进入洁净区不得化妆,戴戒指、手镯、表及耳环等饰品;使用过程中如果洁净服被污染或损坏,需及时更换。

四、思考题

1. 简述灭菌器的标准操作规程及使用手提式热压灭菌器的注意事项。

2. 为何灭菌器开始加热后要排放冷空气?

实验 4-2 10%葡萄糖注射液的制备

一、实验目的

掌握注射液的配制、滤过、灌封、灭菌等基本操作;学习澄明度测试仪的使用,能够正确判断注射剂可见异物检查结果;进一步熟悉无菌操作室的洁净处理、空气灭菌和无菌操作的要求及操作方法。

二、实验材料

1. 仪器与设备 无菌制剂实训室、安瓿熔封机、澄明度测试仪、超声波清洗仪等。

2. 药品与试剂 微孔滤膜、安瓿、葡萄糖、盐酸、注射用水、pH 精密试纸、pH 广泛试纸等。

三、实验内容

（一）10%葡萄糖注射液的制备

【处方】葡萄糖　　　100g　　　盐酸　适量

注射用水　适量　　　全量　1000ml

【制法】

1. 生产前准备　组织学生,根据注射剂生产工序成立以下生产班组,拟定各岗位标准操作规程。分工操作生产。

(1)容器处理班组及处理岗位标准操作规程。

(2)配液班组及配液岗位标准操作规程。

(3)灌封班组及灌封岗位标准操作规程。

(4)灭菌与检漏班组及灭菌与检漏岗位标准操作规程。

(5)灯检班组及灯检岗位标准操作规程。

(6)印字与包装班组及印字与包装岗位标准操作规程。

2. 制备方法　取注射用水适量,加热煮沸,分次加入葡萄糖,不断搅拌配成50%~70%浓溶液,用1%盐酸溶液调整 pH 至3.8~4.0,加入配液量0.1%~1.0%的注射用活性炭,在搅拌下煮沸30分钟,放冷至45~50℃时滤除活性炭,滤液中加注射用水至全量,测定 pH 及含量,精滤至澄明,灌封,于115℃热压灭菌30分钟。

灌封岗位标准操作规程、灭菌岗位标准操作规程、灯检岗位标准操作规程,参照本教材有关灌封实训内容。

【注意事项】

1. 选择符合注射用规格的原料。

2. 灭菌温度超过120℃,时间超过30分钟溶液变黄,故应注意灭菌温度和时间。灭菌完毕,要特别注意降温、降压后才能启盖。

3. 葡萄糖溶液在灭菌后,常使 pH 下降,故经验认为先调节至5左右再加热灭菌较为稳定,变色较浅,且能使 pH 符合药典规定。

(二)可见异物检测

1. 检测前准备　澄明度检测仪为伞棚式,单面或双面结构,由灯管、照度调节器、检测时限装置、黑白两色背景组成。灯管采用可见异物检测专用荧光灯管(用三基色荧光粉制成),其光谱特性好,光色接近自然光。照度调节器可使光源照度可随时调整,可避免日光灯管使用时间长久,亮度减弱而影响测定结果的弊端。检测时限装置,便于严格执行标准中时限要求,避免因检查时限不一致造成误差。

2. 可见异物检查的岗位职责及岗位操作法

(1)接通电源,先预设置工作时间后启动电源开关,使荧光灯亮。

(2)按启动照度开关,将仪器配备的照度传感器插头插入右侧插座,掀开光池保护盖,将其放在平行于伞棚边缘检品检测位置,测定照度,同时旋转仪器上部的照度调节旋钮至所需照度为止。

(3)灯检岗位操作工一手握挡板端,另一只手握封口端,从物料架上取一装有中间产品的周转盘,开口端朝上,斜靠于灯检架的左前方,撤下挡板,放于灯检架的右前方。复核周转盘中中间产品的数量。

（4）从另一操作架上取一个贴标印字用空周转盘,开口端靠在灯检架的内壁上。灯检岗位操作工坐上灯检架前面的座位上,右手拿起夹子,用力使夹子张开后伸到周转盘中,夹起 10~15 支中间产品,拿到灯检架前面荧光灯旁边。

（5）将夹子从上向下振动一次后迅速返回原位置,轻轻振动夹子,使药液下流,眼睛距离安瓿 25cm,逐支检查药液中有无异物和碳化点,药液装量是否合格,重复操作三遍。

（6）检查合格的中间产品摆放于正前方的空周转盘中,不合格的中间产品剔出,分类放于特制的周转盘中。

（7）重复上一步骤操作至周转盘中装满中间产品,挡上挡板,放上工号。

（8）反复操作直至灯检结束,将不合格品置于特制的周转盘,并注明品名、规格、批号、生产日期、不合格项目、灯检人等,移交到指定地点,单独存放。

3. 按照澄明度检测仪的标准操作规程进行可见异物检查岗位操作。

结果判断

供试品中不得检出金属屑、玻璃屑、长度超过 2mm 的纤维、最大粒径超过 2mm 的块状物以及静置一定时间后轻轻旋转时肉眼可见的烟雾状微粒沉淀物、无法计数的微粒群或摇不散的沉淀,以及在规定时间内较难计数的蛋白质絮状物等明显可见异物。详细判断标准见《中国药典》2015 年版四部通则可见异物检查项下规定。

澄明度检查结果记录表

检查总数	废品数（支）						合格数（支）	合格率（%）
	玻屑	纤维	白点	焦头	其他	总数		

4. 澄明度检测仪的使用注意事项

（1）应确保仪器的光照度指标,黑色背景及检测白色均应符合《中国药典》2015 年版的规定。

（2）灯检过程中应消除荧光灯的频闪,提高目检分辨率,减小视觉疲劳。

（3）确保检测时限装置的灵敏及设定准确,便于严格执行标准中的时限要求,避免因检查时限不一致造成的误差。

（4）被检品与灯检者眼睛的距离通常为 25cm,灯检过程中每工作两小时休息半小时,并作记录。

四、思考题

1. 本品用盐酸调 pH 的作用是什么?

2. 为了防止葡萄糖注射液变黄,在整个操作过程中,应控制哪些工艺条件?

实验 4-3 氯霉素滴眼剂的制备

一、实验目的

熟悉净化工作台的使用;掌握一般滴眼剂的制备方法。

二、实验材料

1. 仪器与设备 塑料眼药瓶、微孔滤膜、层流洁净工作台、天平、称药纸等。

2. 药品与试剂 氯霉素、硼酸、硼砂、羟苯乙酯、注射用水、2%甲酚、苯扎溴铵(1→1000)、75%乙醇、0.5%甲酚皂溶液等。

三、实验内容

【处方】氯霉素　　0.25g　　硼酸　　　　1.9g　　　　硼砂　0.03g

　　　　羟苯乙酯　0.03g　　注射用水　加至100ml

【制法】

1. 塑料眼药瓶可用75%乙醇吸入消毒,再用过滤的灭菌注射用水洗至无醇味,沥干备用。若包装完好,经抽样作无菌检查合格者,也可直接使用。如果是玻璃瓶,橡胶塞、帽的处理参考注射剂。

2. 无菌室的台面、地面先用水擦试,然后用2%甲酚擦,UV照射1小时。无菌操作柜用苯扎溴铵(1→1000)消毒,也可用75%乙醇抹净,用甲醛棉球整齐灭菌1~2小时备用。操作者的手需先用肥皂洗净后,用苯扎溴铵溶液或0.5%甲酚皂溶液浸泡1分钟。

3. 称取硼酸、硼砂置洗净的容器中,加热注射用水约90ml,搅拌使完全溶解,至60℃时,加入氯霉素和羟苯乙酯使溶解,加注射用水至100ml。测定pH符合要求,用微孔滤膜过滤器过滤,滤液用250ml输液瓶收集,灌装,100℃30分钟灭菌。

4. 无菌分装　在层流洁净工作台内操作,将灭菌的药液分装于已灭菌的滴眼瓶中,封口,即得。

【注意事项】

1. 氯霉素易水解,但其水溶液在弱酸性时较稳定,本品选用硼酸缓冲液来调整pH。

2. 氯霉素滴眼剂在贮藏过程中,效价常逐渐降低,故配液时适当提高投料量,使在有效贮藏期间,效价能保持在规定含量以内。

四、思考题

1. 处方中的硼砂和硼酸起什么作用? 试计算此处方是否与泪液等渗。

2. 滴眼剂中选用抑菌剂时应考虑哪些原则?

（刘 芳）

第五章

散剂、颗粒剂与胶囊剂

导学情景 ∨

情景描述：

　　小赵同学由于发热、头痛、咳嗽、流涕、恶心、呕吐、腹痛、腹泻，到学校附近的药店买药，店员询问了小赵的症状后，从货架上拿出不同牌子的几种药，有散剂、颗粒剂、胶囊剂等，小赵问店员哪个牌子的质量好，用颗粒还是用胶囊效果好，店员就给小赵作了详细的讲解。最后小赵选好了药，用后身体很快就恢复了健康。

学前导语：

　　散剂、颗粒剂、胶囊剂都是临床常用的口服固体制剂，在药店的货架上更是琳琅满目，这些固体制剂的制备过程有着密切的联系，都要经过粉碎、过筛和混合操作，才能进一步加工成成品。其中散剂是干燥均匀的粉末；颗粒剂是粉状物料制得的颗粒；胶囊剂是将粉末或颗粒装入空心胶囊或密封于软质囊材中制得的。本章我们将带领同学们学习制备固体制剂的基本操作和散剂、颗粒剂、胶囊剂特点、质量要求与制备方法，并制备出合格的固体制剂。

第一节　粉体的密度与流动性

　　粉体是指无数个固体粒子的集合体，即是由无数个粒子组成的整体。习惯上把小于等于$100\mu m$的粒子称为"粉"，大于$100\mu m$的粒子称为"粒"。含有粉体的剂型有散剂、颗粒剂、胶囊剂、片剂等。固体药物混合的均匀性是制剂的基本要求，而混合的均匀性与粉体的性质如粒度、密度、形态等都有密切的关系。在散剂、颗粒剂、胶囊剂、片剂的工业化生产中，均是按容积分剂量的，分剂量的准确性又受粉体的堆密度、流动性等性质的直接影响，所以粉体的性质对制剂的制备、质量控制、包装等都有重要的指导意义。

一、粉体的密度

　　粉体密度是指单位体积粉体的质量。粉体的体积包括粉体自身的体积、粉体间的空隙和粉体内的空隙。由于粉体的体积表示方法不同，粉体的密度就有不同的表示方法。粉体的密度根据所指的体积不同分为真密度、粒密度、松密度三种。各种密度的表示方法如下：

　　1. 真密度(ρ) 是指粉体质量(W)除以不包括粉体内和粉体间空隙的容积V_t(称为真容积)所求得的密度，即$\rho = W/V_t$。

2. 粒密度(ρ_g)　是指粉体质量除以不包括粉体间空隙的体积 V_g（称为粒容积）所求得的密度，即 $\rho_g = W/V_g$。

3. 松密度(ρ_b)　是指粉体质量除以该粉体所占的总体积 V_b（称为松容积或堆容积）所求得的密度，又称堆密度，即 $\rho_b = W/V_b$。

根据松密度的大小，同一种药物粉末可分"轻质"与"重质"，"轻质"是指其中松密度较小（即松容积或堆容积大）的药物粉末，反之"重质"为其中松密度大（松容积或堆容积小）的药物粉末。"轻质"与"重质"主要与该药物粉末的总空隙有关。同一种药物粉末的松密度主要取决于粉体大小的分布、形态及彼此间黏附的趋势。如果粉末聚集比较疏松，它们之间具有较大的空隙，即成为轻质粉末。若较小的粉体能填充于较大的粉体之间，即形成重质粉末。

二、粉体的流动性

（一）粉体流动性的表示方法

粉体流动性对散剂、颗粒剂、胶囊剂、片剂等制剂的质量控制影响较大。高速压片机和高速胶囊充填机均要求物料应具有很高的流动性，粉体的流动性对散剂和颗粒剂的分剂量也有重要影响。粉体流动性的表示方法主要有休止角、流速、压缩度等。

1. 休止角　是指静止状态的粉体堆积体的自由斜面与水平面之间的夹角，用 θ 表示。休止角越小，粉体流动性越好。一般认为 $\theta \leqslant 30°$ 时，流动性好；$\theta \leqslant 40°$ 时，可以满足固体制剂生产过程中流动性的要求。

2. 流速　是指单位时间内粉体由一定孔径的孔或管中流出的量。流速越快，粉体流动性越好。

3. 压缩度　是粉体流动性的重要指标，压缩度越大，粉体流动性越差。压缩度在 20% 以下时流动性较好，压缩度达 40%~50% 时，粉体很难从容器中自动流出。

知识链接

压缩度的测定方法

将一定量的粉体轻轻装入量筒后测量最初堆容积 V_1，采用轻敲法使粉体处于最紧状态，测量最终的容积 V_2，根据式（5-1），计算压缩度 C。建议采用 250ml 量筒，用 100g 粉末样品测定，测定 3 次取平均值。

$$C = \frac{V_1 - V_2}{V_1} \times 100\% \qquad\qquad 式（5-1）$$

（二）影响粉体流动性的因素

影响粉体流动性的因素主要有粉粒大小、粉体形状与表面粗糙性、含湿量等。

1. 粉粒大小　粉体流动性与粉粒的大小有关，一般来说，粒径大于 $200\mu m$，休止角较小，流动性良好；粒径在 $200~100\mu m$ 之间，随着粒径的减小，粉体间的内聚力和摩擦力开始逐渐增大，休止角也逐渐增大，流动性随之减小；粒径小于 $100\mu m$，粉体间的内聚力和摩擦力大于重力，粉体易聚集，休止角大幅度地增加,流动性变差。因此,在制剂生产中可以用增加粒径的方法减小粉体间的凝聚力,通常是将粉末制成颗粒,增加其流动性,以满足制剂生产的需要。

2. 粉粒形状与表面粗糙性 粉粒若呈球形或接近球形,表面光滑,在流动时多发生滚动,粉粒间的摩擦力较小,流动性好;粉粒形状越不规则,表面越粗糙,休止角就越大,流动性也越差。因此在制剂生产中加入润滑剂,填平粉粒粗糙的表面而形成光滑面,降低粉粒间的摩擦力,或采用适当方法制得球形颗粒,均可增加流动性。

3. 粉体含湿量 粉体含湿量较高,表面会吸附一层水膜,使粉体间的黏着力增强,休止角增加,流动性减小。因此,对于易吸湿的粉末,应于低湿度条件下处理,以控制粉体含湿量,保证其流动性,同时防止粉体过干引起的粉尘飞扬、分层等。

知识链接

临界相对湿度

药物在贮存过程中或多或少会从空气中吸收一定量的水分,这种性质即吸湿性。使药物产生吸湿现象的最低空气湿度称为临界相对湿度(CRH)。一般药物在周围环境湿度低于临界相对湿度时,吸湿量很低并很快达到平衡。但在环境湿度高于临界相对湿度的条件下,药物会大量吸收水分一直达到饱和,有的甚至产生液化现象。故药物及制剂均应在干燥条件下(相对湿度低于40%)贮存,并且选择适宜的包装材料及密封容器。

点滴积累 ∨

1. 粉体密度分为真密度、粒密度和松密度。
2. 粉粒流动性的表示方法主要有休止角、流速和压缩度等。影响粉体流动性的因素主要包括粉体大小、粉体形状与粉体含湿量等。

第二节 固体制剂的吸收

一、固体制剂的胃肠道吸收过程

固体制剂是形态为固体状态的一类制剂的总称。主要包括散剂、颗粒剂、胶囊剂、片剂等。主要用于口服给药,产生全身作用,也可局部用药,产生局部作用,还可外用。当固体制剂口服给药后,药物在胃肠道吸收进入体循环,在血液中达到一定血药浓度,才能出现药理效应。口服固体制剂与液体制剂的吸收情况不同,固体制剂口服后,在胃肠道中要经过如下过程:固体制剂→崩解(或分散)→溶出→吸收(经生物膜),如图5-1所示。可见固体制剂中的药物在到达生物膜被吸收之前,首先要崩解或分散成细小颗粒,然后药物从小颗粒中溶出,进入胃肠液中,再通过生物膜而进入血液循环,才能发挥药效。不同固体剂型,药物吸收前经历的过程也不同。片剂和胶囊剂在胃肠道中要经历崩解、分散和溶出的全过程；颗粒剂主要经历分散和溶出过程；散剂由于比表面积大，易分散，服用后可不经崩解和分散过程，因此，故药物的溶出、吸收和起效均较快。同一药物制成不同类型的固体制剂，药物的溶出速率也不同。一般情况下，口服固体制剂溶出和吸收的快慢顺序是：散剂>颗粒剂>胶囊剂>片剂。

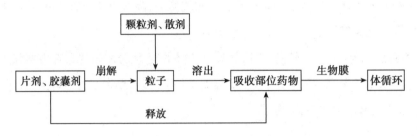

图 5-1　固体制剂的崩解、溶出、吸收过程

二、难溶性药物的溶出

固体制剂口服后，若药物是水溶性的，其崩解后可立即分散、溶出，很快被吸收，则崩解是水溶性药物吸收的限速过程。若药物为难溶性的，尽管崩解分散过程很快，但药物溶出速度仍旧很慢，其吸收效果也会受到影响，所以溶出是难溶性药物吸收的限速过程。难溶性药物或溶解缓慢的药物从固体制剂中的溶出速度将直接影响药物的吸收、起效的快慢以及作用强度和疗效。

影响药物从固体制剂中溶出速率的因素可以根据 Noyes-Whitney 溶出速率方程来阐明。

$$dc/dt = kSC_s \qquad\qquad 式（5-2）$$

式中，dc/dt 为溶出速度，k 为溶出速率常数，S 为固体药物的表面积，C_s 为药物的溶解度。由此可知，药物的溶出速度与 k、S、C_s 成正比。故可采取以下措施来改善药物的溶出速率：①增大药物的溶出面积，采用机械粉碎或微粉化技术减少粒径；②增大药物溶出速率常数，采取振摇或搅拌加快药物的扩散速度；③提高药物的溶解度，采取提高温度，改变晶型，制成固体分散体等，提高药物的溶出速度。

第三节　固体制剂单元操作

一、粉碎

（一）粉碎目的

粉碎主要是指借机械力将大块固体药物破碎成适宜程度的粉末的操作过程。但现代粉碎技术也可借助其他方法如超声波、超声气流等将固体药物破碎成微粉的程度。粉碎操作对制剂过程有一系列的意义：①增加药物的表面积，促进药物的溶解与吸收，提高药物的生物利用度；②利于制备各种剂型，如散剂、颗粒剂、丸剂、片剂、浸出制剂等；③加速药材中有效成分的浸出；④利于各成分混合均匀和服用。

通常把粉碎前物料平均直径(Φ)与粉碎后物料平均直径(Φ_1)的比值称为粉碎度(n)。

$$n = \frac{\phi}{\phi_1}$$
式(5-3)

由此可知,粉碎度与粉碎后的药物粉末平均直径成反比,即粉碎度越大,粉末越细。粉碎度的大小取决于药物本身的性质、制备的剂型及临床上的使用要求。如内服散剂中不溶或难溶性药物用于治疗胃溃疡时,必须将药物制成细粉以利于分散,充分发挥药物的保护和治疗作用;而易溶于胃肠液的药物则不必粉碎成细粉;浸出中药饮片时过细的粉末易于形成糊状物而达不到浸出目的;用于眼黏膜的局部用散剂需要极细粉以减轻刺激性。所以,固体药物的粉碎应随需要而选用适当的粉碎度。

知识链接

粉 碎 机 制

粉碎过程主要是依靠外加机械力的作用破坏物质分子间的内聚力来实现的。被粉碎的物料受到外力的作用后在局部产生很大的应力,当应力超过物料本身的分子间力即可产生裂隙并发展为裂缝,最后则破碎或开裂。粉碎过程常用的外力有:剪切力、冲击力、研磨力、挤压力等。被粉碎物料的性质、粉碎程度不同,所需施加的外力也不同。冲击、研磨作用对脆性物料有效;纤维状物料用剪切力更有效;粗碎以冲击力和挤压力为主,细碎以剪切力和研磨力为主;要求粉碎产物能产生自由流动时,用研磨法较好。实际上多数粉碎过程是上述几种力综合作用的结果。

（二）粉碎方法

根据物料的性质和产品粒度的要求,结合实际的设备条件,可采用下列不同的粉碎方法,其选用原则以能达到粉碎效果及便于操作为目的。

1. 开路粉碎与闭路粉碎

（1）开路粉碎:是指被粉碎的物料仅一次进出粉碎机,没有重复路径的粉碎操作。开路粉碎的优点是设备单一,工艺简单;缺点是不能及时地分离出合格的产品,粉碎效率低,尤其当粉碎机不具备自行分级性能时所得粉末的粒度幅度大,且动力消耗大。开路粉碎适用于具有自行分级性能的粉碎机。

（2）闭路粉碎:是指被粉碎的物料在粉碎-分级的循环回路中连续多次地进行粉碎,直至达到要求的粉末粒度。闭路粉碎的优点是可及时地分离出合格的粉末,物料不在机内长时间停留,可防止过度粉碎并减轻粉末的聚集,粉碎效率较高,且动力消耗小;缺点是除了粉碎机外,必须设置分级机以及连接两机的输送管路等辅助设施,占用场地较大。闭路粉碎适用于大规模的连续粉碎过程。

2. 混合粉碎与单独粉碎

（1）混合粉碎:是指两种或两种以上药物放在一起同时粉碎的操作方法。药物经过粉碎后表面积增加,引起了表面能的增加,故体系不稳定。因表面能有趋于最小的倾向,故已粉碎的粉末有重新聚结的趋势,随着粒度的增加,重新聚结的趋势变为现实时,粉碎与聚结同时进行,粉碎便停止在一定阶段,表观上不再往下进行,使粉碎过程达到一种动态平衡。若用混合粉碎的方法,在其粉碎过程中加入一种内聚力小的药物,这种药物的粉末吸附于前者药物粉末的表面,使其表面能显著降低,并且在其表面形成了机械隔离层,从而阻止了聚结,使粉碎能继续进行。因此若处方中某些药物的性质及硬度相似,可将它们掺和在一起进行粉碎,混合粉碎可避免一些黏性药物单独粉碎的困难,又可将粉碎与混合操作结合进行。

知识链接

串油法与串料法

串油法:处方中含有大量油脂性的药物,如桃仁、枣仁、柏子仁等,粉碎时先将处方中易粉碎的药物粉碎成细粉,再将油脂性药物研成糊状,然后与已粉碎的药物掺研粉碎,让药粉充分吸收油脂,以便于粉碎和过筛。

串料法:处方中含有大量黏液质、糖分等黏性药物,如熟地黄、黄精、玉竹、天冬、麦冬等,粉碎时先将处方中黏性小的药物混合粉碎成粗末,然后陆续掺入黏性大的药物,粉碎成不规则的粉块或颗粒,60℃以下充分干燥后再粉碎。

(2)单独粉碎:是指将一种药物单独进行粉碎的操作方法。此法既可按欲粉碎药物的性质选取较为合适的粉碎设备,又可避免粉碎时因不同药物损耗不同而引起含量不准确的现象出现。宜单独粉碎的药物为:①氧化性药物与还原性药物:这两类药物混合粉碎可引起爆炸,如氯酸钾、高锰酸钾、碘等氧化性物质忌与硫、淀粉、甘油等还原性物质混合粉碎;②贵重药物:为减少损耗,宜单独粉碎,如羚羊角、麝香、牛黄等;③毒性药物、刺激性大的药物:为便于劳动保护,防止粉碎过程中人员中毒和药物间的交叉污染,宜单独粉碎,如雄黄、蟾酥、马钱子等。

3. 干法粉碎与湿法粉碎

(1)干法粉碎:是指药物处于干燥状态下进行粉碎的操作方法。在药物制剂生产中大多数药物都采用干法粉碎。

(2)湿法粉碎:是指在药物中加入适量液体(水或有机溶剂)进行研磨粉碎的操作方法。由于加入的液体可以渗入药物颗粒的裂隙中,降低了药物分子间的内聚力而有利于粉碎。液体的选用以药物遇湿不膨胀、两者不起变化、不影响药效为原则。根据粉碎时加入液体种类和体积的不同,湿法粉碎可分为加液研磨法和水飞法。

1)加液研磨法:加液研磨法是指药物中加入少量液体进行研磨粉碎的操作方法。液体用量以能湿润药物成糊状为宜。此法粉碎度高,避免粉尘飞扬,减轻毒性或刺激性药物对人体的危害,减少贵重药物的损耗,如樟脑、冰片、薄荷脑、牛黄等加入少量挥发性液休(乙醇等)研磨粉碎。

2)水飞法:水飞法是指药物与水共置乳钵或球磨机中研磨,使细粉漂浮于液面或混悬于水中,倾出此混悬液,余下的药物再加水反复研磨,直至全部药物研磨完毕,将所得混悬液合并,静置沉降,倾去上清液,将湿粉干燥即得极细粉。此法适用于矿物药、动物贝壳的粉碎,如朱砂、炉甘石、滑石、雄黄等。

4. 低温粉碎 是指将药物或粉碎机冷却进行粉碎的操作方法。由于药物在低温时脆性增加,韧性与延展性降低,故可提高粉碎效果。此法适用于弹性大的药物或高温时不稳定的药物的粉碎,如动物药(甲鱼、蛇)、树脂、树胶、干浸膏、含挥发性成分的物料及抗生素类药物等。

（三）粉碎设备

为了达到良好的粉碎效果,应根据药物的性质和所要求的粉碎度选择适宜的粉碎设备,常用的粉碎设备简述如下:

1. 万能粉碎机 万能粉碎机是一种应用较广的冲击式粉碎机,如图5-2、图5-3所示,在高速旋转的转盘上固定有若干圈钢齿(冲击柱),另一与转盘相对应的固定盖上也固定有若干圈钢齿。药物由加料斗进入粉碎室,由于惯性离心作用,药物从中心部位被抛向外壁,在此过程中受到钢齿的冲击而被粉碎。细粉通过环状筛板,自粉碎机底部的出粉口收集,粗粉继续在机内粉碎。

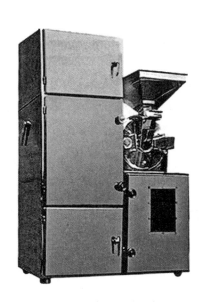

图5-2 万能粉碎机设备图

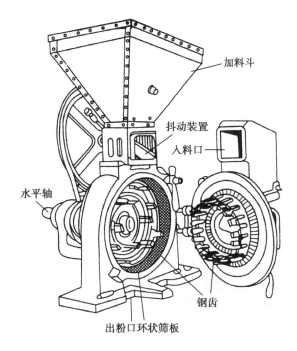

图5-3 万能粉碎机粉碎部分结构示意图

万能粉碎机适用范围广,适用于粉碎各种干燥的非组织性的药物及中药的根、茎、皮等,故有"万能"之称。但由于在粉碎过程中产热,故不宜粉碎含有大量挥发性成分、热敏性及黏性的物料。

由于在粉碎过程中能产生大量粉尘,故粉碎机一般都配有捕尘辅助装置,解决药物在粉碎过程中的粉尘飞扬。由于粉碎过程中产热,故有很多粉碎机附带水冷却系统,一般在粉碎室的夹层带水冷,可避免药材因粉碎时间加长导致温度升高使药材中的有效成分的挥发,从而保持药材原有的药性。

2. 球磨机　球磨机是兼有冲击力和研磨力的粉碎设备。由不锈钢或瓷制的圆筒和内装有一定数量和大小的圆形钢球或瓷球构成。粉碎时将药物装入圆筒密盖后,开动机器,圆筒转动,使筒内圆球在一定速度下滚动,药物借筒内圆球起落的冲击作用和圆球与筒壁及球与球之间的研磨作用而被粉碎。

球磨机圆筒的回转速度是影响球磨机粉碎效果的主要因素。在其他条件相同的情况下,同一球磨机以不同的转速运转,研磨介质呈现三种不同的运动状态,如图 5-4 所示。

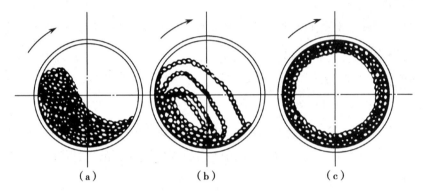

图 5-4　球磨机研磨介质运动状态
(a) 泻落状态;(b) 抛落状态;(c) 离心状态

▶▶ **课堂活动**

通过观察分析球磨机研磨介质的运动状态图,请同学们说说哪种状态的粉碎效率最高。

球磨机结构简单,密闭操作,粉尘少,适用于毒性药物、贵重药物以及刺激性药物的粉碎,还可在通入惰性气体的条件下,密闭粉碎易氧化药物或爆炸性药物。球磨机除广泛用于干法粉碎外,还可用于湿法粉碎。

3. 气流粉碎机　气流粉碎机亦称流能磨,是利用高速弹性流体(空气、蒸汽或惰性气体)使物料颗粒间及颗粒与室壁间碰撞而产生强烈的粉碎作用。其工作原理如图 5-5 所示,高压气体通过喷嘴沿切线进入粉碎室时产生的超音速气流在机内高速循环,物料由加料斗经送料器进入机内高速气流中,在粉碎室发生强烈撞击、冲击、研磨而被粉碎。粉碎的物料随气流上升到分级器,微粉由气流带出并进入收集袋中,较大的颗粒由于离心力的作用向下返回粉碎室,重复粉碎过程。

采用流能磨粉碎时,由于气流在粉碎中膨胀而产生冷却效应,在粉碎过程中温度几乎不升高,

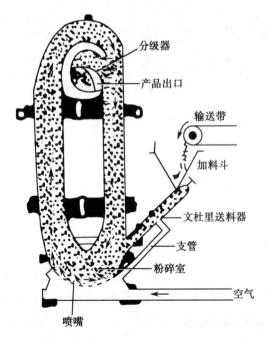

图 5-5　气流粉碎机结构示意图

（图中标注：分级器、产品出口、输送带、加料斗、文杜里送料器、支管、粉碎室、空气、喷嘴）

因此适用于热敏性物料(如抗生素、酶等)和低熔点物料的粉碎;此外,物料在粉碎的同时粉末即进行了分级,所以可进行粒度为 3~20μm 的超微粉碎。

4. 乳钵　乳钵是以研磨力为主的粉碎设备,又称研钵,由钵体和杵棒两部分组成,主要用于少量药物的粉碎与混合。乳钵以瓷制和玻璃制常用,尚有玛瑙和金属制乳钵。瓷制乳钵内壁较粗糙,适用于结晶性及脆性药物的粉碎,但吸附作用大,不宜用于少量药物的粉碎。对于毒性药物或贵重药物的粉碎宜采用玻璃乳钵。

用乳钵进行粉碎时,每次所加药量一般不超过乳钵容积的四分之一,以防研磨时溅出或影响粉碎效能。研磨时,杵棒由乳钵中心按螺旋方式逐渐向外旋转,到达最外层后再逆向旋转至中心,如此反复,能提高研磨效率。

(四)粉碎操作注意事项

各种粉碎设备的性能不同,作用力不同,可以根据被粉碎药物的性质和粒度要求选择适宜的粉碎设备。在使用和保养粉碎设备时应注意以下几点:

1. 通常高速旋转的粉碎机开动后,待其转速稳定时再加料。否则因药物先进入粉碎室后,机器难于启动,引起发热,会损坏电机或因过热而停机。

2. 药物中不应夹杂硬物,以免卡塞转子而引起电动机发热或烧坏。粉碎前应对物料进行精选以除去夹杂的硬物(如铁钉等)。应在粉碎机的饲料斗上附有电磁除铁装置,当物料通过电磁区时,所含铁块即被吸除。

3. 各种粉碎机在每次使用后,应检查机件是否完整,且清洗内外各部,添加润滑油后罩好。

4. 操作时注意安全,要严格遵守操作规程,严禁开机的情况下向机器中伸手,以免发生安全事故。

5. 粉碎毒性药物、刺激性较强药物时,应特别注意劳动保护,以免中毒,同时也要做好防止药物交叉污染的预防工作。

二、过筛

(一)过筛目的

过筛是指粉碎后的物料通过一种网孔工具(称为药筛)以使粗粉与细粉分离的操作。由于药物粉碎后所得粉末的粒度是不均匀的,通过过筛可以将粉碎后的物料按粒度大小加以分等,以获得较均匀的粉末,适应医疗和制备制剂的需要。此外,多种物料同时过筛还兼有混合作用,以保证组分的均一性。

(二)药筛及粉末分等

1. 药筛分等　药筛按制作方法不同分为冲制筛和编织筛两种。冲制筛又称模压筛,系在金属板上冲压出圆形的筛孔而制成。此筛坚固耐用,筛孔不易变形,多用作粉碎机上的筛板。编织筛是以金属丝(不锈钢丝、铜丝等)或非金属丝(尼龙丝、绢丝等)编织而成。用尼龙丝制成的筛网具有一定的弹性,比较耐用,且对一般药物较稳定,在制剂生产中应用较多,但使用时筛线易移位致筛孔变形,分离效率下降。

按药典规定,药筛选用国家标准的 R40/3 系列标准筛。药筛的分等有两种方法。一种是以筛孔内径大小(μm)为依据,共规定了九种筛号,一号筛的筛孔内径最大,依次减小,九号筛的筛孔内径最小;另一种是以每吋(2.54cm)长度上所含筛孔的数目来表示,即用"目"表示,如 1 吋长度上有 100 个孔的筛称为 100 目筛,筛目数越大,筛孔内径越小。见表 5-1。

表 5-1 《中国药典》药筛分等表

筛号	筛孔内径（平均值）	目号
一号筛	2000μm±70μm	10 目
二号筛	850μm±29μm	24 目
三号筛	355μm±13μm	50 目
四号筛	250μm±9.9μm	65 目
五号筛	180μm±7.6μm	80 目
六号筛	150μm±6.6μm	100 目
七号筛	125μm±5.8μm	120 目
八号筛	90μm±4.6μm	150 目
九号筛	75μm±4.1μm	200 目

2. 粉末分等 药物粉末的分等是按通过相应规格的药筛而定的。《中国药典》2015 年版规定了六种粉末等级,见表 5-2。

表 5-2 《中国药典》粉末等级标准

等级	分等标准
最粗粉	指能全部通过一号筛,但混有能通过三号筛不超过 20% 的粉末
粗粉	指能全部通过二号筛,但混有能通过四号筛不超过 40% 的粉末
中粉	指能全部通过四号筛,但混有能通过五号筛不超过 60% 的粉末
细粉	指能全部通过五号筛,并含能通过六号筛不少于 95% 的粉末
最细粉	指能全部通过六号筛,并含能通过七号筛不少于 95% 的粉末
极细粉	指能全部通过八号筛,并含能通过九号筛不少于 95% 的粉末

（三）过筛设备

过筛设备种类很多,应根据对粉末粗细的要求、粉末的性质和数量适当选用。在药厂大量生产中,多用粉碎、筛分、风选、集尘联动装置,对提高粉碎与过筛效率,保证产品质量尤为重要,亦可单用筛分设备进行过筛。生产上常用漩涡式振荡筛,实验室中用手摇筛。

1. 漩涡式振荡筛 漩涡式振荡筛是生产上常用的筛分粗细不等粉状、颗粒物料的设备。如图 5-6、图 5-7 所示,由料斗、振荡室、联轴器、电机组成。可调节的偏心重锤经电机驱动传递到主轴中心线,在不平衡状态下,产生离心力,使物料在筛内形成轨道漩涡,从而达到需要的筛分效果。重锤调节器的振幅大小可根据不同物料和筛网进行调节。可设几层筛网,实现两级、三级甚至四级分离。

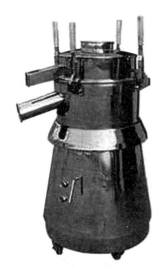

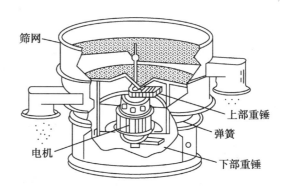

图 5-6　漩涡式振荡筛设备图　　　　图 5-7　漩涡式振荡筛结构示意图

2. 手摇筛　手摇筛系由筛网固定在圆形的金属圈上制成的,并按筛号大小依次叠成套,最底层为接收器,最上为筛盖。使用时取所需号数的药筛套在接收器上,细号在下,粗号在上,上面用筛盖盖好,用手摇动过筛。手摇筛适用于少量、毒性、刺激性或质轻药粉的筛分,亦常用于粉末粒度分析。

(四) 过筛注意事项

影响过筛的因素有很多,为了提高过筛效率,过筛操作应注意以下几点:

1. 加强振动　在静止情况下,由于药粉相互摩擦及表面能的影响,药粉易形成粉堆而不易通过筛孔。当外加力振动迫使药粉移动时,各种力的平衡受到破坏,小于筛孔的粉末才能通过筛孔,故过筛时需要不断振动。振动时药粉在筛网上运动的方式有滑动和跳动两种,跳动能有效地增加粉末间距,且粉末的运动方向几乎与筛网成直角,筛孔得到充分暴露而使过筛操作能够顺利进行。滑动虽不能增大粉末间距,但粉末运动方向几乎与筛网平行,能增加粉末与筛孔接触的机会。所以,当滑动与跳动同时存在时有利于过筛进行。粉末运动速度不宜过快,这样可使更多的粉末有落于筛孔的机会,但运动速度过慢会降低过筛效率。

2. 粉末应干燥　粉末的湿度越大,越易黏结成团而堵塞筛孔,故含水量大的物料应适当干燥后再过筛。易吸潮的物料应及时过筛或在干燥环境中过筛。黏性、油性较强的药粉应掺入其他药粉一同过筛。

3. 粉层厚度要适中　药筛内的药粉不宜堆积过厚,让粉末有足够的余地在较大范围内移动有利于过筛,但粉层太薄又影响过筛效率。

三、混合

(一) 混合目的

混合是将两种或两种以上组分的物料均匀混合的操作。混合的目的是使制剂中各组分分布均匀、含量均一,以保证用药剂量准确、安全有效。

（二）混合方法

1. 搅拌混合 系将各药粉置适当大小容器中搅匀的操作。此法简便但不易混匀,多作初步混合之用。

2. 研磨混合 系将各药粉置乳钵中,边研磨边混合的操作。此法适用于少量尤其是结晶性药物的混合。

3. 过筛混合 系将各药粉先搅拌作初步混合,再通过适宜孔径的筛网使之混匀的操作。由于较细、较重的粉末先通过筛网,故在过筛后仍须加以适当的搅拌,才能混合均匀。

大生产中,多采用搅拌或容器旋转方式使物料产生整体或局部移动的对流运动的混合方式达到混合目的。

（三）混合设备

大生产中,混合过程一般在混合筒中完成。混合筒的形状及运动轨迹直接影响物料的混合均匀度,混合筒的形状从最初的滚筒型发展到目前常用的 V 字型、双锥型,运动轨迹从简单的单向旋转发展到空间立体旋转,使混合设备得到了较大的发展,出现了一批混合均匀度高、效率高、能耗小的新型混合机。

1. 槽型混合机 亦称捏合机,如图 5-8、图 5-9 所示,其主要部分为混合槽、搅拌桨、水平轴。搅拌桨呈 S 形装于槽内轴上,开机使搅拌桨转动以混合物料。槽型混合机除适合于混合各种粉料外,还常用于片剂、丸剂的制软材。

槽型混合机
操作规程

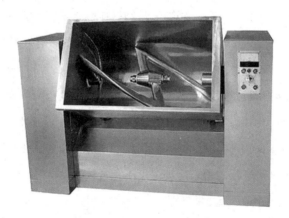

图 5-8 槽型混合机设备图

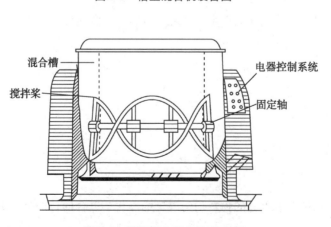

图 5-9 槽型混合机结构示意图

2. V型混合机　如图 5-10 所示,该机由两个圆筒成 V 型交叉结合而成。V 型筒的直径与长度之比为 0.8~0.9,两个圆筒的交叉角为 80°~81°,物料在圆筒内旋转时,被分成两部分,然后再使这两部分物料重新聚合,如此反复循环进行混合,在较短时间内即能混合均匀。本混合机的混合速度快,在制药工业中应用非常广泛。

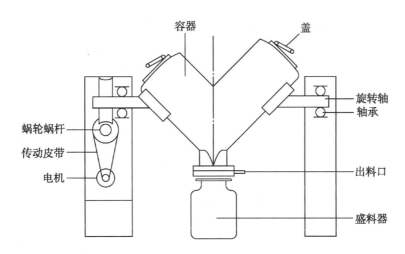

图 5-10　V 型混合机结构示意图

3. 三维混合机　如图 5-11、图 5-12 所示,该机由筒体和机身两部分组成。装料的筒体在主动轴的带动下作平行移动及摇滚等复合运动,促使物料沿着筒体作环向、径向和轴向的三向复合运动,从而实现多种物料的相互流动扩散、掺杂,以达到高均匀混合的目的。该机特点是筒体各处为圆弧过渡,经过精密抛光处理,物料装料率大(最高可达 80%,普通混合机仅为 40%),效率高,混合时间短,物料无离心力作用,无密度偏析及分层、积聚现象,各组分可有悬殊的密度差,混合率达 99.9% 以上,是目前各种混合机中的一种较理想的产品。

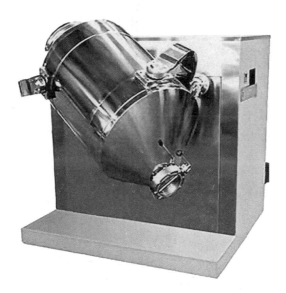

图 5-11　三维混合机设备图

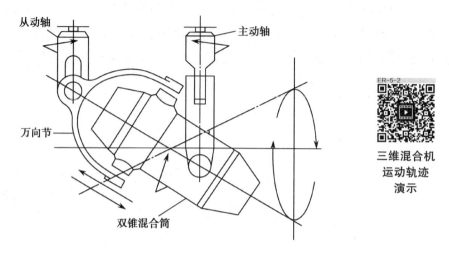

图 5-12 三维混合机运动示意图

4. 双螺旋锥形混合机 该机由锥形容器和内装的两个螺旋推进器组成,如图 5-13 所示。工作时,由锥体上部加料口进料,主轴带动左右两个螺旋杆在容器内一边自转一边公转,自转速度为 100r/min,公转速度为 5r/min,产生较高的切变力使物料以双循环方式迅速混合,再从底部卸料,减轻了劳动强度。其混合机的特点是混合速度快,效率高,动力消耗少,装载量大。

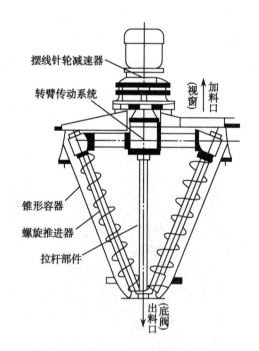

图 5-13 双螺旋锥形混合机结构示意图

(四)影响混合均匀性的因素

混合均匀性与各组分的比例量、密度、粒度和混合时间等均有关。

1. 各组分的比例量 各组分比例量相差过大时,不易混合均匀,此时应采用配研法(又称等量递加法)进行混合,即先用量大的组分饱和混合容器后,倾出,然后取量小的组分加入等体积量大的组分混匀后,再加入与此混合物等量的量大组分混匀,如此倍量增加量大的组分,直至全部混合均匀。此法尤其适用于含毒性药物、贵重药物和小剂量药物的混合。

2. 各组分的粒度与密度 各组分粒度相近时,物料容易混合均匀;相反,粒度相差较大时,由于粒子间的离析作用,物料不容易混合均匀。应先将粒径大的物料粉碎处理,力求各组分物料粒子大小一致后再进行混合。各组分密度相差较大时,在混合过程中存在自然分离的趋势,一般宜将质轻的组分先放入混合容器中,再加入质重者混合,这样可避免轻质组分浮于上部或飞扬,而重质组分沉于底部则不易混匀。

知识链接

打底套色法

此法是中药丸剂、散剂等剂型对药粉进行混合的一种经验方法。所谓"打底"是指将量少的、质轻的、色深的药粉先放入乳钵中(混合之前应首先用其他色浅的、量多的药粉饱和乳钵),即为"打底",然后将量多的、质重的、色浅的药粉逐渐地、分次地加入乳钵中轻研,使之混合均匀,即是"套色"。

---

3. 混合时间 混合时间并非越长混合的均匀性越好,要通过试验确定合适的混合时间。

4. 其他 含液体成分时,可采用处方中其他固体成分吸收;若液体量较大时,可另加赋形剂吸收;若液体为无效成分且量过大时,可采取先蒸发再加赋形剂吸收的方法。

四、制粒

制粒是把粉末经加工制成具有一定形状与大小粒状物的操作。制粒可以保证产品质量和生产的顺利进行。在颗粒剂中颗粒是最终产品,通过制粒不仅可改善物料的流动性、飞散性、黏附性,还可以保证颗粒形状、大小、外观及分剂量准确,保护生产环境。在片剂中颗粒是中间体,通过制粒改善流动性,以减少片重差异,保证颗粒的压缩成型性。

(一)制粒目的

1. 增加流动性 粉末制成颗粒后,粒径增大,降低了粒子间的黏附性和聚集性,大大增加粒子的流动性,从而满足制剂生产的需要。

2. 防止各成分的分层 混合物各成分的粒度、密度存在差异时,容易出现分层现象,制成颗粒后,有效地防止各成分的分层,使药物含量均匀。

3. 减少粉尘飞扬 粉末的飞散性较大,制成颗粒后,可有效地减少粉尘飞扬,减少环境污染与物料损失,达到 GMP 的要求。

(二)制粒方法及设备

1. 湿法制粒法 是将粉末与适宜量的黏合剂或润湿剂混合,使粉末聚结而制成颗粒的方法。湿法制粒法包括挤压制粒法、高速搅拌制粒法、流化喷雾制粒法等。

(1)挤压制粒法:是药物粉末与适宜的黏合剂或润湿剂制成松紧适宜的湿料(即软材)后,再通过挤压方式使其通过筛网而制成颗粒的方法。

1）制软材：将处方中的原辅料细粉加入混合机中，待混合均匀后，再加入适量的润湿剂或黏合剂，搅拌混合均匀即成软材。软材松紧程度应适宜，一般传统的参考标准以"握之成团，轻按即散"为度。该法可靠性和重现性虽较差，但方法简单，使用历史悠久。近年来，随着生产技术的提高，通过仪表可测出混合机中颗粒的动量扭矩，这样就能自动地控制软材的松密程度，从而保证了软材的质量可控。

软材质量直接影响颗粒质量，若软材太黏则制成的颗粒太硬或不能制粒，影响药物溶出或正常生产；若软材太松则颗粒不能成型。润湿剂或黏合剂的用量及混合条件等对所制颗粒的密度和硬度也有一定影响。一般润湿剂或黏合剂的用量多，混合强度大，干燥时间长，制得的颗粒硬度大。润湿剂或黏合剂的用量应根据物料的性质而定，如粉末较细，质地疏松、干燥及黏性较差的粉末，应酌量多加，反之用量应减少。若用乙醇溶液作润湿剂，则乙醇浓度大时颗粒较松，多用不同浓度的乙醇控制颗粒松密，进一步调节颗粒粒度和药物溶出速度。

手工制粒
演示

2）挤压制粒：常用设备为摇摆式制粒机，如图5-14、图5-15所示，把软材加于料斗中，料斗下部装有钝六角形棱柱状滚轴，紧贴滚轴下装有筛网，当滚轴连续不断地进行往复转动时，将软材挤压通过筛网制成湿颗粒。

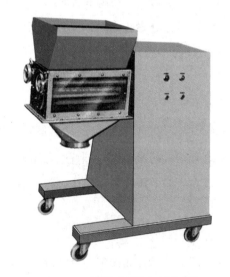

图5-14　摇摆式制粒机设备图

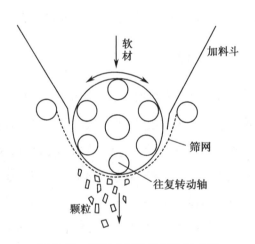

图5-15　摇摆式制粒机制粒示意图

摇摆式制粒机生产能力低，对筛网的摩擦力较大，筛网易破损，但其结构简单，操作容易，故广泛用于制药生产中。本设备也可用于干颗粒的整粒。

挤压制粒所用筛网一般为16~18目的尼龙网或不锈钢网，可根据颗粒的性质和质量要求进行选择。

摇摆式制粒机
的结构及
工作演示

（2）高速搅拌制粒法：是通过控制混合筒内制粒刀和搅拌桨的旋转时间，完成原辅料干混、制软材、制湿粒的操作过程。常使用的设备是高速搅拌制粒机，如图5-16、图5-17所示，其结构主要由混合筒、搅拌桨、切割刀所组成。其制粒原理是在搅拌桨的作用下使物料混合、翻动、分散而甩向器壁后向上运动，形成较大颗粒，在切割刀的作用下将大块颗粒绞碎、切割，并和搅拌桨的搅拌作用相呼应，使颗粒得到强大的挤压、滚动而形成致密且均匀的颗粒。也可通过改变搅拌桨的结构，调节切割刀位置和黏合剂用量制得大小和致密性不同的颗粒。此法的特点为在同一密闭容器内完成混合、制粒过程，避免了粉尘飞扬和交叉污染，混合制粒时间短，生产效率高，制得的颗粒大小均匀，质地结实，细粉少，流动性好，烘干后即可直接压片。此法的不足是在制湿颗粒时，混合搅拌桨及其传动部件所受扭力太大，所以不宜将混合筒容积做大，因此导致生产批次增加。

湿法混合制粒机标准操作演示

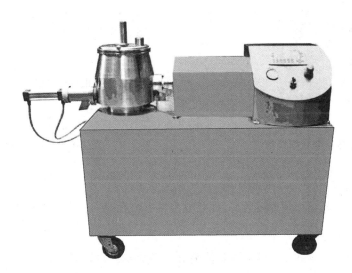

图 5-16　高速搅拌制粒机设备图

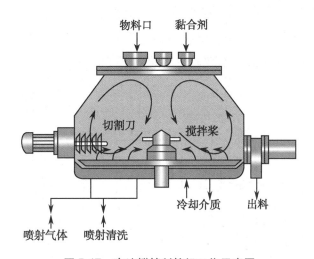

图 5-17　高速搅拌制粒机工作示意图

（3）流化制粒法：是将物料的混合、黏结成粒及干燥在同一设备内一次完成的操作方法，又称"一步制粒法"。此法使用的设备为流化床制粒机，如图 5-18、图 5-19 所示，将物料置于设备的流化室内，通入滤过的加热空气，使药物粉末预热干燥并处于沸腾状态，再将经预热处理的润湿剂或黏合剂（或药材浸膏）以雾状喷入，使药物粉末被润湿而凝结成颗粒，继续流化干燥至颗粒中含水量适宜，即得干颗粒。

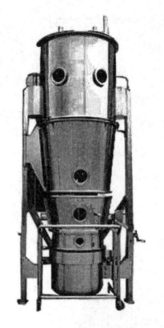
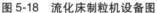

图 5-18　流化床制粒机设备图

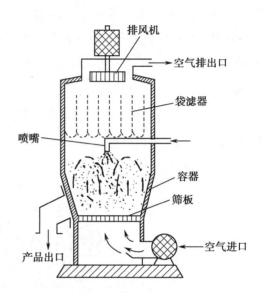

图 5-19　流化床制粒机示意图

流化制粒的特点是简化了工序和设备,节省了厂房和人力,制得的颗粒大小均匀,外观圆整,流动性好,生产周期短。但动力消耗较大,另外处方中含有密度差别较大的多种组分时,可能会造成含量的不均匀。

（4）喷雾制粒法:是将药物溶液或混悬液喷雾于干燥室内,在热气流的作用下使雾滴中的水分迅速蒸发获得球状干燥细颗粒的方法。如图 5-20 所示,当原料液由料液储罐进入雾化器后,喷成液滴分散于热气流中,滤过的空气经加热器加热后切线方向进入干燥室与液滴接触,液滴中的水分迅速蒸发,液滴经干燥后形成固体颗粒落于器底,干品可连续或间歇出料,废气由干燥室下方的出口流入气粉分离器,进一步分离固体颗粒,废气经鼓风机排出。

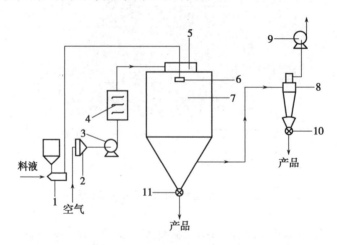

图 5-20　喷雾干燥流程示意图

1. 供料系统;2. 空气过滤器;3. 鼓风机;4. 加热器;5. 空气分布器
6. 雾化器;7. 干燥器;8. 旋风分离器;9. 引风机;10、11. 卸料阀

喷雾制粒的特点:①在数秒钟内即完成药液的浓缩与干燥,原料液含水量可达 70%~80% 以上;②由液体直接得到粉状固体颗粒;③干燥速度快,适合于热敏性物料的颗粒;④颗粒具有良好的溶解

性、分散性和流动性;⑤设备成本高,能耗大;⑥黏性较大的料液易黏壁。

（5）转动制粒法:是指在药物粉末中加入一定量的黏合剂,在转动、摇动、搅拌等作用下使粉末结聚成具有一定强度的球形粒子的方法。经典的容器转动制粒机是在倾斜锅内加入适量粉状物料,在转动时带动物料上下运动,适量的黏合剂均匀喷洒在物料层斜表面,使粉状物料黏结形成颗粒,颗粒受到重力作用沿着倾斜面往下滑落而滚圆,反复喷洒黏合剂和药粉,使颗粒长大成所需大小的小丸,如图 5-21 所示。

2. 干法制粒法　是将药物与辅料的粉末混合均匀后,通过特殊的设备压成薄片,再将其粉碎成大小合适颗粒的方法。该法省工省时,特别适用于对湿热敏感药物的制粒,但应注意由于高压引起晶型转变及活性降低等问题。干法制粒机如图 5-22 所示,是利用转速相同的两个滚动圆筒之间的缝隙,将物料滚压成薄片,然后破碎成一定大小颗粒的方法。

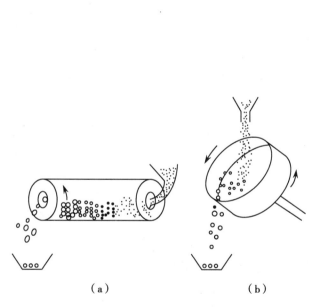

图 5-21　转动制粒机示意图
（a）圆筒旋转制粒机;（b）倾斜锅

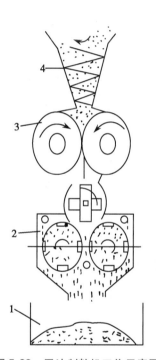

图 5-22　干法制粒机工作示意图
1. 颗粒容器;2. 粉碎机;
3. 挤压轮;4. 送料螺杆

五、干燥

干燥系指利用热能或其他适宜的方法除去湿料中所含的水分或其他溶剂获得干燥物品的操作过程。干燥是制剂生产中不可缺少的单元操作,常用于原辅料除湿,新鲜药材除水,浸膏剂、颗粒剂、片剂、丸剂等剂型的制备。干燥的目的是除去溶剂,继而提高物品的稳定性,使成品或半成品具有一定规格标准,保证药品质量,同时为进一步加工、运输、储存和使用奠定基础。

（一）影响干燥的因素

1. 物料性质　是决定干燥速率的主要因素,包括物料本身结构、形状大小、料层厚薄及水分结合方式等。如一般呈结晶状、颗粒状、料层薄的物料较粉末状及膏状、料层厚的物料干燥速率快,故实际生产中应将物料摊平、摊薄。

2. 干燥介质温度　温度越高,干燥介质与湿料间温度差越大,传热速率越高,干燥速率越快。应根据物料的性质选择适宜的干燥温度以防止热敏性成分破坏。静态干燥时干燥温度宜由低至高缓缓升温,动态干燥时则需以较高温度达到迅速干燥的目的。

3. 干燥介质的湿度与流速　干燥介质的相对湿度越低,干燥速率越快。在生产中为降低干燥空间的相对湿度,提高干燥效率,可采用生石灰、硅胶等吸湿剂吸除空间水蒸气或采用除湿机除湿。干燥介质流速提高,可降低水汽化时气膜的厚度,减小物料表面水汽化的阻力,从而提高干燥效率。生产中常采用排风、鼓风装置等加大空气流动与更新,加快干燥进程。但空气流速对物料内部水分的扩散影响极小。

4. 干燥速率　干燥过程是被汽化的水分连续进行内部扩散和表面汽化的过程。物料的干燥过程分为恒速干燥和降速干燥两个阶段。在恒速干燥阶段,凡能影响表面汽化速率的因素,如干燥介质的温度、湿度、流动情况等均可影响本阶段的干燥。在降速干燥阶段,介质的温度、湿度已不再是主要影响因素,干燥速率主要与溶剂分子内部扩散有关,与物料的厚度、干燥的温度有关。如果干燥速度过快,物料表面水分迅速蒸发,内部水分未能及时扩散至物料表面形成外干内湿的状态,待物料放置一段时间后,水分又传导到物料表面,致使表面物料彼此黏结形成假干燥现象。假干燥现象对药品的生产和储存会产生较大的不良影响,如使用假干颗粒制备的糖衣片可造成"花片"。

5. 干燥方式　静态干燥(如使用烘箱、烘柜、烘房等)时,气流掠过物料层表面,干燥面积暴露少,干燥效率低。动态干燥(如沸腾干燥、喷雾干燥等)时,物料处于跳动或悬浮于气流中,粉体彼此分开,大大增加了暴露面积,干燥效率高。

知识链接

湿物料中水分的存在状态

按去除水分的难易程度可将湿物料中的水分分为平衡水分和自由水分。平衡水分系指在一定温度和湿度下,物料中仍存在的水分。自由水分系指物料所含有的超过平衡水分的那部分水分。还可将自由水分按与物料结合的程度分为:①结合水分:指存在于细小毛细管中的水分和渗透到物料孔隙中的水分。由于结合水分与物料的结合紧密,将其从物料中去除比较困难。②非结合水分:与物料的结合能力弱,易于去除。

在干燥过程中可以去除的水分,只能是自由水分(包括全部非结合水和部分结合水),不能去除平衡水分。

(二) 干燥方法与设备

1. 常压干燥　是在通常大气压下进行干燥的方法。常压干燥的具体方法有:①烘干干燥:又称箱式干燥,是在常压下将湿物料摊放在烘盘内,利用热的干燥气流使湿料中水分汽化分离进行干燥的方法。此法简单易行,但干燥时间长,温度较高。烘干干燥适用于对热稳定的药物。常用设备有烘箱等。②鼓式干燥:又称滚筒式干燥,是将蒸发到一定程度的料液涂于加热面上使呈薄膜,使料液中水分蒸发达到干燥目的的方法。此法由于增大了蒸发面及受热面,所以具有干燥快,受热时间短,干燥产品容易粉碎及可以连续生产等特点。滚筒式干燥常用于中药浸膏的干燥及膜剂的制备。常用设备是鼓式薄膜干燥器。③带式干燥:是利用干热空气流、红外线、微波等方式使平铺在传送带上的物料得以干燥的方法。其特点是物料受热均匀,省工省力,当物料运至卸料口时即完成干燥。带式干燥适用于中药饮片、茶剂、颗粒剂等物料的干燥。

2. 减压干燥 又称真空干燥,是在密闭容器中通过抽气减压而进行干燥的方法。本法干燥温度低,速度快,被干燥的成品呈疏松海绵状易于粉碎。整个干燥过程系密闭操作,可防止药物被污染或氧化。减压干燥适用于稠膏、热敏性物料。

3. 沸腾干燥 又称流化床干燥,是利用热空气流使湿颗粒悬浮呈流态化,似"沸腾状",热空气在湿颗粒间通过,在动态下进行热交换带走水汽而达到干燥目的的一种方法。本法干燥速度快,效率高,干燥均匀,产量大,干燥时不需要翻料,且能自动出料,设备占地面积小,适用于大规模生产。但热能消耗大,清洁设备较麻烦。沸腾干燥适用于湿粒性物料,如片剂与颗粒剂的湿颗粒干燥、水丸的干燥。常用设备有单室立式流化床干燥器见图 5-19,卧式多室流化床干燥器见图 5-23。

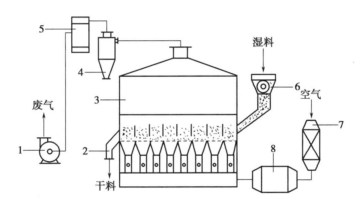

图 5-23 卧式多室流化床干燥器示意图
1. 引风机;2. 卸料管;3. 干燥器;4. 旋风分离器;
5. 袋式分离器;6. 摇摆颗粒机;7. 空气过滤器;8. 加热器

4. 喷雾干燥 是将浓缩至一定相对密度的药液通过喷雾器,喷射成雾状液滴,与一定流速的干燥热气流进行快速热交换,料液中的水分迅速蒸发得以干燥的方法。本法的特点是瞬间干燥(数秒到数十秒),特别适用于热敏性物料。成品为疏松的细粉,溶解性好。

5. 冷冻干燥 是将被干燥的液体物料冷冻成固体,在低温减压条件下利用冰的升华性质,使物料能够在低温下脱水干燥的方法。其特点是物料在高真空和超低温条件下干燥,尤适于热敏性物料如抗生素、血浆、疫苗等生物制品及中药粉针剂和止血海绵剂等的干燥。干燥后的成品多孔疏松,溶解快,含水量低,可久贮。但冷冻干燥耗能高,设备投资大,冻干生产周期长,每批生产量比较小,生产成本较高。

6. 红外线干燥 是利用红外线辐射器产生的电磁波被物料吸收后直接转变为热能,使物料中水分受热汽化而干燥的一种方法。由于一般物料对红外线的吸收光谱大多位于远红外区域,故常用远红外线干燥。例如注射剂生产中,安瓿洗涤后即是利用远红外隧道烘箱进行干燥的。红外线干燥的特点是物料受热均匀,干燥速度快,成品质量好,但电能消耗大。

7. 微波干燥 微波是一种高频(300MHz 至 300GHz)的电磁波。湿物料中的水分子在微波电场的作用下,反复转动并产生剧烈的碰撞和摩擦,产生大量热能,使水分子迅速汽化并蒸发,从而使物料干燥。其特点是:干燥速率快,加热均匀,产品质量好。由于微波干燥速度快,控制有一定困难。再者在干燥时间控制方面要求采用短时多次的方法,否则操作过程中物料易变质。常用的微波加热干燥的频率为 915MHz 和 2450MHz 两种,后者在一定条件下兼有灭菌作用。

点滴积累 ∨

1. 粉碎方法有开路粉碎和闭路粉碎、混合粉碎和单独粉碎、干法粉碎和湿法粉碎、低温粉碎等,应根据物料的性质和产品粒度的要求,采用不同的粉碎方法。

2. 《中国药典》共规定了九种筛号和六种粉末等级。

3. 影响混合均匀性的因素包括各组分的比例量、密度、粒度和混合时间等。

4. 制粒的方法有湿法制粒法和干法制粒法,湿法制粒法主要有挤压制粒法、高速搅拌制粒法、流化制粒法、喷雾制粒法、转动制粒法等。

5. 影响干燥的因素主包括物料性质、干燥速率、干燥方式、干燥压力及干燥介质的温度、湿度与流速。

6. 常用的干燥方法有常压干燥、减压干燥、沸腾干燥、喷雾干燥、冷冻干燥、红外线干燥、微波干燥等。

第四节 散剂

一、概述

(一) 散剂的概念与特点

散剂是指原料药物或与适宜的辅料经粉碎、均匀混合制成的干燥粉末状制剂。散剂是我国中药传统剂型之一,早在古书《五十二病方》中即有散剂的记载,至今散剂仍是中医常用剂型。由于颗粒剂、胶囊剂、片剂的发展,化学药散剂的品种已日趋减少。散剂除作为剂型直接使用外,也可经进一步加工成胶囊剂、片剂、丸剂等,其制备技术也是制备其他剂型的基础操作。因此,制备散剂的操作技术与要求在制剂生产上具有普遍意义。

散剂的主要优点:①与其他固体制剂相比,表面积大,易分散,药物溶出快,起效快;②制法简单,运输、携带方便,生产成本较低;③便于分剂量和服用,剂量容易控制,尤其适合小儿服用;④对溃疡病、外伤流血等可起到保护黏膜、吸收分泌物、促进凝血和愈合的作用。

散剂的主要缺点:由于散剂中药物的表面积大,其臭味、刺激性及化学活性也相应增加,因而某些挥发性、腐蚀性强、易吸湿或风化的药物一般不宜制成散剂。剂量较大的散剂不如片剂、丸剂等容易服用。

(二) 散剂的分类

散剂通常按以下三种方法分类。

1. **按用途分类**　《中国药典》将散剂分为口服散剂和局部用散剂。

2. **按组成分类**　可分为单散剂和复方散剂。单散剂系由一种药物组成;复方散剂系由两种或两种以上药物组成。

3. **按剂量分类**　可分为分剂量散剂和不分剂量散剂。分剂量散剂系按一次剂量包装,由患者按包服用,此类散剂内服者较多;不分剂量散剂系以多次使用的总剂量包装,由患者按医嘱自取,此类散剂外用者较多。

（三）散剂的质量要求

1. 供制散剂的原料药物均应粉碎。除另有规定外,口服用散剂应为细粉,儿科用和局部用散剂应为最细粉。

2. 散剂应干燥、疏松、混合均匀、色泽一致。制备含毒性药、贵重药或药物剂量小的散剂时,应采用配研法混匀并过筛。

3. 散剂可单剂量包(分)装,多剂量包装者应附分剂量的用具。含有毒性药的口服散剂应单剂量包装。

4. 用于烧伤［除程度较轻的烧伤（Ⅰ°或浅Ⅱ°外）］、严重创伤或临床必须无菌的局部用散剂应符合无菌要求。

知识链接

散剂的应用方法

口服散剂:一般溶于或分散于水、稀释液或其他液体中服用,也可直接用温水送服,服用剂量过大时应分次服用以免引起呛咳。服药后不宜过多饮水,服药后半小时内不可进食,以免药物过度稀释导致药效降低。服用不便的中药散剂可加蜂蜜调和送服或装入胶囊吞服。对于温胃止痛的散剂不需用水送服,应直接吞服以利于延长药物在胃内的滞留时间。

局部用散剂:可供皮肤、口腔、咽喉、腔道等处应用,专供治疗、预防和润滑皮肤散剂也可称为撒布剂或撒粉。局部用散剂的使用方法主要有撒敷法和调敷法。撒敷法是将散剂直接撒布于患处,调敷法则需用茶、黄酒、香油等液体将散剂调成糊状敷于患处。

二、散剂的制备

散剂制备的一般工艺流程见图 5-24。

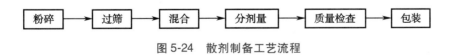

图 5-24　散剂制备工艺流程

1. **粉碎与过筛**　药物粉碎的粒度应根据药物的性质、作用及给药途径而定。在口服散剂中,药物应粉碎成细粉,如果药物是难溶性的,为加速其溶解和吸收,应粉碎成极细粉或微粉;用于治疗胃溃疡的不溶性药物,应粉碎成最细粉,以利于发挥其保护作用及药效;用于皮肤、腔道等的局部用散剂,应粉碎成最细粉,以利于发挥药效及减轻对黏膜的机械刺激。

粉碎时视药物的性质和粒度要求选择适宜的粉碎方法和设备,并及时过筛,保证产品的细度和均匀性。有关内容详见本章第三节基本操作。

2. 混合 混合是制备散剂的关键工序,其决定散剂含量的均匀度和剂量准确性。混合时要注意设备能力、加料顺序、混合时间等,保证混合效率。有关内容详见本章第三节基本操作。

散剂中可含有或不含辅料。为防止胃酸对生物制品散剂中活性成分的破坏,散剂中可加入含中和胃酸的成分的辅料。口服散剂需要时亦可加入矫味剂、芳香剂、着色剂等。

毒性、贵重药物等一般剂量小,称取、使用不方便,并且容易损耗。为了方便称取和使用,常添加一定比例量的稀释剂制成稀释散(又称倍散、贮备散)。常用的稀释散有十倍散、百倍散和千倍散等。稀释的倍数可根据药物的剂量而定,剂量 0.01~0.1g 可配成十倍散(即是由 1 份药物与 9 份稀释剂均匀混合的散剂),剂量 0.001~0.01g 配成百倍散,0.001g 以下配成千倍散。配制倍散时,应采用配研法将药物和稀释剂混合。常用的稀释剂有乳糖、淀粉、糊精、蔗糖粉、葡萄糖粉、碳酸钙、沉降磷酸钙、碳酸镁等。有时为了便于观察倍散是否混合均匀,常加入一定量的着色剂如胭脂红、亚甲蓝等着色,十倍散着色应深一些,百倍散稍浅些,这样可以根据倍散颜色的深浅判别倍散的浓度。

若含形成低共熔混合物的组分时,是否需直接混合共熔,应根据共熔后对药理作用的影响及处方中含有其他固体组分的数量而定。若药物共熔后,药理作用较单独混合有利,则宜采用共熔法,例如氯霉素与尿素,灰黄霉素与聚乙二醇 6000 等。若共熔后影响溶解度和疗效,则禁用共熔法,如阿司匹林与对乙酰氨基酚、咖啡因共熔后影响疗效,则应分别处理。若药物共熔后,药理作用几无变化,但处方中固体组分较多时,可先将共熔组分进行共熔处理,再用其他组分吸收混合,使其分散均匀,如痱子粉中的薄荷脑、樟脑、麝香草酚的共熔。

知识链接

共 熔

当两种或两种以上药物按一定比例混合后,产生熔点降低而出现湿润或液化的现象称为共熔,此混合物称为共熔混合物。易发生共熔现象的药物有樟脑与苯酚、薄荷脑、麝香草酚等。共熔现象在研磨混合时通常出现较快,其他方式的混合一般需若干时间后才能出现。

▶▶ **边学边练**

薄荷脑、樟脑、麝香草酚的共熔请见实验 5-1 散剂的制备。

3. 分剂量与包装 分剂量是将混合均匀的药粉按需要的剂量分成等重份数的过程。分剂量后装入合适的内包装材料中,常用的分剂量方法有:

(1)容量法:系用固定容量的容器进行分剂量的方法。此法效率较高,但准确性不如重量法,在操作过程中,要注意保持操作条件的一致性,以减少误差。目前药厂大量生产散剂使用的散剂定量分包机和医院制剂室大量配制散剂所用的散剂分量器均采用容量法分剂量。

(2)重量法:系用衡器逐份称重的方法。此法分剂量准确,但操作较麻烦,效率低,难以机械化。主要用于含毒性药物、贵重药物、药物剂量小的散剂。

实例解析 5-1:口服补液盐散 I

【处方】氯化钠 1750g 碳酸氢钠 1250g 氯化钾 750g

葡萄糖 11 000g 制成 1000 包

【制法】取葡萄糖、氯化钠粉碎成细粉,混匀,分装于大袋中;另将氯化钾、碳酸氢钠粉碎成细粉,混匀,分装于小袋中;将大小袋同装于一包,即得。

【解析】①本品为《中国药典》2015 年版二部收载的制剂,用于腹泻、呕吐等引起的轻度和中度脱水;②本品将氯化钠、葡萄糖和氯化钾、碳酸氢钠分开包装,是因氯化钠、葡萄糖易吸湿,若混合包装,易造成碳酸氢钠水解,碱性增大;③心力衰竭、高钾血症、急慢性肾衰竭少尿患者禁用;④本品易吸潮,应密封贮存于干燥处。

实例解析 5-2:硫酸阿托品百倍散

【处方】硫酸阿托品 10.0g 1%胭脂红乳糖 10g 乳糖 加至 1000g

【制法】取少量乳糖置乳钵中研磨,使乳钵内壁饱和后倾出,将硫酸阿托品与胭脂红乳糖置乳钵中研匀,按配研法逐渐加入所需量的乳糖,充分研合,待全部色泽均匀即得。

【解析】①本品用于胃、肾、胆绞痛等;②处方中乳糖为稀释剂,胭脂红为着色剂;③1%胭脂红乳糖的制备方法:取胭脂红置于乳钵中,先加90%乙醇适量,研匀,加入少量乳糖研匀吸收,再按配研法加入全部乳糖混匀,于 50~60℃ 干燥,过筛即得。

三、散剂的质量检查、包装与贮存

(一)散剂的质量检查

除另有规定外,散剂应进行以下相应检查。

1. **粒度** 除另有规定外,化学药局部用散剂和用于烧伤或严重创伤的中药局部用散剂及儿科用散剂,按照下述方法检查,粒度应符合规定。

取供试品 10g,精密称定,化学药散剂置七号筛(中药散剂置六号筛),筛上加盖,并在筛下配有密合的接收容器。按水平方向旋转振摇至少 3 分钟,并不时在垂直方向轻叩筛。取筛下的粉末,精密称定重量,计算其所占总重的比例,化学药散剂通过七号筛(中药散剂通过六号筛)的粉末重量,不得少于 95%。

2. **外观均匀度** 取供试品适量,置光滑纸上,平铺约 5cm²,将其表面压平,在明亮处观察,应色泽均匀,无花纹与色斑。

3. **干燥失重或水分** 化学药和生物制品散剂照干燥失重测定法(《中国药典》2015 年版四部通则)检查,在 105℃ 干燥至恒重,减失重量不得过 2.0%。中药散剂照水分测定法(《中国药典》2015 年版四部通则)检查,不得超过 9.0%。

4. 装量差异 单剂量包装的散剂照下述方法检查,应符合规定。

取供试品 10 袋(瓶),除去包装,分别精密称定每袋(瓶)内容物的重量,求出内容物的装量与平均装量。每袋(瓶)装量与平均装量比较(凡有标示装量的散剂,每袋(瓶)装量应与标示装量比较),按表 5-3 规定,超出装量差异限度的散剂不得多于 2 袋(瓶),并不得有 1 袋(瓶)超出装量差异限度的 1 倍。

表 5-3 单剂量包装散剂装量差异限度

平均装量或标示装量	装量差异限度（中药、化学药）	装量差异限度（生物制品）
0.1g 及 0.1g 以下	±15%	±15%
0.1g 以上至 0.5g	±10%	±10%
0.5g 以上至 1.5g	±8%	±7.5%
1.5g 以上至 6.0g	±7%	±5%
6.0g 以上	±5%	±3%

凡规定检查含量均匀度的化学药和生物制品散剂,一般不再进行装量差异的检查。

5. 装量 多剂量包装的散剂,照最低装量检查法(《中国药典》2015 年版四部通则)检查,应符合规定。

6. 无菌 用于烧伤[除程度较轻的烧伤(Ⅰ°或浅Ⅱ°外)]、严重创伤或临床必须无菌的局部用散剂,照无菌检查法(《中国药典》2015 年版四部通则)检查,应符合规定。

7. 微生物限度 照非无菌产品微生物限度检查法(《中国药典》2015 年版四部通则)检查,应符合规定。

(二) 散剂的包装与贮存

1. 包装 由于散剂的表面积较大,容易吸湿、风化及挥发,若包装不当而吸湿,则极易发生潮解、结块、变色、分解、霉变等现象,严重影响散剂的质量及患者用药的安全性。故散剂在包装与贮存中主要应解决好防潮问题,包装时应选择适宜的包装材料和包装方法。

(1)包装材料:主要有塑料薄膜袋、铝塑复合膜袋、玻璃瓶(管)、塑料瓶(管)等。其中铝塑复合膜袋防气、防湿性能较好,硬度较大,密封性、避光性好,目前应用广泛。

(2)包装方法:分剂量散剂一般用袋包装,包装后需严密热封。不分剂量散剂多用瓶(管)包装,应将药物填满压紧,避免在运输过程中因组分密度不同而分层,以致破坏了散剂的均匀性。

散剂用于烧伤治疗如为非无菌制剂的应在标签上标明"非无菌制剂",产品说明书中应注明"本品为非无菌制剂",同时在适应证下应明确"用于程度较轻的烧伤"(Ⅰ°或浅Ⅱ°),注意事项下规定"应遵医嘱使用"。

2. 贮存 散剂应密闭贮存,含挥发性原料药物或易吸潮原料药物的散剂应密封贮存。生物制品应采用防潮材料包装。散剂应避免重压、撞击,以防包装破裂,造成漏粉。

点滴积累　∨

1. 散剂的制备工艺流程包括粉碎、过筛、混合、分剂量、质检和包装。

2. 含小剂量药物散剂一般配成倍散以方便称取和服用；含有共熔组分的制剂，若药物共熔后，药理作用较单独混合有利或几无变化，则宜采用共熔法，否则，应单独混合。

3. 散剂的质检项目包括粒度、外观均匀度、干燥失重或水分、装量差异、装量、无菌和微生物限度等。

第五节　颗粒剂

一、概述

（一）颗粒剂的概念与特点

颗粒剂系指原料药物与适宜的辅料混合制成具有一定粒度的干燥颗粒状制剂。颗粒剂可分散或溶解在水中或其他适宜的液体中服用，有的也可直接吞服。

颗粒剂的分散程度小于散剂，大于其他固体剂型，因此，颗粒剂具有以下优点：①比片剂、胶囊剂分散度大，有利于药物的吸收和发挥疗效；②分剂量比散剂容易，飞散性、附着性、聚集性、吸湿性等较散剂小；③性质稳定，运输、携带、贮存方便；④服用方便，可根据需要加入着色剂、芳香剂、矫味剂等制成色、香、味俱全的颗粒剂，使患者容易接受，对小儿尤为适宜；⑤必要时可以对颗粒进行包衣，使颗粒具有缓释性、控释性或肠溶性。

（二）颗粒剂的分类

颗粒剂可分为可溶颗粒（通称为颗粒）、混悬颗粒、泡腾颗粒、肠溶颗粒、缓释颗粒和控释颗粒等。

1. **可溶颗粒**　绝大多数为水溶性颗粒，用水冲服，如头孢氨苄颗粒、板蓝根颗粒等。另外还有酒溶性颗粒，加一定量的饮用酒溶解颗粒后服用，如木瓜颗粒等。

2. **混悬颗粒**　系指难溶性原料药物与适宜辅料混合制成的颗粒剂。临用前加水或其他适宜的液体振摇即可分散成混悬液，如阿奇霉素颗粒、小儿感冒颗粒等。

3. **泡腾颗粒**　系指含有碳酸氢钠和有机酸，遇水可放出大量气体而呈泡腾状的颗粒剂。泡腾颗粒中的药物应是易溶性的，加水产生气泡后应能溶解。有机酸一般用枸橼酸、酒石酸等。泡腾颗粒应溶解于温水或冷水中，待不再发泡后服用，如维生素 C 泡腾颗粒等。

4. **肠溶颗粒**　系指采用肠溶材料包裹颗粒或其他适宜方法制成的颗粒剂。肠溶颗粒耐胃酸而在肠液中释放活性成分或控制药物在肠道内定位释放，可防止药物在胃内分解失效，避免对胃的刺激。

5. **缓释颗粒**　系指在规定的释放介质中缓慢地非恒速释放药物的颗粒剂。

6. **控释颗粒**　系指在规定的释放介质中缓慢地恒速释放药物的颗粒剂。

（三）颗粒剂的质量要求

颗粒剂应干燥，颗粒均匀，色泽一致，无吸潮、软化、结块、潮解等现象。符合《中国药典》2015 年版四部制剂通则中颗粒剂的各项要求及各品种项下的检查规定。

二、颗粒剂的制备

颗粒剂的制备工艺流程见图 5-25。

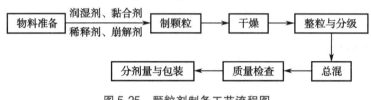

图 5-25　颗粒剂制备工艺流程图

1. 物料准备　将药物进行粉碎、过筛、混合，一般取用 80~100 目的粉末。根据需要颗粒剂可加入适宜的辅料，如稀释剂、黏合剂、分散剂、着色剂和矫味剂等。常用的稀释剂有淀粉、蔗糖、糊精、乳糖等。常用的黏合剂有淀粉浆、纤维素衍生物等。有时根据需要也可加入崩解剂。药物与辅料应均匀混合。凡属挥发性药物或遇热不稳定的药物在制备过程中应注意控制适宜的温度条件，凡遇光不稳定的药物应遮光操作。

> **知识链接**
>
> 中药颗粒剂辅料的用量
>
> 中药颗粒剂，除另有规定外，中药饮片应按各品种项下规定的方法进行提取、纯化、浓缩成规定的清膏，采用适宜的方法干燥并制成细粉，加适量辅料（不超过干膏量的 2 倍）或饮片细粉，混匀并制成颗粒；也可将清膏加适宜辅料（不超过清膏量的 5 倍）或饮片细粉，混匀并制成颗粒。

2. 制颗粒　制颗粒的方法有湿法制粒法和干法制粒法，湿法制粒法又包括挤压制粒法、高速搅拌制粒法和流化制粒法、喷雾制粒法、转动制粒法等。湿法制粒法是目前制备颗粒剂的主要方法。有关制颗粒的方法和设备详见本章第三节有关内容。

3. 干燥　湿颗粒制成后均应立即用适宜方法进行干燥，防止颗粒结块或受压变形。干燥温度由物料性质决定，一般以 50~80℃ 为宜，对热稳定的药物可适当调整到 80~100℃。颗粒的干燥程度也因药物而异，一般含水控制在 3% 左右。颗粒剂常用的干燥方法有箱式干燥法、流化床（沸腾）干燥法等。有关内容详见本章第三节。

4. 整粒与分级　湿颗粒在干燥过程中，由于某些颗粒可能发生粘连甚至结块，所以必须对干燥后的颗粒给予整理，使结块、粘连的颗粒分散开，获得具有一定粒度范围的均匀颗粒。干燥的颗粒一般用摇摆式制粒机整粒，筛网可用 14~20 目，若细粉太多，可过振荡筛筛去细粉，以符合颗粒剂对粒度的要求。筛出的细粉可用于下批生产中调节软材的松紧。

5. 总混 为保证颗粒的均匀性,将制得的颗粒置于混合筒中进行混合,从而得到一批均匀的颗粒。若制剂中含有挥发油,可直接加入颗粒分级筛出的细粉中,再与全部干颗粒混匀;若挥发性药物为固体,一般先溶于适量95%乙醇中,雾化喷洒在干颗粒中,混匀后,密闭数小时,使挥发性药物渗入颗粒中。为了防潮、掩盖药物的不良气味等需要,也可对颗粒进行包薄膜衣。必要时,包衣颗粒剂应检查残留溶剂。

6. 分剂量与包装 将制得的颗粒进行含量、粒度等检查,合格后按剂量分装入适宜的袋中,密封包装。

实例解析5-3:复方维生素B颗粒

【处方】维生素 B_1　　1.2g　　维生素 B_2　　0.24g　　维生素 B_6　0.36g

烟酰胺　　　1.2g　　混旋泛酸钙　0.24g　　苯甲酸钠　4g

枸橼酸　　　2g　　橙皮酊　　　2000ml　蔗糖粉　986g

【制法】将维生素 B_2 加蔗糖粉混合粉碎,过80目筛;将维生素 B_6、混旋泛酸钙、橙皮酊、枸橼酸、苯甲酸钠溶于纯化水中作润湿剂;另将维生素 B_1、烟酰胺与上述稀释的维生素 B_2 混合均匀,制粒,在 $60\sim65℃$ 干燥,整粒,即得。

【解析】①本品用于营养不良、畏食、维生素 B_1 缺乏症及因缺乏维生素B所致的各种疾患的辅助治疗。②枸橼酸使颗粒呈弱酸性,以增加主药的稳定性;橙皮酊为矫味剂;蔗糖粉为稀释剂。③维生素 B_2 带有黄色,必须与辅料充分混匀;维生素 B_2 等药物对光敏感,操作时应尽量避光。

三、颗粒剂的质量检查、包装与贮存

(一)颗粒剂的质量检查

1. 粒度 除另有规定外,照粒度和粒度分布测定法的第二法中手动筛分法的双筛分法(《中国药典》2015年版四部通则)测定,不能通过一号筛与能通过五号筛的总和不得超过供试量的15%。

2. 干燥失重或水分 化学药品和生物制品颗粒剂照干燥失重测定法(《中国药典》2015年版四部通则)测定,于105℃干燥(含糖颗粒应在80℃减压干燥)至恒重,减失重量不得过2.0%;中药颗粒剂照水分测定法(《中国药典》2015年版四部通则)测定,水分不得超过8.0%。

3. 溶化性 除另有规定外,颗粒剂照下述方法检查,溶化性应符合规定。

(1)可溶颗粒检查法:取供试品10g(中药单剂量包装取1袋),加热水200ml,搅拌5分钟,立即观察,应全部溶化或轻微混浊。

(2)泡腾颗粒检查法:取供试品3袋,将内容物分别转移至盛有200ml水的烧杯中,水温为15~25℃,应迅速产生气体而呈泡腾状,5分钟内颗粒均应全部分散或溶解在水中。

混悬颗粒或已规定检查溶出度或释放度的颗粒剂,可不进行溶化性检查。

4. 装量差异 单剂量包装颗粒剂检查方法同散剂,装量差异限度应符合规定,见表5-4。

表 5-4 颗粒剂装量差异限度

平均装量或标示装量	装量差异限度
1.0g 或 1.0g 以下	±10%
1.0g 以上至 1.5g	±8%
1.5g 以上 6.0g	±7%
6g 以上	±5%

5. 装量 多剂量包装的颗粒剂,照最低装量检查法(《中国药典》2015 年版四部通则)检查,应符合规定。

6. 微生物限度 以动物、植物、矿物质来源的非单体成分制成的颗粒剂,生物制品颗粒剂,照非无菌产品微生物限度检查法(《中国药典》2015 年版四部通则)检查,应符合规定。

（二）颗粒剂的包装与贮存

颗粒剂的包装、贮存与散剂基本相同,关键是防潮,尤其是泡腾颗粒。除另有规定外,颗粒剂应密封,置干燥处贮存,防止受潮。

ER-5-6

全自动颗粒
包装机结构
及工作演示

点滴积累 ∨

1. 颗粒剂可分为可溶颗粒、混悬颗粒、泡腾颗粒、肠溶颗粒、缓释颗粒和控释颗粒。
2. 颗粒剂的制备工艺流程包括物料准备、制颗粒、干燥、整粒与分级、总混、质检、分剂量与包装。
3. 颗粒剂的质检项目有粒度、干燥失重或水分、溶化性、装量差异、装量及微生物限度等。

第六节 胶囊剂

一、概述

（一）胶囊剂的概念与特点

胶囊剂系指原料药物或与适宜辅料充填于空心胶囊或密封于软质囊材中制成的固体制剂,主要供口服用。

胶囊剂是临床常用的剂型之一,其品种数仅次于片剂和注射剂。胶囊剂具有以下主要特点:

1. 可掩盖药物的不良臭味,提高患者的依从性 如奎宁、氯霉素、鱼肝油等有不良臭味,制成胶囊剂可得到有效的掩盖。

2. 可提高药物的稳定性 对光敏感或遇湿、热不稳定的药物如维生素、抗生素等,可装入不透光的胶囊中,保护药物不受湿气、氧气、光线的影响,提高其稳定性。

3. 药物的生物利用度较高 相对于片剂,胶囊剂的内容物为粉末或颗粒,在胃肠道中溶出快、吸收好,生物利用度较高。

4. 可弥补其他固体剂型的不足　油性药物如维生素 A、维生素 E、牡荆油等难以制成片剂等固体制剂时,可制成软胶囊剂;服用剂量小、难溶于水、胃肠道内不易吸收的药物,可将其溶于适宜的油中,再制成软胶囊剂,以利吸收,如尼莫地平软胶囊。

5. 可定时定位释放药物　可先将药物制成颗粒,然后用不同释药速度和不同溶解性能的材料包衣,按需要的比例混匀后装入空心胶囊中,可制成缓释、控释、肠溶等多种类型的胶囊剂,如复方盐酸伪麻黄碱缓释胶囊等。

6. 整洁、美观、容易吞服　胶囊壳上可以印字或制成各种颜色,整洁美观,易于区别,服用方便。

胶囊剂的内容物无论是药物还是辅料,均不应造成胶囊壳的变质。因此下列药物不宜制成胶囊剂:①药物水溶液和稀乙醇溶液,可使胶囊壁溶胀或溶解;②易溶性药物和小剂量的刺激性药物,如溴化物、碘化物等,由于胶囊壳溶解后,迅速释药,药物局部浓度过高而加剧对胃黏膜的刺激;③易风化的药物,可使胶囊壁软化;④吸湿性强的药物,可使胶囊壁脆裂。

（二）胶囊剂的分类

胶囊剂按硬度可分为硬胶囊与软胶囊,按溶解与释放特性可分为肠溶胶囊、缓释胶囊与控释胶囊。

1. 硬胶囊　通称为胶囊,系指采用适宜的制剂技术,将原料药物或加适宜辅料制成的均匀粉末、颗粒、小片、小丸、半固体或液体等,充填于空心胶囊中的胶囊剂。如头孢氨苄胶囊、地奥心血康胶囊等。

2. 软胶囊　又称胶丸,系指将一定量的液体原料药物直接包封,或将固体原料药物溶解或分散在适宜的辅料中制备成溶液、混悬液、乳状液或半固体,密封于软质囊材中的胶囊剂。如维生素 E 胶丸、藿香正气软胶囊等。

3. 肠溶胶囊　系指用经肠溶材料包衣的颗粒或小丸充填胶囊而制成的硬胶囊,或用适宜的肠溶材料制备而得的硬胶囊或软胶囊。如奥美拉唑肠溶胶囊、双氯芬酸钠肠溶胶囊、阿司匹林肠溶胶囊等。

4. 缓释胶囊　系指在规定的释放介质中缓慢地非恒速释放药物的胶囊剂。如布洛芬缓释胶囊、盐酸氨溴索缓释胶囊等。

5. 控释胶囊　系指在规定的释放介质中缓慢地恒速释放药物的胶囊剂。如盐酸地尔硫䓬控释胶囊、盐酸沙丁胺醇控释胶囊等。

▶▶ **课堂活动**

　　1. 对吞服胶囊有困难的老人或儿童患者,能否将胶囊壳打开,倾出内容物服用呢?

　　2. 胶囊剂主要供口服用,还有其他给药途径吗?

（三）胶囊剂的质量要求

胶囊剂应整洁,不得有黏结、变形、渗漏或囊壳破裂等现象,并应无异臭;胶囊剂囊壳不应变质;符合《中国药典》2015 年版四部制剂通则中胶囊剂的各项要求及各品种项下的检查规定。

二、胶囊剂的制备

（一）硬胶囊剂的制备

硬胶囊剂是由明胶空心胶囊和填充内容物组成。功能性胶囊剂根据需要，可以对囊材或内容物进行处理，使其具有各种功能(肠溶、缓释、控释等)。小剂量原料药物，应先用适宜的稀释剂稀释，并混合均匀。

硬胶囊剂的一般制备工艺流程见图 5-26。

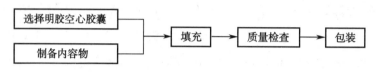

图 5-26　硬胶囊剂的制备工艺流程图

1. 明胶空心胶囊的选择

（1）明胶空心胶囊的组成：明胶空心胶囊是由明胶加辅料制成的空心硬胶囊。其主要成分为胶囊用明胶，胶囊用明胶由动物的皮、骨、腱与韧带中胶原蛋白经不完全酸水解、碱水解或酶降解后纯化得到的制品，或为上述三种不同明胶制品的混合物。由于明胶的性质并不完全符合空心胶囊的要求，为了改善空心胶囊的性能，可加入下列物质：①增加空胶囊韧性与可塑性的增塑剂，如甘油、山梨醇等；②增加美观和便于识别的着色剂，如柠檬黄、胭脂红等；③增加对光敏感药物稳定性而制成不透光空心胶囊的遮光剂，如二氧化钛等；④防止胶囊在储存中霉变的防腐剂，如羟苯酯类等；⑤调整胶囊口感的芳香矫味剂，如乙基香草醛、香精等；⑥减小蘸膜后流动性、增加胶液胶冻力的增稠剂，如琼脂等；⑦使空心胶囊厚薄均匀、增加光洁度的表面活性剂，如十二烷基硫酸钠等。当然，不是任何一种空心胶囊都必须加入以上物质，而应根据目的要求选择。胶囊用明胶和明胶空心胶囊均应符合《中国药典》2015 年版四部药用辅料该品种项下各项规定。

知识链接

明胶空心胶囊

明胶空心胶囊在我国实行许可管理制。明胶空心胶囊生产企业必须取得药品生产许可证，采购的明胶应符合药用要求，经检验合格后方可入库和使用。生产的产品应由企业质量管理部门检验合格后才能出厂销售。药品生产企业必须从具有药品生产许可证的企业采购明胶空心胶囊，经检验合格后方可入库和使用。

毒胶囊是指用工业皮革废料做成的药用胶囊。违规企业用生石灰处理皮革废料，熬制成工业明胶，卖给其他企业制成药用胶囊，最终流入药品生产企业，进入患者腹中。由于皮革在工业加工时，要使用含铬的鞣制剂，因此，制成的胶囊重金属铬超标。

根据《中国药典》2015 年版的标准，明胶空心胶囊中含铬不得过百万分之二，此标准可以灵敏地反映是否采用工业明胶生产药用空心胶囊。

（2）空心胶囊的种类与规格：空心胶囊呈圆筒状，质硬且有弹性，由可套合和锁合的囊帽和囊体两

节组成,分为透明(两节均不含遮光剂)、半透明(仅一节含遮光剂)及不透明(两节均含遮光剂)三种。囊帽和囊体有闭合用槽圈,套合后不易松开,以保证硬胶囊剂在生产、运输和贮存过程中不易漏粉。

空心胶囊共有八种规格,即 000、00、0、1、2、3、4、5 号,其中 000 号容积最大,5 号最小,常用 0~5 号空心胶囊。由于药物充填多用容积控制剂量,而各种药物的密度、晶型、粒度以及剂量不同,所占的容积也不同,故必须选用适宜大小的空心胶囊。一般凭经验或试装后选用适当规格的空心胶囊。

(3)空心胶囊的制备:明胶空心胶囊的生产企业必须取得药品生产许可证,一般由专门企业生产,制剂生产厂家只需按需购买即可。生产用空心胶囊都是由自动化生产线完成,空心胶囊的主要制备工艺流程见图 5-27。

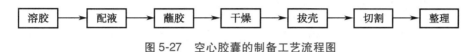

图 5-27　空心胶囊的制备工艺流程图

空心胶囊除用各种颜色区别外,还可用油墨在空胶囊上印上药品名称、规格、标识等。

2. 内容物的制备　可根据药物性质和临床需要,通过制剂技术制成不同形式和功能的内容物,主要有:

(1)粉末:若单纯药物粉末能满足填充要求,一般将药物粉碎至适宜细度,加适宜辅料如稀释剂、助流剂等混合均匀后直接填充。粉末是最常见的胶囊内容物。

(2)颗粒:将一定量的药物加适宜的辅料如稀释剂、崩解剂等制成颗粒。粒度比一般颗粒剂细,一般为小于 40 目的颗粒,颗粒也是较常见的胶囊内容物。

难点释疑

颗粒剂的颗粒与胶囊剂的内容物颗粒的粒度大小不同

1. 颗粒剂一般含有较多的辅料,如蔗糖粉等,辅料的比例多于主药,颗粒较粗,单包装的颗粒剂主药剂量较小,冲泡后味甜易服,能掩盖药物的不良臭味,一般适合儿童服用。

2. 胶囊剂所含辅料比例较小,内容物以原料药物为主,颗粒较细,胶囊剂含药量、剂量较大,适合成年人服用。

---

(3)小丸:将药物制成普通小丸、速释小丸、缓释小丸、控释小丸或肠溶小丸单独填充或混合后填充,必要时加入适量空白小丸作填充剂。

(4)其他:将原料药物制成包合物、固体分散体、微囊或微球填充;或将药物制成溶液、混悬液、乳状液等采用特制灌囊机填充于空心胶囊中,必要时密封。

知识链接

小　丸

小丸是指药物与辅料制成的直径小于 2.5mm 的实心球状制剂。可根据不同需要将其制成速释、缓释、控释或肠溶小丸。速释小丸可使药物迅速释放。缓释、控释小丸是由药物与阻滞剂混合制成或先

制成普通丸芯后再包缓、控释膜衣而成。 小丸可压制成片，也可装于空心胶囊中制成缓、控释胶囊剂。

　　小丸有许多其他口服制剂无法相比的优点：①可通过包衣制成缓、控释制剂；②在胃肠道分布面积大，生物利用度高，刺激性小；③控释小丸可迅速达到有效血药浓度，并维持平稳、长时间的有效浓度；④小丸的流动性好，大小均匀，易于处理（如包衣、分剂量）；⑤改善药物稳定性，掩盖不良臭味。

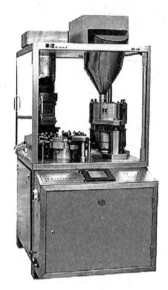

图 5-28　全自动胶囊充填机设备图

　　3. 填充　硬胶囊的工业化生产按 GMP 要求现已全部采用全自动胶囊填充机填充药物，如图 5-28 所示，将空心胶囊和内容物分别加入各自的加料器中用填充机械填充。可按内容物的状态和流动性能选择填充方式和机型，以确保生产操作和分装重量差异符合药典要求。

　　目前全自动胶囊填充机的式样虽很多，但填充过程（如图 5-29 所示）一般按以下 8 个步骤循环进行：①空心胶囊定向排列；②帽体分离；③帽体错位；④填充物料；⑤剔除废囊；⑥帽体闭合；⑦出囊；⑧清洁。

　　现用的空心胶囊囊体和囊帽的套合方式多为锁口式，不必封口。若充填液体状态的内容物，则需封口，封口材料常用阿拉伯胶浆等。充填好的胶囊可使用胶囊抛光机，清除吸附在胶囊外壁上的细粉，使胶囊光洁。充填完毕，取样进行含量测定、崩解时限、装量差异等项目的检查，合格后包装。

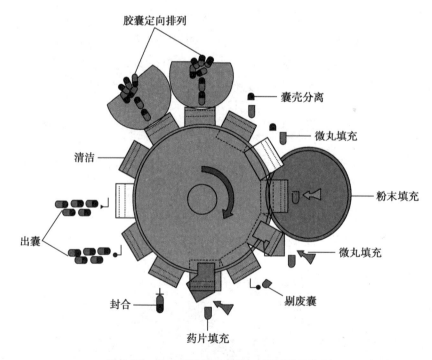

图 5-29　全自动胶囊充填机工作过程示意图

　　小量试制或实验室制备可用胶囊充填板充填药物,如图5-30所示。操作时先将囊体摆在胶囊充填板上,调节充填板高度使囊体上口与板面相平,将内容物撒到充填板上并均匀填满囊体,调低充填板以露出囊体,扣上囊帽并压紧,使囊体与囊帽完全锁合,取下胶囊。充填好的胶囊可用洁净的纱布包起,轻轻搓滚,以拭去胶囊外面黏附的药粉。如在纱布上喷少量液体石蜡,搓滚后可使胶囊光亮。此充填法效率低,重量差异大。

硬胶囊剂的
制备

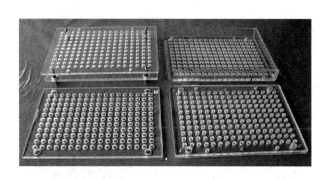

图 5-30　胶囊充填板

(二)软胶囊剂的制备

1. 囊材与内容物的要求

　　(1)囊材:软胶囊与硬胶囊的主要区别是软胶囊的囊材中加入了较多的增塑剂,因而其可塑性强,弹性大。其重量比例通常是明胶:增塑剂:水＝1:(0.4~0.6):1。若增塑剂用量过低或过高,则会造成囊壳过硬或过软。常用的增塑剂有甘油、山梨醇或两者的混合物。配制时,将按比例称好的囊材物料置适当容器中,使明胶充分溶胀,加热至70~80℃,搅拌溶解,静置保温1~2小时,待气泡上浮后,保温过滤,成为胶浆备用。

　　(2)内容物:软胶囊中可填装各种油类、对明胶无溶解作用的液体药物及药物溶液,液体药物含水量不应超过5%,也可填装药物混悬液、半固体和固体。

2. 软胶囊剂的制备方法

　　(1)压制法:系将胶液制成厚薄均匀的胶带,再将药液置于两块胶带之间,用钢板模或旋转模压制成软胶囊的一种方法。目前生产上主要采用自动旋转轧囊机,如图5-31所示。药液由贮液槽经导管流入楔形注入器,两条由机器自动制成的胶带由两侧送料轴自相反方向传送过来,相对地进入两个轮状模子的夹缝处,两胶带部分被加压黏合,此时药液借填充泵的推动,经导管定量进入两胶带间,由于旋转的轮模连

压制法制备
软胶囊剂

续转动,将胶带与药液压入两模的凹槽中,胶带全部轧压结合,使胶带将药液包裹成一个球形或椭圆形或其他形状的囊状物,多余的胶带被切割分离。制出的胶丸铺摊于浅盘内,用石油醚洗涤后,送入干燥隧道中,在相对湿度20%~30%、温度21~24℃鼓风条件下进行干燥即得。模的形状可为椭圆形、球形或其他形状。压制法制成的软胶囊中间有缝,故又称有缝胶丸,此法具有产量大、自动化程度高、成品率高、剂量准确的优点。

（2）滴制法:是通过具有双层喷头的滴丸机制备软胶囊剂,滴制法制备软胶囊剂的工艺流程见图 5-32 所示。

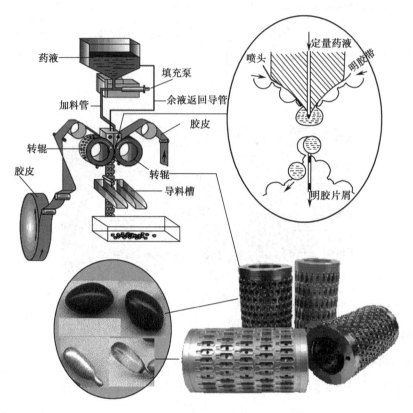

图 5-31 压制法制备软胶囊剂示意图

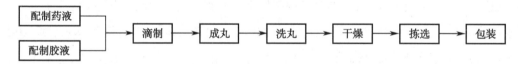

图 5-32 滴制法制备软胶囊剂工艺流程图

如图 5-33 所示,制备时,将明胶液与药液分别置于两贮液槽内,两液经定量控制器通过双层喷头(外层通入胶液,内层通入药液),按不同速度定量滴出,使胶液将药液包裹后,滴入不相混溶的液体石蜡冷却液中,胶液接触冷却液后,由于表面张力的作用收缩成球形,并逐渐凝固而成软胶囊。将制得的胶丸在室温下冷风干燥,经石油醚洗涤两次,再经过乙醇洗涤后,除尽胶丸表面的液体石蜡,于 30~35℃烘干,即得软胶囊。滴制法制成的胶丸呈圆球形而无缝,故又称无缝胶丸,此法具有设备简单、投资少、几乎不产生废胶、成本低等优点。

影响软胶囊质量的因素有胶液与药液的温度、滴头的大小、滴制的速度、冷却液的温度等。一般胶液与药液温度应保持 60℃,冷却液温度应为 13~17℃,胶囊的干燥温度为 25~35℃。

实例解析 5-4:速效感冒胶囊

【处方】对乙酰氨基酚 250g 咖啡因 15g 马来酸氯苯那敏 3g

人工牛黄 10g 10%淀粉浆 适量 食用色素 适量

共制成硬胶囊 1000 粒

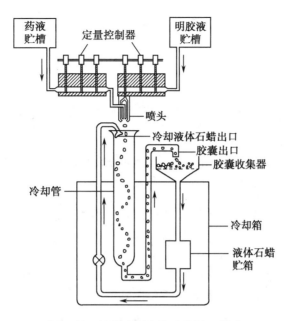

图 5-33 滴制法制备软胶囊剂示意图

【制法】取上述各药分别粉碎,过 80 目筛。将 10% 淀粉浆分成三份,一份加胭脂红少许制成红糊;另一份加柠檬黄少许制成黄糊,第三份不加色素制成空白糊。将对乙酰氨基酚分为三份,一份与马来酸氯苯那敏混匀加红糊,一份与人工牛黄混匀加黄糊,一份与咖啡因混匀加空白糊,分别制成软材,过 14 目尼龙筛制粒,于 70℃ 干燥至水分在 3% 以下。将上述三种颗粒混匀后,填充于双色透明空心胶囊中,即得。

【解析】①本品用于感冒引起的鼻塞、头痛、咽喉痛、发热等;②本品为复方制剂,所含成分的性质、数量各不相同,为防止混合不均匀和填充不均匀,采取制粒的方法制成流动性良好的颗粒,均匀混合后再进行填充;③加入食用色素可使颗粒呈现不同的颜色,三种不同颜色的颗粒混合,便于肉眼直接观察混合是否均匀。

实例解析 5-5:维生素 AD 胶丸

【处方】维生素 A　300 万单位　　维生素 D　30 万单位　　鱼肝油(或精炼食用植物油)　50g

　　　　明胶　　　50g　　　　　　甘油　　　22g　　　　纯化水　　　　　　　　　　　50g

　　　　共制　　　1000 粒

【制备】将维生素 A 与维生素 D 加鱼肝油或精炼食用植物油(在 0℃ 左右脱去固体脂肪)溶解,作为药液待用;另取甘油与水加热至 70~80℃,加入明胶搅拌溶化,保温 1~2 小时,驱除气泡,滤过;以液体石蜡为冷却液,用滴制法制备,收集冷凝的胶丸,用纱布拭去胶丸黏附的冷却液,室温下冷风吹 4 小时后,于 25~35℃ 干燥 4 小时,再经石油醚洗 2 次(每次 3~5 分钟),除去胶丸外层液体石蜡,再用乙醇洗 1 次,最后经 30~35℃ 干燥约 2 小时,筛选,质检,包装即得。

【解析】①本品主要用于防治夜盲、角膜软化、眼干燥、表皮角化及佝偻病和软骨病等;②在制备胶液的保温过程中,可采取适当的抽真空的方法,以便尽快除去胶液中的气泡以及泡沫。

三、胶囊剂的质量检查、包装与贮存

（一）胶囊剂的质量检查

除另有规定外,胶囊剂应进行以下相应检查。

1. 外观　胶囊剂应整洁,不得有黏结、变形、渗漏或囊壳破裂等现象,并应无异臭;胶囊剂囊壳不应变质。

2. 水分　中药硬胶囊剂应进行水分检查。取供试品内容物,照水分测定法(《中国药典》2015年版四部通则)检查,不得超过 9.0%。

3. 装量差异　除另有规定外,取供试品 20 粒(中药取 10 粒),分别精密称定重量,倾出内容物(不得损失囊壳),硬胶囊囊壳用小刷或其他适宜的用具拭净;软胶囊或内容物为半固体或液体的硬胶囊囊壳用乙醚等易挥发性溶剂洗净,置通风处使溶剂自然挥尽,再分别精密称定囊壳重量,求出每粒内容物的装量与平均装量。每粒的装量与平均装量相比较(有标示装量的胶囊剂,每粒装量应与标示装量相比较),按表 5-5 规定,超出装量差异限度的不得多于 2 粒,并不得有 1 粒超出限度 1 倍。

表 5-5　胶囊剂装量差异限度

平均装量	装量差异限度
0.30g 以下	±10%
0.30g 及 0.30g 以上	±7.5%(中药±10%)

凡规定检查含量均匀度的胶囊剂,一般不再进行装量差异的检查。

4. 崩解时限　按《中国药典》2015 年版四部通则规定的方法检查,取供试品 6 粒,分别置崩解仪吊篮的玻璃管中(如胶囊漂浮于液面,可加挡板),启动崩解仪进行检查,硬胶囊应在 30 分钟内全部崩解,软胶囊应在 1 小时内全部崩解。软胶囊可改在人工胃液中进行检查。如有 1 粒不能完全崩解,应另取 6 粒复试,均应符合规定。

肠溶胶囊剂,除另有规定外,取供试品 6 粒,用上述装置与方法,先在盐酸溶液(9→1000)中不加挡板检查 2 小时,每粒的囊壳均不得有裂缝或崩解现象;继将吊篮取出,用少量水洗涤后,每管加入挡板,再按上述方法,改在人工肠液中进行检查,1 小时内应全部崩解。如有 1 粒不能完全崩解,应另取 6 粒复试,均应符合规定。

凡规定检查溶出度或释放度的胶囊剂,可不进行崩解时限的检查。

5. 其他　溶出度、释放度、微生物限度等应符合规定。

（二）胶囊剂的包装与贮存

胶囊剂囊壳的主要材料为明胶,故高温、高湿对胶囊剂可产生不良影响,不仅会使胶囊吸湿、软化、粘连、变色,还易滋生微生物。所以胶囊剂应选用透湿系数较小的泡罩式包装或玻璃等容器包装,注意防潮、防热,一般应密封贮存,其存放环境温度不高于 30℃,湿度应适宜,防止受潮、发霉、变质。

点滴积累 ∨

1. 胶囊剂可分为硬胶囊、软胶囊、肠溶胶囊、缓释胶囊与控释胶囊。

2. 硬胶囊剂的制备工艺流程包括选择空心胶囊、制备内容物、充填、质检和包装。

3. 软胶囊剂的制备方法有压制法和滴制法。

4. 胶囊剂的质检项目包括装量差异、崩解时限等。

目标检测

一、选择题

（一）单项选择题

1. 不必单独粉碎的药物是

　　A. 氧化性药物　　　　　　B. 性质相同的药物　　　　　　C. 贵重药物

　　D. 还原性药物　　　　　　E. 毒性药物

2. 下列哪种药物宜制成胶囊剂

　　A. 具不良臭味的药物　　　B. 吸湿性药物　　　　　　　　C. 药物的稀乙醇溶液

　　D. 风化性药物　　　　　　E. 药物的水溶液

3. 关于胶囊剂特点的叙述错误的是

　　A. 生物利用度较片剂高　　B. 可避免肝脏的首关效应　　　C. 可提高药物的稳定性

　　D. 可掩盖药物的不良臭味　E. 可弥补其他固体剂型的不足

4. 制备空心胶囊的主要原料是

　　A. 明胶　　　　　　　　　B. 山梨醇　　　　　　　　　　C. 虫胶

　　D. 甘油　　　　　　　　　E. 阿拉伯胶

5. 流化沸腾制粒法可完成的工序是

　　A. 粉碎→混合→制粒→干燥　　　　　　B. 混合→制粒→干燥

　　C. 过筛→混合→制粒→干燥　　　　　　D. 制粒→混合→干燥

　　E. 粉碎→过筛→混合→制粒→干燥

6. 《中国药典》现行版规定,硬胶囊剂的崩解时限为

　　A. 15 分钟　　　　　　　　B. 20 分钟　　　　　　　　　C. 25 分钟

　　D. 30 分钟　　　　　　　　E. 45 分钟

7. 利用热空气流使湿颗粒悬浮呈流态化的干燥方法是

　　A. 减压干燥　　　　　　　B. 静态干燥　　　　　　　　　C. 冷冻干燥

　　D. 鼓式干燥　　　　　　　E. 沸腾干燥

8. 制备空心胶囊时,在明胶中加入甘油是为了

　　A. 延缓明胶溶解　　　　　B. 减少明胶对药物的吸附

　　C. 起防腐作用　　　　　　D. 保持一定的水分防止脆裂

　　E. 加速明胶溶解

9. 关于散剂特点的叙述错误的是

    A. 易分散,奏效快　　　　　　　　　B. 制法简单

    C. 具有良好的防潮性　　　　　　　　D. 适宜小儿服用

    E. 便于分取剂量

10. 粉体密度的大小顺序正确的是

    A. 松密度>粒密度>真密度　　　　　B. 粒密度>真密度>松密度

    C. 松密度>真密度>粒密度　　　　　D. 真密度>粒密度>松密度

    E. 粒密度>松密度>真密度

11. 化学药散剂照干燥失重测定法检查,减失重量不得过

    A. 3.0%　　　　　　B. 15.0%　　　　　　C. 5.0%

    D. 10.0%　　　　　　E. 2.0%

12. 不宜制成软胶囊的药物是

    A. 维生素 A 油液　　　B. 维生素 C 水溶液　　　C. 维生素 D 油液

    D. 牡荆油　　　　　　E. 维生素 E 油液

（二）多项选择题

1. 复方散剂混合不均匀的原因可能是

    A. 药物的比例量相差悬殊　B. 粉末的粒径差别大　　C. 药物的密度相差大

    D. 混合的时间不充分　　　E. 混合的方法不当

2. 《中国药典》现行版中颗粒剂的质量检查项目有

    A. 粒度　　　　　　　　B. 干燥失重或水分　　　C. 崩解时限

    D. 装量差异　　　　　　E. 微生物限度

3. 关于颗粒剂特点的叙述中,正确的是

    A. 保持了汤剂吸收快、显效迅速的特点

    B. 飞散性、吸湿性较散剂小

    C. 加入多量蔗糖粉制成的颗粒剂可掩盖药物的苦味

    D. 对小儿尤其适宜

    E. 便于携带、运输和服用

4. 有关过筛操作的叙述中,正确的是

    A. 含水量大的物料应适当干燥后再过筛

    B. 物料在筛网上堆积厚度要适宜

    C. 物料在筛网上运动速度愈快,过筛效率愈高

    D. 黏性、油性较强的药粉应掺入其他药粉一同过筛

    E. 过筛时需要不断振动

5. 关于含小剂量药物的散剂,叙述正确的是

    A. 毒、麻药物剂量小需制成倍散

B. 剂量 0.001~0.01g 可配成百倍散

C. 剂量 0.01~0.1g 可配成十倍散

D. 倍散在制备时应采用配研法制备

E. 倍散是在药物中加入一定量稀释剂混匀制得

6. 《中国药典》现行版规定散剂必须检查的项目有

    A. 外观均匀度   B. 微生物限度   C. 粒度

    D. 干燥失重   E. 装量差异

7. 制备颗粒时,影响软材质量的因素包括

    A. 黏合剂的用量   B. 黏合剂的浓度   C. 混合时间

    D. 辅料的黏性   E. 投料量的多少

8. 软胶囊的制备方法有

    A. 冷压法   B. 滴制法   C. 填充法

    D. 压制法   E. 热熔法

二、简答题

1. 影响混合均匀度的因素有哪些?

2. 胶囊剂有何特点? 哪些药物不宜制成胶囊剂?

3. 何为配研法,什么情况下用配研法混合药物?

4. 简述粉碎方法及适用范围。

三、实例分析题

按《中国药典》现行版的方法检查某胶囊剂的装量差异,测得每粒内容物的装量分别为(单位为 g):0.31 0.33 0.31 0.30 0.30 0.32 0.30 0.27 0.25 0.29 0.28 0.28 0.29 0.31 0.31 0.34 0.30 0.30 0.30 0.30。

该胶囊剂的装量差异是否合格? 为什么?

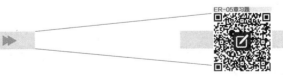

ER-05章习题

实验 5-1 散剂的制备

一、实验目的

掌握散剂的制备工艺流程;熟悉散剂的分剂量方法和质量检查方法;学会用配研法进行药物混合的操作。

二、实验材料

1. 仪器与设备 乳钵、药筛(100目、120目)、天平、称药纸等。

2. 药品与试剂 薄荷脑、樟脑、麝香草酚、水杨酸、硼酸、升华硫、氧化锌、淀粉、滑石粉、薄荷油、冰片、硼砂、朱砂、玄明粉。

三、实验内容

(一)痱子粉的制备

【处方】
薄荷脑	0.6g	樟脑	0.6g	麝香草酚	0.6g
薄荷油	0.6ml	水杨酸	1.1g	硼酸	8.5g
升华硫	4g	氧化锌	6g	淀粉	10g
滑石粉	68g	共制	100g		

【制法】将水杨酸、硼酸、升华硫、氧化锌、淀粉、滑石粉研细,过七号筛(120目);取薄荷脑、樟脑、麝香草酚研磨至全部液化,并与薄荷油混匀;将共熔混合物与混合细粉按配研法研磨混合均匀,过七号筛,即得。

【注意事项】

1. 水杨酸与硼酸均为结晶性物料,颗粒较大,应先研细后,再与升华硫、氧化锌、淀粉研磨混合,最后与滑石粉按配研法研磨混合均匀。

2. 薄荷脑、樟脑、麝香草酚研磨混合时,可形成低共熔混合物,应完全液化再与粉料按配研法混合均匀。

【作用与用途】有吸湿、止痒及收敛作用。用于痱子、汗疹等。

(二)冰硼散的制备

【处方】冰片 0.5g 硼砂(煅) 5g 朱砂 0.6g 玄明粉 5g

【制法】以上四味,朱砂水飞成极细粉,硼砂粉碎成细粉,将冰片研细,与上述粉末及玄明粉配研,过筛,混匀,即得。

【注意事项】

1. 朱砂主含硫化汞,为粒状或块状集合体,色鲜红或暗红,具光泽,质重而脆,水飞法可获得极细粉。

2. 玄明粉系芒硝经风化干燥而得,含硫酸钠不少于99%。

3. 朱砂量少且色深,故采用配研法与打底套色法和其他药物细粉进行混合。

【作用与用途】有清热解毒、消肿止痛的作用。用于咽喉、牙龈肿痛、口舌生疮等。

四、思考题

1. 含小剂量药物散剂制备时应注意什么?

2. 含共熔成分散剂根据共熔后的结果,制备时有哪些处理方法?

3. 根据本次试验,说明研磨和过筛时应注意哪些问题。

实验 5-2　颗粒剂的制备

一、实验目的

掌握湿法制颗粒的工艺过程;熟悉中药提取、精制的一般过程和少量制备颗粒剂的方法。

二、实验材料

1. 仪器与设备　不锈钢锅、电热板、白瓷盘、烘箱、天平、药筛(16 目)、密度计等。

2. 药品与试剂　板蓝根、乙醇、蔗糖粉、糊精。

三、实验内容

板蓝根颗粒的制备

【处方】板蓝根　1400g

【制法】取板蓝根,加水煎煮两次,第一次 2 小时,第二次 1 小时,煎液滤过,滤液合并,浓缩至相对密度为 1.20(50℃),加乙醇使含醇量达 60%,静置使沉淀,取上清液,回收乙醇并浓缩至适量,加入适量的蔗糖粉和糊精,制成颗粒,干燥,制成 1000g,即得。

【注意事项】

1. 浓缩药液时应不断搅拌,药液过稠或快要浓缩成稠膏时应将火力减弱,并不断搅拌,以免稠膏底部因受热不匀而变糊。

2. 清膏与蔗糖粉、糊精混合制软材时,清膏的温度在 40℃左右为宜,温度过高蔗糖粉熔化,软材黏性太强,使颗粒坚硬。温度过低则难以混合均匀。

3. 制软材过程时,可根据膏的黏稠程度和辅料加入后的情况,加适量乙醇调整软材的松密度。

【作用与用途】具有清热解毒、凉血利咽的作用。用于病毒性感冒、咽喉肿痛。

四、思考题

1. 制备板蓝根颗粒时应注意哪些问题?

2. 颗粒剂的质量检查项目有哪些?

实验 5-3　胶囊剂的制备

一、实验目的

掌握胶囊剂制备的一般工艺过程,用胶囊充填板手工填充胶囊的方法。

二、实验材料

1. **仪器与设备** 乳钵、药筛、胶囊填充板、烘箱、天平、药筛(20目)等。
2. **药品与试剂** 对乙酰氨基酚、胶囊用空心胶囊、淀粉、滑石粉等。

三、实验内容

对乙酰氨基酚胶囊的制备

【处方】对乙酰氨基酚　30g　　　淀粉　5g　　滑石粉　5g

　　　　制成　　　　100粒

【制法】

1. **预处理** 淀粉于105℃干燥至含水量约8%,凉后备用;滑石粉过100目筛。

2. **混合** 淀粉、滑石粉置器皿中混匀,加入对乙酰氨基酚混合均匀。

3. **填充胶囊** 采用有机玻璃胶囊板填充。先将囊帽与囊体分开,囊体插入胶囊板孔洞中,调节上下层距离,使胶囊口与板面相平。将粉末铺于板面,轻轻震动胶囊板,使粉末充填均匀。填满每个胶囊后,将板面多余粉末扫除,顶起囊体,套合囊帽,取出胶囊,即得。

【注意事项】

根据对乙酰氨基酚的剂量选择合适规格的空胶囊进行填充,每粒0.4g。

【作用与用途】解热镇痛。用于普通感冒或流行性感冒引起的发热,也用于缓解轻至中度疼痛,如头痛、关节痛、偏头痛、牙痛、肌肉痛、神经痛等。

四、思考题

1. 胶囊剂的主要特点有哪些?
2. 填充硬胶囊时应注意哪些问题?

(李　梅)

第六章

片剂

ER-06章PPT

导学情景

情景描述：

　　患者，女，41岁，因进食不洁食物后发生腹泻，伴有恶心、呕吐及下腹痛，大便每日6~8次，为糊状或稀水状，伴有黏液。血常规检查提示：白细胞计数、中性粒细胞百分比明显升高。粪常规：白细胞8~10/HP，红细胞3~5/HP。诊断：急性腹泻。医嘱：诺氟沙星片，300mg，口服，2次/日。

学前导语：

　　自压片机研制成功以来，片剂作为一种新的药物剂型得到蓬勃发展。近年来，随着科学技术的不断发展，片剂的生产技术、加工设备和辅料也得到了很大的发展，出现了高效压片机和多种新型辅料等，实现了连续化规模生产，提高了片剂的质量，推动了片剂品种的多样化。一大批新型片剂如控释片、肠溶片、分散片、泡腾片、咀嚼片和含片、口崩片、舌下片等相继问世，满足了临床治疗的不同需要。目前在世界各国药典收载的制剂中均以片剂为最多。本章我们主要学习片剂的概念、特点以及常用辅料等基本知识，学会片剂的制备和包衣技术，了解片剂的质量检查和包装与贮存方法。

第一节　概述

一、片剂的概念、特点

　　片剂系指原料药物或与适宜的辅料制成的圆形或异形的片状固体制剂。片剂是现代药物制剂中临床应用最为广泛的剂型之一，自19世纪40年代片剂问世后，特别是近50年以来，随着制药技术的不断发展，国内外药学工作者对片剂成型理论、崩解溶出机制以及各种新型辅料进行了更加深入的研究；同时片剂的生产技术、机械设备、质量控制等方面也有了飞速的发展，其中包括全粉末直接压片、流化喷雾制粒、全自动高速压片机、全自动程序控制高效包衣机等新技术、新工艺和新设备已经广泛地应用于片剂生产，从而使片剂的种类不断增多，片剂的产量和质量得到了迅速提高。进入21世纪后，我国全面实施GMP管理，同时2010年版新GMP的实施为保证片剂质量奠定了基础。

　　片剂具有以下特点：①以化学药品、抗生素等为原料制备的片剂，其剂量准确，成分含量均匀，而且一些药片还压上凹纹，便于再次分剂量。②因片剂为干燥固体制剂，其产品致密，受外界空气、光线、水分等因素的影响较小或产生不良影响所需的时间较长,故一般产品表现出良好的稳定性。某些易氧化变质或潮解的药物可通过包衣加以保护,从而增强片剂的稳定性。③片剂的体积小,机械强度较大,故方便携带、运输和服用。④片剂生产的机械化、自动化程度较高,因此便于大量生产。⑤药片上可以压上产品名称、含量等标记,也可以将片剂着上不同颜色,使其便于识别。⑥可制成不同类型的片剂,如分散片、控释片、肠溶片、咀嚼片及含片等,也可以制成含有两种或两种以上药物的复方片剂,从而满足临床医疗或预防的不同需要。片剂除具有上述优点外,也存在着一些不足:①幼儿及不能正常进食的患者由于吞咽功能问题不易吞服;②生产工艺处方和生产过程不当会影响药物的溶出和生物利用度;③除个别品种外,片剂普遍不具有应急性;④一些药物不宜制成片剂,如在胃肠道不吸收或吸收达不到治疗剂量的药物以及要求发挥局部作用或要求含有一定液体成分的药物等。

二、片剂的分类与临床应用

片剂以口服普通片为主,还有分散片、含片、舌下片、口腔贴片、泡腾片、阴道片等,中药还有浸膏片、半浸膏片和全粉片等。片剂归纳起来可分为三大类,即口服用片剂、口腔用片剂和其他给药途径片剂。

(一)口服用片剂

1. 普通压制片　系指药物与辅料混合、压制而成的未包衣的普通片剂,又称为素片或片芯,片重一般控制为 0.1~0.5g。使用时将制剂放入口中,然后用 100ml 左右的温水帮助吞咽即可。某些患者不用水直接服用片剂等固体制剂是比较危险的,这样有可能使干燥的固体制剂黏附在食管中,特别是睡前服用时,容易产生食管损伤或刺激。如磺胺嘧啶片、去痛片等。

2. 包衣片　系指在普通压制片的表面包上衣膜的片剂。根据包衣材料的不同可分为以下几种:

(1)糖衣片:系指以蔗糖为主要包衣材料的片剂,主要保护药物或掩盖其不良气味。如土霉素片(糖衣片)、牛黄解毒片(糖衣片)等。

(2)薄膜衣片:系指用高分子成膜材料如羟丙甲纤维素等进行包衣的片剂,其作用与糖包衣类同。如复方丹参片(薄膜衣片)等。

(3)肠溶衣片:系指用肠溶性包衣材料进行包衣的片剂。使用时请勿将肠溶片分割或研碎,否则大大降低药物疗效,同时增加药物不良反应。如阿司匹林肠溶片等。

3. 泡腾片　系指含有碳酸氢钠和有机酸,遇水可产生气体而呈泡腾状的片剂。泡腾片中的原料药物应是易溶性的,加水产生气泡后应能溶解。有机酸一般用枸橼酸、酒石酸、富马酸等。供口服的泡腾片一般宜用 100~150ml 凉开水或温水浸泡,可迅速崩解和释放药物,应待完全溶解或气泡消失后再饮用。不应让幼儿自行服用。泡腾片严禁直接服用或口含服用。溶解后的药液有不溶物、沉淀、絮状物时不宜服用。如维生素 C 泡腾片等。

4. 咀嚼片　系指于口腔中咀嚼后吞服的片剂。一般应选择甘露醇、山梨醇、蔗糖等水溶性辅料作填充剂和黏合剂,咀嚼片的硬度应适宜。对于崩解困难的药物制成咀嚼片可有利于吸收,如碳酸钙咀嚼片等。服用咀嚼片时在口腔内的咀嚼时间要充分,咀嚼后可用少量的温水送服。治疗中和胃酸的咀嚼片应在餐后 1~2 小时服用。

5. 分散片　系指在水中能迅速崩解并均匀分散的片剂。分散片中的原料药物应是难溶性的。分散片在使用时可加水分散后口服,也可将分散片含于口中吮服或吞服。如阿奇霉素分散片等。

> **知识链接**
>
> 分散片与泡腾片有何异同
>
> 　　分散片和泡腾片在水或胃肠液内都可以快速崩解成混悬液或半澄明的溶液,其不同之处在于分散片一般适合于剂量小、溶解度低的药物,制成分散片的目的是为了提高溶解度,增大溶出度和生物利用度,如大环内酯类药物就常制成分散片;泡腾片一般适合于剂量比较大的营养成分或活性药物,如维生素 C 泡腾片,每片含有维生素 C 1000mg。此外,泡腾片崩解时会有较为剧烈、状如沸腾的泡沫,而分散片是靠具有强大崩解能力的崩解剂分散和溶解的。

6. 口崩片　系指在口腔内不需要用水即能迅速崩解或溶解的片剂。一般适合于小剂量原料药物,常用于吞咽困难或不配合服药的患者。口崩片应在口腔内迅速崩解或溶解,口感良好,容易吞咽,对口腔黏膜无刺激性。如兰索拉唑口崩片等。

7. 多层片　系指由两层或多层构成的片剂。每层含不同的药物和辅料,这样可以避免复方制剂中不同药物之间的配伍变化,或者制成缓释和速释组合的双层片。如维 U 铝镁双层片、马来酸曲美布汀多层片等。

8. 缓释片　系指在规定的释放介质中缓慢地非恒速释放药物的片剂。缓释片具有血药浓度平稳、服用次数少且作用时间长等特点。如硫酸沙丁胺醇缓释片等。使用时除另有规定外,一般应整片吞服,严禁嚼碎或击碎分次服用。

9. 控释片　系指在规定的释放介质中缓慢地恒速释放药物的片剂。控释片具有药物释放平稳,接近零级速率过程;吸收可靠,血药浓度平稳;药物作用时间长,不良反应小,并可减少服药次数等特点。如维铁控释片等。使用时除另有规定外,一般应整片吞服,严禁嚼碎或击碎分次服用。

（二）口腔用片剂

1. 含片　系指含于口腔中缓慢溶化产生局部或全身作用的片剂。含片中的原料药物一般是易溶性的,主要起局部消炎、杀菌、收敛、止痛或局部麻醉作用。如复方草珊瑚含片、葡萄糖酸钙含片等。

2. 舌下片　系指置于舌下能迅速溶化,药物经舌下黏膜吸收发挥全身作用的片剂。舌下片中的原料药物应易于直接吸收,主要适用于急症的治疗,如硝酸甘油舌下片等。使用时将药片放于舌下,一般含服时间控制在 5 分钟以下,以保证药物吸收;不要咀嚼或吞咽药物,不要吸烟、进食等;含后 30 分钟内不宜吃东西或饮水。

3. 口腔贴片　系指粘贴于口腔,经黏膜吸收后起局部或全身作用的片剂。适用于肝脏首关效应较强的药物,如吲哚美辛贴片等。

（三）其他给药途径片剂

1. 可溶片　系指临用前能溶解于水的非包衣片或薄膜包衣片。可溶片应溶解于水中,溶液可呈轻微乳光,可供口服、外用、含漱等用。如复方硼砂漱口片等。

2. 阴道片与阴道泡腾片　系指置于阴道内应用的片剂。阴道片和阴道泡腾片的形状应易置于阴道内,可借助器具将阴道片送入阴道。阴道片在阴道内应易溶化、溶散或融化、崩解并释放药物,主要起局部消炎、杀菌作用,也可给予性激素类药物,如壬苯醇醚阴道片、甲硝唑阴道泡腾片等。具有局部刺激性的药物不得制成阴道片。

3. 植入片　系指植入(埋入)体内慢慢溶解并吸收,产生持久药效(长达数月至数年)的片剂。适用于剂量小并需要长期应用的药物,如激素类避孕药物醋酸去氧皮质酮皮下植入片等。

4. 注射用片　系指临用前用注射用水溶解后供注射用的无菌片剂,供皮下或肌内注射,现已很少使用。如盐酸吗啡注射用片等。

片剂在临床上的用途非常广泛,可以制成不同类型的片剂,满足不同临床医疗的需要,如口腔疾病(含片、口腔贴片)、肠道疾病(肠溶片)、阴道疾病(阴道片)等。大多数片剂中的药物是经胃肠道吸收而发挥作用的,部分片剂中的药物是在胃肠道局部发挥作用的。

三、片剂的质量要求

《中国药典》(2015 年版)四部通则要求片剂外观完整、光洁、色泽均匀,重量差异小,含量均匀,有适宜的硬度,崩解或溶出度符合规定,口服片剂应符合卫生学要求,贮存期间物理、化学和微生物等方面的质量稳定,并有适宜的包装。

点滴积累 ∨ ⋯⋯

1. 片剂系指原料药物与适宜的辅料制成的圆形或异形的片状固体制剂。

2. 片剂的优点　①含量均匀,剂量准确;②质量稳定;③携带、运输和服用方便;④生产的机械化、自动化程度较高,产量大;⑤药片上可以压上主药名称、含量等标记,也可以将片剂着上不同颜色,便于识别等。

3. 片剂的种类　归纳起来可以分为口服用片剂、口腔用片剂和其他给药途径片剂。

第二节　片剂的辅料

片剂由药物和辅料两部分组成。辅料是指在片剂处方中除主药以外的所有附加物的总称。常用辅料的作用主要有填充、黏合、崩解和润滑作用等,为提高患者的依从性还可加入着色剂、矫味剂等附加剂。

片剂所用的辅料应无生理活性;性质稳定,不与主药发生任何物理、化学反应;对人体无毒、无害、无不良反应,不影响主药的疗效和含量测定。辅料为非治疗成分,但完全惰性的辅料几乎是不存在的,有时会因选用辅料不当影响制剂中药物的释放与吸收,进而影响制剂的质量和疗效。所以,应根据药物性质和用药目的来选择辅料。

常用的辅料按其作用不同主要包括稀释剂与吸收剂、润湿剂与黏合剂、崩解剂和润滑剂等。有时一种辅料兼具数种功能,如淀粉既可作稀释剂,干燥后又是很好的崩解剂;微晶纤维素既是良好的稀释剂和干燥黏合剂,又具有良好的流动性和崩解作用。因此,必须掌握各种辅料的特点,在处方设计时灵活运用。

一、稀释剂与吸收剂

稀释剂也称填充剂,是制剂中用来增加体积和重量的成分。片剂的直径一般不小于 6mm,每片重量一般不小于 100mg;如果主药只有几毫克或几十毫克,不加辅料将无法压制成片。加入稀释剂不但可以增加体积促进成型,还可减少主药成分的剂量偏差。片剂中若含有液体成分如挥发油时,需加入适当的辅料将液体吸收以便于制备制剂,此种辅料称为吸收剂。稀释剂与吸收剂广泛用于散剂、颗粒剂、胶囊剂、片剂等固体制剂的生产中。

▶ **课堂活动**

请同学们观察示教药品硝酸甘油片（0.5mg）和维生素 B_2 片（5mg）,然后称出每片的实际重量,得知两药的片重均远大于规格中所含的药量。 请同学们分析在小剂量药物的片剂组成中除主药外还需加入何种辅料。

1. **淀粉** 是片剂生产中最常用的稀释剂,制药工业中以玉米淀粉最为常用。淀粉为白色或类白色粉末,不溶于水及乙醇,性质稳定,吸湿性小。淀粉单独使用可压性差,压制出的片剂较为松散,因此常与可压性好的蔗糖粉、糊精等合用,以增加其黏合性和片剂的硬度。

2. **蔗糖** 为无色结晶或白色结晶性的松散粉末,有矫味和黏合作用,可用来增加片剂压制过程的硬度,使片剂的表面光滑美观。但蔗糖的吸湿性较大,用量大时会使制粒、压片困难,长期储存会使片剂的硬度加大,崩解超时限和溶出度降低。一般不单独使用,常与糊精、淀粉等合用。

3. **糊精** 为白色或类白色无定形粉末,在沸水中易溶,不溶于乙醇。糊精具有较强的黏结性,在作稀释剂时,使用不当会使片剂表面出现麻点、水印或造成片剂崩解或溶出迟缓,在含量测定时会影响测定结果的准确性和重现性,故常与蔗糖粉、淀粉混合使用。

4. **乳糖** 为白色带甜味的结晶性颗粒或粉末。常用的乳糖为含有 1 分子结晶水的 α-乳糖。乳糖是一种优良的稀释剂,其性质稳定,与大多数药物不起化学反应,易溶于水,无吸湿性。

5. **预胶化淀粉** 也称可压性淀粉,为白色或类白色粉末,无臭无味,具有良好的流动性、可压性、润滑性和干燥黏合性,并具有较好的崩解作用。作为多功能辅料,常用于粉末直接压片。

6. **微晶纤维素(MCC)** 为微白色或类白色粉末或颗粒状粉末,具有良好的可压性。除用作稀释剂外,还兼有黏合、助流、崩解等作用,尤其适用于粉末直接压片。

7. **甘露醇与山梨醇** 两者互为同分异构体,为白色、无臭、具有甜味的结晶性粉末或颗粒。甜度约为蔗糖的一半,在溶解时吸热,有清凉感,适用于咀嚼片、口腔崩解片等。但价格较高,常与蔗糖配合使用。

8. **无机盐类** 主要是无机钙盐,如硫酸钙、磷酸氢钙、碳酸钙等。通常用作挥发油等的吸收剂。

二、润湿剂与黏合剂

润湿剂和黏合剂是在制粒时添加的辅料,以使物料聚结,方便制粒。

(一)润湿剂

润湿剂是指本身无黏性,但可诱发物料黏性的液体辅料。常用的润湿剂有:

1. 纯化水 无毒,无味,价廉。应用时,由于物料往往对水的吸收较快,因此较易出现发黏、结块、润湿不均匀、干燥后颗粒发硬等现象,最好添加适量乙醇,以克服这种不足。

2. 乙醇 可用于遇水易分解的药物或遇水产生较大黏性的药物,随着乙醇浓度的增大,润湿后所产生的黏性将逐渐降低。因此,应根据原辅料的性质选择不同浓度的乙醇,一般为 30%~70%。如处方中的原辅料经水润湿而产生极强的黏性,则应用高浓度的乙醇作润湿剂,使用量不宜过大;相反,则应选用低浓度的乙醇,并可酌情增加用量。

(二)黏合剂

黏合剂是指一类使无黏性或黏性不足的物料粉末聚集成颗粒,或压缩成型的具黏性的固体粉末或溶液。以固体粉末状态直接应用的黏合剂称为干燥黏合剂。常用的黏合剂有:

1. 淀粉浆 淀粉浆是最常用的黏合剂,常用浓度为 8%~15%;若物料的可压性较差,可适当提高淀粉浆的浓度到 20%。淀粉浆的制备方法有冲浆法和煮浆法两种:冲浆法是将淀粉混悬于少量(1~1.5 倍)水中,然后根据浓度要求冲入一定量的沸水,不断搅拌成糊状;煮浆法是将淀粉混悬于全部量的水中,在夹层容器中加热并不断搅拌成糊状。由于淀粉价廉易得且黏合性良好,因此只要当淀粉浆能够满足要求的情况下,一般制药企业都会选用。

2. 纤维素衍生物 系指将天然的纤维素经处理后制成的各种纤维素的衍生物。主要有:

(1)甲基纤维素(MC)和羧甲纤维素钠(CMC-Na):两者均具有良好的水溶性,可形成黏稠的胶浆。前者使用浓度为 2%~10%,后者使用浓度为 1%~2%。

(2)羟丙纤维素(HPC)和羟丙甲纤维素(HPMC):两者性质稳定,易溶于冷水。羟丙纤维素既可作制粒的黏合剂,也可作粉末直接压片的干燥黏合剂。羟丙甲纤维素的常用浓度为 2%~5%,除用作黏合剂外,也是一种薄膜衣材料。

(3)乙基纤维素(EC):不溶于水,溶于乙醇等有机溶剂,故其醇溶液可作为对水敏感药物的黏合剂。本品的黏性较强,且在胃肠液中不溶解,会对片剂等固体制剂的崩解及药物的释放产生阻滞作用。目前常用作缓释、控释制剂的包衣材料。

3. 聚维酮(PVP) 本品既溶于水,又溶于乙醇,因此广泛用作颗粒剂、片剂等的黏合剂,特别是对湿热敏感的药物用其乙醇液制粒,可缩短颗粒干燥时间。

4. 其他黏合剂 5%~20%明胶溶液、50%~70%蔗糖溶液等,可用作可压性差的药物的黏合剂。

三、崩解剂

(一)崩解剂的概念

崩解剂系指加入处方中促使制剂迅速崩解成小单元并使药物更快溶解的成分。由于药物被较大压力压成片剂后,孔隙率很小,结合力很强,即使易溶解的药物在压成片剂后其在水中溶解或崩解也需要一定的时间,因此片剂中难溶性药物的溶出速度便成为体内药物吸收速度的限制因素,而片剂的崩解一般是药物溶出的第一步。为使片剂尽快崩解,释放出有效成分,除了有特殊要求的含片、咀嚼片、舌下片、缓(控)释片等片剂外,一般片剂和有崩解时限要求的固体制剂均需加入崩解剂。

（二）崩解剂的作用机制

崩解剂的作用不仅是要消除黏合剂或润湿剂使制剂产生的黏合力与制剂压制时承受的机械力,使片剂变为细小颗粒,而且还应使颗粒变为粉末。

崩解剂的作用机制主要有以下几种:

1. 毛细管作用 崩解剂在加压下使片剂内部形成了无数孔隙和毛细管,这些孔隙和管路具有强烈的吸水性,使水迅速进入片剂内部,促进整个片剂润湿而崩解。

2. 膨胀作用 崩解剂多为亲水性高分子物质,遇水后被润湿而膨胀使片剂崩解。

3. 产气作用 在泡腾片中加入泡腾崩解剂,遇水即产生气体,借助气体的膨胀而使片剂崩解。

4. 润湿热作用 物料在水中产生溶解热时,使片剂内部残存的空气膨胀,促使片剂崩解。

（三）常用的崩解剂

1. 淀粉及其衍生物

（1）干淀粉:在我国是一种最为传统的、经典的崩解剂。淀粉作为崩解剂使用时,要在 100～105℃下干燥 1 小时,使含水量在 8% 以下。干淀粉的吸水性较强,其吸水膨胀率为 186% 左右。本品适用于作为水不溶性或微溶性药物的崩解剂,但对于易溶性药物的崩解作用较差。

（2）羧甲淀粉钠(CMS-Na):具有良好的吸水性和膨胀性,吸水后体积可膨胀至原体积的 300 倍,是一种性能优良、价格低廉的崩解剂,用量一般为 1%～6%。本品既适用于不溶性药物,也适用于水溶性药物;既可用于粉末直接压片,也可用于湿法制粒压片。

2. 低取代羟丙纤维素（L-HPC） 是国内近年来应用较多的一种崩解剂,具有很大的孔隙率和比表面积,其吸水膨胀率为 500%～700%。崩解后的颗粒细小,从而提高药物的溶出速度和生物利用度,用量一般为 2%～5%。本品既可用于湿法制粒压片,也可用于直接压片。

3. 交联羧甲纤维素钠（CCNa） 在水中溶胀不溶解,能吸收数倍于自身重量的水,膨胀为原体积的 4～8 倍,故具有较好的崩解作用。本品的常用量为 5%～10%,当与羧甲淀粉钠合用时崩解效果更好,但与干淀粉合用时崩解作用会下降。

4. 交联聚维酮（PVPP） 流动性良好,有极强的吸湿性,在水中可迅速溶胀形成无黏性的胶体溶液,崩解性能非常优越,一般用量为片剂的 1%～4%。

5. 泡腾崩解剂 是一种泡腾制剂专用的崩解剂,最常用的是由枸橼酸、酒石酸或富马酸与碳酸氢钠组成的混合物。此崩解剂遇水产生二氧化碳气体,使片剂迅速崩解。含有这种崩解剂的制剂应妥善包装,避免受潮而造成崩解剂失效。

6. 表面活性剂 作为崩解辅助剂能增加疏水性固体制剂的润湿性,使水分迅速渗透到固体制剂内部,从而加速固体制剂的崩解和药物的溶出。常用的表面活性剂有聚山梨酯 80、十二烷基硫酸钠等,单独使用崩解效果不好,常与干淀粉等混合使用。

（四）崩解剂的加入方法

崩解剂的加入方法是否恰当,将直接影响片剂的崩解和溶出的效果,应根据具体品种和要求分别对待。

1. **内加法**　崩解剂与处方中的其他成分混匀后共同制粒,崩解剂存在于颗粒内部,片剂的崩解发生在颗粒内部,故崩解较慢,但一经崩解便成为粉末,有利于药物溶出。

2. **外加法**　崩解剂加入整粒后的干颗粒中,片剂的崩解发生在颗粒之间,因此崩解迅速,但颗粒内无崩解剂,片剂不易崩解成粉末,故药物的溶出较差。

3. **内外加法**　将崩解剂分成两份,一份按内加法加入(一般为崩解剂的50%~75%),另一份按外加法加入(一般为崩解剂的25%~50%)。此法集中了前两种方法的优点,可使片剂的崩解既发生在颗粒内部又发生在颗粒之间,以达到良好的崩解效果。显然,在相同的用量下,就崩解速度而言,外加法>内外加入法>内加法;就溶出速率而言,内外加入法>内加法>外加法。

表面活性剂作辅助崩解剂的加入方法也有三种:①溶于润湿剂或黏合剂内;②与崩解剂混合加入干颗粒中;③制成醇溶液,喷入干颗粒中,此种方法崩解时限最短。

四、润滑剂

（一）润滑剂的作用

润滑剂兼有润滑、助流、抗黏附三种作用,是润滑剂、助流剂和抗黏附剂三种辅料的统称。

1. **润滑作用**　降低压制片剂时制剂与冲模壁之间的摩擦力,以减少冲模的磨损和使片剂容易脱离冲模,保证了片剂的完整性。

2. **助流作用**　降低粉粒之间的摩擦力,增加粉粒的流动性,满足片剂等固体制剂的制剂设备所需的快速、均匀充填的要求,减小片剂的重量差异。

3. **抗黏附作用**　防止压制片剂时物料黏着于冲模上,保证片剂表面光洁。

（二）常用的润滑剂

1. **硬脂酸镁**　为疏水性的润滑剂,有良好的黏着性,与粉粒混合后不易分离,压制的片剂表面光滑美观,故应用广泛。用量一般为0.1%~1%,如用量过大,会增加片剂的疏水性,从而影响片剂的崩解和药物的溶出,可加入适量表面活性剂如十二烷基硫酸钠等改善。本品有弱碱性,不宜用于含阿司匹林、某些抗生素及多数有机碱盐类药物的片剂中。

2. **微粉硅胶**　不溶于水,亲水性强,有良好的流动性、可压性、附着性,为优良的助流剂,可用于粉末直接压片,常用量为0.1%~0.3%。

3. **滑石粉**　不溶于水,助流性、抗黏附性良好,润滑性、附着性较差,制备制剂过程中的机械振动会使之与粉粒分离,一般不单独使用,常与硬脂酸镁配合应用,常用量为0.1%~3%。

4. **氢化植物油**　为白色或黄白色细粉、片状,不溶于水,但溶于液体石蜡等。应用时一般将其溶于轻质液体石蜡,然后喷于干颗粒上,利于均匀分布,用作润滑剂。常用量为1%~6%（W/W）,常与滑石粉联合使用。

5. **聚乙二醇（PEG）类**　常用聚乙二醇4000和6000,为水溶性润滑剂,制得片剂的崩解与溶出不受影响,适用于要求迅速溶解、均匀分散的片剂,如溶液片、分散片、泡腾片等。

6. 十二烷基硫酸钠(镁) 为水溶性润滑剂,并可以促进片剂的崩解和药物的溶出。

(三)润滑剂的使用

为使润滑剂能均匀地覆盖在物料表面,充分发挥其润滑、助流和抗黏附作用,润滑剂在使用时应注意以下几点:

1. 粉末的粒度 润滑剂的粉末越细,表面积越大,润滑性能越好,润滑剂应能通过九号筛。

2. 加入方法 一般有三种:①直接加到颗粒中,此法不能保证分散混合均匀;②用60目筛筛出颗粒中的细粉,用配研法与润滑剂混合,再加到颗粒中混合均匀;③将润滑剂溶于适宜溶剂中,或制成混悬液(乳浊液),喷入颗粒中混匀,挥去溶剂,液体润滑剂常用此法。

▶ **课堂活动**

请总结哪几种药用辅料兼具不同的功能,如既可作稀释剂,又可作黏合剂,或还可作崩解剂。

五、其他辅料

1. 着色剂 片剂中常加入着色剂以改善外观和便于识别。一般为食用色素,用量一般不超过 0.05%。

2. 矫味剂 片剂中加入矫味剂等辅料可改善片剂的口味,含片、口腔贴片、咀嚼片、分散片、泡腾片、口崩片等常用芳香剂和甜味剂作矫味剂,以缓和或消除药物不良臭味,增加患者顺应性。

3. 稳定剂 有些不稳定的药物在处方中加入适宜的稳定剂,以提高药物的稳定性。

点滴积累

1. 制备片剂常用的辅料按其作用不同分为稀释剂与吸收剂、润湿剂与黏合剂、崩解剂和润滑剂。 制备片剂时应根据药物性质和制剂要求选择适宜的辅料。
2. 崩解剂的加入方法有内加法、外加法和内外加法。
3. 润滑剂兼有三种作用:润滑、助流、抗黏附。

第三节　片剂的制备

片剂的制备方法按制备工艺分为两大类,即制粒压片法和直接压片法。其中制粒压片法分为湿法制粒压片法和干法制粒压片法;直接压片法分为粉末直接压片法和结晶药物直接压片法。凡属挥发性或对光、热不稳定的原料药物,在制片过程中应采取遮光、避热等适宜方法,以避免成分损失或失效。

要制得符合质量要求的片剂,用于压片的物料必须具备三个条件,即具有良好的流动性、可压性和润滑性。流动性良好的物料可顺利地流入压片机的模孔,保证在较短的时间内完成充分填充物料的过程,从而保持较小的片重差异;可压性良好的颗粒或粉末容易被压缩成具有一定形状的片剂;良好的润滑性可保证片剂不黏冲,使压成的片剂被顺利推出。为使压片物料满足以上三个条件,片剂生产中应用最为广泛的是制粒压片法。

制颗粒的目的在于：①增加用于压片的颗粒或粉末的流动性,改善可压性;②增大药物松密度,使空气逸出,减少片剂松裂;③尽量使各组分混合均匀,避免各成分分层,使片剂中的药物含量准确;④避免粉尘飞扬及粉末黏附于冲头表面而造成黏冲、挂模现象。

一、湿法制粒压片法

湿法制粒压片法系将药物和辅料粉末混合后加入黏合剂或润湿剂制备颗粒,经干燥后压制成片的工艺方法。本法可以较好地解决粉末流动性差、可压性差的问题,对湿热稳定的药物常采用此法。湿法制粒压片法的生产工艺流程如图 6-1 所示。

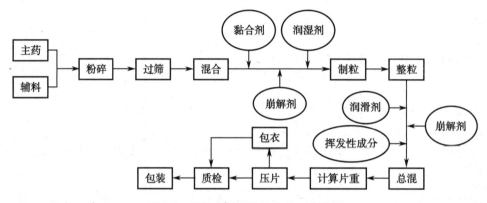

图 6-1　湿法制粒压片法生产工艺流程

（一）原辅料的准备和处理

主药和辅料在投料前须经过鉴定、含量测定等质量检查,合格的物料经干燥、粉碎后其细度以通过 80~100 目筛为宜。对于溶解度小的药物、毒性药、贵重药及有色原辅料应粉碎得更细一些,便于混合均匀,含量准确。对于某些储存时易受潮结块的原辅料,必须经过干燥后再粉碎过筛,然后按照处方称取药物和辅料,做好制粒前的准备工作,粉碎、过筛与混合操作详见第五章第三节。原料药物与辅料应混合均匀。

湿法制粒
压片法

（二）制备颗粒

制备颗粒是生产片剂的关键,生产中大多采用湿法制粒压片法制备片剂。其生产工艺流程主要包括制湿颗粒、湿颗粒干燥、整粒、总混等几个过程。

湿法制粒压片
生产工艺
场景演示

1. 制湿颗粒　具体制粒方法及要点参照第五章第三节的湿法制粒。

2. 湿颗粒干燥　湿颗粒制成后应及时干燥,放置过久,湿粒易结块或受压变形。干燥温度由原料性质而定,一般以 50~60℃ 为宜,对湿热稳定的可提高温度以缩短干燥时间。干燥时温度应逐渐升高,否则颗粒表面干燥后结成一层硬壳,造成外干内湿的假干燥。干燥的程度可通过测定含水量进行控制,含水量太高易发生黏冲,太低则不利于压制成型。颗粒干燥可用箱式干燥器、沸腾干燥器、微波干燥器或远红外干燥器等加热干燥设备,详见第五章第三节。

3. 整粒　湿颗粒在干燥过程中有某些颗粒可能发生粘连或结块,干颗粒需要再次通过筛网,使干燥过程中结块、粘连的颗粒分散开,以得到大小均匀的颗粒。一般采用过筛的方法整粒,所用筛孔要比制粒时的筛孔稍小一些。若颗粒疏松,适当选用孔径较大的筛网及摇摆式制粒机整粒,以免破坏颗粒和增加细粉;若颗粒较粗硬,适宜选用孔径较小的筛网及旋转式制粒机整粒,以免颗粒过于粗硬。

4. 总混 是指颗粒在干燥与整粒之后,为顺利进行压片和保证压出片剂的质量,向颗粒中加入片剂处方中尚未加入的其他成分,并混合均匀的操作过程。总混是压片前的关键工序,是片剂生产批号确立的重要依据。

总混时需要加入的物料一般有:①挥发油或挥发性物质:若制剂中含有挥发油,可直接从干颗粒中筛出部分细粉,将挥发油加入上述细粉中混匀后,再与全部干颗粒混匀;若挥发性药物为固体(如薄荷脑)或量较少时,可用适量乙醇溶解,或与其他成分混合研磨共熔后喷入干颗粒中,混匀后,密闭数小时,使挥发性药物均匀渗入颗粒。②剂量小或对湿热不稳定的药物:有些情况下,先制成不含药物的空白干颗粒或将稳定的药物与辅料制颗粒,然后再将剂量小或对湿热不稳定的主药加入整粒后的干颗粒中混匀。③润滑剂和外加崩解剂:一般润滑剂需过100目以上筛,崩解剂应先干燥过筛,再将崩解剂及润滑剂与干颗粒一起加入混合器械中进行总混。

知识链接

干颗粒的质量要求

1. 含水量 通常情况下,干颗粒的含水量为 1% ~ 3%,可采用水分快速测定仪测定颗粒中的水分含量。

2. 细粉含量 应控制在 20% ~ 40%。一般情况下,片重在 0.3g 以上时,含细粉的量可控制在 20% 左右;片重在 0.1 ~ 0.3g 时,细粉量控制在 30% 左右。细粉过多或过少都会影响片剂质量。

3. 疏散度 应适宜。疏散度大表示颗粒较松,振摇后部分变成细粉,压片时易出现松片、裂片和片重差异大等现象。

4. 颗粒硬度 应适中。若颗粒过硬,可使压成的片剂表面产生斑点;若颗粒过松,可产生顶裂现象。

(三)压片

1. 计算片重

(1)按主药含量计算:片重是每片所含药物及辅料的总量。尽管物料是按照处方准确计算后进行投料的,但压片前经过的一系列操作必将使物料有所损耗,因此压片前应对颗粒中主药的实际含量进行测定,然后按式(6-1)计算片重。

$$片重 = \frac{每片含主药量(标示量)}{干颗粒中主药的百分含量(实测值)} \qquad 式(6\text{-}1)$$

实例解析 6-1:已知乙酰螺旋霉素片标准中要求每片含乙酰螺旋霉素 0.1g,制成颗粒和经总混后,测得颗粒中含主药量为 48.5%,现计算理论片重范围。

解:

$$片重 = \frac{每片含主药量(标示量)}{干颗粒中主药的百分含量(实测值)}$$

$$= \frac{0.1}{48.5\%} = 0.206g$$

按《中国药典》(2015年版)要求,0.3g以下片剂的重量差异限度为±7.5%,所以该片的理论重量范围应为:

$$理论片重范围 = 0.206 \pm 0.206 \times 7.5\% = 0.191g(下限) \sim 0.221g(上限)$$

(2)按干颗粒总重计算片重:中药片剂成分复杂,没有准确的含量测定法,可根据实际投料量与应制备的总片数按式(6-2)计算片重。

$$片重 = \frac{干颗粒重 + 压片前加入的辅料量}{预定压片总数} \qquad 式(6-2)$$

实例解析6-2:欲制备某中药浸膏片剂,要求每片含相当于原生药5g,今投料原生药2500kg,共制得干颗粒238.9kg,压片前又加入润滑剂硬脂酸镁2.5kg,试计算片重。

解:片重 $= \dfrac{干颗粒重 + 压片前加入的辅料量}{预定压片总数}$

$$= \frac{(238.9+2.5) \times 1000}{(2500 \times 1000) \div 5} = \frac{238.9+2.5}{500} = 0.48g$$

该中药浸膏片每片重量的理论值为0.48g。

2. 压片机及压片过程

(1)压片机:是将各种颗粒状或粉状物料通过特定的模具压制成片剂的设备。目前常用的压片机有单冲压片机(图6-2)和多冲旋转式压片机(图6-3)。压片机的压片模具叫冲模,由上冲、下冲和模圈组成,构成材质为优质不锈钢。上、下冲的直径相等,与模圈的模孔应匹配良好,冲和模圈的径差不大于0.06mm,能保证冲头在模圈中上下自由滑动且不泄漏药粉。冲头的直径有各种规格,其端面形状可以是平面,也可以是浅凹或深凹形,也可以在端面上刻有文字、数字、字母、线条等,以表明产品的名称、规格、商标等。

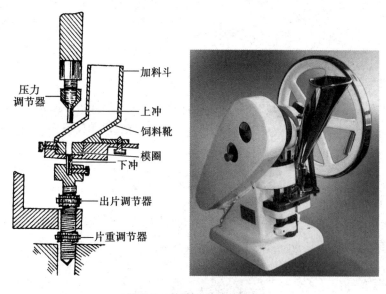

图6-2　单冲压片机设备图

单冲压片机主要由加料器（加料斗、饲料靴）、压缩部件（上冲、下冲、模圈）和调节器（压力调节器、出片调节器、片重调节器）三部分组成。单冲压片机的产量一般为 80~100 片/分，适用于新产品试制或小量生产。

多冲旋转式压片机的主要工作部分有机台、压轮、片重调节器、出片调节器、加料斗、饲粉器、吸尘器、保护装置等。机台分为三层，中层安装有若干模圈，上层和下层的对应位置分别装有若干上冲和下冲，上、下冲头在随机台绕轴旋转的同时沿着各自固定的轨道有规律地上下运动。多冲旋转式压片机压片时由上、下冲同时加压，压力分布均匀，不易出现裂片，具有片重差异小、生产效率高等优点。

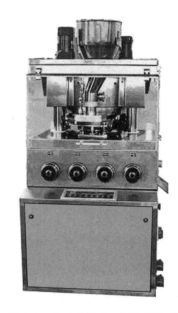

图 6-3 多冲旋转式压片机设备图

（2）压片机的压片过程：以多冲旋转式压片机为例，旋转式压片机的压片过程如图 6-4 所示。①填充：当下冲转到饲粉器之下时，其位置较低，颗粒装满模孔；下冲转动到片重调节器之上时略有上升，经刮粉器将多余的颗粒刮去。②压片：当上冲和下冲转到上、下压轮之间时，两个冲头之间的距离最近，将颗粒压缩成片。③推片（出片）：上冲和下冲抬起，下冲将药片抬到恰与模孔上缘相平的位置，药片被刮粉器推开。每套冲模都如此反复进行填充、压片、推片等操作。

ER-6-3

冲模图片

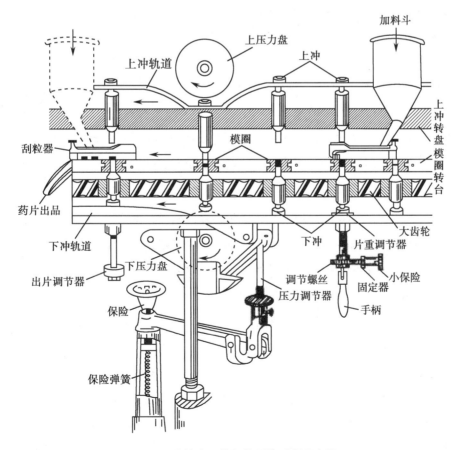

图 6-4 旋转式压片机的压片过程示意图

课堂活动

1. 你知道片剂所呈现的圆形、三角形是由什么决定的吗？为什么有的压片机压出的是平片，有的压出的是弧度片，还有的片面带有印字或刻痕？

2. 如何调节压片机才能使片剂的重量和硬度符合要求？

ER-6-4

旋转式压片机
压片过程动画

ER-6-5

ZP-10A 型旋转
压片机标准
操作演示

实例解析 6-3：盐酸环丙沙星片

【处方】
盐酸环丙沙星	291g	低取代羟丙纤维素（L-HPC）	40g
淀粉	100g	十二烷基硫酸钠	1~4g
硬脂酸镁	4g	1.5%羟丙甲纤维素（HPMC）	适量
制成	1000 片		

【制法】将盐酸环丙沙星、淀粉、L-HPC、十二烷基硫酸钠混合均匀,加入 1.5% HPMC 适量制成软材,用 14 目筛制粒,60℃通风干燥,14 目筛整粒,加入硬脂酸镁混匀,压片,包薄膜衣后即得。

【解析】①本品用于敏感菌引起的泌尿生殖系统感染、呼吸道感染等症;②处方中的盐酸环丙沙星为主药,淀粉为稀释剂,L-HPC 为崩解剂并兼有黏合作用,十二烷基硫酸钠起促进崩解的作用,HPMC 为黏合剂,硬脂酸镁为润滑剂;③本品属于性质稳定、易成型的片剂。

实例解析 6-4：维生素 C 泡腾片

【处方】
维生素 C	100g	酒石酸	450g	碳酸氢钠	650g
蔗糖粉	1600g	糖精钠	20g	氯化钠	适量
色素	适量	单糖浆	适量	香精	适量
聚乙二醇 6000	适量	制成	1000 片		

【制法】将维生素 C、酒石酸分别过 100 目筛,混匀,以 95%乙醇和适量色素溶液制成软材,过 14 目筛制颗粒,于 50~55℃干燥,备用;另取碳酸氢钠、蔗糖粉、氯化钠、糖精钠和单糖浆适量制成软材,过 12 目筛,于 50~55℃干燥,与上述干颗粒混合,16 目筛整粒,加适量香精的醇溶液,密闭片刻,加适量聚乙二醇 6000 混匀,压片。片重 0.3g。

【解析】①本品用于预防和治疗各种急、慢性传染性疾病或其他疾病,增强机体抵抗力;用于病后恢复期、创伤愈合期及过敏性疾病的辅助治疗;用于预防和治疗维生素 C 缺乏症。②处方中的维生素 C 为主药,碳酸氢钠和酒石酸为泡腾崩解剂,蔗糖粉为黏合剂,氯化钠、糖精钠、香精为矫味剂,聚乙二醇 6000 为水溶性润滑剂。③本例为泡腾片剂的制备。泡腾片的处方设计中也可以用碳酸氢钾、碳酸钙等代替碳酸氢钠,以适应某些不宜多食钠的患者。

实例解析 6-5：硝酸甘油片

【处方】
乳糖	88.8g	糖粉	38.0g
17%淀粉浆	适量	10%硝酸甘油乙醇溶液	0.6g（硝酸甘油量）
硬脂酸镁	1.0g	制成	1000 片（每片含硝酸甘油 0.5mg）

【制法】首先制备空白颗粒,然后将硝酸甘油制成 10%乙醇溶液（按 120%投料）喷洒于空白颗粒

的细粉(30目以下)中混合,过16目筛2次,于40℃以下干燥50~60分钟,再与事先制成的空白颗粒及硬脂酸镁混匀,压片,即得。

【解析】①本品用于冠心病心绞痛的治疗及预防,也可用于降低血压或治疗充血性心力衰竭。②处方中的硝酸甘油为主药,乳糖为填充剂,糖粉兼有填充和矫味作用,17%淀粉浆为黏合剂,硬脂酸镁为润滑剂。③处方中不宜加入不溶性的辅料(微量的硬脂酸镁作为润滑剂除外);药物剂量小,为了混合均匀,将药物溶于乙醇后喷洒于空白颗粒中混匀;注意防止振动、受热和操作者吸入,以免造成爆炸以及操作者的剧烈头痛;本品属于急救药,片剂不宜过硬,以免影响其舌下的速溶性。

二、干法制粒压片法

某些药物对湿、热不稳定,且可压性、流动性较差时,可采用干法制粒压片法。即将药物与适宜的辅料混合后,用适宜的设备压成块状或大片,再将其破碎成大小合适的颗粒,最后压制成片剂。干法制粒压片法可分为滚压法和重压法。滚压法是将药物与辅料混合均匀,通过特殊的滚压机压成薄片,然后通过摇摆式颗粒粉碎机粉碎制粒,再加入润滑剂混合后压片的方法。目前国内使用的滚压式干法制粒机可将滚压、碾碎、整粒一次进行,直接将粉末挤压成颗粒,工艺简便且制得的颗粒质量好。重压法系将药物与辅料的混合物用重型压片机压制成大片,冲模的直径一般为19mm或更大些,然后再破碎成一定大小的颗粒的方法,又称为大片法。此法虽工序少、操作简单,但是由于压片机需用较大的压力,冲模等部件容易损耗,且细粉也较多,目前已少用。

三、粉末直接压片法

粉末直接压片法系指将药物的细粉与适宜的辅料混匀后,不制粒而直接压制成片的方法。粉末直接压片法生产工艺流程如图6-5所示。

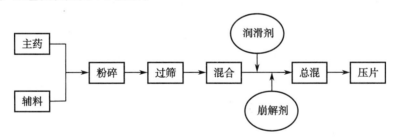

图6-5 粉末直接压片法生产工艺流程

本法不经过制粒过程,工艺简单,有利于片剂生产的连续化和自动化,具有生产工序少、设备简单、辅料用量少、产品崩解或溶出较快等优点,适用于对湿热不稳定的药物;不足之处是粉末的流动性差,片重差异大,压片时粉尘较多,易造成裂片,再者本法所用的辅料价格较为昂贵等,使其应用受到一定限制。近些年来随着片剂生产技术的革新、新型辅料的研发、高速旋转式压片机的使用,促进了粉末直接压片的发展,各国的粉末直接压片品种不断增加,某些国家可达到60%以上。

粉末直接压片的辅料应符合下列基本条件:①具有良好的流动性和可压性;②可与多种药物配伍使用而不发生化学变化;③有较大的"容纳量"(即能与较高百分比的药物配合而不影响压片性

能),且不影响主药的生物利用度;④粒度与大多数药物相近等。与制粒压片不同的是粉末直接压片需加入的辅料主要有微晶纤维素、可压性淀粉、喷雾干燥乳糖、微粉硅胶、L-HPC、PVPP、CMC-Na 等。

为适应粉末直接压片的需要,本法除通过加入适宜的辅料改善压片用物料的流动性和可压性外,还应从以下三个方面改进压片设备:①改进饲粉装置,在饲粉器上加振荡器或其他适宜的强制饲粉装置;②增加预压装置,先通过预压排出粉末中的空气,第二次最终压成药片;③改进除尘设备。

> **知识链接**
>
> 结晶药物直接压片
>
> 　　某些结晶性或颗粒性药物具有适宜的流动性和可压性,只需经粉碎、过筛选用适宜大小的颗粒,再加入适量的干燥黏合剂、崩解剂和润滑剂混合均匀,即可直接压片。 如氯化钾、溴化钾、硫酸亚铁等无机盐和维生素 C 等有机药物,均可直接压片。

四、片剂生产过程常出现的质量问题与解决方法

由于片剂的处方、生产工艺技术及机械设备等方面综合因素的影响,在制备过程中可能导致片剂出现很多问题,如图 6-6 所示。主要原因是药物和颗粒本身的性能、机械方面的因素、操作技术和环境等,需要具体问题具体分析,查找原因,针对性解决。常见的问题有:

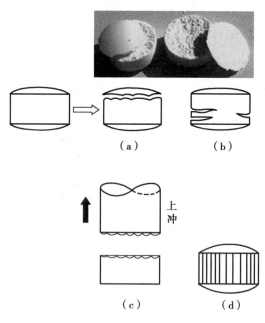

图 6-6 片剂的不良现象
(a)顶裂;(b)腰裂;(c)黏冲;(d)黏壁

1. **裂片** 是指片剂受到振动或在储存过程中从腰间裂开的现象。从片剂顶部或底部剥落一层的现象称顶裂。产生裂片的原因有很多,如黏合剂选择不当或用量不足、细粉过多、压力过大、冲头与模圈不符等。而最主要的原因是压片时压力分布不均匀和片剂的弹性复原率大。解决的主要措

施是选用弹性小、塑性大的辅料,选用适宜的制粒方法、适宜的压片机和操作参数等从整体上提高物料的压缩成型性,降低弹性复原率。

2. 松片　指片剂硬度不够,受振动易出现松散破碎的现象。主要原因是药物的弹性复原率大、可压性差,可通过选用黏性强的黏合剂、增大压片机的压力等方法来解决。

3. 黏冲　是指冲头或冲模上黏着细粉,造成片面粗糙不平或有凹痕的现象。尤其是刻有文字或模线的冲头更易发生黏冲现象。主要原因有颗粒的含水量过高、润滑剂使用不当、冲头表面粗糙和工作场所的湿度太高等,应根据实际情况查找原因并予以解决。

4. 崩解迟缓　是指片剂不能在药典规定的时限内完全崩解或溶解。其原因有崩解剂选择不当或用量不足、黏合剂黏性太强或用量过多、压片时压力过大、疏水性润滑剂用量过多等,应根据实际情况查找原因并予以解决。

5. 片重差异超限　是指片重差异超过药典规定的限度范围。产生片重差异超限的主要原因有颗粒的流动性不好、颗粒内的细粉太多或颗粒的大小相差悬殊、加料斗内的颗粒时多时少、冲头与模孔的吻合程度不好等,应根据实际情况加以解决。

6. 含量不均匀　是指含量均匀度超过药典规定的限度。所有造成片重差异超限的因素均可造成片剂的含量均匀度不合格。对于小剂量的药物来说,除了混合不均匀以外,可溶性成分在颗粒内和颗粒间迁移是其含量均匀度不合格的主要原因。

知识链接

可溶性成分的迁移

可溶性成分(SC)的迁移是湿颗粒成型过程中的一个有趣的现象。

干燥是水分汽化的过程。湿颗粒干燥时,水分汽化发生在颗粒表面而不是内部,待表面水分散失后,内部水分才慢慢渗透、扩散至颗粒表面。在此"漫长、曲折"的"迁移"和随后的干燥过程中,水分会"沿途"将SC带到并积留在颗粒表面,使得颗粒表面的SC含量高过颗粒内部而内外不均。这就是SC的迁移。其潜在后果是干颗粒在整粒、压片传输过程中相互碰撞、挤压使颗粒表面脱落,导致细粉内的SC远多过颗粒,而使片剂的含量均匀度超限或出现花斑。

注意:①SC可以是药物,也可以是辅料;②迁移可发生在颗粒内,也可发生在颗粒间;③对策:烘干时定时翻料,采用流化床干燥。

---

7. 变色与色斑　是指片剂表面的颜色发生改变或出现色泽不一的斑点现象,导致外观不符合要求。其主要原因有颗粒过硬、混料不匀、接触金属离子、压片机污染油污等。

8. 麻点　是指片剂表面产生许多小凹点的现象。主要原因有润滑剂和黏合剂选用不当、颗粒大小不均匀或引湿受潮、粗粒或细粉量过多、颗粒过硬、冲头表面粗糙等。

9. 叠片　是指两个药片叠压在一起的现象。其主要原因有出片调节器调节不当、上冲黏片及加料斗故障等。叠片时,压力相对过大,机器易损坏,应立即停机检修。

10. 溶出超限　片剂在规定的时间内未能溶出规定的药物量时,称溶出度不合格。主要原因有片剂不崩解、颗粒过硬、药物的溶解度差等。

点滴积累 ∨ ⋯⋯⋯⋯⋯⋯⋯⋯⋯⋯⋯⋯⋯⋯⋯⋯⋯⋯⋯⋯⋯⋯⋯⋯⋯⋯⋯⋯⋯⋯⋯⋯⋯⋯

1. 片剂的制备方法有湿法制粒压片法、干法制粒压片法、粉末直接压片法。

2. 最广泛应用的制片方法是湿法制粒压片法，适用于对湿热稳定的药物。

3. 压片过程中常出现的质量问题有裂片、松片、黏冲、崩解迟缓、片重差异超限、含量不均匀、变色与色斑、麻点、叠片、溶出超限等。出现以上问题时，应查明原因，针对性解决。

第四节　片剂的包衣

一、概述

片剂包衣是指在片剂（片芯）的表面包裹上适宜材料的衣层，使药物与外界隔离的操作。经包衣处理的片剂称为包衣片，包衣的材料称为包衣材料或衣料。

（一）包衣的目的

1. 防潮、避光、隔绝空气，增加药物的稳定性。如硫酸亚铁片等。

2. 掩盖药物的不良臭味。具有苦味、腥味的药物可包糖衣，如盐酸小檗碱片、氯霉素片等。

3. 控制药物释放部位和释放速度。利用不同包衣材料溶解性和通透性的不同，控制药物在胃肠道的释放部位或释放时间。可将对胃有刺激性或易受胃酸、胃酶破坏的药物，肠道驱虫药物等制成肠溶衣片，如肠溶阿司匹林片、胰酶片等；也可将药物制成缓释片、控释片等。

4. 防止药物配伍变化。使有配伍变化的药物隔离，可将两种有化学性配伍禁忌的药物分别置于片芯和衣层。

5. 改善片剂的外观和便于识别等。

（二）包衣的种类

根据包衣材料性质的不同，片剂的包衣可分为糖包衣、薄膜包衣两大类，其中薄膜包衣又可分为胃溶性、肠溶性和不溶性薄膜衣三种。

知识链接

片剂包衣的四个里程碑

1. **糖衣片**　相对于普通压制片而言是巨大的进步，可改善片剂的外观、口味、释放、稳定性、顺应性等，沿用至今，属于口授心传的包衣工艺。但因包衣时间长、耗料多、衣层厚、操作差异大等缺点，正逐步被替代。

2. **有机溶剂薄膜衣片**　将包衣材料溶于乙醇等有机溶剂中，溶剂挥散后成膜，衣膜薄，增重小（仅约5%），质量高，但由于安全、环保、卫生、成本等缺陷，现已基本弃用。

---

3. 水性包衣片 在有机溶剂薄膜衣片的基础上发展而来,将水不溶性包衣材料制成水性胶乳或假胶乳衣液,包衣后挥去水分成衣,是目前主流的包衣工艺。

4. 压制包衣片 将包衣材料以粉末压制在片芯上,以"包芯"的形式成膜。 此技术正在发展过程中。

（三）包衣的质量要求

1. 包衣片芯的质量要求 片芯外形应具有适宜的弧度,以利于边缘部位覆盖衣层和保持衣层的完整性;片芯要有一定的硬度,能承受包衣过程的滚动、碰撞和摩擦;片芯的脆性要求最小,这比硬度更重要,以免因碰撞而破裂。

2. 片剂包衣后应达到的要求 衣层应均匀、牢固,并与片芯不起任何作用;崩解时限应符合规定;能够在设计的部位释放药物;经过长时间贮存仍能保持光洁、美观、色泽一致并无裂片现象,且不影响药物的溶出和吸收,必要时,薄膜包衣片剂应检查残留溶剂。

二、包衣材料

（一）糖衣材料

糖衣材料有糖浆、有色糖浆、胶浆、滑石粉、白蜡等。液态物料应新鲜配制,以防止污染或变质。

1. 糖浆 采用干燥粒状蔗糖制成,浓度为 65%~75%（g/g）,用于粉衣层与糖衣层。高浓度有利于包衣迅速干燥析晶,保温使用有利于均匀分布。

2. 有色糖浆 为含可溶性食用色素的糖浆,用于有色糖衣层。常用色素有苋菜红、柠檬黄、胭脂红、亮蓝等,用量为 0.03% 左右,可单独或配合应用。一般先配成浓色糖浆,用时以糖浆稀释至所需的浓度。

3. 胶浆 多用于包隔离层,可增加衣层的防潮性、可塑性和牢固性,对片芯起保护作用。常用 10%~15% 明胶浆、35% 阿拉伯胶浆、4% 白及胶浆等,也可选用聚乙烯醇、聚乙烯吡咯烷酮等。若选用抗吸湿性强的玉米朊、纤维醋法酯（CAP）包隔离层,则必须控制衣层厚度,以免在胃中不溶。

4. 滑石粉 作为粉衣料,有时为了增加片剂的洁白度和对油类的吸收,可在滑石粉中加入 15%~20% 碳酸钙或碳酸镁（酸性药物不能使用）或适量的淀粉。

5. 白蜡 又名虫蜡,用于糖衣片打光。用前应精制,即加热至 80~100℃ 熔化后过 100 目筛,去除悬浮杂质,并加 2% 硅油混匀,冷却后制成 80 目细粉备用。

（二）薄膜衣材料

薄膜包衣材料由三部分组成,即为高分子成膜材料、溶剂和附加剂。

1. 高分子成膜材料 按其溶解性分为胃溶型、肠溶型、水不溶型三大类。

（1）胃溶型:是指在水中或胃液中可以溶解的材料,主要有羟丙甲纤维素（HPMC）、羟丙纤维素

（HPC）、丙烯酸树脂Ⅳ号、聚乙烯吡咯烷酮（PVP）、聚乙烯缩乙醛二乙氨乙酸等。

（2）肠溶型：是指在胃中不溶解，但可以在 pH 较高的水或肠液中溶解的成膜材料。常用的肠溶型材料主要有虫胶、纤维醋法酯（CAP）、丙烯酸树脂类（Ⅰ、Ⅱ、Ⅲ号）、羟丙甲纤维素酞酸酯（HPMCP）、聚乙烯醇酞酸酯（PVAP）等。

（3）水不溶型：是指在水中不溶解的高分子薄膜材料，主要有乙基纤维素（EC）、醋酸纤维素（CA）等。

2. 溶剂 能溶解、分散薄膜衣材料及增塑剂，并使薄膜衣材料在片剂表面均匀分布，且具有一定的挥发性。常用的是乙醇、丙酮等有机溶剂，这类溶剂黏度较低，易挥发除去，但用量较大，易燃并有一定的毒性。目前常采用不溶性高分子材料的水分散体进行包衣。

3. 附加剂 常用的有增塑剂、释放速度调节剂、固体物料及色料等。

（1）增塑剂：增塑剂改变高分子薄膜的物理机械性质，使其更具有柔韧性。聚合物与增塑剂之间要具有化学相似性，如甘油、丙二醇等，可作为某些纤维素衣材的增塑剂。精制椰子油、玉米油、蓖麻油、液体石蜡、甘油单醋酸酯、甘油三醋酸酯等可作为脂肪族非极性聚合物的增塑剂。

（2）释放速度调节剂：又称释放速度促进剂或致孔剂，为水溶性物质，一旦遇水，迅速溶解，形成多孔膜作为扩散屏障。常用蔗糖、氯化钠、表面活性剂、聚乙二醇等。薄膜衣材料不同，调节剂的选择也不同，如聚山梨酯、脂肪酸山梨坦、羟丙甲纤维素作为乙基纤维素薄膜衣的致孔剂。

（3）其他：①固体物料：在包衣过程中有些聚合物的黏性过大时，适当加入固体粉末以防止颗粒或片剂粘连，如乙基纤维素中加入胶态二氧化硅、聚丙烯酸树脂中加入滑石粉等；②色料：主要是为了便于鉴别和美观，同时也有遮光作用，如食用色素和二氧化钛。

三、包衣方法与包衣过程

（一）包衣方法

目前常用的包衣方法有滚转包衣法、流化床包衣法及压制包衣法等。

1. 滚转包衣法 在包衣锅中使片剂滚转运动，包衣材料层均匀地黏附于片剂表面形成包衣的方法称为滚转包衣法，亦称为锅包衣法。此种方法使用的主要设备为高效包衣机或普通包衣机（也称为荸荠式包衣机）。

（1）高效包衣机：高效包衣机干燥时热风穿过片芯间隙，并与表面的水分或有机溶剂进行热交换，这样热能得到更多的利用，片芯表面的湿分的挥发速度有所提高，因而干燥效率高。目前在制药生产中应用较为广泛的高效包衣设备为 BG 型高效包衣机，其是对片芯外表面进行薄膜衣和糖衣包衣的设备，主要由主机、热风柜、排风柜、以可编程控制器（PLC）为中心的电源控制系统、糖衣部件、喷嘴装置、送液装置、薄膜溶液供液桶和出料装置等部件组成，如图 6-7 和图 6-8 所示。

BG 型高效包衣机的包衣过程为被包衣的片芯在包衣主机的密闭包衣滚筒内做连续复杂的轨迹运动。在这个过程中，包衣介质经过蠕动泵和喷枪自动地喷洒（或滴流）在片芯表面，热风柜按设定的程序和温度向片床供给洁净的热风，对药片进行干燥，同时排风柜将废气排出，使片芯表面快速形成坚固、细密、光滑圆整的表面薄膜。

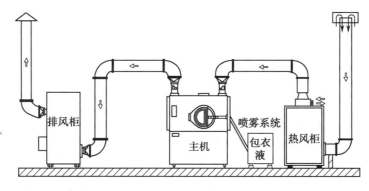

图 6-7　BG 型高效包衣机系统配置图

（2）普通包衣机：普通包衣机主要由包衣锅、鼓风机、加热器、吸粉罩和排风装置构成，其生产设备如图 6-9 所示。

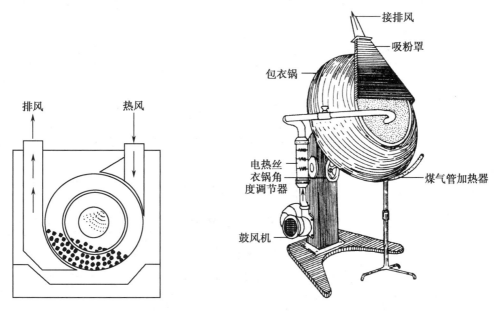

图 6-8　BG 型高效包衣机主机工作原理图　　　图 6-9　普通包衣锅配置图

包衣锅一般为不锈钢或紫铜材质，性质稳定并有良好的导热性能，适合于片剂包糖衣。荸荠形包衣机的倾斜角度与水平呈 30°~45°，使片剂在包衣锅中既能随锅的动力方向滚动，又能沿轴的方向运动，混合效果较好。包衣锅的转速应适宜，使片剂在锅内能随着锅的转动而上升一定高度，又能呈弧线运动，分步滚转而下，在锅口附近形成漩涡，使片剂与包衣材料充分混合，并在片与片之间有适宜的摩擦力。普通包衣机配有加热装置，以加速包衣溶液中溶剂的挥发。加热方式有两种，一种是直接用燃气或电热丝加热锅壁；另一种是采用电热丝加热空气，经鼓风机向锅内吹入热风进行加热，鼓风机同时可以吹入冷风起冷却和除尘作用。在包衣锅口上方安装有吸粉罩及排风管道，排出包衣时产生的粉尘、水分和废气，清洁工作环境。

因普通包衣锅具有耗能较大、操作时间长、工艺复杂等缺点，其改良方式为在物料层内插进喷头和空气入口，称为埋管包衣锅，如图 6-10 所示。这种包衣方法使包衣液的喷雾在物料层内进行，热气通过物料层，不仅能防止喷液的飞扬，且能加快物料的运动速率和干燥速率。

2. 流化床包衣法　流化床包衣法的原理与流化喷雾制粒相似,即为片芯置于流化床中,通入气流,借急速上升的空气流使片剂悬浮于包衣室的空间上下翻动处于流化(沸腾)状态,另将包衣材料的溶液或混悬液输入流化床并雾化,使片芯的表面黏附一层包衣材料,继续通入热空气使其干燥,如此操作包若干层,达到规定要求。如图6-11所示。

3. 压制包衣法　采用两台压片机联合起来压制包衣,两台压片机以特制的转动器连接配套使用。该法可以避免水分、高温对药物的不良影响,生产流程短,自动化程度高,劳动条件好,但对压片机械的精度要求较高。

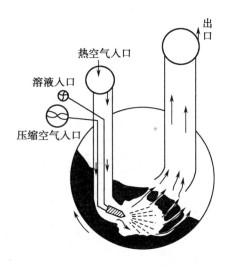

图6-10　埋管包衣锅工作原理示意图

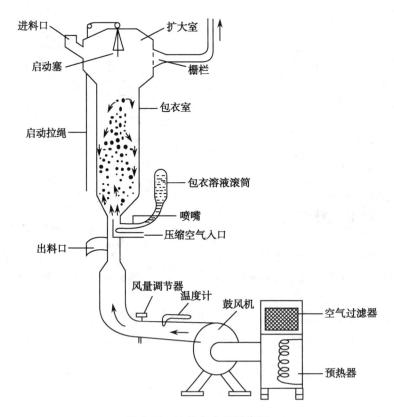

图6-11　流化包衣机示意图

(二) 包衣过程

1. 糖包衣　糖包衣是以蔗糖为主要包衣材料的包衣工艺,所用的辅料价廉、易得、无毒,形成的衣层其遮盖作用强,外观美观;缺点是辅料用量多,包衣时间长,受操作经验影响较大。片剂糖包衣的工艺流程如图6-12所示,根据不同品种的具体要求,有的工序可省略,如糖衣片可省去包肠溶衣层。

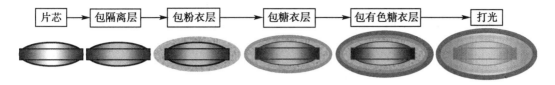

图 6-12　片剂糖包衣工艺流程

（1）包隔离层：凡含引湿性、易溶性或酸性药物的片剂，包隔离层将片芯与糖衣隔离，形成一层能延缓水分进入或不透水的屏障，阻止糖浆中的水分浸入片芯，可防止药物吸潮变质及糖衣破坏。所用材料有玉米朊液、虫胶液、纤维醋法酯液、明胶浆或阿拉伯胶浆。包隔离层若使用有机溶剂，应注意防爆防火。采用低温干燥（40～50℃），每层的干燥时间约为 30 分钟，一般包 4~5 层。

（2）包粉衣层：目的在于使衣层增厚，消除药片原有的棱角，为包好糖衣层打基础，一般需要包 15~18 层。不需隔离层的片剂可直接包粉衣层。常用的包衣材料为糖浆及滑石粉等。

（3）包糖衣层：目的是增加衣层的牢固性和甜味，使片面坚实、平滑。包衣材料用糖浆，注意每次加入糖浆应在 40℃ 下缓缓吹风，以使糖浆缓缓干燥形成蔗糖结晶体连接而成的衣层，一般包 10~15 层。

（4）包有色糖衣层：其目的是增加美观，便于识别，遇光易分解破坏的药物包深色糖衣层有保护作用。包衣材料为有色糖浆，加入时应由浅到深，以免产生花斑。一般包 8~15 层。

（5）打光：在包衣片衣层表面打上薄薄一层白蜡，使片衣表面光亮，且有防潮作用。

2. 薄膜包衣　薄膜包衣是以高分子成膜材料为主要包衣材料的包衣工艺。与糖包衣相比，其特点有：①操作简单，生产周期短，效率高；②片重增加小，减少辅料用量，对片剂的崩解和溶出影响小；③易实现机械化和标准化，对经验程度要求小。薄膜包衣可用滚转包衣法，但包衣锅应有可靠的排气装置，以排出有毒、易燃的有机溶剂。包衣时溶液以细流或喷雾加入，在片芯表面均匀地分布，通过热风使溶剂蒸发，反复若干次即得。也可用空气悬浮包衣法，将热空气流直接通入包衣室后，将片芯向上吹起呈悬浮状态，然后用雾化系统将包衣液喷洒于片芯表面进行包衣。薄膜包衣的工艺流程见图 6-13。

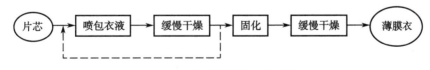

图 6-13　薄膜包衣的工艺流程

滚转包衣法包薄膜衣的具体操作程序如下：

（1）在包衣锅内装入适当形状的挡板，以利于片芯的转动与翻动。

（2）将片芯放入锅内，喷入一定量的薄膜衣材料的溶液，使片芯表面均匀润湿。

（3）吹入缓和的热风使溶剂蒸发（温度最好不超过 40℃，以免干燥过快，出现"皱皮"或"起泡"现象；也不能干燥过慢，否则会出现"粘连"或"剥落"现象）。如此重复上述操作若干次，直至达到一定厚度。

（4）大多数薄膜衣需要一定的固化期，一般是在室温或略高于室温下自然放置 6~8 小时使之固化完全。

（5）为使残余的有机溶剂完全除尽，一般还要在 50℃ 下干燥 12~24 小时。

目前大多数薄膜衣需要有机溶剂溶解，带来很多不安全因素及环境污染等问题。若采用高效包衣机或流化床包衣设备可避免这些问题，同时还可以提高生产效率并降低生产成本。

知识链接

半薄膜包衣

半薄膜包衣工艺是糖包衣工艺与薄膜包衣工艺的结合。该工艺是先在片芯上包裹几层粉衣层和糖衣层，以消除片芯的棱角为度，然后再包上两三层薄膜衣层。半薄膜包衣工艺既能弥补薄膜包衣工艺不易掩盖片芯原有颜色和不易包裹片芯棱角的缺陷，又能克服包糖衣工艺使片剂的体积增幅过大的缺点，具有衣层牢固、防潮性能好、包衣操作简便等优点。

四、包衣过程常出现的质量问题与解决方法

包衣质量可直接影响产品的外观和内在质量。包衣片芯的质量（如形状、水分、硬度等）较差，所用的包衣物料或配方组成不合适，包衣工艺或操作方法不当等原因均可造成包衣片在生产或储存过程中出现问题。包衣过程常出现的问题和解决方法如下：

（一）包糖衣容易出现的问题

1. 糖浆不黏锅　产生糖浆不黏锅的主要原因为锅壁上的蜡未除尽。解决方法为再次洗净锅壁或再涂上一层热糖浆，撒一层滑石粉。

2. 黏锅　产生黏锅的主要原因为加糖浆过多，黏性大，搅拌不匀。解决方法为糖浆的含糖量应恒定，一次用量不宜过多，锅温不宜过低。

3. 片面不平　产生片面不平的主要原因是粉衣料太多，温度过高，衣层没有干燥即包第二层。解决方法为改进操作方法，做到低温干燥、勤加料、多搅拌。

4. 色泽不均匀　产生色泽不均匀的主要原因是片面粗糙，有色糖浆量太少，温度太高，衣层未干燥就打光。解决方法为洗去色衣层，重新包衣。

5. 龟裂与爆裂　产生龟裂与爆裂的主要原因是片芯太松，干燥过快，糖浆与滑石粉加料不当。解决方法为控制片芯硬度，注意干燥温度，控制加料速度。

6. 露边与麻面　产生露边与麻面的主要原因为衣料用量不当，温度过高或吹风过早。解决方法为注意糖浆和粉料的用量，糖浆以均匀润湿片芯为度，粉料以能在片面均匀黏附一层为宜，片面不见水分和产生光亮时再吹风。

7. 膨胀磨片或剥落　产生膨胀磨片或剥落的主要原因是片芯层与糖衣层未充分干燥，崩解剂用量过多。解决方法为包衣时注意干燥，控制胶浆或糖浆的用量。

（二）包薄膜衣容易出现的问题

1. 皱皮　产生皱皮的主要原因为选择衣料不当或用量太多,干燥条件不当等。解决方法为更换衣料或控制用量,改善成膜温度。

2. 气泡　产生气泡的主要原因是固化条件不当,干燥速度太快。解决方法为控制成膜条件,降低干燥温度。

3. 花斑　产生花斑的主要原因是增塑剂、色素等选择不当,干燥时溶剂将可溶性物料带到衣膜表面。解决方法为改变包衣处方,调节空气的温度与流量,减慢干燥速度。

4. 剥落　产生剥落的主要原因是选择衣料不当,两次包衣间隔时间太短。解决方法为更换衣料,调节间隔时间,调节干燥温度和适当降低包衣液的浓度。

5. 色泽不匀　产生色泽不匀的主要原因是喷雾设备未调节好,喷雾不均匀,色素在包衣浆中分布不匀。解决方法为薄膜材料配成稀溶液,少量多次喷入或色素与包衣材料在球磨机中研磨均匀再喷入。

6. 片面粗糙　产生片面粗糙的主要原因是干燥温度高,溶剂蒸发快或包衣液混入杂质等。解决方法为降低干燥温度,使用合适的包衣膜材料。

（三）包肠溶衣容易出现的问题

1. 不能安全通过胃部　可能是由于衣料选择不当,衣层太薄或没有将片芯全部包裹上,衣层机械强度不够。应注意选择适宜的衣料,重新调整包衣处方,增加包衣层数。

2. 肠溶衣片肠内不溶解　可能是由于选择衣料不当,衣层太厚,储存变质。

点滴积累 ∨

1. 片剂包衣是指在片剂（片芯）的表面包裹上适宜材料的衣层,使药物与外界隔离的操作。经包衣处理的片剂称为包衣片。包衣的材料称为包衣材料或衣料。

2. 包衣目的　①增加药物的稳定性；②掩盖药物的不良臭味；③控制药物释放部位和释放速度；④防止药物配伍变化；⑤改善片剂的外观和便于识别等。

3. 包衣材料　包糖衣材料、薄膜衣材料、肠溶衣材料。

4. 包衣方法　滚转包衣法、流化床包衣法及压制包衣法等。

第五节　片剂的质量检查

片剂的质量直接影响其药效和用药的安全性,因此在片剂的生产过程中,除了要对原辅料的选用、生产处方的设计、生产工艺的制订、包装和贮存条件的确定等采取适宜的措施外,还必须按照《中国药典》（2015 年版）中的有关规定进行严格的质量检查,合格后方可以供临床使用。

一、外观

片剂应完整光洁,边缘整齐,片形一致,色泽均匀,字迹清晰,无杂斑,无异物。

二、重量差异

在片剂的制备过程中,很多因素均可影响片剂的重量。重量差异大,意味着每片的主药含量不一致,对临床治疗可能产生不利的影响,因此必须将片剂的重量差异控制在规定的限度内。《中国药典》(2015年版)四部通则规定的片剂重量差异限度见表6-1。

表6-1　重量差异限度

平均片重或标示片重	重量差异限度
0.30g 以下	±7.5%
0.30g 及 0.30g 以上	±5%

检查方法:取供试品20片,精密称定总重量,求得平均片重后,再分别精密称定每片的重量,每片重量与平均片重比较(凡无含量测定的片剂或有标示片重的中药片剂,每片重量应与标示片重比较),按表6-1中的规定,超出重量差异限度的药片不得多于2片,并不得有1片超出限度1倍。

糖衣片的片芯应检查重量差异并符合规定,包糖衣后不再检查重量差异。薄膜衣片应在包薄膜衣后检查重量差异并符合规定。

凡规定检查含量均匀度的片剂,一般不再进行重量差异检查。

三、硬度与脆碎度

硬度和脆碎度反映药物的压缩成型性,不仅影响片剂的生产、运输和贮存,还会影响片剂的崩解和溶出。片剂硬度在《中国药典》(2015年版)中无明确的量化指标,但由于硬度可能对片剂的崩解、溶出产生影响,制药企业仍将硬度作为内控质量指标之一。

《中国药典》(2015年版)四部通则中的片剂脆碎度检查法用于检查非包衣片的脆碎情况及其他物理强度如压碎强度等。具体检查方法如下:

片重为0.65g或0.65g以下者取若干片,使其总重约为6.5g;片重>0.65g者取10片。用吹风机吹去脱落的粉末,精密称重,置片剂脆碎度检查仪的圆筒中,转动100次。取出,同法除去粉末,精密称重,减失重量不得超过1%,且不得检出断裂、龟裂及粉碎的片。本试验一般仅做1次。如减失重量超过1%时,应复测2次,3次的平均减失重量不得过1%,并不得检出断裂、龟裂及粉碎的片。

四、崩解时限

崩解系指口服固体制剂在规定条件下全部崩解溶散或成碎粒,除不溶性包衣材料或破碎的胶囊壳外,应全部通过筛网。如有少量不能通过筛网,但已软化或轻质上漂且无硬心者,可作符合规定论。除《中国药典》(2015年版)四部通则规定进行"溶出度、释放度或分散均匀性"检查的片剂以及某些特殊的片剂(如缓控释片、咀嚼片)以外,一般的口服片剂均需进行崩解时限检查。其具体要求见表6-2,检查方法见《中国药典》(2015年版)四部通则。

表 6-2　片剂崩解时限

片剂种类	崩解时限（分钟）
普通压制片	15
薄膜衣片	30
糖衣片	60
泡腾片	5
舌下片	5
可溶片	3
口崩片	1
含片	各片均不应在 10 分钟内全部崩解或溶化
肠溶片	先在盐酸溶液（9→1000）中检查 2 小时，每片均不得有裂缝、崩解或软化现象；用少量水洗涤后，每管各加入挡板 1 块，再按上述方法在磷酸盐缓冲液（pH 6.8）中进行检查，1 小时内应全部崩解
结肠定位肠溶片	各片在盐酸溶液（9→1000）及 pH 6.8 以下的磷酸盐缓冲液中均应不得有裂缝、崩解或软化现象，在 pH 7.5~8.0 的磷酸盐缓冲液中 1 小时内全部释放或崩解

五、含量均匀度

含量均匀度系指小剂量或者单剂量的固体、半固体和非均相液体制剂的每片（个）含量符合标示量的程度。

除另有规定外，片剂、硬胶囊剂、颗粒剂或散剂等，每一个单剂标示量<25mg 或主药含量<每一个单剂重量的 25%者；药物间或药物与辅料间采用混粉工艺制成的注射用无菌粉末；内充非均相溶液的软胶囊；单剂量包装的口服混悬液、透皮贴剂和栓剂等品种项下规定含量均匀度应符合要求的制剂，均应检查含量均匀度。复方制剂仅检查符合上述条件的组分，多种维生素或微量元素一般不检查含量均匀度。

凡检查含量均匀度的制剂，一般不再检查重（装）量差异；当全部主成分均进行含量均匀度检查时，复方制剂一般亦不再检查重（装）量差异。具体测定方法详见《中国药典》（2015 年版）四部通则。

六、溶出度与释放度

溶出度系指活性药物从片剂、胶囊剂或颗粒剂等普通制剂中在规定条件下溶出的速率和程度，在缓释制剂、控释制剂、肠溶制剂及透皮贴剂等制剂中也称释放度。

难溶性药物的溶出是其吸收的限制过程。实践证明，很多药物的片剂其体外溶出与吸收有相关性，因此溶出度测定法作为反映或模拟体内吸收情况的试验方法，在评定片剂的质量方面有着重要意义。在片剂中除规定检查崩解时限外，对以下情况还要进行溶出度测定以控制或评定其质量：①含有在消化液中难溶的药物；②与其他成分容易发生相互作用的药物；③久贮后溶解度降低的药物;④剂量小,药效强,不良反应大的药物片剂。

《中国药典》(2015年版)收载的溶出度与释放度测定法有第一法(篮法)、第二法(桨法)、第三法(小杯法)、第四法(桨碟法)和第五法(转筒法),第四法、第五法适用于透皮贴剂。具体测定方法和结果判断详见《中国药典》(2015年版)四部通则。

七、其他

阴道泡腾片还需要进行发泡量检查;分散片进行分散均匀性检查;以动物、植物、矿物来源的非单体成分制成的片剂,生物制品片剂以及黏膜或皮肤炎症或腔道等局部用片剂(如口腔贴片、外用可溶片、阴道片、阴道泡腾片等)照非无菌产品微生物限度检查法检查均应符合《中国药典》(2015年版)规定。

点滴积累 ╲

片剂的一般质量检查项目: 外观、重量差异、硬度与脆碎度、崩解时限、含量均匀度、
溶出度与释放度测定、发泡量、分散均匀性、微生物限度等。

第六节　片剂的包装与贮存

一、片剂的包装

片剂的包装既要注意外形美观,更应密封、防潮、避光以及使用方便等。按片剂的包装剂量分类,片剂的包装形式主要有以下两种。

(一) 多剂量包装

几片至几百片包装在一个容器中,常用的容器多为玻璃瓶或塑料瓶,也有用软性薄膜、纸塑复合膜、金属箔复合膜等制成的药袋。塑料瓶质地轻,不易破碎,容易制成各种形状,外观精美等,但密封隔离性能欠佳,在高温及高湿下可能会发生变形。玻璃瓶密封性好,不透水汽和空气,化学惰性好,但因其重量较大,且易于破损,目前应用较少。

(二) 单剂量包装

将片剂每片隔开包装,每片均处于密封状态,避免使用时交叉污染,提高了对片剂的保护作用,使用方便,外形美观。

1. 泡罩式包装是用底层材料(无毒铝箔)和热成型塑料薄膜(无毒聚氯乙烯硬片),在平板泡罩式或吸泡式包装机上经热压形成的泡罩式包装。铝箔为背层材料,背面印有药名等,聚氯乙烯制成的泡罩透明、坚硬、美观。

2. 窄条式包装是由两层磨片(铝塑复合膜、双纸塑料复合膜等)经黏合或热压形成的带状包装。比泡罩式包装简便,成本也稍低。

二、片剂的贮存

片剂应密封储存,防止受潮、发霉、变质。除另有规定外,一般应将包装好的片剂放在阴凉(20℃以下)、通风、干燥处贮存。对光敏感的片剂,应避光保存(宜采用棕色瓶包装)。受潮后易分解变质的片剂,应在包装容器内放干燥剂(如干燥的硅胶)。

片剂是一种稳定的剂型,只要包装和贮存适宜,在规定的有效期内使用是安全有效的。但因片剂所含的药物性质不同,往往片剂质量也不同,如含挥发性药物的片剂贮存时,易有含量的变化;糖衣片易有外观的变化等,应注意掌握适宜的贮存环境。另外必须注意每种片剂的有效期。

点滴积累　∨ ⋯⋯⋯⋯⋯⋯⋯⋯⋯⋯⋯⋯⋯⋯⋯⋯⋯⋯⋯⋯⋯⋯⋯⋯⋯⋯⋯⋯⋯⋯⋯⋯⋯⋯⋯⋯

1. 片剂的包装从使用上可分为单剂量包装和多剂量包装;包装材料有塑料、铝箔、玻璃等。
2. 非包衣片的储存条件一般为常温库存即可,但要注意包衣片的储运条件,防止在储运过程中产生水蒸气,从而破坏包衣层。

目标检测

一、选择题

(一) 单项选择题

1. 关于片剂的特点叙述错误的是

    A. 质量稳定　　　　　　　　　　B. 分剂量准确

    C. 不便于服用　　　　　　　　　　D. 适宜用机械大量生产

    E. 药片上可压上主药名称等标记

2. 为便于压制成片,片重要求的低限是

    A. 20mg　　　　　　B. 50mg　　　　　　C. 100mg

    D. 200mg　　　　　　E. 300mg

3. 盐酸小檗碱片包薄膜衣的主要目的是

    A. 防止药物氧化变质　　B. 防止胃酸分解　　C. 控制定位释放

    D. 减慢药物释放速度　　E. 掩盖药物苦味

4. 片剂制粒的主要目的是

    A. 更加美观　　　　B. 提高生产效率　　　　C. 改善原辅料的可压成型性

    D. 增加片剂的硬度　　E. 提高制剂的稳定性

5. 对湿热不稳定且可压性差的药物宜采用

    A. 结晶压片法　　　B. 干法制粒压片　　　C. 粉末直接压片

    D. 湿法制粒压片　　E. 单独制粒压片

6. 对湿热稳定的药物宜采用

A. 湿法制粒压片　　　　　B. 干法制粒压片　　　　　C. 粉末直接压片

D. 结晶压片法　　　　　　E. 直接压片法

7.《中国药典》(2015年版)规定,普通压制片剂的崩解时限为

A. 10分钟　　　　　　　　B. 15分钟　　　　　　　　C. 20分钟

D. 30分钟　　　　　　　　E. 45分钟

8. 糖衣片包衣工艺流程正确的是

A. 片芯→包粉衣层→包隔离层→包糖衣层→打光

B. 片芯→包糖衣层→包粉衣层→包隔离层→打光

C. 片芯→包糖衣层→包隔离层→包粉衣层→打光

D. 片芯→包隔离层→包粉衣层→包糖衣层→打光

E. 片芯→包隔离层→包糖衣层→包粉衣层→打光

9. 关于片剂包衣的叙述错误的是

A. 增加药物的稳定性

B. 促进药物在胃肠内迅速崩解

C. 包隔离层是形成不透水的障碍层,防止水分浸入片芯

D. 掩盖药物的不良臭味

E. 可防止药物的配伍变化

10.《中国药典》(2015年版)规定,泡腾片的崩解时限为

A. 5分钟　　　　　　　　 B. 10分钟　　　　　　　　C. 15分钟

D. 20分钟　　　　　　　　E. 30分钟

11. 以下关于片剂重量差异限度的规定中正确的是

A. 平均片重为0.30g以上,重量差异限度为±4.5%

B. 平均片重为0.30g以下,重量差异限度为±5.5%

C. 平均片重为0.30g以上,重量差异限度为±6.5%

D. 平均片重为0.30g以下,重量差异限度为±7.5%

E. 平均片重为0.30g以上,重量差异限度为±5.0%

12.《中国药典》(2015年版)规定,糖衣片的崩解时限为

A. 15分钟　　　　　　　　B. 30分钟　　　　　　　　C. 45分钟

D. 60分钟　　　　　　　　E. 75分钟

13.《中国药典》(2015年版)规定,薄膜衣片的崩解时限为

A. 15分钟　　　　　　　　B. 30分钟　　　　　　　　C. 45分钟

D. 60分钟　　　　　　　　E. 75分钟

14. 压片时造成黏冲的原因的叙述中,错误的是

A. 压力过大　　　　　　　B. 颗粒的含水量过高　　　C. 冲头表面粗糙

D. 车间湿度过高　　　　　E. 润滑剂选用不当

15. 片剂表面产生许多小凹点的现象称为

   A. 裂片　　　　　　　B. 松片　　　　　　　C. 麻点

   D. 黏冲　　　　　　　E. 色斑

16. 遇水可产生二氧化碳气体而能使片剂迅速崩解的是

   A. 分散片　　　　　　B. 多层片.　　　　　　C. 泡腾片

   D. 溶液片　　　　　　E. 肠溶片

17. 反映难溶性固体药物吸收的体外指标主要是

   A. 溶出度　　　　　　B. 崩解时限　　　　　　C. 片重差异

   D. 含量　　　　　　　E. 硬度与脆碎度

18. 片剂的糖包衣工艺中,包粉衣层的主要目的是

   A. 增加衣层厚度以遮盖片剂原有的棱角

   B. 增加片剂的硬度

   C. 增加美观

   D. 遮光

   E. 阻止水分浸入片芯,以防药物吸潮变质

19. 以下属于最为常用的胃溶型薄膜衣材料的是

   A. 羟丙甲纤维素　　　B. 羧甲纤维素　　　　C. 羟丙甲纤维素酞酸酯

   D. 聚丙烯酸树脂　　　E. 聚维酮

20. 以下可作为肠溶衣材料的是

   A. 乳糖　　　　　　　B. 羧甲纤维素　　　　C. 聚丙烯酸树脂Ⅱ号

   D. 聚维酮　　　　　　E. 羟丙甲纤维素

(二)多项选择题

1. 关于片剂包衣的目的,正确的是

   A. 增加药物的稳定性　　　　　　B. 减轻药物对胃肠道的刺激性

   C. 提高片剂的生物利用度　　　　D. 避免药物的首关效应

   E. 掩盖药物的不良味道

2. 关于肠溶衣片的叙述,正确的是

   A. 是用肠溶衣材料包衣的片剂

   B. 在 pH 6.8 的磷酸缓冲液中 1 小时内崩解

   C. 主要包衣材料有纤维醋法酯、羟丙甲纤维素酞酸酯等

   D. 可控制药物在肠道内定位释放

   E. 必须检查含量均匀度

3. 泡腾崩解剂的组成成分包括

   A. 枸橼酸　　　　　　B. 酒石酸　　　　　　C. 硬脂酸

   D. 碳酸氢钠　　　　　E. 乳糖

4. 包糖衣材料包括

    A. 阿拉伯胶浆   B. 滑石粉   C. 糖浆

    D. 川蜡   E. 硬脂酸镁

5. 普通包衣机的装置包括

    A. 包衣锅   B. 鼓风机   C. 加热器

    D. 吸粉罩   E. 排风装置

6. 下列片剂应进行含量均匀度检查的是

    A. 主药含量<50mg

    B. 每片标示量不大于60mg

    C. 主药含量不大于每片重量的30%

    D. 主药含量<每片重量的25%

    E. 每片标示量<25mg

7. 引起片重差异超限的原因是

    A. 颗粒中的细粉过多   B. 加料斗内物料的重量波动

    C. 颗粒的流动性不好   D. 冲头与模孔的吻合性不好

    E. 黏合剂的黏性太强

8. 《中国药典》(2015年版)规定溶出度的测定方法有

    A. 篮法   B. 桨法   C. 小杯法

    D. 桨碟法   E. 转筒法

9. 需进行崩解时限检查的片剂是

    A. 普通压制片   B. 肠溶衣片   C. 糖衣片

    D. 含片   E. 缓控释片

10. 压片过程中常出现的质量问题是

    A. 裂片   B. 松片   C. 黏锅

    D. 黏冲   E. 龟裂

二、简答题

1. 简述片剂制备过程中制颗粒的目的。

2. 简述包薄膜衣过程中可能出现的问题和解决办法。

3. 写出包糖衣的工艺流程,并简述每层的作用。

三、实例分析题

下列是碳氢钠片的处方:

【处方】碳酸氢钠   300g   干淀粉 20g(   )   淀粉浆 适量(   )

          硬脂酸镁 3g(   )   共制   1000片

(1)在括号中写出该成分的作用。

（2）按湿法制粒压片法写出碳氢钠片的生产工艺流程。

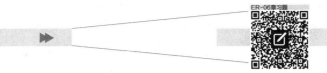

实验6-1 粉碎、过筛、混合设备操作实验

一、实验目的

熟悉万能粉碎机、漩涡式振动筛、槽型混合机、V型混合机、三维运动混合机的结构和使用方法。

二、实验材料

CW-130型万能粉碎机、ZS-515型漩涡式振动筛、CH-200型槽型混合机、HK-50型V型混合机、SYH-5三维运动混合机。

三、实验内容

（一）万能粉碎机

1. 设备结构 万能粉碎机的主要组成部分包括加料斗、两个带有钢齿的圆盘、环状筛、出粉口、除尘装置。

2. 设备操作

（1）使用前先检查机器各部连接的坚固程度、油杯中的润滑油量和电器设备的完整性。

（2）清洗机器内腔，装上所需粒度大小的筛网板。关闭封盖，压紧封盖螺丝。

（3）接通电源，启动电机，空车运转试车2分钟。

（4）空车试运转正常后，药料从加料斗加入，可逐步由轻到重地进料，进料量的大小由料斗下部的挡板开口大小来控制。

（5）生产结束后，清理作业现场，按设备清洁规程清洁粉碎机。

（二）漩涡式振动筛

1. 设备结构 漩涡式振动筛主要由料斗、振荡室、筛网、联轴器、电机组成。振荡室内有偏心重锤、橡胶软垫、主轴、轴承等部件。

2. 设备操作

（1）开机前检查振荡室内是否有异物，选用合适的筛网并检查设备安装是否牢固。

（2）接通电源，开机空运转，观察设备运行状态。

（3）待机器运转平稳后，将物料加在筛网中心部位，筛子产生振动，调节重锤调节器的振幅大小，使筛筒达到适宜的旋转速度。

（4）筛选完毕，关断电源。操作结束后，按照设备清洁规程清洁。筛网上的粗料由上部排出口排出，筛分出的细料由下部排出口排出。

（三）槽型混合机

1. 设备结构 槽型混合机也称为 U 型混合机，主要由搅拌桨、混合槽、固定轴等部件组成，通常搅拌桨多为 S 形。

2. 设备操作

（1）开机前确认混合槽处于竖直方向且内部无异物，取下混合槽盖子。

（2）接通电源，开机空运转，观察设备运行状态。

（3）确认设备运行状态良好后先停机，然后向混合槽内加入待混合物料，盖好盖子，重新开机。

（4）混合结束先停机，拔开混合槽固定销，将混合槽转至倾斜位置，出料。操作结束后，按照设备清洁规程清洁。

（四）V 型混合机

1. 设备结构 V 型混合机是由两个圆筒呈 V 型焊接起来的容器组成的。V 型筒上有入料口、出料口、进气口等部件。

2. 设备操作

（1）打开电源开关，按"点动"按钮，将混合机的入料口转动到需要的位置。

（2）将出料口盖加密封圈盖严旋紧，将进气口盖旋紧。

（3）将物料按规定装入混合机，合盖旋紧。

（4）设定混合时间，按下"启动"按钮，混合机开始转动，到设定时间混合机自动停止转动。

（5）按"点动"按钮，将出料口调到最低点，切断电源，打开进气口，开启出料口，出料。

（6）操作完毕，按设备清洁规程将混合机清洁干净。

（五）三维运动混合机

1. 设备结构 三维运动混合机与传统混合设备的运动方式有很大差别，它会在三维空间上做独特的平移、转动和摇滚运动，混合效率高。设备主要由机座、驱动系统、三维运动机构、混合筒及电气控制系统等部分组成。

2. 设备操作

（1）开机前检查机座是否平整，拧紧地脚螺丝，以免振动。

（2）打开电源开关，检查调速器旋钮应在最小位置，电动试车 3~5 转。

（3）按下"启动"按钮，使三相异步电机处于工作状态，然后调整旋钮使转速从低到高空转试机。

（4）试运行后停机，点击"启动"按钮，使投料口朝上，打开投料口，装入物料，关闭投料口。

（5）再次启动电源，依次设置好混合速度和混合时间。

（6）混合完毕后点击"点动"按钮，使出料口朝下，打开出料口，放出物料。如出料不顺畅可按点动按钮下料。

（7）操作完毕后关闭电源，按设备清洁规程将混合机清洁干净。

四、思考题

1. 使用万能粉碎机和漩涡式振动筛的注意事项有哪些?

2. 比较槽型、V 型、三维混合机的结构特点和适用情况。

3. 影响混合均匀性的因素有哪些?

实验 6-2　制粒设备操作实验

一、实验目的

熟悉摇摆式制粒机、高速混合制粒机的结构和使用方法。

二、实验材料

LYK-160 型摇摆式制粒机、GHL-10 型高速混合制粒机。

三、实验内容

（一）摇摆式制粒机

1. **设备结构**　摇摆式制粒机主机由加料斗、制粒滚筒、筛网、筛网管夹以及机械传动系统等部分组成。其结构简单,操作、清理方便,产量较大,适用于多种物料的制粒以及干颗粒的整粒。

2. **设备操作**

（1）制粒开始前选择合适的筛网,并将制粒滚筒、筛网及筛网管夹安装到设备上,通过向相反方向旋转筛网管夹使筛网绷紧于制粒滚筒下方。

（2）打开电源开关,点击"点动"按钮观察筛网安装情况及设备运转情况。

（3）待设备运转平稳后向加料斗内加入预先制备好的软材或干燥后的颗粒,开始制粒或整粒。

（4）生产结束后停机并关闭电源,按设备清洁规程将设备清洁干净。

（二）高速混合制粒机

1. **设备结构**　高速混合制粒机主要由机座、盛料缸、搅拌桨、制粒刀、气动出料阀和控制系统构成。本机操作简单、快速,所制的颗粒质地紧实、大小均匀、流动性和可压性好。

2. **设备操作**

（1）打开顶盖,检查搅拌桨、制粒刀有无松动。

（2）接通气源、电源,检查各部件是否正常,气压调节至 0.5MPa。

（3）打开控制面板,开启出料阀,检查气动出料阀的进退是否灵活,最后关闭出料阀。开启搅拌桨和制粒刀,观察其运转情况。空运转结束后停机。

（4）向缸内投入物料,关闭顶盖并拧紧螺母。

（5）进入自动操作界面,设置低速搅拌时间及转速、高速搅拌时间及转速、制粒延时时间及转速等参数,点击自动运行。

(6)设备开始自动运转,待进入高速搅拌后及时打开顶盖,自加料口加入黏合剂。

(7)运行完成后即自动停机,打开气动出料阀,开启搅拌,使物料从出料口排出。

(8)操作完成后关闭气源和电源,按清洁操作规程对设备进行清洁。

四、思考题

1. 如何将选择好的筛网安装在摇摆式颗粒机上?

2. 在固体制剂生产中高速混合制粒机可用于哪些工艺步骤?

实验 6-3 压片设备操作实验

一、实验目的

熟悉旋转式多冲压片机的结构、组装及使用方法。

二、实验材料

旋转式压片机。

三、实验内容

旋转式压片机操作实验

1. 设备结构 旋转式多冲压片机是由均匀分布于旋转台的多副模具按一定轨迹做垂直往复运动的压片机器。旋转式压片机的主要结构包括动力部分、减速传动部分、工作部分(转盘、压轮、片重调节器、压力调节器、加料斗、强迫加料器、吸尘器、保护装置)等。转盘是核心部件,是一个可绕轴旋转的圆盘。转盘有上、中、下三层,中模以等间距固定在中层的环形模盘上,上冲及下冲分别安装在上、下冲转盘与中模相同的圆周等距布置的孔中,且可以靠固定在转盘上方及下方的导轨及压轮等做上升或下降运动。此外,还有可绕自身轴线旋转的上、下压轮以及片重调节器、出片导轨、加料器、刮料器等装置。

2. 设备操作

(1)开始生产前检查机器概况及冲模型号,对冲模进行必要的润滑。

(2)机器的安装和调试

1)冲模的安装:采用手轮转动转盘,首先依次安装中模,然后再安装上冲和下冲,最后在上冲上加装一个皮圈,以免润滑油污染药片。

2)加料器的安装和调整:安装加料器组件,使加料器底面与转台工作面之间的间隙为 0.05mm。最后将下料斗与加料器相连接。

3)安装完毕,用手转动手轮,使转台旋转 1~2 周,上、下冲进出模圈孔及在导轨上的运行应灵活,无碰撞干涉。

4)将主压力及填充量调至最小。

5)接通电源,开机,进行相应的设置后点击"点动"按钮,观察压片机空运转情况,各部件应运转流畅,无碰撞异响。空运转结束后停机。

(3)预压片

1)将物料加入物料斗内,点击"强迫加料"按钮,使物料进入强迫加料器内。

2)将出片挡板置于"剔废"位置,适当增加主压力及填充量,点击"点动"按钮,使药片初步成型。

3)待药片初步成型后取样10~20片,测定平均片重,根据测定结果进一步调整填充量直至片重在规定范围内。

4)片重合格后调节主压力,逐渐增加药片的硬度,直至药片表面光滑、手不易掰开后,取样测定硬度及脆碎度。根据测定结果进一步调整机器的主压力,直至硬度及脆碎度符合规定。

(4)正式压片

1)将出片挡板置于"成品"位置,点击"运行"按钮,机器自动运行开始正式压片。

2)开车后,每间隔一定时间需取样测定片重差异情况和硬度与脆碎度情况,根据测定结果及时调整机器参数,保证片剂质量一致。同时,还应密切关注料斗内的物料情况,不应低于1/3。

(5)生产结束后将剩余物料放出,拆除上、下冲头,中模,强迫加料器等部件,按清洁操作规程对压片机及各部件进行清洁。

四、思考题

1. 为什么将加料器设计成月形栅式形状?

2. 如何将冲模(上冲、下冲、模圈)安装到旋转式压片机上?

实验 6-4 复方磺胺甲噁唑片的制备与质量检查

一、实验目的

通过实验使学生学会分析片剂处方,掌握湿法制粒压片法的生产工艺流程,学会旋转式多冲压片机的操作方法。学会片剂的外观、重量差异、硬度与脆碎度、崩解时限项目的检查方法。

二、实验材料

1. **原料药** 磺胺甲噁唑、甲氧苄啶。

2. **药用辅料** 淀粉、干淀粉、硬脂酸镁。

3. **仪器设备** 多冲旋转式压片机、三维运动混合机、旋振筛、高速搅拌制粒机、摇摆式制粒机、快速整粒机、电热鼓风干燥箱、制浆机、分析天平、硬度仪、脆碎仪、崩解仪等。

三、实验内容

（一）复方磺胺甲噁唑片的制备

【处方】磺胺甲噁唑（SMZ）　40kg　　甲氧苄啶（TMP）　8kg　　　干淀粉　8kg

　　　　淀粉（煮浆用）　2.8kg　　硬脂酸镁　0.5kg　　制成　100 000 片

【制法】将磺胺甲噁唑、甲氧苄啶过 100 目筛后与过 100 目筛的干淀粉混合均匀,加适量的淀粉浆制成软材,制好的软材过 14 目筛制粒。将湿颗粒置于干燥设备内,温度控制在 70~80℃进行干燥。颗粒干燥后过 14 目筛整粒,然后将硬脂酸镁加入干颗粒中混合均匀,计算理论片重范围,压片。

【作用与用途】为广谱抗菌药物,对上呼吸道感染的疗效显著,亦可用于肠道感染和败血症等。

【注意事项】

1. 为了保证片剂中的各组分混合均匀及除去可能混入的异物,在生产前原辅料须经过筛等处理,一般要求粉末细度在 80~100 目。

2. 干淀粉作崩解剂,故要求将淀粉放置于 100~105℃条件下干燥 1 小时,备用。

3. 10%淀粉浆的制备（煮浆法）　将 2.8kg 淀粉分散于 28L 纯化水中,加热糊化。

4. 制粒后需尽快对湿颗粒进行干燥,否则易产生颗粒间的粘连。

5. 整粒筛目孔径与制粒时相同或略大。

6. 先计算理论片重,再确定片重的控制范围。

7. 操作压片机时严格按照设备使用的标准操作规程进行操作,注意生产安全。

（二）复方磺胺甲噁唑片的质量检查

按照《中国药典》（2015 年版）完成下列项目检查:外观、重量差异、硬度检查、脆碎度检查。

1. **外观**　在光亮处检查应片形一致,边缘整齐,色泽均匀,片面无杂斑,无异物。

2. **重量差异**　按《中国药典》（2015 年版）四部片剂制剂通则的有关规定进行检查并判断结果。

3. **硬度**

（1）手工检查:取一药片,置于中指和示指间,用拇指以适当的压力挤压片剂,不应立即裂开,否则表示此片剂硬度不足。

（2）仪器测定:采用片剂硬度计测定。取片剂 3~6 片,逐片放入仪器测定,待药片破碎,读取数值,取其平均值。一般认为,普通片剂的硬度应在 5kg 以上为好。

4. **脆碎度**　按《中国药典》（2015 年版）四部通则片剂脆碎度检查法进行检查并判断结果。

5. **崩解时限**　按《中国药典》（2015 年版）四部通则崩解时限检查法进行检查并判断结果。

四、思考题

1. 分析复方磺胺甲噁唑片处方中各成分的作用。

2. 哪些因素会影响片剂的重量差异、硬度和崩解时限?

（郝晶晶）

第七章

丸剂

导学情景 ∨

情景描述：

患者，女，49岁，大便溏稀，经常消化不良，易胀气，有时早起时口苦、舌头麻木，腰部酸软胀痛1个月，血液检验无感染，医师辨证为中气不足，用补中益气丸加以调理，辅以疏肝利胆中药，并建议平时饮食注意忌辛辣油腻寒凉，1周后，该患者的病情得到好转。

学前导语：

丸剂是我国应用最早的剂型之一，在《五十二病方》中便有丸剂制备、使用的记载。丸剂服后在胃肠道内崩解缓慢，逐渐释放药物，作用持久；对毒、剧、刺激性药物可延缓吸收，减弱毒性和不良反应。因此，临床治疗慢性疾病或久病体弱、病后调和气血者多用丸剂。本章学习有关丸剂的基本知识和技能，学会丸剂的制备和应用。

第一节 中药丸剂

一、概述

（一）丸剂的概念

丸剂系指饮片细粉或药材提取物加适宜的黏合剂或其他辅料制成的球形或类球形制剂。中药丸剂包括蜜丸、水蜜丸、水丸、糊丸、蜡丸、浓缩丸和滴丸等，化学药丸剂包括滴丸、糖丸等。

知识链接

中 药 微 丸

将普通的各类中药丸剂制成直径 <2.5mm 的小丸，称为微丸。微丸可根据不同需要制成速释、缓释或控释微丸，是国际上迅速发展的一种新剂型。中药微丸外形美观，流动性好，含药量大，服用剂量小，释放药物稳定，生物利用度高，局部刺激性小，常袋装直接服用。

中药丸剂作为我国传统剂型之一，应用历史悠久，在继承祖国医学的基础上，从传统的手工生产到机械化生产，并逐步实现自动化。丸剂品种在《中国药典》（2015年版）中收载达300多种。与此

同时,新型丸剂如浓缩丸、滴丸、微丸等因服用量小,疗效较好。

（二）丸剂的分类

1. 按所使用的辅料不同分类

（1）蜜丸:饮片细粉以蜂蜜为黏合剂制成的丸剂。如安宫牛黄丸、乌鸡白凤丸等。其中每丸重量在0.5g(含0.5g)以上的称大蜜丸,每丸重量在0.5g以下的称小蜜丸。

（2）水蜜丸:饮片细粉以炼蜜和水为黏合剂制成的丸剂。如骨刺丸、苏合香丸等。

（3）水丸:饮片细粉以水（或根据制法用黄酒、醋、稀药汁、糖液含5%以下炼蜜的水溶液等）为润湿剂或黏合剂制成的丸剂。如木香顺气丸、香砂六君丸等。

（4）糊丸:饮片细粉以面糊或米糊为黏合剂制成的丸剂。如小金丸、控涎丸等。

（5）蜡丸:饮片细粉以蜂蜡为黏合剂制成的丸剂。如妇科通经丸等。

（6）浓缩丸:饮片或部分饮片提取浓缩后,与适宜的辅料或其余饮片细粉,以水、炼蜜或炼蜜和水为黏合剂或润湿剂制成的丸剂（相应地又分别被称为浓缩水丸、浓缩蜜丸和浓缩水蜜丸）。如逍遥丸、六味地黄丸等。

2. 按制法不同分类　分为泛制丸、塑制丸及滴制丸。

知识链接

丸剂的应用

　　小颗粒的丸剂服用时,只需温开水送服;大蜜丸因丸大不能整丸吞下,应嚼碎后或分成小粒后再用温开水送服;若水丸质硬者,可用开水溶化后服。此外,部分中药丸剂为增强疗效,可采用药饮送服,治疗胃痛、呕吐等症时,可采用生姜煎汤送服,以增强药效;痛经患者在服用艾附暖宫丸时,可用温热的红糖水送服,以增强药物散寒活血的作用;在服用补中益气丸治疗慢性肠炎时,可用大枣煎汤送服以增强药物补脾益气的作用;在服用大活络丸治疗中风偏瘫、口眼㖞斜时,为了增加药物活血通络的功效,可用黄酒送服。

（三）丸剂的特点

中药丸剂是古老的传统剂型,其主要特点是释药缓慢,作用缓和持久;能较多地容纳半固体或液体药物;贵重、芳香及不宜久煎的药物宜制成丸剂使用;包衣丸剂可掩盖药物的不良臭味,还可提高药物的稳定性,增加美观;制法简便,所需的设备较简单。但是,丸剂的服用量大,小儿吞服困难,多数不适合急症用药;生物利用度较低;质量标准不完善,有效成分含量不稳定;制作技术不当时,其溶散时限难以控制,易受微生物污染而生霉变质。

二、中药丸剂的辅料

中药丸剂常用的辅料主要有润湿剂、黏合剂、吸收剂或稀释剂。

（一）黏合剂

一些含纤维、油脂较多的药材细粉需加适当的黏合剂才能成型。常用的黏合剂有蜂蜜、米糊或面糊、药材清(浸)膏、糖浆等。

1. 蜂蜜 为《中国药典》(2015 年版)收载的药材。蜂蜜有滋补、润肺止咳、润畅通便、解毒调味的功效。同时,蜂蜜中的还原糖可防止药物氧化。但生蜂蜜中含有杂质、酶及较多的水分,黏性不足,成丸易虫蛀和生霉变质,服用后又会产生泻下等副作用。故生蜂蜜在使用之前必须加热炼制,以除去过多的水分,增加黏性,杀死微生物及破坏酶,制成炼蜜以保证其稳定性及纯化的目的。

炼蜜分为嫩蜜、中蜜、老蜜三种规格。

(1)嫩蜜:系指蜂蜜加热至 105~115℃,含水量在 18%~20%,相对密度为 1.34 左右。

(2)中蜜:系指嫩蜜继续加热炼至 116~118℃,含水量在 14%~16%,相对密度为 1.37 左右。

(3)老蜜:系将中蜜继续加热至 119~122℃,含水量为 10%以下,相对密度为 1.40 左右。

操作时,生蜜加热沸腾至颜色无太大改变,蘸取炼蜜略有黏性,即为嫩蜜,适用于黏性较强的药粉制丸。加热沸腾至颜色呈浅红棕色,蘸取炼蜜拉丝 0.5~1cm,即为中蜜,适用于黏性适中的药粉制丸。加热沸腾至颜色为红棕色,蘸取炼蜜拉丝 2~3cm,即为老蜜,适用于黏性较差的药粉制丸。

知识链接

人 造 蜂 蜜

由于生产的发展,对蜂蜜的需要量日增,同时由于各种原因致使蜂蜜的质量极不稳定,目前有用果葡糖浆代替蜂蜜生产蜜丸、糖浆剂、煎膏剂等。果葡糖浆又称人造蜂蜜,是由蔗糖水解或淀粉酶解而成的。果葡糖浆与蜂蜜在外观指标、理化性质及所含的主要成分果糖和葡萄糖的含量等方面均基本相似或略超过,并且果葡糖浆与蜂蜜同样具有镇咳、通便、抗疲劳的作用。

---

2. 米糊或面糊 系以黄米、糯米、小麦及神曲等的细粉制成的糊,用量为药材细粉的 40%左右,可用调糊法、煮糊法、冲糊法制备。所制得的丸剂一般较坚硬,胃内崩解较慢,常用于含毒剧药和刺激性药物的制丸。

3. 药材清(浸)膏 植物性药材用浸出方法制备得到的清(浸)膏,大多具有较强的黏性。因此,可以同时兼作黏合剂使用,与处方中的其他药材细粉混合后制丸。

4. 糖浆 常用蔗糖糖浆或液状葡萄糖,既具黏性,又具有还原作用,适用于黏性弱、易氧化药物的制丸。

(二)润湿剂

1. 水 系指纯化水。能润湿药粉中的黏液质、糖及胶类,诱发药粉的黏性。

2. 酒 常用白酒与黄酒两种。酒能溶解药材中的树脂、油脂而增加药材细粉的黏性,但其黏性比经水润湿后的黏性程度低,若用水作润湿剂黏性太强、制丸有困难时,可以酒代之。此外,酒兼有一定的药理作用,具有舒筋活血功效的丸剂常用酒作润湿剂。

3. **醋**　常用米醋(含乙酸量为 3%~5%)。具有散瘀止痛功效的丸剂常用醋作润湿剂。醋还有助于药材中碱性成分的溶解,提高药效。

4. **水蜜**　一般以炼蜜 1 份加水 3 份稀释而成,兼具润湿与黏合作用。

5. **药汁**　处方中的某些药材不易制粉,可将其煎汁或榨汁作为其他药粉成丸的辅料,既有利于保存药性,提高药效,又节省了其他辅料的用量。

(三)吸收剂

中药丸剂中,外加其他稀释剂或吸收剂的情况较少,一般是将处方中出粉量高的药材制成细粉,作为浸出物、挥发油的吸收剂,这样可避免或减少其他辅料的用量。亦可用惰性无机物如氢氧化铝、碳酸钙、甘油磷酸钙、氧化镁或碳酸镁等作吸收剂。

三、中药丸剂的制备

(一)塑制法

塑制法是将药材粉末与适宜的辅料(主要是润湿剂或黏合剂)混合制成可塑性的丸块,再经搓条、分割及搓圆制成丸剂的方法。

▶▶ **课堂活动**

制作元宵常常需要几个步骤才能完成?

塑制法生产丸剂的一般工艺流程见图 7-1。

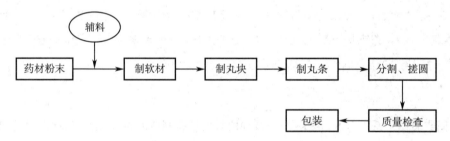

图 7-1　塑制法生产丸剂工艺流程图

1. **配料**　按处方将已炮制合格的药材称好、配齐,通过粉碎、过筛(除另有规定外,供制丸剂用的药粉应为细粉或最细粉)、混合均匀后备用。

2. **合药**　将已混合均匀的药粉加入适量炼蜜,充分混匀,使成软硬适宜、可塑性好的丸块的操作过程称为合药。

丸块的软硬程度及黏稠程度直接影响丸粒成型和在贮存中是否变形。优良的丸块应软硬适宜,里外一致,无可见性粉末,不黏手、不黏附器壁。

影响丸块质量的因素有:

(1)炼蜜的程度:应根据处方中药材的性质、粉末粗细、含水量高低、当时的气温及湿度决定所需黏合剂的黏性强度,炼制蜂蜜。蜜过嫩则粉末黏合不好,丸粒表面不光滑;过老则丸块发硬,难以搓圆。

（2）下蜜温度：应根据处方中药物的性质而定。除另有规定外，炼蜜应趁热加入药粉中；处方中含有树脂类、胶类及挥发性成分药物时，炼蜜应在 60℃ 左右加入。

（3）用蜜量：药粉与炼蜜的比例是影响丸块质量的重要因素。一般比例是 1∶1~1∶1.5，但也有偏高或偏低的，主要取决于下列因素：①药粉的性质：黏性强的药粉用蜜量宜少，含纤维较多、黏性极差的药粉用蜜量宜多；②气候与季节：夏季用蜜量应少，冬季用蜜量宜多；③合药方法：手工合药用蜜量较多，机械合药用蜜量较少。

3. **搓丸条** 丸块软材制成后必须放置一定时间，使炼蜜渗透到药粉内，诱发丸块的黏性和可塑性，有利于搓条和成丸。丸条一般要求粗细均匀，表面光滑，无裂缝，内面充实而无空隙，以便于分粒和搓圆。

蜜丸的生产工艺

4. **成丸** 小量生产时，可将丸条等量截切后用搓丸板做圆周运动使丸粒搓圆；或用带沟槽的切丸板分割、搓圆。

大量生产用的滚筒式轧丸机是由两或三个表面有半圆形切丸槽铜制滚筒所组成的，滚筒的转速快慢不一，丸条在两滚筒之间切断并搓圆，必要时干燥即得。

桔梗水蜜丸的手工制备

目前，大生产多采用可以直接将丸块制成丸剂的机器制丸，整个过程全封闭操作，减少药物染菌的概率，并且性能稳定，操作简单，一次成丸无须筛选，无须二次整形。中药自动制丸机如图 7-2 所示，主要由加料斗、推进器、自控轮、导轮、制丸刀轮等组成。操作时，将混合均匀的药料投入具有密封装置的药斗内，以不溢出加料斗又不低于加料斗高度的 1/3 为宜，通过进药腔的压药翻板，在螺旋推进器的挤压下，推出多条相同直径的药条，在导轮控制下，丸条同步进入相对方向转动的制丸刀轮中，由于制丸刀轮的径向和轴向运动，将丸条切割并搓圆，连续制成大小均匀的药丸。

丸剂生产设备

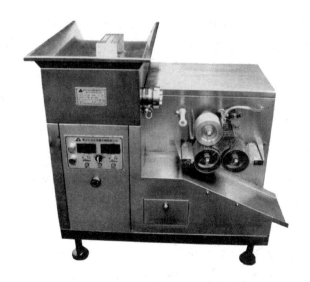

图 7-2 中药自动制丸机设备图

（二）泛制法

泛制法是将药物粉末与润湿剂或黏合剂交替加入适宜的设备内,使药丸逐层增大的方法。泛制法制备丸剂的一般工艺流程见图7-3。

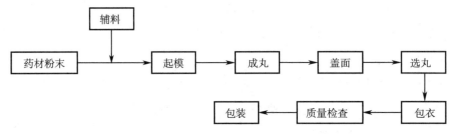

图7-3 泛制法制备丸剂工艺流程图

▶▶ **课堂活动**

下雪后滚雪球,雪球是如何越来越大的?

1. **原料处理** 按要求将处方中的药材粉碎成细粉,过五或六号筛,混合均匀;需制成药汁的药材应按规定处理。

2. **起模** 系将部分药粉制成大小适宜丸模的操作过程,是制备水丸的关键环节。起模法是将少许药粉置泛丸匾或转动的包衣锅内,喷刷少量水或其他润湿剂,使药粉黏结形成小粒,再喷水、撒粉,配合揉、撞、翻等泛丸动作,反复多次,使体积逐渐增大形成直径为 0.5～1mm 的圆球形小颗粒,经过筛分等即得丸模。也可使用软材过筛制粒的方法起模。

3. **成丸** 系将丸模逐渐加大至接近成品的操作。操作时将丸模置包衣锅内,开动包衣锅,反复喷水润湿和加药粉,使丸粒的体积逐渐增大,直至形成外观圆整光滑、坚实致密、大小适合的丸剂。

4. **盖面** 将成型后的丸剂经过筛选,剔除过大或过小的丸粒,置于包衣锅内转动,加入留出的药粉(最细粉)或清水或浆头(即将药粉或废丸加水混合制成的稠厚液体),继续滚动至丸面光洁、色泽一致、外形圆整。

5. **干燥** 除另有规定外,水蜜丸、水丸、浓缩水蜜丸和浓缩水丸均应在 80℃ 以下进行干燥;含挥发性成分或淀粉较多的丸剂(包括糊丸)应在 60℃ 以下进行干燥;不宜加热干燥的应采用其他适宜的方法进行干燥。

6. **筛选** 泛丸法制备的水丸大小常有差异,干燥后须经筛选,以保证丸粒圆整、大小均匀、剂量准确。

7. **包衣与打光** 需要进行包衣、打光的丸剂在转动的包衣锅内不断滚动,经交替喷水或喷入适宜的黏合剂,撒入包衣物料(如朱砂、滑石、雄黄、青黛、甘草、黄柏、百草霜以及礞石粉等),包衣物料可均匀地黏附在丸面上。包衣完成后,撒入川蜡,继续转动 30 分钟,即完成包衣和打光工序。

除水丸外,蜜丸、水蜜丸、糊丸和浓缩丸等都可根据需要进行包衣。衣层尚可选用糖衣、薄膜衣和肠溶衣,包衣方法与片剂相同。

知识链接

各类丸剂在制备方法与疗效方面的差别

蜜丸：以蜂蜜为黏合剂采用塑制法制备成丸，逐渐释放药物，作用缓和，多用于慢性病和需要滋补的疾患。

水蜜丸：常以炼蜜和水（蜜水）为黏合剂采用塑制法制备，也可用泛制法制备，节省蜂蜜，降低成本，有利于贮存，适用于补益剂制丸。

水丸：主要使用泛制法制备，黏合剂为水溶性的，服用后较易溶散，吸收、显效较快。水丸使用的赋形剂种类繁多，根据病情、中医辨证施治的要求酌情选用，利于发挥药效。

浓缩丸：制备浓缩丸可用塑制法，也可用泛制法，操作与蜜丸和水丸相同。其特点是减少了体积，增强了疗效，服用、携带及贮存均较方便。

糊丸、蜡丸：以塑制法制备。糊丸在胃内溶散迟缓、释药缓慢，蜡丸在体内释放速度极慢，两者可延长疗效，并且可以防止药物中毒或防止药物对胃肠道的刺激性，适合于毒性、刺激性较强的药物制丸。

实例解析 7-1：牛黄解毒丸

【处方】人工牛黄　5g　　　雄黄　50g　　　石膏　　200g

　　　　大黄　　200g　　黄芩　150g　　桔梗　　100g

　　　　冰片　　25g　　　甘草　50g

【制法】以上八味，除人工牛黄、冰片外，雄黄水飞成极细粉；其余石膏等五味粉碎成细粉；将冰片、人工牛黄研细，与上述粉末配研，过筛，混匀。每 100g 粉末加炼蜜 100~110g 制成大蜜丸，即得。

【功能与主治】清热解毒。用于火热内盛，咽喉肿痛，牙龈肿痛，口舌生疮，目赤肿痛。

【用法与用量】口服，一次 1 丸，一日 2~3 次。

实例解析 7-2：六味地黄丸

【处方】熟地黄　160g　　山茱萸（制）　80g　　牡丹皮　60g

　　　　山药　80g　　　茯苓　　　　60g　　泽泻　　60g

【制法】以上六味，粉碎成细粉，过筛，混匀。每 100g 粉末加炼蜜 35~50g 与适量的水，泛丸，干燥，制成水蜜丸；或加炼蜜 80~110g 制成小蜜丸或大蜜丸，即得。

【功能与主治】滋阴补肾。用于肾阴亏损，头晕耳鸣，腰膝酸软，骨蒸潮热，盗汗遗精，消渴。

【用法与用量】口服。水蜜丸一次 6g，小蜜丸一次 9g，大蜜丸一次 1 丸，一日 2 次。

四、中药丸剂的质量检查、包装与贮存

（一）质量检查

《中国药典》（2015 年版）四部中的通则项下规定的对丸剂的质量检查项目主要有：

1. 外观 应圆整,大小、色泽应均匀,无粘连现象。大蜜丸和小蜜丸应细腻滋润,软硬适中。蜡丸表面应光滑无裂纹,丸内不得有蜡点和颗粒。

2. 水分 取供试品按照《中国药典》(2015 年版)四部通则中水分测定法项下的方法检查。除另有规定外,蜜丸、浓缩蜜丸中所含的水分不得过 15.0%;水蜜丸、浓缩水蜜丸不得过 12.0%;水丸、糊丸和浓缩水丸不得过 9.0%。蜡丸不检查水分。

3. 重量差异

(1)糖丸剂(除另有规定外)照下述方法检查,应符合表 7-1 中的规定。

取供试品 20 丸,精密称定总重量,求得平均丸重后,再分别精密称定每丸的重量。每丸重量与标示丸重相比较(无标示丸重的,与平均丸重比较),按表 7-1 中的规定,超出重量差异限度的不得多于 2 丸,并不得有 1 丸超出限度 1 倍。

表 7-1 糖丸剂重量差异限度

标示丸重或平均丸重	重量差异限度
0.03g 或 0.03g 以下	±15%
0.03g 以上至 0.30g	±10%
0.30g 以上	±7.5%

(2)其他丸剂(除另有规定外)照下述方法检查,应符合表 7-2 中的规定。

以 10 丸为 1 份(丸重 1.5g 及 1.5g 以上的以 1 丸为 1 份),取供试品 10 份,分别称定重量,再与每份标示重量(每丸标示量×称取丸数)相比较(无标示重量的丸剂,与平均重量比较),按表 7-2 中的规定,超出重量差异限度的不得多于 2 份,并不得有 1 份超出限度 1 倍。

表 7-2 按重量服用的丸剂重量差异限度

标示丸重或平均丸重	重量差异限度
0.05g 或 0.05g 以下	±12%
0.05g 以上至 0.1g	±11%
0.1g 以上至 0.3g	±10%
0.3g 以上至 1.5g	±9%
1.5g 以上至 3g	±8%
3g 以上至 6g	±7%
6g 以上至 9g	±6%
9g 以上	±5%

4. 装量差异 除糖丸外,单剂量包装的丸剂照下述方法检查应符合规定。装量差异限度应符合表 7-3 中的规定。

取供试品 10 袋(瓶),分别称定每袋(瓶)内容物的重量,每袋(瓶)装量与标示装量相比较,应符合表 7-3 中的规定。超出装量差异限度的不得多于 2 袋(瓶),并不得有 1 袋(瓶)超出装量差异限度 1 倍。

表7-3 单剂量分装的丸剂装量差异限度

标示装量	装量差异限度
0.5g 及 0.5g 以下	±12%
0.5g 以上至 1g	±11%
1g 以上至 2g	±10%
2g 以上至 3g	±8%
3g 以上至 6g	±6%
6g 以上至 9g	±5%
9g 以上	±4%

5. 装量 以重量标示的多剂量包装丸剂照最低装量检查法检查,应符合规定。以丸数标示的多剂量包装丸剂不检查装量。

6. 溶散时限 除另有规定外,取供试品6丸,选择适当孔径筛网的吊篮(丸剂直径在2.5mm以下的用孔径约0.42mm的筛网,在2.5~3.5mm的用孔径为1.0mm的筛网,在3.5mm以上的用孔径约2.0mm的筛网),照《中国药典》(2015年版)四部崩解时限检查法片剂项下的方法加挡板进行检查。除另有规定外,小蜜丸、水蜜丸和水丸应在1小时内全部溶散;浓缩丸和糊丸应在2小时内全部溶散;微丸的溶散时限按所属丸剂类型的规定判定。如操作过程中供试品黏附挡板妨碍检查时,应另取供试品6丸,不加挡板进行检查。

上述检查应在规定时间内全部通过筛网,如有细小颗粒状物未通过筛网,但已软化无硬心者可作合格论。

蜡丸照崩解时限检查法片剂项下的肠溶衣片检查法检查,应符合规定。

除另有规定外,大蜜丸及研碎、嚼碎后或用开水、黄酒等分散后服用的丸剂不检查溶散时限。

7. 微生物限度 以动物、植物、矿物质来源的非单体成分制成的丸剂及生物制品丸剂照非无菌产品微生物限度检查法检查,微生物计数法和控制菌检查法及非无菌药品微生物限度标准检查应符合规定。生物制品规定检查杂菌的,可不进行微生物限度检查。

(二)丸剂的包装与贮存

丸剂制成后若包装与贮存条件不当,常引起丸剂霉烂、虫蛀及挥发性成分散失。各类丸剂的性质不同,其包装与贮存方法亦不相同。大、小蜜丸及浓缩丸常装于塑料球壳内,壳外再用蜡层固封或用蜡纸包裹,装于蜡浸过的纸盒内,盒外再浸蜡,密封防潮。含芳香挥发性或贵重细料药可采用蜡壳固封,再装入金属、帛或纸盒中。大蜜丸也可选用泡罩式铝塑材料包装。一般小丸常用玻璃瓶或塑料瓶密封,水丸、糊丸及水蜜丸等如为按粒服用,应以数量分装;如为按重量服用,则以重量分装。含芳香性药物或较贵重药物的微丸多用瓷制的小瓶密封。

除另有规定外,丸剂应密封贮存,蜡丸应密封并置阴凉干燥处贮存,以防止吸潮、微生物污染以及丸剂中所含的挥发性成分损失而降低药效。

点滴积累 ∨

1. 中药丸剂的概念　饮片细粉或药材提取物加适宜的黏合剂或其他辅料制成的球形或类球形制剂。

2. 丸剂塑制法制备工艺流程　配料、合药、制软材、制丸块、搓丸条、分割、搓圆、成丸、质量检查、包装。

3. 丸剂泛制法制备工艺流程　原料处理、起模、成丸、盖面、选丸、干燥、筛选、包衣与打光、质量检查、包装。

第二节　滴丸剂

一、概述

（一）滴丸剂的概念及发展

滴丸剂指原料药物与适宜的基质加热熔融混匀,滴入不相混溶、互不作用的冷凝介质中制成的球形或类球形制剂。主要供口服,亦可供外用和眼、耳、鼻、直肠、阴道等局部使用。

《中国药典》(1977 年版)开始收载滴丸剂型,随着合成、半合成基质及固体分散技术的应用,使滴丸剂有了较快的发展。中药滴丸剂以其基本能符合现代制剂的发展方向,迅速在医药行业得到广泛认可、应用。

（二）滴丸剂的特点

1. 生物利用度高,疗效迅速。因药物以分子、胶体或微粉状态高度分散在基质中,提高了药物的溶出速度和吸收速度。如灰黄霉素滴丸的剂量是微粉片的1/2。

2. 增加药物的稳定性。因药物与基质融合后,与空气接触的面积变小,从而减少了药物的氧化和挥发;若基质为非水性的,还可避免水解。工艺条件易于控制,受热时间短。

3. 液体药物可制成固体滴丸,便于携带和服用。如芸香油滴丸、牡荆油滴丸等。

4. 根据药物性质与临床需要可制成不同给药途径或具有缓释、控释性能的滴丸。如用于耳腔内治疗的氯霉素控释滴丸可起长效作用。

5. 设备简单,操作方便;质量稳定,剂量准确;工艺周期短,生产效率高;车间无粉尘,利于劳动保护。

6. 目前可供选择的基质和冷凝液较少,且载药量有限,难以制成大丸(一般丸重多在 100mg 以下),因而只能应用于剂量小的药物。

二、基质与冷凝液

滴丸剂中除药物以外的赋形剂一般称为基质。用于冷却滴出的液滴,使之收缩冷凝成为滴丸的液体称为冷凝液。基质和冷凝液与滴丸的成型及其溶出速度、稳定性等密切相关。

（一）基质

滴丸剂的基质一般应具备以下条件:

1. 与原料药物不发生化学反应,不影响药物的疗效与检测。

2. 熔点较低,在60~160℃条件下能熔化成液体,遇骤冷又能冷凝为固体,与药物混合后仍能保持以上物理形状。

3. 对人体安全无害。

滴丸剂的基质分为水溶性与非水溶性基质两大类:水溶性基质常用的有聚乙二醇类(PEG)、泊洛沙姆、硬脂酸聚烃氧(40)酯、硬脂酸钠以及甘油明胶等;非水溶性基质常用的有硬脂酸、单硬脂酸甘油酯、氢化植物油、虫蜡等。选择基质时应根据"相似者相溶"的原则,尽可能选用与药物极性或溶解度相近的基质。但在实际应用中,亦有采用水溶性与非水溶性基质的混合物作为滴丸的基质,如国内常用PEG6000与适量硬脂酸混合,可得到较好的滴丸。

（二）冷凝液

冷凝液不是滴丸剂的组成部分,但参与滴丸剂制备中的一个工艺过程,如果处理不彻底,仍可能产生毒性,因此冷凝液应具备下列条件:①安全无害,或虽有毒性,但易于除去;②与药物和基质不相混溶,不起化学反应;③有适宜的相对密度,一般应略高于或略低于滴丸的相对密度,使滴丸(液滴)缓缓上浮或下沉,便于充分凝固、丸形圆整。

水溶性基质可用的冷凝液有液体石蜡、植物油、甲基硅油等;非水溶性基质可用的冷凝液有水、不同浓度的乙醇、酸性或碱性水溶液等。

知识链接

新型冷凝液

二甲硅油的表面张力小于液体石蜡,密度为0.965~0.970,与药液的比重差小,可减少黏滞力,有利于滴丸成型,黏度较大,可显著改善滴丸的圆整度;玉米油作为冷凝液其表面张力近似于二甲硅油,但黏度较小,故作为冷凝液时常与二甲硅油合用。

三、滴丸剂的制备

（一）工艺流程、设备及操作

1. 工艺流程 滴制法是将药物均匀分散在熔融的基质中,再滴入不相混溶的冷凝液中冷凝收缩成丸的方法。滴制法制备丸剂的一般工艺流程见图7-4。

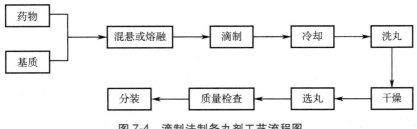

图7-4 滴制法制备丸剂工艺流程图

2. **设备**　实验室制备滴丸装置按液滴(滴丸)滴出和移动的方向通常有下沉式与上浮式两种。当滴丸的密度大于冷凝液时,应选择下沉式;反之应选择上浮式。冷凝方式也可分为动态冷凝和静态冷凝两种。图 7-5 和图 7-6 为实验室制备滴丸的装置示意图,上面有调节滴速的活塞,有保持一定高度的溢出口、虹吸管或浮球,可在不断滴制与补充药液的情况下保持滴速不变。恒温箱包裹滴瓶及贮液瓶等,使药液在滴出前保持恒温,箱底开口,药液由滴头滴出。

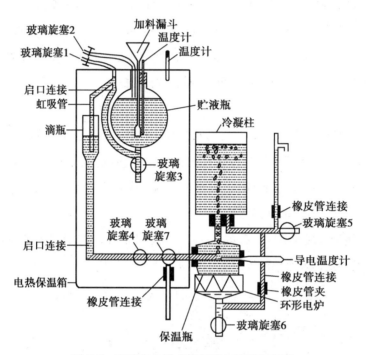

图 7-5　实验室上浮式制备滴丸装置示意图

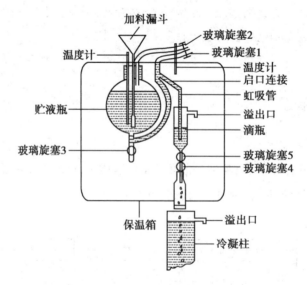

图 7-6　实验室下沉式制备滴丸装置示意图

3. **滴制操作**　先将保温箱调至适宜温度(80~90℃),开启吸气管与吹气管(玻璃旋塞 1、2),关闭出口(玻璃旋塞 3),将药液在较高温度下经漏斗滤入贮液瓶中;关闭吸气管,由吹气管吹气,使药液经虹吸管进入滴瓶中,至液面淹没虹吸管的出口时停止吹气,待贮液瓶内的液面升至与液面平行时,关闭吹气管;开启吹气口,提高虹吸管内药液的高度,当滴瓶内的液面升至正常高度时,调节滴出口(玻璃旋塞4),使滴出速度为92~95滴/分。滴入预先冷却的冷凝液中冷凝,收集并除去附着的冷凝液,即得滴丸。

制备滴丸的设备为滴丸机,如图7-7所示,采用机电一体化紧密型组合方式,集药物调剂供应系统、动态滴制收集系统、循环制冷系统、电气控制系统于一体,符合GMP要求,主要由贮液瓶、滴瓶、保温装置和冷凝装置等部分组成。滴丸机其种类不一,型号多样。若按滴头数量可分为单滴头、双滴头和多滴头的滴丸机,可根据生产规模大小选择。滴丸机既可以制备小滴丸(70mg以下),又可以制备大滴丸(500mg以上);药液通过油浴恒温加热;配有均质搅拌装置,搅拌速度无级调节;滴罐可以灵活拆卸以方便清洗;药液、油浴、制冷温度、气压、真空度数字显示;冷却柱及冷却液液面可灵活升降;冷却液上端加热(可控),下端制冷(可控),温度梯度分布;气压、真空度灵活调节,可控制黏度较大与黏度较小的药液的滴制速度;配均质乳化装置、恒温控制装置、制冷机组。

简易滴丸装置制备空白滴丸

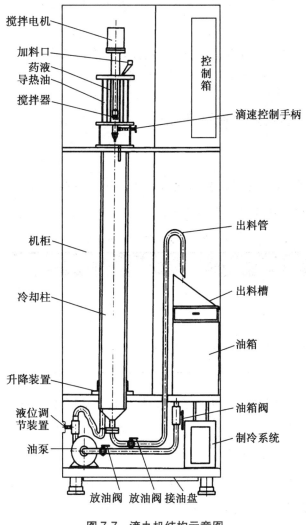

图7-7 滴丸机结构示意图

（二）滴制过程的质量控制

滴丸的制备工艺对滴丸质量的影响因素较多,如配方、滴制温度、滴制速度、冷凝剂的选择等,甚至滴距、滴头口径、冷凝柱高度等都影响滴丸的质量。例如在滴制时,温度过高,冷凝液的黏滞度、表面张力下降,液滴在冷凝液中移动速度快,受到的重力或浮力大,成丸就不易形成圆球形而呈扁形;温度过低或者冷凝柱高度过小,液滴在未完全收缩就凝固也会导致不圆整,甚至因气泡未逸出而产生空洞。而滴出口和冷凝液的距离过大,药液液滴也会跌散产生细粒。因此,滴丸的质量不能用一个指标来衡量。目前工艺研究中多用正交试验法和均匀设计法,采用成型性、丸重变异系数、外观质量(圆整度)和硬度等几项指标来评定工艺的优劣,进行工艺优选。

实例解析 7-3:芸香油滴丸

【处方】芸香油　835g　　硬脂酸钠　100g　　虫蜡　25g

　　　　纯化水　40ml

【制法】将以上 3 种物料放入烧瓶中,摇匀,加水后再摇匀,水浴加热回流,时时振摇,使熔化成均匀的溶液,移入贮液罐内。药液保持 65℃ 由滴管滴出(滴头的内径为 4.9mm、外径为 8.04mm,滴速约 120 丸/分),滴入含 1% 硫酸的冷却水溶液中,滴丸形成后取出,用冷水洗除吸附的酸液,用滤纸吸干水迹后即得。

【功能与主治】止咳平喘。用于喘息型慢性支气管炎、支气管哮喘等。

【用法与用量】口服,一次 2~3 粒,一日 3 次,餐后服用。

四、滴丸剂的质量检查、包装与贮存

（一）质量检查

1. 外观　滴丸应大小均匀,色泽一致,无粘连现象,表面无冷凝液黏附。

2. 重量差异　滴丸剂的重量差异限度应符合表 7-4 中的规定。

表 7-4　滴丸剂重量差异限度

标示丸重或平均丸重	重量差异限度
0.03g 及 0.03g 以下	±15%
0.03g 以上至 0.1g	±12%
0.1g 以上至 0.3g	±10%
0.3g 以上	±7.5%

取供试品 20 丸,精密称定总重量,求得平均丸重后,再分别精密称定每丸的重量。每丸重量与标示丸重相比较(无标示丸重的,与平均丸重比较),按表 7-4 中的规定,超出重量差异限度的不得多于 2 丸,并不得有 1 丸超出限度 1 倍。

3. 溶散时限　照崩解时限检查法,不加挡板检查,普通滴丸应在 30 分钟内全部溶散,包衣滴丸应在 1 小时内全部溶散。如有细小颗粒状物未通过筛网,但已软化且无硬心者可按符合规定论。

（二）包装与贮存

滴丸剂包装应严密，一般采用塑料瓶、玻璃瓶或瓷瓶包装，亦有用铝塑复合材料等包装的。除另有规定外，滴丸剂应密封贮存，防止受潮、发霉、虫蛀、变质。

点滴积累 ∨

1. 滴丸剂的概念　指原料药物与适宜的基质加热熔融混匀，滴入不相混溶、互不作用的冷凝介质中制成的球形或类球形制剂。

2. 滴丸剂制备工艺流程　药物和基质混悬或熔融、滴制、冷却、洗丸、干燥、选丸、质量检查、包装。

目标检测

一、选择题

（一）单项选择题

1. 中药丸剂的优点是

　　A. 奏效快　　　　　　　B. 生物利用度高　　　　　C. 作用缓和、持久

　　D. 服用量大　　　　　　E. 有效成分含量稳定

2. 属于滴丸剂水溶性基质的是

　　A. 虫蜡　　　　　　　　B. 聚乙二醇类　　　　　　C. 硬脂酸

　　D. 氢化植物油　　　　　E. 二甲硅油

3. 中药微丸的直径应小于

　　A. 5mm　　　　　　　　B. 1cm　　　　　　　　　C. 1.5cm

　　D. 2.5mm　　　　　　　E. 8mm

4. 含有大量纤维素和矿物性黏性差的药粉制备丸剂时应该选用的黏合剂是

　　A. 嫩蜜　　　　　　　　B. 中蜜　　　　　　　　　C. 老蜜

　　D. 水蜜　　　　　　　　E. 蜂蜡

5. 《中国药典》（2015年版）规定水蜜丸、浓缩水蜜丸水分不得超过

　　A. 6.0%　　　　　　　　B. 9.0%　　　　　　　　　C. 12.0%

　　D. 15.0%　　　　　　　E. 20.0%

（二）多项选择题

1. 中药丸剂制备炼蜜的目的有

　　A. 杀死微生物　　　　　B. 增加甜味　　　　　　　C. 除去杂质

　　D. 破坏酶　　　　　　　E. 增加黏性

2. 滴丸剂的特点是

　　A. 液体药物可制成固体滴丸剂　　　　B. 含药量大，服用量小

  C. 生物利用度高　　　　　　　　D. 生产设备简单,操作简便

  E. 可增强药物的稳定性

3. 滴丸剂基质的要求包括

  A. 熔点较低　　　　　　　　　　B. 不与主药发生反应

  C. 对人体无害　　　　　　　　　D. 流动性较高

  E. 不影响主药的疗效与检测

4. 制备滴丸剂时的影响因素有

  A. 滴制温度　　　　　B. 滴制速度　　　　　C. 滴头口径

  D. 滴距　　　　　　　E. 冷凝柱的高度

5. 中药丸剂制备常用的黏合剂包括

  A. 水　　　　　　　　B. 蜂蜜　　　　　　　C. 面糊或面糊

  D. 糖浆　　　　　　　E. 酒或醋

二、简答题

1. 中药丸剂的分类有哪些?

2. 写出滴丸剂生产的工艺流程。

3. 中药丸剂在制备时,针对不同性质的药材如何对炼蜜进行选择?

三、实例分析题

1. 塑制法制备蜜丸时,制备丸条分割后蜜丸不易搓圆成型,如何从炼蜜和下蜜温度进行调节?

2. 滴丸剂制备时能否通过改变冷凝液或加速滴丸的滴速来提高滴丸剂的生产效率?

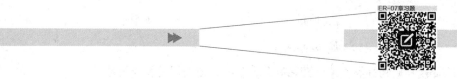

实验 7-1　滴丸的制备

一、实验目的

  了解滴丸剂制备的基本原理,学会滴制法制备滴丸剂的基本操作;了解滴丸的一般质量要求;能正确、及时地记录实验现象及数据。

二、实验材料

1. 仪器与设备　滴丸制备装置、电子天平、水浴锅、烧杯、称药纸等。

2. 药品与试剂　穿心莲内酯、聚乙二醇 6000、纯化水、二甲硅油等。

三、实验内容

穿心莲内酯滴丸的制备

【处方】穿心莲内酯　　10g　　聚乙二醇6000　30g

【制法】

1. 基质熔化　取PEG6000在80~90℃水浴中加热熔化的澄清液体。

2. 混合　将穿心莲内酯10g加入PEG6000的熔融液中,搅拌使分散溶解,混合均匀,90℃保温。

3. 滴制　将冷凝液二甲硅油装入冷却柱,将药物基质的熔融液倾入滴丸装置的滴瓶中,控制滴速,滴入冷却柱中成丸。

4. 冷却、收丸　待冷凝完全后取出滴丸,沥净冷凝液,用滤纸吸去滴丸表面的二甲硅油,放置自然干燥,即得。

【作用与用途】本品具有祛热解毒、消炎止痛之功效,主要用于上呼吸道感染和痢疾。

【注意事项】

1. 滴丸装置的滴瓶应注意保温,以使药物基质的熔融液在滴出前始终处于良好的流动状态。

2. 冷却柱中的冷凝液温度应恒定或采用梯度冷却,以保证冷却成型效果。

3. 滴速应控制在40滴/分。

四、思考题

1. 滴丸如果出现不圆整、拖尾、粘连等现象,可能的原因有哪些?

2. 如何选择滴丸的基质?

实验7-2　中药丸剂的制备

一、实验目的

掌握塑制法制备蜜丸剂的工艺过程及操作要点;熟悉丸剂的特点及应用情况;了解丸剂的一般质量要求;能正确、及时地记录实验现象及数据。

二、实验材料

1. 仪器与设备　搓丸板、烧杯、玻璃棒、药匙、电子天平、筛子、研钵、水浴锅、烧杯、称药纸等。

2. 药品与试剂　山楂、六神曲(麸炒)、炒麦芽、蔗糖、蜂蜜、纯化水、麻油等。

三、实验内容

大山楂丸的制备

【处方】山楂　　100g　　　六神曲（麸炒）　15g　　　炒麦芽　15g

　　　　蔗糖　　60g　　　　蜂蜜　　　　　60g　　　纯化水　27ml

【制法】取山楂、六神曲、麦芽粉碎，过筛，混合均匀；另取蔗糖加纯化水加热溶解，加入蜂蜜一同加热，炼蜜至相对密度为 1.38；70~80℃时加入混合好的药材粉末，混合揉至颜色均匀；搓丸板刷润滑剂，将混合好的软材搓成丸条，再分割成揉球成丸。

【注意事项】

1. 药材粉末应通过 100 目筛。

2. 炼蜜的相对密度 1.38 在 70℃ 时测定。

3. 药粉与糖、蜜要充分混合直至形成软硬适宜、里外一致、无可见性粉末、不黏手、不黏附器壁的丸块。

4. 搓丸可在洁净的实验桌面上进行，以保鲜膜包裹丸条。

5. 本大蜜丸丸条分割成 9g±0.36g 的小段，用搓丸板或手揉球成丸。

【作用与用途】本品开胃消食，用于食积内停所致的食欲减退、消化不良、脘腹胀闷。

四、思考题

1. 为使丸剂便于成型，制备丸剂时常加入哪些辅料？

2. 炼蜜的目的有哪些？

（江尚飞）

第八章

栓剂、膜剂与涂膜剂

ER-08章PPT

第一节　栓剂

一、概述

（一）栓剂的概念

栓剂系指原料药物与适宜的基质制成的供腔道给药的固体制剂。栓剂在常温下为固体，塞入人体腔道后，在体温下能迅速软化、融化或溶解并与分泌液相混合，逐渐释放药物产生局部或全身作用。

栓剂古称"坐药"或"塞药"，是中药传统剂型之一，在古代医药典籍《伤寒论》《千金方》《肘后备急方》中均有类似于栓剂的应用记载，《本草纲目》中除肛门栓、阴道栓、尿道栓外，还记载有鼻用栓、耳用栓等类型；国外则在公元16世纪始有记载。早期栓剂仅以发挥局部疗效为目的的，后来发现栓剂尚可通过直肠吸收发挥全身作用。随着新基质的不断涌现和生产的机械化程度提高，国内外生产栓剂的品种和数量均显著增加。《中国药典》（2015年版）共收载栓剂44种，其中一部收载19种、二部收载23种、三部收载2种，约占制剂总数的1%。

（二）栓剂的分类

1. 按施用的腔道不同分类　栓剂分为直肠栓、阴道栓和尿道栓，栓剂的形状与重量因其施用的腔道不同而异。直肠栓为鱼雷形、圆锥形或圆柱形等，以鱼雷型较常用，塞入肛门后，因括约肌收缩容易压入直肠内。成人用直肠栓的重量约2g，儿童用重约1g。阴道栓为鸭嘴形、球形或卵形等，每颗重量为 2~5g,因相同重量的栓剂鸭嘴形的表面积最大,故较好。尿道栓一般为棒状,有男女之分,但临床应用较少。图 8-1 为栓剂外形示意图。

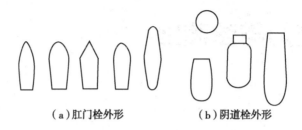

（a）肛门栓外形　　　　（b）阴道栓外形

图 8-1　栓剂外形示意图

2. 按作用性质分类　栓剂可分为局部作用栓和全身作用栓。局部作用栓在腔道局部起润滑、杀虫、抗菌、收敛、止痒、局麻等作用,临床常用的甘油栓、化痔栓、克霉唑栓等均为局部作用栓;全身作用栓是其中的药物经腔道(多为直肠)吸收至体循环而发挥全身作用,主要有镇静、镇痛、解热、平喘、扩血管等作用,临床常用的对乙酰氨基酚栓、克仑特罗栓、吲哚美辛栓等均为全身作用栓。

知识链接

直肠的主要血管分布及药物吸收途径

直肠的静脉系统分为直肠上静脉、直肠中静脉和直肠下静脉,其血管分布示意图如图 8-2 所示。

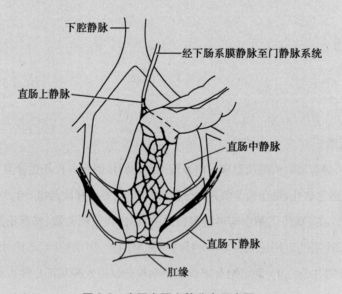

图 8-2　直肠主要血管分布示意图

直肠栓中药物的吸收途径主要有以下 3 条:①经门肝系统:通过直肠上静脉进入肝脏,经肝脏代谢等作用(首关效应)再进入体循环;②不经门肝系统:通过直肠中、下静脉和肛管静脉直接进入体循环,从而绕过肝脏,药物免受了肝脏的首关效应,使血液中的药物浓度提高;③经淋巴系统:通过直肠淋巴系统,经胸导管直接进入体循环。

ER-8-1

栓剂的直肠吸收途径

栓剂若作全身给药使用时,要尽量选择可以绕过肝脏首关效应的吸收途径。一般认为栓剂塞入距肛门口约 2cm 处,吸收时可以有 50%～75% 的药物直接进入体循环;而当栓剂塞入肛门口约 6cm 处时,则大部分药物要经过肝脏的首关效应后才能发挥作用,从而使药物制剂的疗效降低。

3. 按制备工艺和释药特点分类 栓剂可分为普通栓和新型栓。普通栓是采用传统工艺制备的普通直肠栓与阴道栓。新型栓是按照特殊制备工艺制成的,符合不同释药要求的双层栓、中空栓、微囊栓、渗透泵栓、泡腾栓等,以适应临床疾病治疗的需要。

（三）栓剂的特点

1. 栓剂的优点 ①药物不受消化道 pH 或酶的影响而破坏;②避免某些药物对胃的刺激性,如阿司匹林口服制剂改为栓剂后则无胃肠道刺激症状;③直肠吸收比口服吸收的干扰因素少,若使用得当,可有效避免肝脏首关效应;④适用于不愿或不能口服给药的患者,如婴幼儿、儿童及伴有呕吐者;⑤发挥局部作用的栓剂比口服剂型的局部药物浓度高,见效快,治疗效果好;⑥栓剂直接到达病灶部位,且基质在液化(融化、软化或溶化)后黏度较大,可增加药物的局部作用时间,同时减轻药物的刺激性。

2. 栓剂的缺点 ①使用不如口服方便;②生产成本较高,生产效率较低;③受压后易变形或折断,遇高温时会发生融化(或软化),所以在贮存、携带及使用时应予以注意。

无论是直肠栓剂还是阴道栓剂,都可以通过给药部位的组织吸收进入血液循环,从而发挥全身作用。但临床上除了针对特殊的给药群体,将直肠栓剂作为全身给药制剂外,其他条件下一般是不会首先选择栓剂作为全身给药的制剂。栓剂在作为全身给药的制剂时,应该注意使用部位对其生物利用度的影响。

知识链接

栓剂的使用方法及注意事项

使用栓剂前应排空大小便,洗净双手,除去栓剂外封物(若发现栓剂软化变形,则应在去除外封物之前置于冰箱冷却片刻,使其变硬);用适当的润滑剂涂于栓剂尖端部,借助推入器或戴指套操作,缓慢将栓剂塞入腔道。常用的阴道栓和直肠栓还应分别注意以下几点:

1. 阴道栓 ①清洗外阴,清除过多的分泌物;②患者取仰卧位,曲双膝并双腿分开,将栓剂自阴道口塞入,轻轻推入阴道深处;③合并双腿,保持仰卧姿势约 20 分钟;④临睡前给药,1～2 小时内尽量不排尿;⑤月经期停用,有过敏史者慎用。

2. 直肠栓 ①将肛门清洗干净;②患者取侧卧位,成人大腿向前屈曲,贴着腹部,小腿伸直,儿童可趴伏于大人腿上;③推拉臀部,露出肛门,将经过润滑的栓剂尖端塞入肛门,并用手指缓缓推进,深度距幼儿肛门口约 2cm、成人约 3cm,合拢双腿并保持侧卧姿势 15 分钟;④用药后的 1～2 小时内尽量不解大便(刺激性泻药除外)。

（四）栓剂的质量要求

栓剂中的原料药物与基质应混合均匀,栓剂外形应完整光滑;塞入腔道后应无刺激性,应能融化、软化或溶化,并与分泌液混合,逐渐释放出药物,产生局部或全身作用。栓剂应具有适宜的硬度,以免在包装、贮存和使用时变形。

二、栓剂的基质与附加剂

栓剂基质不仅是药物的载体和赋形剂,同时还影响药物的释放和疗效的发挥。理想的栓剂基质应具备以下要求:①在室温下具有适宜的硬度与韧性,塞入腔道时不发生变形或碎裂,在体温下易软化、融化或溶解,熔点与凝点间距不宜过大;②与药物混合不发生反应,不妨碍主药的作用与含量测定;③对黏膜无刺激性,无毒性和致敏性;④释药速度应符合治疗要求,需产生局部作用者,一般要求释药缓慢、持久;⑤油脂性基质要求酸值在 0.2 以下,皂化值为 200~245,碘值低于 7;⑥具有润湿或乳化能力,能混入较多的水;⑦适用于挤压成型法及模制成型法制备栓剂。

常用的栓剂基质有油脂性基质和水溶性基质两大类。

(一)油脂性基质

1. 可可脂　来源于梧桐科可可属植物的种子提炼制成的固体脂肪,为淡黄白色固体,25℃以下微具脆性,在体温时能迅速融化,具有良好的可塑性、安全性,无刺激性,能与大多数药物配伍,是一种较为理想的栓剂基质。可可脂存在同质多晶型,有 α、β、β′、γ 四种晶型,其中以 β 型最稳定,熔点为 34℃左右。因可可脂产量少、价较贵、化学性质不稳定,现多以半合成或全合成脂肪酸甘油酯代替。

2. 半合成或全合成脂肪酸甘油酯　本类基质化学性质稳定,不易酸败,成型性能良好,具有适宜的熔点,是代替天然油脂的较理想的栓剂基质。目前主要产品有半合成椰油酯、半合成山苍子油酯、混合脂肪酸甘油酯(硬脂)、硬脂酸丙二醇酯等。

3. 氢化植物油　是普通植物油在一定温度和压力下加氢催化得到的固态或半固态油脂,其熔点可以调至与体温相近。此类基质性质稳定、无毒、无刺激性、价廉,主要用于直肠栓的制备。

(二)水溶性基质

1. 甘油明胶　通常组成为明胶:甘油:水 = 2:7:1,弹性好,不易折断,塞入腔道后在体温下不融化但能软化且缓慢溶于分泌液中使药物缓慢释放而发挥作用。甘油有保湿作用,能防止栓剂干燥。若使甘油和水的比例提高,药物的溶解速度加快。甘油明胶多用作阴道栓的基质,凡与蛋白质能产生配伍变化的药物,如鞣酸、重金属盐等均不能用甘油明胶作基质。

2. 聚乙二醇　是由两种或两种以上不同分子量的聚乙二醇熔融混合制成的。本品遇体温不熔化,但能缓缓溶解于分泌液中,并释放药物。聚乙二醇无生理作用,但具有较强的吸湿性,吸湿后易变形,储存中应注意防潮。使用时因其较强的吸湿性对腔道黏膜有刺激性,加入 20% 的水可以减轻刺激性,也可在塞入腔道前先用水润湿,或在栓剂表面涂一层鲸蜡醇或硬质醇薄膜。

3. 泊洛沙姆　为聚氧乙烯-聚氧丙烯嵌段共聚物,易溶于水。较常用的型号为 188 型,商品名为 Pluronic F68。本品能促进药物吸收,还可起到缓释与延效的作用。

4. 硬脂酸聚烃氧(40)酯　又名聚氧乙烯(40)单硬脂酸酯,在水中能溶解,国产商品代号为 S-40,可以作为直肠和阴道栓剂的基质。

在栓剂的制备过程中,为改善药物吸收、提高栓剂的稳定性、便于成型或识别,除选择适宜的基质外,还可添加一些附加剂,如表8-1所示。

表8-1 常用的栓剂附加剂

种类	作用	常用物质
硬化剂	避免栓剂在贮藏或使用时过软	白蜡、蜂蜡、鲸蜡醇、巴西棕榈蜡、硬脂酸
增稠剂	增加基质稠度	氢化蓖麻油、单硬脂酸甘油酯
吸收促进剂	促进药物释放吸收	非离子型表面活性剂、氮酮、水杨酸钠、尿素
吸收阻滞剂	减缓药物吸收	硬脂酸、蜂蜡、HPMC、海藻酸
抗氧剂	防止药物氧化	丁基羟基茴香醚(BHA)、二丁基羟基甲苯(BHT)、没食子酸酯
防腐剂	防止生霉变质	羟苯甲酯类
着色剂	改变栓剂颜色	水溶性或脂溶性着色剂
增塑剂	降低脆性,防止栓剂破裂	聚山梨酯80、蓖麻油、甘油、丙二醇

三、栓剂的制备

栓剂常用的制备方法有两种,即模制成型法(热熔法)和挤压成型法(冷压法)。选用油脂性基质制栓两法均可采用,选用水溶性基质制栓多采用模制成型法。可根据施用的腔道和使用需要,制成各种适宜的形状。

(一)模制成型法

模制成型法又称热熔法,是药品生产企业生产栓剂普遍采用的制法。

模制成型法生产工艺流程见图8-3。

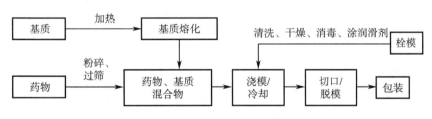

图8-3 热熔法制备栓剂工艺流程

小量制备栓剂一般使用不同规格和形状的栓剂模具,如图8-4所示。大量生产栓剂多采用全自动制栓机,是集填充、成型、包装等操作于一体的栓剂生产线。

成卷的铝箔、PE、PVC等材料经制壳机吹塑形成一定形状的空壳,空壳既可作为栓剂成型的模具,也可作为栓剂的包装容器,药液通过连有高精度计量泵的灌装头灌注至空壳,再被剪切成多条等长的片段,经冷却、封尾、打码、剪切等工序,制成栓剂成品。

全自动制栓机生产场景

1. **基质的用量** 栓剂基质的用量可根据置换价(DV)进行计算。置换价是指药物的重量与同体积基质的重量之比。处方不同,用同一栓模制得的栓剂容积是相同的,但栓剂的重量因药物和基质的密度不同而变化。置换价的计算公式为:

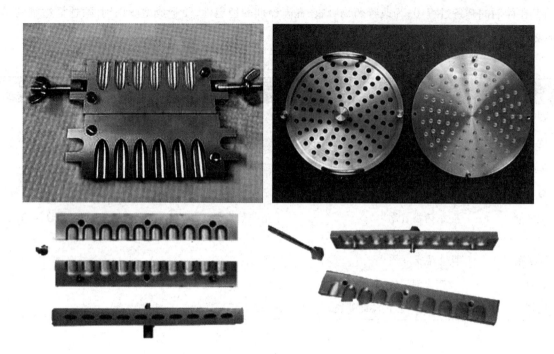

图 8-4 栓剂制备常用模具

$$DV = \frac{W}{G-(M-W)}$$ 式(8-1)

式中,W 为每个栓剂的平均含药量;G 为纯基质栓的平均栓重;M 为含药栓的平均栓重。

用测定的置换价可以计算出制备含药栓需要的基质重量 x:

$$x = \left(G - \frac{W}{DV}\right) \times n$$ 式(8-2)

式中,n 为拟制备栓剂的枚数。

▶▶ 课堂活动

制备鞣酸栓剂 1000 粒,每粒含鞣酸 0.2g,每个栓剂模孔可容纳可可脂的重量为 2.0g,若以可可脂为基质,求鞣酸与可可脂的理论用量各是多少? 每粒的实际重量是多少? (已知鞣酸对可可脂的置换价为 1.6)

2. 药物与基质的混合方法 ①油溶性药物可直接溶于油脂性基质中,若得到的栓剂过软可加入适量蜂蜡或石蜡调节;②水溶性药物可加入少量水制成浓溶液,用适量羊毛脂吸收后再与基质混匀;③不溶性药物先制成细粉,再与基质均匀混合。

3. 生产过程应注意的问题

(1)制备栓剂的固体原料药物除另有规定外,应预先用适宜方法制成细粉或最细粉。

(2)加热基质时勿使温度过高,可在基质熔融达 2/3 时即停止加热,以减少基质的理化性质改变。

(3)注意药物与基质要混合均匀。

（4）浇模要求一次完成（以免产品出现层断面）并以稍溢出模口为度。

（5）栓模所涂的润滑剂通常有两类：①油脂性基质的栓剂常用肥皂 1 份、甘油 1 份、90% 乙醇 5 份制成的醇溶液（肥皂醑）为润滑剂；②水溶性基质栓剂则常用液体石蜡或植物油等油脂性物质为润滑剂。

（二）挤压成型法

挤压成型法又称冷压法，主要用于油脂性基质制备栓剂。先将基质磨碎或锉末，再与主药混合均匀，装入压栓机中压制。冷压法可以避免药物和基质受热，有利于提高制剂的稳定性；冷压法还可以克服不溶性药物在基质中沉降。但该法生产效率较低、制剂中易存在气泡，现在生产上很少采用此方法。

实例解析 8-1：对乙酰氨基酚栓

【处方】对乙酰氨基酚　　15g　　　　半合成山苍子油酯　　120g

　　　　制成　　　　　　100 粒

【制法】取半合成山苍子油酯在水浴上熔化，将对乙酰氨基酚研细，加入上述熔化的基质分散均匀，保温，浇模，冷却成型，脱模，即得。

【解析】①本品有解热镇痛作用，为发挥全身作用的直肠栓，用于小儿普通感冒或流行性感冒引起的发热，也用于缓解轻、中度疼痛如关节痛、头痛、肌肉痛等；②本品可采用模制成型法制备；③采用热熔法制备时，半合成山苍子油酯为油脂性基质，应注意控制水浴加热的温度与加热时间；④对乙酰氨基酚为处方中的主药，应粉碎过筛制成细粉或最细粉以利于与基质混合均匀；⑤注模前，栓剂模孔应涂肥皂醑作润滑剂。

实例解析 8-2：保妇康栓

【处方】莪术油　　　　82g　　　　冰片　　　　　　　　　75g

　　　　聚山梨酯 80　75g　　　　聚氧乙烯（40）单硬脂酸酯　1551g

　　　　制成　　　　1000 粒

【制法】将莪术油与聚山梨酯 80 混匀，冰片用适量乙醇溶解，与上述油溶液混合均匀。另取聚氧乙烯（40）单硬脂酸酯置水浴中熔化，加入上述药液，充分搅匀，灌入栓剂模孔中，冷却后取出，制成 1000 粒，即得。

【解析】①莪术油为处方主药，含 20 多种化学成分。本栓剂行气破瘀、生肌、止痛，用于真菌性阴道炎、老年性阴道炎、宫颈糜烂。②本品是采用热熔法制成的发挥局部作用的阴道栓。③为使莪术油与聚氧乙烯（40）单硬脂酸酯（水溶性基质）混合均匀，加入聚山梨酯 80 作乳化剂和增塑剂。④注模前，栓剂模孔应涂液体石蜡等油脂性润滑剂。⑤本品在阴道内缓缓熔化，因有效成分为挥发性物质，可均匀地分布于整个阴道壁及子宫颈，并渗入黏膜皱褶深部，充分发挥疗效。⑥本品含冰片，用后清凉舒适。

四、栓剂的质量检查、包装与贮存

（一）栓剂的质量检查

除另有规定外，栓剂应进行以下相应检查：

1. 外观 要求完整光滑,无裂缝,不起霜,不变色,混合均匀。

2. 重量差异 取栓剂10粒,精密称定总重量,求得平均粒重后,再分别精密称定各粒的重量。每粒重量与平均粒重相比较(有标示粒重的中药栓剂,每粒重量与标示粒重比较),超出重量差异限度的不得多于1粒,并不得超出限度1倍。《中国药典》(2015年版)四部通则规定栓剂的重量差异限度见表8-2。

表8-2 栓剂重量差异限度规定

平均粒重或标准粒重	重量差异限度
1.0g及1.0g以下	±10%
1.0g以上至3.0g	±7.5%
3.0g以上	±5%

凡规定检查含量均匀度的栓剂,一般不再进行重量差异检查。

3. 融变时限 照融变时限检查法[《中国药典》(2015年版)四部通则]检查。除另有规定外,油脂性基质的栓剂3粒均应在30分钟内全部融化、软化或触压时无硬心,水溶性基质的栓剂3粒均应在60分钟内全部溶解。如有1粒不符合规定,应另取3粒复试,均应符合规定。

4. 微生物限度 照微生物限度检查法[《中国药典》(2015年版)四部通则]检查,应符合规定。

(二)栓剂的包装与贮存

栓剂所用的内包装材料应无毒性,并不得与药物或基质发生理化作用。目前,栓剂的包装形式主要有塑料壳包装、塑料袋包装、铝塑包装盒和双铝包装等方式,并对一些易吸湿的栓剂采用双层包装;每粒栓剂应为独立包装,以防栓剂在储存、运输时出现相互黏结或撞击破碎等现象。

除另有规定外,栓剂应在30℃以下密闭贮存和运输,防止因受热、受潮而变形、发霉、变质。油脂性基质的栓剂最好贮存在20℃以下的环境中,以防储存温度高使基质液化。甘油明胶类基质的栓剂,要防止这类栓剂吸湿软化、变形、生霉等不良现象的发生。栓剂在储存过程中易发生老(硬)化现象,使致栓剂的熔点升高或液化时间延长而影响药物疗效。

点滴积累 ∨

1. 栓剂是塞入人体腔道(直肠、阴道、尿道)的固体制剂,可以发挥局部作用也可以发挥全身作用。

2. 栓剂的突出特点是局部作用确切、可靠,全身作用只要用法得当(避免首关效应)也较好,尤其适合儿童用药。

3. 栓剂的基质分为油脂性基质和水溶性基质,制备方法主要是模制成型法(热熔法),贮存时要注意温度,不要超过室温。

第二节 膜剂

一、概述

（一）膜剂的概念

膜剂系指原料药物与适宜的成膜材料经加工制成的膜状制剂,供口服或黏膜用。膜剂是 20 世纪 60 年代开始研究并应用于临床的一种新剂型,其大小、形状和厚度等视用药部位的特点和含药量而定。一般膜剂的厚度为 0.05～0.2mm,面积为 1cm² 的供口服、0.5cm² 的供眼用、5cm² 的供阴道用。目前临床有 30 余种膜剂在使用。

（二）膜剂的分类

1. 按结构特点分类

（1）单层膜:药物均匀分散或溶解于成膜材料中所形成的膜剂。

（2）多层膜:由多个单层膜叠合而成,便于解决药物间的配伍禁忌和分析上的相互干扰。

（3）夹心膜:在两层不溶性的高分子聚合物膜中间夹着一层含药的药膜,药物缓慢非恒速或恒速释放出来,又称为缓释膜或控释膜。

2. 按给药途径分类

（1）口服膜:指供口服、口含、舌下给药的膜剂,如昂丹司琼膜、氯雷他定膜、度米芬口含膜、硝酸甘油舌下膜。口腔速溶膜是近年来发展较快的口服膜。

（2）口腔用膜:指口腔内局部贴敷的膜剂,多用于口腔溃疡和牙周疾病,如复方氯己定地塞米松膜、口腔溃疡膜。

（3）眼膜剂:系指原料药物与高分子聚合物制成的无菌药膜,是可置于眼结膜囊内缓慢释放药物的眼用固体制剂,如毛果芸香碱膜。

（4）阴道用膜:用于局部治疗或避孕,如克霉唑药膜、诺氟沙星药膜、复方炔诺酮膜。

（5）皮肤、黏膜用膜:用于皮肤和黏膜创伤、烧伤或炎症表面的覆盖,如冻疮药膜、止血药膜。

知识链接

口腔速溶膜

口腔速溶膜(orally fast dissolving films, OFDF)系指原料药物分散于成膜材料中制得的能在口腔内迅速溶解的薄膜片。 OFDF 的大小、形状、厚度类似于邮票,将其置于舌头上,不需喝水即可在唾液中快速溶解,释放药物,随正常吞咽动作咽下;期间药物被口腔黏膜吸收入血,可有效避免首关效应,起效迅速。 患者使用方便,顺应性好,尤其适合儿童、老人及吞咽困难的患者。 可利用多种药物的遮味技术,掩盖药物的不良臭味,设计成儿童喜欢的水果口味,易消除儿童对服药的恐惧心理。 2006 年日本上市第一个处方药 OFDF——伏格列波糖膜,2010 年美国和欧洲分别上市第一个处方药 OFDF——昂丹司琼 OFDF。

（三）膜剂的特点

1. 制备工艺简单,容易控制,有利于实现生产自动化和无菌操作。

2. 生产中无粉尘飞扬,有利于劳动保护。

3. 成膜材料用量少、体积小、重量轻,应用、携带、运输较方便。

4. 药物含量准确,稳定性好,采用不同的成膜材料可制成不同释药速度的膜剂。

5. 载药量小,只限用于小剂量药物。

（四）膜剂的质量要求

《中国药典》(2015年版)要求膜剂在生产与贮藏期间应符合以下规定:

1. 成膜材料及辅料应无毒、无刺激性,性质稳定,与原料药物的兼容性良好。

2. 原料药物如为水溶性的,应与成膜材料制成具有一定黏度的溶液;如为水不溶性药物应粉碎成极细粉,并与成膜材料等均匀混合。

3. 膜剂的外观应完整光洁,厚度一致,色泽均匀,无明显的气泡。对于多剂量的膜剂,分格压痕应均匀清晰,并能按压痕撕开。

4. 膜剂所用的包装材料应无毒性,能够防止污染,方便使用,并不能与原料药物或成膜材料发生理化作用。

5. 除另有规定外,膜剂应密封贮存,防止受潮、发霉和变质。

二、成膜材料与附加剂

（一）成膜材料

成膜材料是膜剂中药物的载体,其性能和质量对膜剂的成型、质量及药效有重要影响。理想的成膜材料应具备以下条件:①生理惰性,无毒、无刺激性、无不良臭味。②性质稳定,不降低药效,不影响主药的含量测定。③成膜和脱膜性能好,成膜后有足够的强度和柔韧性。④口服、腔道、眼用膜剂的成膜材料应具有良好的水溶性,或能逐渐降解;皮肤与黏膜用膜剂的成膜材料应能迅速、完全释放药物。⑤来源丰富,价格便宜。

常用的成膜材料包括以下两类:

1. 天然高分子成膜材料　有明胶、阿拉伯胶、虫胶、琼脂、海藻酸及其盐、淀粉、糊精、玉米朊等,多数可生物降解或溶解,但成膜、脱膜性能较差,故常与合成高分子成膜材料合用。

2. 合成与半合成高分子成膜材料

（1）聚乙烯醇（PVA）:是聚醋酸乙烯酯的甲醇溶液中加碱液醇解反应制得的白色至微黄色粉末或半透明状颗粒。PVA因其聚合度和醇解度的不同而有不同的规格和性质:聚合度越大,水溶性越小,水溶液的黏度大,成膜性能好;醇解度为88%的PVA水溶性最好。国内常用的PVA型号有05-88和17-88,其中"05"和"17"表示平均聚合度分别为500~600和1700~1800,"88"表示两者的醇解度均为88%±2%。PVA05-88的聚合度小,水溶性大,柔韧性差;PVA17-88的聚合度大,水溶性小,柔韧性好;两者以适当比例（如1:3）混合使用则能制得很好的膜剂。经验证明,成膜材料中在成膜性能、膜的抗拉强度、柔韧性、吸湿性和水溶性等方面均以 PVA 为最好,是目前国内最常用的成膜材料。

PVA 对眼黏膜和皮肤无毒、无刺激性,口服后在消化道很少吸收,也不分解,80% 的 PVA 在 48 小时内随大便排出体外。

(2)乙烯-醋酸乙烯共聚物(EVA):是乙烯和醋酸乙烯在一定条件下共聚而成的热塑性高分子聚合物,为透明、无色粉末或颗粒。EVA 无毒、无刺激性,与人体组织有良好的相容性;不溶于水,能溶于二氯甲烷、三氯甲烷等有机溶剂;成膜性能良好,膜柔软,强度大,常用于制备眼、阴道、子宫等控释膜剂。

(3)其他:甲基纤维素、羟丙纤维素、羟丙甲纤维素、聚维酮等。

(二)附加剂

膜剂中除原料药物和成膜材料外,常用的附加剂有增塑剂、表面活性剂、填充剂、着色剂、脱膜剂等,各成分的比例见表 8-3。

表 8-3 膜剂的一般组成

成　　分	含量（g/g）
主药	0%～70%
成膜材料(PVA 等)	30%～100%
增塑剂(甘油、山梨醇、丙二醇等)	0%～20%
表面活性剂(聚山梨酯 80、十二烷基硫酸钠、豆磷脂等)	1%～2%
填充剂($CaCO_3$、SiO_2、淀粉等)	0%～20%
着色剂(色素)	0%～1%
遮光剂(TiO_2 等)	0%～1%
脱膜剂(液体石蜡)	适量

三、膜剂的制备

（一）制备方法

1. 匀浆制膜法 又称流涎法、涂膜法,是目前国内制备膜剂的常用方法,其制备工艺流程如图 8-5 所示。

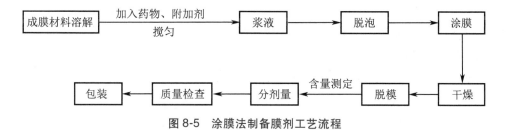

图 8-5 涂膜法制备膜剂工艺流程

本法首先将成膜材料溶解于水或其他适宜的溶剂中,必要时过滤;加入药物和附加剂充分搅拌使溶解(不溶于水的药物可预先粉碎成细粉或制成微晶均匀分散于浆液中),脱去气泡;小量制备时

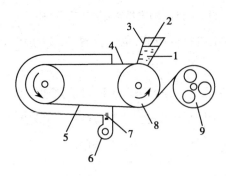

图8-6 涂膜机示意图
1. 流液嘴;2. 浆液;3. 控制板;4. 循环带;
5. 干燥器;6. 鼓风机;7. 加热器;
8. 转鼓;9. 卷膜盘

倾于平板玻璃上涂成厚度一致的涂层,大量生产可用涂膜机(图8-6)涂膜;烘干后根据主药含量计算单剂量膜的面积,剪切成单剂量的小格。

2. 热塑制膜法 将药物细粉和热塑性成膜材料(如EVA)相混合,用橡皮滚筒混炼,热压成膜;或将成膜材料(如聚乳酸)在热熔状态下加入药物细粉使混合均匀,涂膜,在冷却过程中成膜。本法不用或少用溶剂,生产效率较涂膜法高。

3. 复合制膜法 先将水不溶性的成膜材料(如EVA)制成具有凹穴的上外膜带和下外膜带,再将水溶性成膜材料(如PVA)用匀浆制膜法制成含药内膜带,经剪切后置于上、下外膜带的凹穴中,热封即可;也可用易挥发性溶剂制成含药匀浆,以间歇定量注入法注入下外膜带的凹穴中,干燥后盖上外膜带,热封即成。本法一般用于缓释膜的制备。

(二)质量检查

1. 外观 应完整光洁,厚度一致,色泽均匀,无明显的气泡。

2. 重量差异 除另有规定外,取供试品20片,精密称定总重量,求得平均重量,在分别精密称定各片的重量,每片重量与平均重量比较,按表8-4中的规定,超出重量差异限度的不得多于2片,并不得有1片超出限度1倍。膜剂的重量差异限度见表8-4。

表8-4 膜剂的重量差异限度

平均重量	重量差异限度
0.02g 及 0.02g 以下	±15%
0.02g 以上至 0.20g	±10%
0.20g 以上	±7.5%

凡进行含量均匀度检查的膜剂,一般不再进行重量差异检查。

3. 无菌检查 眼膜剂按照《中国药典》(2015年版)"无菌检查法"检查,应符合规定。

4. 微生物限度 按照《中国药典》(2015年版)有关膜剂微生物限度要求进行检查,应符合相关规定。

5. 其他 酸度、溶化时限、有关物质、含量等均应符合各制剂项下的规定。

实例解析8-3:复方替硝唑口腔膜

【处方】替硝唑　　　　0.2g　　　　氧氟沙星　0.5g　　　聚乙烯醇(17-88)　3.0g

羧甲纤维素钠　1.5g　　　　甘油　　　2.5g　　　糖精钠　　　　　　0.05g

纯化水　　　　加至100g

【制法】先将聚乙烯醇、羧甲纤维素钠分别浸泡过夜、溶解,加甘油混匀,再将替硝唑溶于15ml热纯化水中,氧氟沙星溶于适量的稀醋酸中加入混匀,最后加入糖精钠、纯化水补至足量,搅匀;放置,待气泡除尽后,涂膜,干燥分格。每格含替硝唑 0.5mg,氧氟沙星 1mg。

【解析】①本品为黄白色薄片,局部用于口腔黏膜溃疡;②替硝唑、氧氟沙星为主药,聚乙烯醇、羧甲纤维素钠为成膜材料,甘油为增塑剂,糖精钠为矫味剂;③氧氟沙星为白色至微黄色结晶性粉末,在水或甲醇中微溶或极微溶解,故加入适量的稀醋酸溶解。

点滴积累 ✓

1. 膜剂是由药物和成膜材料组成的,其成膜材料是膜剂成型的关键。目前常用的、性能优良的成膜材料为 PVA。
2. 膜剂的制法有匀浆制膜法、热塑制膜法和复合制膜法,应用广泛的是匀浆制膜法。
3. 《中国药典》(2015 年版)制剂通则中规定,膜剂的质量检查项目一般包括重量差异和微生物限度。

第三节 涂膜剂

一、概述

涂膜剂是指原料药物溶解或分散于含成膜材料的溶剂中,涂搽患处后形成薄膜的外用液体制剂。用时涂布于患处,有机溶剂迅速挥发,形成薄膜保护患处,并缓缓释放药物发挥治疗作用。如哈西奈德涂膜剂、复方鞣酸涂膜剂。

涂膜剂是在硬膏剂、火棉胶剂、膜剂的应用基础上发展起来的一种新剂型,具有制备工艺简单、不用裱褙材料、不需特殊设备、使用方便、不易脱落、容易洗除等特点。一般用于无渗出液的损害性皮肤病,对过敏性皮炎、神经性皮炎、银屑病等皮肤病有较好的防治作用。

按照《中国药典》(2015 年版)四部制剂通则(0119)要求,涂膜剂在生产与贮藏期间应符合以下规定:稳定,根据需要可以加入抑菌剂或抗氧剂;除另有规定外,涂膜剂应避光、密闭贮存,在启用后最多可使用 4 周;涂膜剂应进行装量检查、微生物限度检查,用于烧伤[除程度较轻的烧伤(Ⅰ度或浅Ⅱ度外)]或严重创伤的涂膜剂应进行无菌检查。

▶ **课堂活动**

涂膜剂与涂剂、洗剂等外用制剂比较,在处方组成、剂型特点及临床应用等方面有哪些异同点?

二、涂膜剂的制备

涂膜剂的处方主要由药物、成膜材料、挥发性有机溶剂及增塑剂等组成,必要时可添加透皮吸收促进剂、抗氧剂、防腐剂、着色剂等附加剂。常用的成膜材料有聚乙烯醇、聚乙烯吡咯烷酮、卡波姆、聚乙烯醇缩甲乙醛、壳聚糖和纤维素衍生物等。挥发性有机溶剂常用乙醇、丙酮或两者的混合液。增塑剂常用甘油、丙二醇、三乙酸甘油酯、邻苯二甲酸二丁酯等。

涂膜剂通常采用溶解法制备,先将成膜材料溶解,再与药物、附加剂等混合均匀。若药物可溶于溶剂,将药物溶解后与成膜材料溶液混合;若药物不溶于溶剂,应先加少量溶剂充分研磨后与成膜材料溶液混合;若为中药,应先以适宜方法提取制成乙醇提取液或提取物的乙醇-丙酮溶液再与成膜材料溶液混合。

实例解析 8-4:复方鞣酸涂膜剂

【处方】鞣酸　　　5.0g　　　间苯二酚　5.0g　　　水杨酸　　　3.0g

　　　　苯甲酸　3.0g　　　苯酚　　3.0g　　　PVA-124　3.0g

　　　　甘油　　10.0ml　　纯化水　　40.0ml　　乙醇　　加至100ml

【制法】取 PVA-124 加入纯化水浸泡至充分膨胀,在水浴上加热使其完全溶解;另取鞣酸、间苯二酚、水杨酸、苯甲酸依次溶于适量乙醇中,加入苯酚及甘油,添加乙醇使成55.0ml,并搅匀;将上液缓缓加至 PVA-124 溶液中,随加随搅拌,并添加乙醇至100.0ml,搅匀,即得。

【解析】①本品用于治疗脚癣、甲癣、体癣及神经性皮炎;②鞣酸、间苯二酚、水杨酸、苯甲酸、苯酚为主药,PVA-124 为成膜材料,甘油为增塑剂,纯化水、乙醇为溶剂;③苯酚易溶于甘油,且甘油可缓和苯酚的局部刺激性。

点滴积累 ∨

1. 涂膜剂的处方组成主要包括药物、成膜材料、挥发性有机溶剂等成分。

2. 涂膜剂是外用液体制剂,制法简单,使用方便,溶剂挥发后形成薄膜,不污染衣物。

3. 涂膜剂常用的成膜材料有聚乙烯醇、聚乙烯吡咯烷酮、壳聚糖和纤维素衍生物等。

目标检测

一、选择题

(一)单项选择题

1. 栓剂中含有的不溶性药物细粉要求全部通过

　　A. 二号筛　　　　　　　B. 四号筛　　　　　　　C. 六号筛

　　D. 八号筛　　　　　　　E. 九号筛

2. 发挥局部作用的栓剂是

　　A. 阿司匹林栓　　　　　B. 对乙酰氨基酚栓　　　C. 吲哚美辛栓

　　D. 甘油栓　　　　　　　E. 右旋布洛芬栓

3. 制备栓剂最常用的方法是

　　A. 模制成型法　　　　　B. 挤压成型法　　　　　C. 流涎法

　　D. 冷压法　　　　　　　E. 泛制法

4. 置换价是

　　A. 基质的重量与同体积药物的重量之比　　B. 药物的重量与同体积基质的重量之比

　　C. 药物的体积与同重量基质的体积之比　　D. 基质的体积与同重量药物的体积之比

E. 药物的密度与基质的密度之比

5. 具有同质多晶型的栓剂基质是

    A. 可可脂   B. 氢化植物油   C. 甘油明胶

    D. 聚乙二醇类   E. 半合成脂肪酸甘油酯

6. 栓剂应进行的质量检查项目是

    A. 可见异物   B. 脆碎度   C. 细菌内毒素

    D. 融变时限   E. 无菌

7. 需要进行无菌检查的膜剂是

    A. 口服膜剂   B. 阴道用膜   C. 眼用膜

    D. 口腔用膜   E. 舌下膜

8. 常用的膜剂成膜材料是

    A. PEG   B. HPC   C. PVA

    D. EC   E. HPMCP

9. 膜剂中加入二氧化钛的目的是作

    A. 矫味剂   B. 抗氧剂   C. 增塑剂

    D. 防腐剂   E. 遮光剂

（二）多项选择题

1. 属于油脂性栓剂基质的物质有

    A. 可可脂   B. 泊洛沙姆   C. 半合成脂肪酸甘油酯

    D. 聚乙二醇类   E. 甘油明胶

2. 属于水溶性栓剂基质的是

    A. 甘油明胶   B. 聚氧乙烯40单硬脂酸酯   C. 氢化植物油

    D. 聚乙二醇类   E. 泊洛沙姆

3. 发挥全身作用的直肠栓吸收时，可以避免肝脏的首关效应的吸收静脉是

    A. 直肠上静脉   B. 直肠中静脉   C. 直肠下静脉

    D. 肛管静脉   E. 门静脉

4. 栓剂制备中，栓模孔内涂液体石蜡润滑剂适用的基质有

    A. 可可脂   B. 甘油明胶   C. 半合成脂肪酸甘油酯

    D. 硬脂酸钠   E. 泊洛沙姆

5. 膜剂的给药途径包括

    A. 口服   B. 注射   C. 眼用

    D. 阴道用   E. 口腔用

6. 涂膜剂的组成包括

    A. 药物   B. 成膜材料   C. 挥发性有机溶剂

    D. 增塑剂   E. 崩解剂

二、简答题

1. 写出采用模制成型法生产栓剂的工艺流程。

2. 热熔法制备栓剂应注意哪些问题?

三、实例分析题

1. 使用全身作用的直肠栓剂时为什么不应塞入直肠深部?

2. 某药物的可可脂置换价为 0.5,纯可可脂空白栓每粒重 2.0g,欲制成每粒含药 0.4g 的可可脂栓 100 粒,需要可可脂的理论用量是多少?

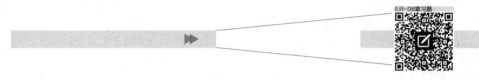

实验 8-1 栓剂的制备

一、实验目的

掌握模制成型法(热熔法)制备栓剂的工艺过程及操作要点;熟悉栓剂基质的分类、特点及应用情况;了解栓剂的一般质量要求。

栓剂的制备

二、实验材料

1. **仪器与设备** 栓模、蒸发皿、研钵、水浴、天平、单面刀片、烧杯、称药纸等。

2. **药品与试剂** 甘油、硬脂酸、干燥碳酸钠、纯化水、液体石蜡、阿司匹林、半合成脂肪酸甘油酯、肥皂醑等。

三、实验内容

(一)甘油栓的制备

【处方】干燥碳酸钠 0.2g 硬脂酸 0.8g 甘油 8g(约7ml)

纯化水 1.0ml 共制 3枚

【制法】取纯化水加入干燥碳酸钠中使之溶解(大量制备时若溶液有杂质应进行滤过处理),加甘油混合,置水浴上加热,并缓缓加入硬脂酸,随加随搅拌,待泡沸停止,溶液澄清,倾入栓膜内至稍微溢出模口,冷凝后削平,取出包装。

【注意事项】

1. 制备甘油栓时,水浴要保持沸腾,硬脂酸应少量分次加入,与碳酸钠充分反应,直至泡沸停止,溶液澄清,皂化反应完全,才能停止加热。

2. 皂化反应生成二氧化碳,制备时务必除尽气泡后再装膜,否则栓剂内含有气泡影响剂量和美观。

3. 制备栓剂时栓模要使用液体石蜡或硅油作润滑剂。

4. 注模前应将栓模预热至80℃左右,注模后应缓慢冷却,如冷却过快,成品的硬度、弹性、透明度均受影响。

【作用与用途】有温和的通便作用,用于便秘。

(二)阿司匹林栓的制备

【处方】阿司匹林　　3g　　　　半合成脂肪酸甘油酯　适量

　　　　　共制　　10 枚

【制法】取半合成脂肪酸甘油酯置于适宜的容器中,水浴加热,待 2/3 的基质熔融时停止加热,搅拌使全部基质熔融;将阿司匹林研成细粉分次加入熔融的基质中,不断搅拌使阿司匹林均匀分散,保温备用;将药物基质熔融液注入已涂好润滑剂的栓模内,冷却,削去上面多余的部分,取出包装。

【注意事项】

1. 应首先测出阿司匹林的置换价。

2. 阿司匹林在与加热熔融的基质混合时,若温度过高会分解为乙酸和水杨酸,应注意控制加热温度。

3. 基应加热均匀,否则加入阿司匹林后不易混匀。

4. 栓模要使用肥皂醑作润滑剂。

5. 注模时注意温度不要太高,以免凹顶或中空。

【作用与用途】解热镇痛,用于普通感冒或流行性感冒引起的发热,也用于缓解轻至中度疼痛如头痛、关节痛、偏头痛、牙痛、肌肉痛、神经痛等。

四、思考题

1. 甘油栓的制备原理是什么?

2. 什么是置换价? 怎样计算?

3. 热熔法制备栓剂的操作注意事项有哪些?

实验 8-2　膜剂的制备

一、实验目的

掌握匀浆制膜法制备膜剂的工艺过程及操作要点;熟悉成膜材料的分类与特点;了解膜剂的一般质量要求。

二、实验材料

1. 仪器与设备　玻璃板、推杆、研钵、天平、刀片、烧杯、量杯、称药纸、水浴锅、烘箱等。

2. 药品与试剂　硫酸庆大霉素注射液、克霉唑、盐酸达克罗宁、醋酸氯己定、冰片、甘油、乙醇、聚乙烯醇(05-88)、海藻酸钠、甘油、纯化水等。

三、实验内容

口腔溃疡膜的制备

【处方】
硫酸庆大霉素	8万U	克霉唑	0.8g	盐酸达克罗宁	0.16g
醋酸氯己定	0.4g	冰片	0.6g	甘油	3ml
乙醇	12ml	聚乙烯醇(05-88)	1.5g	海藻酸钠	1.5g
纯化水	80ml				

【制法】取聚乙烯醇(05-88)加入30ml纯化水中浸泡,放置充分膨胀后,在水浴上加热至聚乙烯醇全部溶解,溶液透明;将克霉唑、盐酸达克罗宁、冰片分别溶于12ml乙醇中;取海藻酸钠于无菌干燥乳钵中加入甘油3ml,研匀;将硫酸庆大霉素用1ml纯化水分散,醋酸氯己定加10ml水分散;将克霉唑、盐酸达克罗宁、冰片的乙醇溶液分次加入上述乳钵中研匀,再加入硫酸庆大霉素和醋酸氯己定的稀释液研磨均匀,再将聚乙烯醇溶液逐渐加入,边加边研,最后加40ml纯化水充分研磨至均匀的稠糊状浆液,静置消泡,以刮板法将上述消泡后的浆液均匀铺于玻璃板上;干燥后揭下整张药膜,紫外线消毒,将其分割成4cm×4cm大小的药膜,包装。

【注意事项】

1. 聚乙烯醇加水应放置充分膨胀后,再水浴加热,直至聚乙烯醇全部溶解为无色透明的黏稠液体。

2. 整个操作过程勿剧烈搅拌和研磨,以免混入大量气泡;浆液中的气泡需消除干净后再行涂膜。

3. 玻璃板应洗净、干燥、消毒后使用;涂膜前玻璃板可涂抹少许液体石蜡作脱膜剂,或在玻璃板表面铺上一张面积大于玻璃板的聚乙烯薄膜,使薄膜紧贴玻璃板面,宽出的部分能折叠贴在玻璃板反面。

4. 推杆平推浆液时用力应均匀,以获得厚度均匀、约0.3mm厚的薄膜。

5. 药膜可自然干燥,若烘干应注意控制温度在50℃左右,药膜干燥后再行揭膜。

【作用与用途】具有止痛、消炎、收敛、止痒作用,用于口腔溃疡。漱口后取适量药膜贴于患处,每日2~4次,3~5天为1个疗程。

四、思考题

1. 请分析处方中各成分的作用。

2. 用涂膜法制备口腔溃疡膜时应注意哪些事项?如何去除浆液中的气泡?

（李忠文）

第九章

外用膏剂

导学情景

情景描述：

  某班体育课正在进行排球小组赛。一学生手指挫伤，导致红肿疼痛。校医先对其伤指进行冷敷，然后取吲哚美辛乳膏适量涂于伤处，并用手轻揉局部，再热敷，使药物渗入皮肤缓解伤指疼痛。

学前导语：

  外用膏剂是一类专供外用的半固体或近似于固体的制剂，主要包括软膏剂、乳膏剂、贴膏剂、膏药等，另外还有一些特殊基质或特殊用途的糊剂、凝胶剂、眼用半固体制剂（包括眼膏剂、眼用乳膏剂及眼用凝胶剂等）、涂膜剂、贴剂等。外用膏剂广泛用于皮肤科和外科，具有保护润滑、局部治疗和全身治疗作用。外用膏剂应用较早，近代在其基质、制法及相似剂型的开发等方面有了较快的发展。

第一节　软膏剂、乳膏剂和糊剂

一、概述

（一）概念与分类

  软膏剂系指原料药物与油脂性或水溶性基质混合制成的均匀的半固体外用制剂。软膏剂因原料药物在基质中的分散状态不同，分为溶液型软膏剂和混悬型软膏剂。溶液型软膏剂为原料药物溶解（或共熔）于基质或基质组分中制成的软膏剂；混悬型软膏剂为原料药物细粉均匀分散于基质中制成的软膏剂。

  乳膏剂系指原料药物溶解或分散于乳状液型基质中形成的均匀的半固体制剂。乳膏剂由于基质不同，可分为水包油（O/W）型乳膏剂和油包水（W/O）型乳膏剂。

  糊剂系指大量的原料药物固体粉末（一般为 25% 以上）均匀地分散在适宜的基质中所组成的半固体外用制剂，可分为含水凝胶性糊剂和脂肪糊剂。

（二）特点

  软膏剂、乳膏剂和糊剂均属于半固体外用膏剂。软膏剂、乳膏剂临床上较为常用，其中尤以乳膏剂应用较多。《中国药典》（2015 年版）一部收载软膏剂和乳膏剂共 11 个品种；二部收载软膏剂

20 个品种,乳膏剂 43 个品种。其主要特点如下:

1. 物理性状符合外用制剂的要求。软膏剂除具有一定的黏附性外,还具有热敏性和触变性。热敏性是指遇热熔化流动性增加;触变性是指施加外力时黏度降低,静止时黏度增加,从而阻止或减弱其流动性。乳膏剂同样也具有热敏性和触变性。因此,其可以长时间紧贴、黏附或铺展在用药部位而发挥作用。

2. 以局部作用为主,有的可发挥全身作用。临床上绝大部分的软膏剂、乳膏剂通过药物分子(或离子)作用于表皮或渗入表皮下组织而发挥局部疾病的治疗或皮肤的保护作用,一般起抗感染、消毒、止痒、止痛和麻醉作用,也具有滋润、保护等作用。极少数软膏剂、乳膏剂的药物逐步通过皮肤吸收进入体循环后,能产生全身治疗作用,如硝酸异山梨酯乳膏。糊剂与一般软膏剂相比,含药量高,稠度大,吸水能力强,主要起吸湿、收敛、保护作用。

3. 可避免口服给药引起的胃肠道刺激及消化液的影响。但本类剂型不适用于对皮肤有刺激性和过敏性的药物;使用不当会污染衣物;给药后起效较慢;还有的会影响皮肤的正常功能。

知识链接

乳膏剂的使用方法及注意事项

乳膏剂临床应用时,首先清洗、擦干皮肤后涂药,并轻轻按摩给药部位,使药物进入皮肤,直到其消失。在皮肤病患处使用,注意:①不可多药联合应用;②避免接触眼睛及黏膜;③充分考虑患者的年龄、性别、皮损部位以及是否儿童、孕妇或哺乳期妇女禁用等;④对局限性苔藓化肥厚皮损可采用封包疗法,以促进药物吸收,提高疗效;⑤用药量、用药次数应适宜,用药疗程应根据治疗效果确定,不宜长期使用。

(三)质量要求

1. 软膏剂、乳膏剂及糊剂应无酸败、异臭、变色、变硬等变质现象。乳膏剂不得有油水分离及胀气现象。

2. 软膏剂、乳膏剂应具有适当的黏稠度,应易涂布于皮肤或黏膜上,不融化,黏稠度随季节变化应很小。

3. 用于严重烧伤或创伤的软膏剂与乳膏剂应无菌。

二、基质

基质是软膏剂等半固体制剂的基本组成之一,是制剂形成和发挥药效的重要载体。基质的性质直接影响软膏剂等外用膏剂的质量、疗效、外观等,应根据制剂作用要求、药物性质、制剂疗效和产品的稳定性等方面综合考虑,选用适宜的基质。

理想的半固体外用膏剂基质应满足的条件是:①润滑,无刺激性,稠度适宜,易于涂布;②性质稳定,与主药不发生不良配伍变化,不干扰主药的测定;③具有一定的吸水性,能吸收病灶部位的分泌物;④不妨碍皮肤的正常功能,具有良好的释药性能;⑤易洗除,不污染衣物。

软膏剂基质可分为油脂性基质和水溶性基质。乳膏剂基质为乳状液型基质,主要包括为水相、油相和乳化剂3种组分,分为水包油型和油包水型。

软膏剂、乳膏剂基质应均匀、细腻,涂于皮肤或黏膜上应无刺激性。在实际应用时,还应根据半固体外用膏剂的类型特点和作用要求,通过添加适宜的附加剂等方法来保证制剂的质量,适应临床用药要求。软膏剂、乳膏剂根据需要可加入保湿剂、抑菌剂、增稠剂、稀释剂、抗氧剂及透皮促进剂等附加剂。

知识链接

透皮促进剂

临床上,少数发挥全身治疗作用的软膏剂、乳膏剂,其基质中可加入透皮促进剂达到改善药物透皮吸收的目的。

透皮促进剂系指能够渗透进入皮肤降低药物通过皮肤的阻力,降低皮肤的屏障功能,加速药物穿透皮肤的物质。目前,常用的透皮促进剂主要有氮酮、月桂酸、油酸、丙二醇、尿素、表面活性剂、二甲基亚砜等。

(一)油脂性基质

油脂性基质的刺激性小,性质稳定,涂于皮肤能形成封闭性油膜,促进皮肤的水合作用,对皮肤有润滑、保护、软化作用。但释药性差,油腻感强,用水不易洗除,不适用于有渗出液的病灶部位,主要用于遇水不稳定的药物制备软膏剂,如红霉素、金霉素等某些抗菌药物。油脂性基质主要包括烃类、类脂类和动植物油脂类等疏水性物质。

1. 烃类基质 系指从石油或页岩油中得到的各种烃的混合物,其中大部分属于饱和烃。

(1)凡士林:有黄、白两种。黄凡士林为淡黄色或黄色均匀的软膏状半固体;白凡士林是黄凡士林经脱色处理得到的白色至微黄色均匀的软膏状物。无臭或几乎无臭,与皮肤接触有滑腻感,具有拉丝性,熔点为45~60℃。凡士林化学性质稳定,无刺激性,能与多数药物配伍,特别适用于遇水不稳定的药物。本品有适宜的黏稠性和涂布性(黏稠性和涂布性受温度影响变化较大),但其释药性和促药物透皮吸收性能较差,油腻性较强,仅能吸收约相当于自身重量5%的水,故不适用于有多量渗出液的病灶部位,一般常加入适量的羊毛脂、胆固醇或表面活性剂等物质提高其吸水性能。凡士林是最为常用的烃类基质。

(2)液体石蜡:又称石蜡油,为无色澄清的油状液体,无臭无味。液体石蜡常用于调节软膏基质的稠度和硬度或用于药物粉末的加液研磨,以利于药物与基质的混合均匀。

(3)石蜡:为无色或白色半透明的块状物,无臭无味,手指接触有滑腻感,熔点为50~65℃。石蜡与其他原料熔合后不容易单独析出,故优于蜂蜡。主要用于调节软膏基质的稠度和硬度。

2. 类脂类 是结构或性质与油脂相似的天然化合物,在动植物界中分布较广,种类也较多。有类似于脂肪的物理性质,但化学性质较脂肪稳定;具有一定的吸水性能和表面活性作用,一般多与油脂类基质合用。

（1）羊毛脂:为淡黄色或棕黄色的蜡状物,臭微弱而特异,有黏性而滑腻;熔点为36~42℃。由于羊毛脂过于黏稠,一般不宜单独使用,通常与凡士林合用,以改善凡士林的吸水性和促进药物透皮吸收的性能。羊毛脂具有良好的吸水性及弱的W/O型乳化性能,吸收2倍左右的水后可形成W/O型乳状液型基质。含水羊毛脂是指无水羊毛脂吸收约30%的水分后得到的产品,含水羊毛脂可以改善羊毛脂的黏稠度,便于应用。

（2）蜂蜡、鲸蜡:蜂蜡又称川蜡,有黄、白之分,白蜂蜡系由蜂蜡经氧化漂白精制而得的。蜂蜡无光泽,无结晶,无味,具特异性气味,熔点为62~67℃。鲸蜡为白色、无臭、有光泽的固体蜡。两者均具有一定的表面活性作用,属较弱的W/O型乳化剂,在O/W型乳状液型基质中起稳定作用。两者均不易酸败,常用于取代乳状液型基质中的部分脂肪性物质,以调节基质的稠度或增加其稳定性。

（3）胆固醇:为白色片状结晶,无臭,熔点为147~150℃。胆固醇一般与脂肪醇及羊毛脂等配伍,其效果比单独使用好。胆固醇用作乳膏的基质、乳化剂,加入油脂性基质、乳状液型基质中,增加其稳定性和吸水能力。

3. 油脂类　包括植物油、动物油,系来源于动、植物的高级脂肪酸甘油酯及其混合物,其透皮性能较烃类为好,但储存过程中易分解、氧化和酸败。将植物油催化加氢制得的饱和或近饱和的氢化植物油稳定性好,不易酸败,亦可用作软膏基质,如氢化蓖麻油。

4. 二甲硅油　为无色澄清的油状液体,无臭或几乎无臭,化学性质稳定,具优良的疏水性,润滑作用好,对皮肤无刺激性,易清洗,常与其他油脂性基质合用制成防护性软膏,也可用于乳膏剂中起润滑作用。但本品对眼有刺激性,不宜在眼膏基质中使用。二甲硅油也是一种常用的消泡剂。

知识链接

硬　脂　酸

硬脂酸系从动、植物油脂中得到的固体脂肪酸,为白色或类白色有滑腻感的粉末或结晶性硬块,其剖面有微带光泽的细针状结晶;有类似于油脂的微臭;在水中几乎不溶;凝点不低于54℃。在乳状液基质中硬脂酸一部分可与碱性物质如三乙醇胺发生皂化反应生成有机胺皂起乳化作用,另一部分起稳定增稠作用并使膏体亮白。硬脂酸还可作为润滑剂,为常用的药用辅料。

（二）水溶性基质

水溶性基质能与水溶液和组织渗出液混合,释药速度快,无油腻性,易涂布,易洗除,多用于润湿糜烂病灶部位,有利于分泌物的排出,也常用于腔道、黏膜等部位。但其润滑作用差,不稳定,易生霉,同时水分易蒸发,久用会引起皮肤干燥,常需加入防腐剂和保湿剂。

水溶性基质包括天然或合成的水溶性高分子物质,最常用的水溶性基质主要是合成的聚乙二醇类高分子聚合物。

聚乙二醇类(PEG)随平均分子量的增大而由液体逐渐过渡到蜡状固体,如聚乙二醇400为无色或几乎无色的黏稠液体;聚乙二醇600、1000为无色或几乎无色的黏稠液体,或呈半透明的蜡状软物;聚乙二醇1500、4000、6000为白色蜡状固体薄片或颗粒状粉末。应用时应按适当比例配合使用,可制成半固体的软膏基质。本品略有特臭,性质稳定,不易生霉;有较强的吸水性,久用可引起皮肤脱水干燥,不宜用于含遇水不稳定的药物的软膏。另外本品可与苯甲酸、鞣酸、水杨酸、苯酚等络合,并能减低酚类防腐剂的活性。

▶ **课堂活动**

聚乙二醇(PEG)是药剂中常用的辅料,《中国药典》(2015年版)四部中收载有PEG400、PEG600、PEG1000、PEG1500、PEG4000、PEG6000等,请同学们思考以前学过的哪些剂型中用到聚乙二醇,作何使用?

此外,甘油明胶、纤维素衍生物类等也可作为水溶性软膏基质。甘油明胶由1%~3%的明胶、10%~30%的甘油与水混合加热制成。纤维素衍生物类常用甲基纤维素(MC)和羧甲纤维素钠(CMC-Na)。

(三)乳状液型基质

乳状液型基质由油相、水相和乳化剂组成,分为水包油型和油包水型两种类型。W/O型乳状液型基质较不含水的油脂性基质易于涂布,油腻性小,释药性也较油脂性基质强,但不如O/W型乳状液型基质。O/W型乳状液型基质外含水量多,在储存过程中易霉变,易蒸发失水使乳膏变硬,故常需加入防腐剂和保湿剂。保湿剂常用甘油、丙二醇、山梨醇等,用量为5%~20%。值得注意的是,O/W型乳状液型基质制成的乳膏在用于分泌物较多的病灶部位(如湿疹)时,其吸收的分泌物可重新透入皮肤(反向吸收)而使炎症恶化。乳状液型基质中药物的释放和透皮吸收较快,对皮肤的正常功能影响比较小,对皮肤表面分泌物的分泌和水分蒸发也无较大影响,但遇水不稳定的药物不宜制备乳膏剂。

乳状液型基质的油相多数为固体和半固体成分,主要有硬脂酸、石蜡、蜂蜡、高级醇(如十八醇)等物质,有时为调节稠度也常加入液体石蜡、凡士林或羊毛脂等成分。乳化剂对形成乳状液型基质的类型起重要作用,乳状液型基质常用的乳化剂有以下几类。

1. 阴离子型表面活性剂 一价皂、有机胺皂为O/W型乳化剂;二价皂、多价皂为W/O型乳化剂;十二烷基硫酸钠为O/W型乳化剂。

(1)一价皂:系高级脂肪酸与一价金属离子的氢氧化物或有机胺形成的新生皂。一价皂的乳化能力随脂肪酸中的碳原子数从12到18而递增,但在碳原子数18以上这种性能又降低,故碳原子数为18的硬脂酸为最常用的脂肪酸,如硬脂酸钠、硬脂酸钾、硬脂酸锌。与高级脂肪酸发生皂化反应的碱性物质的选择对乳状液型基质的影响也较大,通常以钠皂为乳化剂制成的乳状液型基质较硬,以钾皂为乳化剂制成的乳状液型基质较软,故钾皂也称软肥皂。

(2)有机胺皂:以有机胺皂为乳化剂制成的乳状液型基质较为细腻、光亮美观,较为常用的有机胺皂是三乙醇胺皂。

实例解析 9-1:含三乙醇胺皂的乳状液型基质

【处方】硬脂酸　　150g　　白凡士林　250g　　羊毛脂　　20g

　　　　三乙醇胺　20g　　甘油　　　50g　　羟苯乙酯　1g

　　　　纯化水　　适量　　共制　　　1000g

【解析】①本品为 O/W 型乳状液型基质。处方中的三乙醇胺与部分硬脂酸发生皂化反应生成硬脂酸三乙醇胺皂为 O/W 型乳化剂,剩余部分硬脂酸作为油相起增稠和稳定作用。②白凡士林用以调节稠度,增加润滑性;羊毛脂可增加油相的吸水性和药物的穿透性。③羟苯乙酯为防腐剂,甘油为保湿剂。

（3）多价皂:系由二、三价的金属氧化物（或氢氧化物）与高级脂肪酸作用形成的新生皂。这类新生皂较易形成,作为 W/O 型乳化剂,由于其油相比例大,黏度比水相高,所以用多价皂制成的乳状液型基质比一价皂作为乳化剂制成的乳状液型基质的稳定性要高。

（4）十二烷基硫酸钠:为阴离子型表面活性剂,是优良的 O/W 型乳化剂,用于配制 O/W 型乳状液型基质。本品常与其他 W/O 型乳化剂（如十六醇、十八醇、硬脂酸甘油酯等）合用调整乳化剂的 *HLB* 值,以达到油相乳化所需的范围,常用量为 0.5%~2%。

实例解析 9-2:含十二烷基硫酸钠的乳状液型基质

【处方】硬脂醇　　220g　　十二烷基硫酸钠　15g　　白凡士林　250g

　　　　羟苯甲酯　0.25g　　羟苯丙酯　　　0.15g　　丙二醇　　120g

　　　　纯化水　　适量　　共制　　　　　1000g

【解析】本品为 O/W 型乳状液型基质。处方中的十二烷基硫酸钠为 O/W 型乳化剂,是主要乳化剂;而硬脂醇与白凡士林同为油相,前者还起辅助乳化及稳定作用,后者防止基质水分蒸发并留下油膜,有利于角质层水合并具有润滑作用;羟苯甲酯、羟苯丙酯为防腐剂,丙二醇为保湿剂。

2. 非离子型表面活性剂　常用的聚山梨酯类为 O/W 型乳化剂;脂肪酸山梨坦类为 W/O 型乳化剂。此类表面活性剂可单独使用,也可与其他乳化剂合用调节基质所需的 *HLB* 值。非离子型表面活性剂性质稳定,毒性、刺激性小,能与酸性盐、电解质配伍,但应注意聚山梨酯类能抑制羟苯酯类、苯甲酸类防腐剂的防腐作用,可以选用山梨酸等作防腐剂。平平加 O 及乳化剂 OP 为聚氧乙烯醚的衍生物类,两者均属 O/W 型乳化剂。

实例解析 9-3:含聚山梨酯类的乳状液型基质

【处方】硬脂酸　60g　　聚山梨酯 80　44g　　油酸山梨坦　16g

　　　　硬脂醇　60g　　液体石蜡　　90g　　白凡士林　　60g

　　　　甘油　　100g　　山梨酸　　　2g　　纯化水　　　适量

　　　　共制　　1000g

【解析】①处方中的聚山梨酯 80 是主要的乳化剂,为 O/W 型;油酸山梨坦为 W/O 型乳化剂,用以调节适宜的 *HLB* 值而形成稳定的 O/W 型乳状液型基质。②硬脂醇为增稠剂,且可使制得的乳状液型基质光亮细腻,也可用单硬脂酸甘油酯代替得到同样的效果。③甘油为保湿剂,山梨酸为防腐剂。

3. 其他类

（1）十六醇、十八醇：系高级脂肪醇类，两者又分别被称为鲸蜡醇、硬脂醇，均为白色粉末、颗粒、片状或块状物。属弱的 W/O 型乳化剂，起辅助乳化和稳定作用。

（2）硬脂酸酯类：硬脂酸甘油酯是一种较弱的 W/O 型乳化剂，与乳化能力较强的 O/W 型乳化剂（如有机胺皂）合用时，能增加油相的吸水能力，使制得的乳剂基质更稳定，且产品细腻润滑，用量为 15% 左右。硬脂酸聚烃氧（40）酯［聚氧乙烯（40）单硬脂酸酯］为 O/W 型乳状液型基质，主要是用作栓剂的基质，也用作软膏的基质和乳化剂，使软膏外观更加细腻、洁白、乳化均匀。

软膏剂、乳膏
剂的制备

三、制备

（一）生产工艺流程

软膏剂、乳膏剂和糊剂的生产工艺流程如图 9-1 所示。

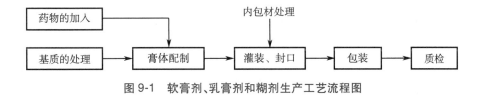

图 9-1　软膏剂、乳膏剂和糊剂生产工艺流程图

（二）药物的加入方法

药物在基质中的分布应均匀、细腻，以保证药物制剂的含量均匀与药效稳定，这与膏体制备方法的选择，特别是药物加入方法的正确与否关系密切。软膏剂中药物的加入常采取以下方法：

1. 软膏剂中的不溶性原料药物应预先用适宜的方法制成细粉，确保粒度符合规定；如用研磨法配制膏体时，可先与适量的液体成分如液体石蜡、甘油研成糊状，再与其他基质混合。

2. 油溶性药物可将其直接溶于熔化的油脂性基质中；或先溶于少量液体油性成分中，再与其他油脂性基质混匀制成油脂性溶液型软膏。

3. 水溶性药物可将其溶于少量水中，再与水溶性基质混匀制备水溶性溶液型软膏。如果需要将少量水溶性药物加入油脂性基质中时，可先将水溶性药物溶于少量水中，然后用羊毛脂或其他吸水性较强的基质组分吸收，再加入油脂性基质中制成油脂性软膏。

4. 制备乳膏剂，在不影响乳化的条件下，一般将油溶性药物溶于油相，水溶性药物溶于水相，再分别加热、混合乳化。如药物为不溶性固体粉末，则应将药物粉碎成细粉，在乳状液型基质形成后加入，搅拌混合使分散均匀。

5. 具有特殊性质的药物，如共熔性组分（如樟脑、薄荷脑等），且共熔后不降低药物原有的疗效时，可先共熔再与其他基质混合；受热易破坏或挥发性成分，应将基质冷至 40℃ 以下再加入；半固体黏稠性药物（如鱼石脂或煤焦油等），可先与少量羊毛脂或聚山梨酯类混合，再与凡士林等油脂性基质混合。

6. 中药浸出液（如流浸膏剂）可先浓缩至稠膏状再加入基质中；固体浸膏可加少量水或稀醇研成糊状，再与其他基质混合。

（三）基质的处理

基质的处理主要针对油脂性基质,若基质的纯净度差,混有机械性异物或工厂大量生产时,都要进行加热滤过及灭菌处理。具体方法是将基质加热熔融,用不小于120目的不锈钢筛网趁热滤过,继续加热至150℃约1小时,进行灭菌。

（四）膏体制备方法

1. **研合法**　基质各组分及药物在常温下能均匀混合时可采用此法。此法适用的基质大多为半固体油脂性基质,也适用于主药对热不稳定或不溶于基质的药物。小剂量制备时可用软膏板、软膏刀调制;也可利用乳钵研磨制备。操作时先取少量的基质与药物粉末研磨成糊状,再按等量递加的原则与其余基质混匀。大量生产时用研磨机或制膏机混合。

2. **熔合法**　适用于在常温下不能与药物均匀混合的基质,特别是基质组分中含固体成分,或所含基质组分的熔点各不相同者,如既含有固体类基质,又含有半固体和液体类基质的情况。制备时应先熔化熔点高的基质,再将其余基质依熔点高低顺序依次加入熔化,最后加液体成分。全部基质熔化后,再加入药物细粉,搅拌直至冷凝成膏状。

大量制备时,通常在附有加热装置(水浴或蒸汽夹层锅)并装有电动搅拌器的器械中进行,通过齿轮泵循环数次混匀。

采用熔合法制备软膏剂时应注意:①冷却速度不能过快,以防止基质中的高熔点组分呈块状析出;②冷凝成膏状后应停止搅拌,以免带入过多气泡;③如含有不溶性药物,必须先研成细粉,搅拌混合均匀,若不够细腻,则需通过机械进一步滚研混合,使无颗粒感;④挥发性成分应在基质冷却至近室温时才加入。

3. **乳化法**　是专门用于制备乳膏剂的方法。制备时将处方中的油溶性成分在水浴或夹层锅中加热至70~80℃使成油溶液(油相),另将水溶性成分溶于水后一起加热至70~80℃使成水溶液(水相),水相的温度略高于油相的温度,然后将两相混合,搅拌至冷凝,最后加入油、水两相均不溶解的药物成分(需预先粉碎成细粉),搅拌研磨,混合分散均匀即得。

采用乳化法制备乳膏剂时应注意以下问题:

（1）控制好加热温度:尤其是以新生皂为乳化剂的乳膏剂,温度过高,制成的乳膏剂较粗糙不细腻;温度过低,反应不完全,所得的乳膏剂不稳定。另外应注意水相的温度应略高于油相的温度,防止两相混合时油相中的组分过早析出或凝结。

（2）油、水两相的混合方法:①分散相逐渐加入连续相中,适用于含少量分散相的乳剂系统。②连续相逐渐加到分散相中,适用于多数乳剂系统。此种混合方法的最大特点是混合过程中乳剂会发生转型,从而使分散相粒子分散得更细微。③两相同时混合,适用于连续或大批量生产,需要一定的设备,如输送泵、连续混合装置等。

（3）应用适宜的制剂设备:大量生产时,由于油相的温度不易控制均匀冷却或两相搅拌不匀,导致基质不够细腻,可在30℃左右再通过胶体磨等机械设备处理,使产品更加细腻均匀;也可采用真空设备,如真空均质制膏机,可防止搅拌时混入空气,避免乳膏剂在贮存时发生油水分离、酸败等问题。

知识链接

真空均质制膏机/真空均质乳化机

真空均质制膏机见图9-2,包括主搅拌、溶解搅拌、均质搅拌,可用于软膏剂的加热、溶解、均质乳化。 主搅拌是刮板式搅拌器,搅拌速度缓慢,能混合软膏剂中的各种成分;溶解搅拌比主搅拌速度快,能快速将各种成分粉碎、混匀,还能促进固体粉末的溶解;均质搅拌高速转动,内带定子和转子起到胶体磨的作用。 该机使用液压装置可以使罐盖自动升降,罐身可翻转90°,以利于出料、清洗;整机附有真空抽气泵,膏体经真空脱气后,可消除膏体中的微泡。 该制膏机制得的膏体更细腻,外观光泽度更亮。

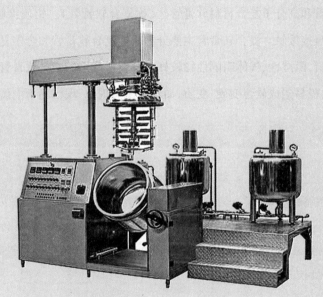

图9-2 真空乳化机设备图

四、质量检查

软膏剂、乳膏剂应均匀、细腻,涂于皮肤或黏膜上无刺激性。其制剂需进行鉴别、含量测定等项目检查。依照《中国药典》(2015年版)四部制剂通则,除另有规定外,软膏剂、乳膏剂应进行粒度、装量、无菌、微生物限度等检查;糊剂应进行装量、微生物限度等检查。

(一)粒度检查

除另有规定外,混悬型软膏剂、含饮片细粉的软膏剂照下述方法检查,应符合规定。

取供试品适量,置于载玻片上涂成薄层,薄层面积相当于盖玻片面积,共涂3片;照粒度和粒度分布测定法[《中国药典》(2015年版)四部通则0982第一法]测定,均不得检出大于180μm的粒子。

(二)装量检查

按照《中国药典》(2015年版)四部通则最低装量检查法检查,应符合规定。

(三)无菌检查

用于烧伤[除程度较轻的烧伤(Ⅰ度或浅Ⅱ度外)]或严重创伤的软膏剂与乳膏剂,照《中国药典》(2015 年版)四部通则无菌检查法检查,应符合规定。

（四）微生物限度检查

按照《中国药典》(2015 年版)四部,除另有规定外,照非无菌产品微生物限度检查法检查,应符合规定。

五、包装与贮存

软膏剂、乳膏剂所用的内包装材料不应与原料药物或基质发生物理化学反应,无菌产品的内包装材料应无菌。软膏剂大量生产时应用较多的是软膏管包装,根据软膏管的材质不同,目前多采用印字的铝质涂膜软膏管和高分子复合材料软膏管(又称复合软膏管)。铝质涂膜软膏管内壁涂层能有效隔离药物与铝的直接接触。复合软膏管主要分为铝塑复合软膏管和全塑复合软膏管,这类软膏管性质稳定,柔软,耐折,阻湿性、气体阻隔性均较好。而较早应用的塑料软膏管由于回弹力太强、本身隔阻性较差等缺点,极易造成软膏变硬、变质、油水分离等现象,现已趋于淘汰。

知识链接

全自动软膏灌装封尾机

全自动软膏灌装封尾机见图 9-3。 该装置有全自动落管箱,只要将整箱软管放入上管箱后,经翻转就可以进入倾斜槽中,软管喂入带有真空吸附的翻身装置,用机械推杆将软管推入传送链的管座中。 具有自动插管,自动识标定位,自动灌装,自动封尾打字,自动修剪整形等功能。 软管封尾装置可以采用机械折叠式,也可以采用热空气加热封尾。

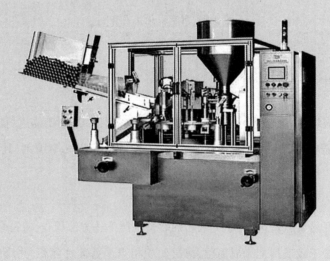

图 9-3　全自动灌装封尾机

除另有规定外,软膏剂应避光密封贮存;乳膏剂应避光密封置 25℃ 以下贮存,不得冷冻;糊剂应避光密闭置 25℃ 以下贮存,不得冷冻。储存中不得有酸败、异臭、变色、变硬现象,乳膏剂不得有油水分离及胀气现象,以免影响制剂的均匀性及疗效。

点滴积累 ╲

1. 软膏剂、乳膏剂、糊剂为半固体外用制剂。 软膏剂系指原料药物与油脂性或水溶性基质混合制成的均匀的半固体外用制剂。
2. 软膏剂基质包括油脂性基质、水溶性基质；乳膏剂基质为乳状液型基质。
3. 软膏剂膏体的制备方法主要有研合法、熔合法。 乳化法主要用于乳膏剂的制备。
4. 软膏剂、乳膏剂应进行粒度、装量、微生物限度及无菌等质量检查。

第二节 凝胶剂

一、概述

（一）概念、种类

凝胶剂系指原料药物与能形成凝胶的辅料制成的具凝胶特性的稠厚液体或半固体制剂。除另有规定外，凝胶剂限局部用于皮肤及腔体，如鼻腔、阴道和直肠。

乳状液型凝胶剂又称乳胶剂。由高分子基质如西黄蓍胶制成的凝胶剂也可称为胶浆剂。小分子无机原料药物如氢氧化铝凝胶剂是由分散的药物小粒子以网状结构存在于液体中，属两相分散系统，也称混悬型凝胶剂。混悬型凝胶剂可有触变性，静止时形成半固体而搅拌或振摇时成为液体。

（二）特点、临床应用及注意事项

凝胶剂制备工艺简单，形状美观，易于涂布使用；局部给药后易吸收，不污染衣物，稳定性较好。凝胶剂具有良好的生物相容性，对药物释放具有缓释、控释作用。

在临床上，凝胶剂的具体使用方法应视其用药途径而定，例如外用凝胶剂取适量涂患处，一日2~3次。使用时应注意：①根据药品说明书规定的用药途径和部位正确使用凝胶剂；②皮肤外用凝胶剂使用前需先清洁皮肤表面患处，按患处面积确定使用剂量，用手指轻柔反复按摩直至均匀涂展开；③皮肤破损处不宜使用；④用药部位如有烧灼感、瘙痒、红肿等情况应停药，并将局部药物洗净，必要时咨询医师；⑤避免接触眼睛和其他黏膜；⑥使用本品时，如正在使用其他药品，请咨询医师或药师；⑦当凝胶剂的性质发生改变时禁止使用。

（三）质量要求

凝胶剂在生产与贮藏期间应符合下列有关规定：①凝胶剂应均匀、细腻，在常温时保持胶状，不干涸或液化；②混悬型凝胶剂中的胶粒应分散均匀，不应下沉、结块；③凝胶剂根据需要可加入保湿剂、抑菌剂、抗氧剂、乳化剂、增稠剂和透皮促进剂等；④凝胶剂一般应检查 pH；⑤除另有规定外，凝胶剂应避光密闭贮存，并应防冻。

二、基质

凝胶剂基质属单相分散系统，有水性与油性之分。水性凝胶基质一般由水、甘油或丙二醇与纤维素衍生物、卡波姆和海藻酸盐、西黄蓍胶、明胶、淀粉等构成;油性凝胶基质由液体石蜡与聚乙烯或脂肪油与胶体硅或铝皂、锌皂等构成。

临床上应用较多的是水性凝胶基质。水性凝胶基质大多在水中溶胀成水性凝胶而不溶解,本类基质一般无油腻感,易涂布和洗除,能吸收组织渗出液并且不妨碍皮肤的正常功能;还由于黏度较小,因而有利于药物特别是水溶性药物的释放。其缺点是润滑作用较差,易失水和生霉,故常需加入保湿剂、防腐剂等附加剂。最为常用的水性凝胶基质主要是卡波姆和纤维素衍生物。

1. 卡波姆　为白色疏松粉末,有特征性微臭,有引湿性。本品所属的黏度类型包括 A、B 或 C型,制成的基质一般无油腻感,涂布润滑舒适,特别适宜于治疗脂溢性皮肤病。

实例解析 9-4:卡波姆水性凝胶基质

【处方】卡波姆 940　　10g　　　　　乙醇　　　　50g　　　甘油　　　　50g

　　　　聚山梨酯 80 2g　　　　　　山梨酸　　　2g　　　氢氧化钠　　4g

　　　　纯化水　　　加至 1000g

【制法】将卡波姆 940 与聚山梨酯 80 及 300ml 纯化水混合,将氢氧化钠溶于 100ml 水后加入上液搅匀;将山梨酸溶于乙醇后逐渐加入上述液体中搅匀,加纯化水至全量,搅拌均匀,即得透明状的半固体凝胶基质。

【用途】水性凝胶基质。

【解析】①卡波姆在水中可以迅速溶胀,但不溶解。卡波姆由于聚合时的原料和聚合度不同,可得多种规格的产品,如 934、940、941 等,其规格不同,分子量不同,黏度也不同。②氢氧化钠用以中和卡波姆使其黏度增大而形成稠厚的半固体凝胶基质。卡波姆的分子结构中存在大量羧酸基团,其水分散液呈酸性,黏性较低。当用碱中和时,随着大分子逐渐溶解,黏度也逐渐上升。中和使用的碱以及卡波姆的浓度不同,其溶液的黏度变化也有区别。③甘油为保湿剂,山梨酸为防腐剂。

2. 纤维素衍生物　一些纤维素衍生物可在水中溶胀或溶解为胶性物质,调节适宜的稠度即可形成水性凝胶基质。此类基质有一定的黏度,随着分子量、取代度和介质的不同而具有不同的黏度。常用的品种是甲基纤维素(MC)、乙基纤维素(EC)和羧甲纤维素钠(CMC-Na),常用浓度为 2%~6%。这类基质涂布于皮肤时附着性较强,较易失水、干燥而有不适感,易霉败,通常都需要加保湿剂(如 10%~15%甘油)和防腐剂(如 0.2%~0.5%羟苯乙酯)。

知识链接

水性凝胶剂的一般制法

水溶性药物先溶于部分水或甘油中,必要时加热以加速溶解;基质与水混合制成水性凝胶基质;将药物溶液与水性凝胶基质混合,并加水至全量即得。 对于不溶于水的药物,可先用少量水或甘油研细、分散后,再加入凝胶基质中混匀即得。

三、质量检查

凝胶剂应均匀、细腻，常温时保持胶状，不干涸或液化。其制剂需进行鉴别、含量测定等检查。依照《中国药典》(2015 年版)四部制剂通则，除另有规定外，凝胶剂应进行粒度(混悬型凝胶剂)、装量、无菌(用于烧伤和严重创伤的凝胶剂)、微生物限度等检查。具体检查方法同软膏剂、乳膏剂。

点滴积累

1. 凝胶剂为具凝胶特性的稠厚液体或半固体制剂，限局部用于皮肤及腔体，包括乳胶剂、胶浆剂及混悬型凝胶剂。

2. 凝胶剂基质包括水性与油性。 临床上应用较多的是水性凝胶基质，常用卡波姆和纤维素衍生物。

3. 凝胶剂应均匀、细腻，在常温时保持胶状，不干涸或液化。

4. 凝胶剂应避光密封贮存，并应防冻。

第三节 眼膏剂

一、概述

眼用制剂系指直接用于眼部发挥治疗作用的无菌制剂，可分为眼用液体制剂、眼用半固体制剂、眼用固体制剂。其中，眼用半固体制剂包括眼膏剂、眼用乳膏剂、眼用凝胶剂等，在形态、基质、制备等方面与外用膏剂有相同之处。本节主要介绍眼膏剂。

眼膏剂系指由原料药物与适宜的基质均匀混合，制成溶液型或混悬型膏状的无菌眼用半固体制剂。眼膏剂较一般的滴眼剂在用药部位滞留时间长，疗效持久，可减少给药次数，并能减轻眼睑对眼球的摩擦，但使用后在一定程度上会造成视物模糊，所以多以睡前使用为主。

知识链接

眼用乳膏剂、眼用凝胶剂
眼用乳膏剂系指由原料药物与适宜的基质均匀混合制成的乳膏状的无菌眼用半固体制剂。 眼用凝胶剂系指由原料药物与适宜的辅料制成的凝胶状的无菌眼用半固体制剂。

眼膏剂在生产与贮藏期间应符合下列有关规定:①基质应过滤并灭菌，不溶性药物应预先制成极细粉。膏体应均匀、细腻，无刺激性，并易涂布于眼部，便于原料药物的分散和吸收。②包装容器应无菌,不易破裂,其透明度应不影响可见异物检查;除另有规定外,每个容器的装量应不超过 5g。③一般应加适当的抑菌剂,尽量选用安全风险小的抑菌剂,产品标签应标明抑菌剂的种类和标示量。④除另有规定外,眼膏剂还应符合软膏剂制剂通则项下的有关规定。⑤除另有规定外,应遮光密封贮存。⑥在启用后最多可使用 4 周。

二、眼膏剂的制备

(一)常用基质及处理

眼膏剂常用的基质一般由黄凡士林 8 份、液体石蜡 1 份、羊毛脂 1 份混合而成,根据气候与季节可适当增减液体石蜡的用量以调节硬度。基质中的羊毛脂有表面活性作用,具有较强的吸水性和黏附性,使眼膏剂与泪液容易混合,并易附着于眼黏膜上,使基质中的药物容易渗透通过眼黏膜。

眼膏基质应加热融合后用适当的滤材保温滤过,并在 150℃ 干热灭菌 1~2 小时,备用。也可将各组分分别灭菌供配制用。

(二)制备技术

眼膏剂的制备与一般软膏剂的制法基本相同,但配制、灌装(灌封)等暴露工序必须在 C 级的洁净区环境中进行。所用的基质、药物、器械与包装材料等均应严格灭菌处理:配制容器、乳化罐等用具需经热水、洗涤剂、纯化水反复清洗,最后用 75% 乙醇喷雾擦拭;包装用软膏管出厂时均已灭菌密封,使用时除去外包装后,对内包装袋可采用适当方法灭菌处理。

眼膏配制时,凡主药易溶于水而且性质稳定的,可先配成少量水溶液,用适量的灭菌基质或灭菌羊毛脂研磨吸收后,再逐渐递加其余基质,研匀即可;若为不溶性药物应粉碎成极细粉,用少量的灭菌液体石蜡研匀,再逐渐递加其余基质,混合分散均匀,最后灌装于灭菌容器中,密封。

实例解析 9-5:红霉素眼膏

【处方】红霉素　0.5g　　液体石蜡　适量　　眼膏基质　适量

　　　　共制　100g

【制法】取红霉素加适量的灭菌液体石蜡研成细腻的糊状物,然后加少量灭菌眼膏基质研匀,再分次递加眼膏基质使成全量,研匀,无菌分装即得。

【用途】红霉素为大环内酯类抗生素,对革兰阳性细菌和沙眼衣原体有抗菌作用。用于沙眼、结膜炎、角膜炎、睑缘炎及眼外部感染。

【附注】红霉素不耐热,温度超过 60℃ 就容易分解,所以应待眼膏基质冷却后加入。

三、质量检查

(一)粒度

除另有规定外,含饮片原粉的眼用制剂和混悬型眼用制剂照下述方法检查,粒度应符合规定。

取 3 个容器的半固体供试品,将内容物全部挤于合适的容器中,搅拌均匀,取适量(相当于主药 $10\mu g$)置于载玻片上,涂成薄层,薄层面积相当于盖玻片面积,共涂 3 片;照粒度和粒度分布测定法[《中国药典》(2015 年版)四部通则 0982 第一法]测定,每个涂片中大于 $50\mu m$ 的粒子不得超过 2 个

（含饮片原粉的除外），且不得检出大于 $90\mu m$ 的粒子。

（二）金属性异物

除另有规定外，眼用半固体制剂照《中国药典》（2015 年版）四部制剂通则 0105 眼用制剂项下的金属性异物检查法进行检查，应符合规定。

另外，除另有规定外，眼用半固体制剂还应进行装量差异检查（单剂量包装）、最低装量检查（多剂量包装）、无菌检查等，均应符合规定。

点滴积累 ∨ ....

1. 眼用制剂分为眼用液体制剂、眼用半固体制剂、眼用固体制剂。 眼用半固体制剂包括眼膏剂、眼用乳膏剂、眼用凝胶剂等。
2. 眼膏剂常用的基质组成为黄凡士林 8 份、液体石蜡 1 份、羊毛脂 1 份。
3. 眼膏剂配制、灌装（灌封）等暴露工序必须在 C 级的洁净区环境中进行。
4. 眼膏剂除进行粒度（含饮片原粉和混悬型）、装量差异（单剂量包装）、最低装量（多剂量包装）、无菌检查外，还应进行金属性异物检查。

第四节 贴膏剂

一、概述

（一）概念、种类及临床应用

贴膏剂系指将原料药物与适宜的基质制成膏状物，涂布于背衬材料上供皮肤贴敷，可产生全身或局部作用的一种薄片状制剂。贴膏剂包括凝胶贴膏和橡胶贴膏。

凝胶贴膏（原巴布膏剂或凝胶膏剂）系指将原料药物与适宜的亲水性基质混匀后涂布于背衬材料上制得的贴膏剂。凝胶贴膏与皮肤的相容性好，基质的透气性、耐汗性、致敏性、刺激性均好于橡胶贴膏。

橡胶贴膏（原橡胶膏剂）系指原料药物与橡胶等基质混合均匀后涂布于背衬材料上制成的贴膏剂。其化学性质稳定，可直接贴在皮肤上使用，不需预热软化。由于其膏料层较薄，因此药效维持时间较短，一般起保护、封闭和治疗作用。不含药的橡胶贴膏（胶布）可在皮肤上起固定敷料、保护创面的作用；含有药物的橡胶贴膏常用于治疗疮、疖及跌打损伤、风湿痹痛等。

贴膏剂由原料药物、基质、背衬材料及盖衬材料组成。

凝胶贴膏常用的基质有聚丙烯酸钠、羧甲纤维素钠、明胶、甘油和微粉硅胶等。橡胶贴膏常用的基质有橡胶、热塑性橡胶、松香、松香衍生物、凡士林、羊毛脂和氧化锌等，常用的溶剂为汽油和正己烷，也可用其他适宜的溶剂和基质。

贴膏剂常用的背衬材料有棉布、无纺布、纸等；常用的盖衬材料有防黏纸、塑料薄膜、铝箔-聚乙烯复合膜、硬质纱布等。

（二）质量要求

贴膏剂在生产与贮藏期间应符合下列有关规定：①根据需要可加入表面活性剂、乳化剂、保湿剂、抑菌剂或抗氧剂等。②膏料应涂布均匀,膏面应光洁、色泽一致,无脱膏、失黏现象；背衬面应平整、洁净,无漏膏现象。③涂布中若使用有机溶剂的,必要时应检查残留溶剂。④采用乙醇等溶剂应在标签中注明过敏者慎用。⑤根据原料药物和制剂的特性,除来源于动、植物多组分且难以建立测定方法的贴膏剂外,贴膏剂的含量均匀度、释放度、黏附力等应符合要求。⑥除另有规定外,贴膏剂应密闭贮存。

> **知识链接**
>
> 贴　剂
>
> 贴剂系指原料药物与适宜的材料制成的供粘贴在皮肤上的可产生全身或局部作用的一种薄片状制剂。如吲哚美辛贴剂。
>
> 贴剂可用于完整的皮肤表面,也可用于有疾患或不完整的皮肤表面。其中用于完整的皮肤表面,能将药物输送透过皮肤进入血液循环系统起全身作用的贴剂称为透皮贴剂。详见本书第十一章第六节。

二、橡胶贴膏的制备

（一）膏料

橡胶贴膏的膏料主要包括基质与药料,药料即药材提取物或化学药物。橡胶贴膏常用的基质组成包括：①橡胶或热可塑性橡胶（主要成分）；②增黏剂,如松香及松香衍生物；③填充剂,如氧化锌；④软化剂,如凡士林、羊毛脂、液体石蜡等；⑤增塑剂,如苯二甲酸二丁酯、苯二甲酸二辛酯等；⑥透皮促进剂；⑦溶剂,如汽油、正己烷。

（二）制备方法

橡胶膏剂的制备方法常用的有溶剂法和热压法。

1. 溶剂法　此法制备橡胶膏剂的工艺流程如图9-4所示。

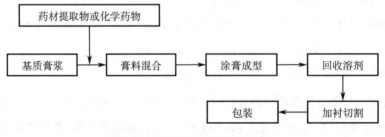

图9-4　橡胶膏剂的工艺流程图

制备时应注意：①药材提取物应按各品种项下规定的方法进行提取,固体药物应预先粉碎成细粉或溶于适宜的溶剂中；②基质膏浆的制备：可取生橡胶切成条状,用滚筒压胶机压成网状胶片（压胶），投入溶剂中浸渍溶胀 18~24 小时后（浸胶），移至打胶机中搅拌，再分次加入凡士林、羊毛脂、氧化锌、液体石蜡及松香等，搅拌打膏 3~4 小时，制成均匀膏浆。

2. **热压法** 橡胶膏剂的基质为热可塑性橡胶时宜采用此法。

知识链接

膏 药

膏药系指饮片、食用植物油和红丹（铅丹）或官粉（铅粉）炼制成膏料，摊涂于裱褙材料上制成的供皮肤贴敷的外用制剂。前者称为黑膏药，后者称为白膏药。膏药是古老的传统剂型之一，是我国传统医学的宝贵遗产，目前在中医外科、伤科等领域仍广泛应用。

黑膏药用前需预热软化，一般贴于患处，亦可贴于经络穴位，局部起到保护、封闭、拔毒、生肌、收口及消毒止痛作用。也可经皮吸收发挥祛风散寒、通经活络、强筋健骨等作用。主要用于治疗跌打损伤、风湿痹痛等病证。如暖脐膏、狗皮膏。

三、贴膏剂的质量检查

贴膏剂膏面应光洁、色泽一致，无脱膏、失黏现象，背衬面应平整、洁净，无漏膏现象。依照《中国药典》（2015 年版）四部制剂通则，除另有规定外，贴膏剂应进行含膏量、耐热性、赋形性、黏附力、含量均匀性及微生物限度等相应检查。

（一）含膏量

照《中国药典》（2015 年版）四部制剂通则 0112 贴膏剂项下的含膏量检查法进行检查，橡胶贴膏照第一法检查，凝胶贴膏照第二法检查，应符合规定。

（二）耐热性

除另有规定外，橡胶贴膏取供试品 2 片，除去盖衬，在 60℃加热 2 小时，放冷后，背衬应无渗油现象；膏面应有光泽，用手指触试应仍有黏性。

（三）赋形性

取凝胶贴膏供试品 1 片，置 37℃、相对湿度为 64% 的恒温恒湿箱中 30 分钟，取出，用夹子将供试品固定在一平整钢板上，钢板与水平面的倾斜角为 60°，放置 24 小时，膏面应无流淌现象。

（四）黏附力

除另有规定外，凝胶贴膏照《中国药典》（2015 年版）四部通则 0952 黏附力测定法（第一法）测定，橡胶贴膏照《中国药典》（2015 年版）四部通则 0952 黏附力测定法（第二法）测定，均应符合各品种项下的规定。

点滴积累 ∨

1. 贴膏剂包括凝胶贴膏和橡胶贴膏，由原料药物、基质、背衬材料及盖衬材料组成。

2. 橡胶贴膏常用的基质组成包括橡胶（或热可塑性橡胶）、附加剂（增黏剂、填充剂、软化剂、增塑剂、透皮促进剂等）和溶剂。

3. 橡胶贴膏常用的制备方法有溶剂法和热压法。

4. 贴膏剂应进行含膏量、耐热性、赋形性、黏附力、含量均匀性及微生物限度等相应检查。

目标检测

一、选择题

（一）单项选择题

1. 用于改善凡士林的吸水性、穿透性的物质是

    A. 羊毛脂   B. 二甲硅油   C. 石蜡

    D. 植物油   E. 液体石蜡

2. 糊剂一般含固体粉末在（   ）以上

    A. 5%   B. 15%   C. 25%

    D. 35%   E. 45%

3. 水溶性软膏基质是

    A. 羊毛脂   B. 液体石蜡   C. 聚乙二醇

    D. 凡士林   E. 二甲硅油

4. 水性凝胶基质是

    A. 羊毛脂   B. 卡波姆   C. 胆固醇

    D. 凡士林   E. 液体石蜡

5. 油脂性软膏基质是

    A. 甲基纤维素   B. 卡波姆   C. 凡士林

    D. 甘油明胶   E. 聚乙二醇

6. 组成中含有背衬材料的剂型是

    A. 乳膏剂   B. 凝胶剂   C. 糊剂

    D. 乳膏剂   E. 贴膏剂

7. 乳膏剂的制备应采用

    A. 研合法   B. 熔合法   C. 乳化法

    D. 分散法   E. 聚合法

8. 药物在以下基质中穿透力较强的是

    A. 凡士林   B. 液体石蜡   C. O/W 型乳状液型基质

    D. 聚乙二醇   E. 卡波姆

9. 常用于 O/W 型乳状液型基质的乳化剂是

    A. 硬脂酸钙   B. 单硬脂酸甘油酯   C. 脂肪酸山梨坦

D. 十二烷基硫酸钠   E. 羊毛脂

10. 常用于 W/O 型乳状液型基质的乳化剂是

     A. 脂肪酸山梨坦   B. 聚山梨酯类   C. 十二烷基硫酸钠

     D. 硬脂酸三乙醇胺皂   E. 钠皂

（二）多项选择题

1. 下列有关软膏剂、乳膏剂基质的叙述，正确的是

     A. 油脂性基质能促进皮肤的水合作用

     B. 聚乙二醇类有较强的吸水性，久用可引起皮肤脱水干燥

     C. 乳状液型基质的穿透性较油脂性基质弱

     D. 有大量渗出液的患处不宜选用油脂性基质

     E. 水溶性基质释药快，无油腻性

2. 可作为软膏剂透皮促进剂的有

     A. 二甲基亚砜   B. 氮酮   C. 月桂酸

     D. 丙二醇   E. 尿素

3. 下列关于软膏剂的质量要求叙述正确的是

     A. 软膏剂应均匀、细腻

     B. 易涂布于皮肤或黏膜上并融化

     C. 混悬型软膏剂应进行粒度检查

     D. 软膏剂不需进行装量检查

     E. 用于烧伤和严重创伤的应进行无菌检查

4. 有关熔合法制备软膏剂的叙述，正确的是

     A. 药物加入基质中要不断搅拌至均匀

     B. 熔融时熔点低的基质先加，熔点高的后加，液体组分最后加

     C. 冬季可适量增加基质中石蜡的用量

     D. 熔合法应注意冷却速度不能过快

     E. 冷凝成膏状后应停止搅拌

5. 眼膏剂常用基质的组成和比例为

     A. 黄凡士林 8 份   B. 羊毛脂 1 份   C. 液体石蜡 1 份

     D. 石蜡 1 份   E. 黄凡士林 10 份

6. 软膏剂的制备方法有

     A. 研合法   B. 熔合法   C. 溶剂法

     D. 乳化法   E. 挤压成型法

7. 下列属外用膏剂的是

     A. 乳膏剂   B. 糊剂   C. 凝胶剂

     D. 贴膏剂   E. 软膏剂

二、简答题

1. 简述乳状液型软膏基质的特点。

2. 简述乳化法制备乳膏剂的注意事项。

三、实例分析题

醋酸地塞米松乳膏

【处方】醋酸地塞米松　　0.25g　　硬脂酸　　　　120g　　液体石蜡　150g

　　　　十二烷基硫酸钠　1g　　　白凡士林　　　50g　　甘油　　　100g

　　　　三乙醇胺　　　　3g　　　羟苯乙酯　　　0.25g　纯化水　　适量

　　　　共制　　　　　1000g

（1）分析处方中各组分的作用,指出油相、水相及乳化剂。

（2）写出制备过程。

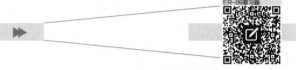

实验 9-1　软膏剂的制备

一、实验目的

掌握研合法、熔合法制备软膏剂的工艺过程;熟悉软膏剂基质的分类、特点及应用情况;了解药物的加入方法及软膏剂的一般质量要求。

二、实验材料

1. 仪器与设备　烧杯、研钵、水浴锅、天平、称药纸、软膏盒(管)等。

2. 药品与试剂　水杨酸、醋酸氯己定、冰片、十一烯酸锌、十一烯酸、白凡士林、羊毛脂、乙醇、纯化水、羧甲纤维素、甘油、羟苯乙酯溶液(5%)、聚乙二醇400、聚乙二醇4000等。

三、实验内容

（一）水杨酸软膏(油脂性基质)的制备

【处方】水杨酸　1.5g　　凡士林　28.5g

　　　　共制　　30g

【制法】称取凡士林置水浴上熔融后,待温度降至60℃左右,加入粉碎的水杨酸(过六号筛),边加边搅拌(或研磨)至冷凝。

【注意事项】

1. 水杨酸有抗真菌、止痒、溶解角质等作用,常与苯甲酸等配成外用制剂,可治疗多种慢性皮肤病。

2. 凡士林为油脂性软膏基质,采用熔合法(或研合法)制备。

【作用与用途】为消毒防腐药(局部抗真菌药)。

(二) 水杨酸软膏(水溶性基质)的制备

【处方】水杨酸　　　　　　　1.5g　　羧甲纤维素钠　1.8g　　甘油　3.0g

　　　羟苯乙酯溶液(5%)　0.3ml　　纯化水　　　　适量　　共制　30g

【制法】将羧甲纤维素钠(CMC-Na)撒在适量的纯化水中充分溶胀后,水浴加热使其溶解,然后加入甘油、羟苯乙酯溶液,轻加搅拌使其混合均匀,最后分次加入水杨酸细粉,混合均匀。

【注意事项】

1. 羧甲纤维素钠为白色纤维状粉末或颗粒,在冷、热水中均能溶解,冷水中溶解缓慢,但加热温度不宜超过80℃。

2. 羧甲纤维素钠属高分子化合物,溶解时需充分吸水溶胀,再加热溶解,并不宜过多搅动,否则易成团块不易溶解,也会产生大量的气泡不易消除。溶解前也可先用少量乙醇分散,再加水溶胀,然后加热有利于溶解。

【作用与用途】为消毒防腐药(局部抗真菌药)。

(三) 醋酸氯己定软膏的制备

【处方】醋酸氯己定　0.15g　　冰片　0.15g　　无水羊毛脂　1.2g

　　　白凡士林　　27g　　　乙醇　适量　　共制　　　30g

【制法】取醋酸氯己定、冰片溶解于适量乙醇中,加入无水羊毛脂吸收混合,最后等量递加白凡士林混合均匀,分装。

【注意事项】

1. 醋酸氯己定(原名醋酸洗必泰)微溶于水,在乙醇中溶解;冰片在水中几乎不溶,在乙醇中易溶,故先将其制成乙醇溶液再用无水羊毛脂吸收。

2. 乙醇的用量一般以将醋酸氯己定和冰片刚好溶解为宜,约为1.8ml。

3. 白凡士林为油脂性基质,起润滑、保护作用。如用熔合法制备,熔化的基质应冷却至40℃以下时加入。

4. 包装用塑料盒或其他容器,需先经热水、洗涤剂清洗,再用纯化水反复清洗,最后用75%乙醇擦拭;也可用紫外线灯照射或其他适宜的方法灭菌。

【作用与用途】本品为阳离子型表面活性剂,具消毒、防腐作用,用于疖肿,小面积烧伤、烫伤、外伤感染和脓疱疮。局部外用,取本品适量涂于洗净的患处,每日1次或隔日1次。

(四) 复方十一烯酸锌软膏的制备

【处方】十一烯酸锌　　6g　　　　十一烯酸　1.5g　　聚乙二醇400　11.25g

　　　聚乙二醇4000　11.25g　　共制　　　30g

【制法】取十一烯酸锌研成细粉,加十一烯酸混合均匀;另取聚乙二醇 400 和聚乙二醇 4000 置水浴上加热熔融后,将上述药物加入基质中,充分混匀,搅拌至冷凝,即得。

【注意事项】

1. 十一烯酸锌为白色无定形粉末,在水或乙醇中几乎不溶。

2. 十一烯酸为淡黄色液体,凝点不低于 21℃,遇冷则呈现为乳白色的结晶性团块,在水中几乎不溶。

【作用与用途】本品系抗真菌药,可用于手癣、足癣、体癣及股癣。局部外用,每次挤少许涂于洗净的患处,一日 2~3 次。

四、思考题

1. 软膏剂基质包括哪些种类?各类有何特点?如何应用?

2. 水杨酸软膏采用哪类基质?

3. 水杨酸软膏采用哪种方法制备?制备中应注意什么问题?

实验 9-2 乳膏剂的制备

一、实验目的

掌握乳膏剂基质的类型、组成、特点、应用及制备方法;熟悉乳化法制备乳膏剂的制备工艺及药物的加入方法;了解乳膏剂的一般质量要求。

二、实验材料

1. **仪器与设备** 烧杯、水浴锅、天平、称药纸、软膏盒(管)等。

2. **药品与试剂** 水杨酸、醋酸氟轻松、硬脂酸甘油酯、硬脂酸、白凡士林、羊毛脂、甘油、三乙醇胺、十二烷基硫酸钠、羟苯乙酯溶液(5%)、纯化水等。

三、实验内容

（一）水杨酸乳膏的制备

【处方】

水杨酸	1.5g	硬脂酸甘油酯	0.6g	硬脂酸	2.4g
白凡士林	3.6g	甘油	2.1g	十二烷基硫酸钠	0.3g
羟苯乙酯溶液(5%)	0.3ml	纯化水	适量	共制	30g

【制法】将水杨酸研细后过六号筛,备用。取硬脂酸甘油酯、硬脂酸和白凡士林在水浴或夹层锅中加热熔化并保持在 70~80℃。另取甘油、纯化水加热至 90℃,再加入十二烷基硫酸钠、羟苯乙酯溶于水相,然后将水相缓缓倒入油相中,边加边搅拌,直至凝固呈膏状。最后,将已粉碎的水杨酸加入上述基质中,搅拌混合使分散均匀。

【注意事项】

1. 本品为 O/W 型乳膏剂,硬脂酸和白凡士林为油相成分,十二烷基硫酸钠及硬脂酸甘油酯为混合乳化剂。

2. 在 O/W 型乳膏剂中加入白凡士林可以克服应用上述基质时干燥的缺点,有利于角质层的水合而有润滑作用。

3. 羟苯乙酯为防腐剂,甘油为保湿剂。

4. 加入水杨酸时,基质温度宜低,以免水杨酸挥发损失,且温度过高,当本品冷凝后常会析出粗大的药物结晶。还应避免与铁或其他重金属器皿接触,以防水杨酸变色。

5. 本品用于治手足癣及体股癣,忌用于糜烂或继发性感染部位。

【作用与用途】消毒防腐药(局部抗真菌药)。

(二) 醋酸氟轻松乳膏的制备

【处方】

醋酸氟轻松	0.0125g	三乙醇胺	1g	甘油	2.5g	
硬脂酸	7.5g	羊毛脂	1g	白凡士林	12.5g	
羟苯乙酯溶液(5%)	1ml	纯化水	适量	共制	50g	

【制法】将醋酸氟轻松研细后过六号筛,备用。取三乙醇胺、甘油、羟苯乙酯溶于水中,并在水浴上加热至 70~80℃;另取硬脂酸在水浴上熔化,加入羊毛脂和白凡士林并保持在 70~80℃。将水相在不断搅拌下加入油相中,并沿同一方向继续搅拌至凝固呈膏状。最后,将粉碎备用的醋酸氟轻松加入上述基质,搅拌混合使分散均匀。

【注意事项】

1. 醋酸氟轻松不溶于水,微溶于乙醇,也不能溶于处方中的油相成分,故需预先粉碎,待乳膏基质制好后分散于其中,由于其含量低,应注意混合均匀。

2. 此操作也可以将油相在搅拌条件下加入水相中,与将水相加入油相操作进行比较,水相加入油相操作更有利于下面清洁操作的进行。

【作用与用途】具较强的抗炎作用,用于萎缩性皮炎和接触性、脂溢性、神经性皮炎及湿疹等。局部外用,涂于患处,一日 2 次。

四、思考题

1. 对水杨酸乳膏、醋酸氟轻松乳膏进行处方分析:①处方中的各组分起什么作用? ②处方中哪些属油相成分? 哪些属水相成分? 乳化剂是什么? 乳剂类型是什么?

2. 简述乳化法的操作要点及注意事项。

(高荣哲)

第十章

气雾剂、吸入粉雾剂与喷雾剂

导学情景 ∨

情景描述：

　　春、夏季节一直是呼吸系统常见疾病，如支气管哮喘、慢性阻塞性肺疾病（COPD）、慢性支气管炎等的高发期，患者通常都会用吸入气雾剂来缓解支气管痉挛。

学前导语：

　　近年来，通过雾化的方式给药日渐广泛应用，令全世界的众多使用者得以受益。气雾剂、吸入粉雾剂与喷雾剂将药物以雾化方式通过皮肤、口腔、鼻腔、阴道、呼吸道等多种途径给药，可以起到局部或全身治疗作用。其中，肺部给药、鼻黏膜给药以其使用简便、起效快、生物利用度高等优点，在医疗卫生领域中发挥了不可或缺的作用。本章我们学习有关气雾剂的基本知识和技能，以及吸入粉雾剂和喷雾剂的有关知识。

第一节　气雾剂

一、概述

（一）气雾剂的概念

　　气雾剂系指原料药物或原料药物和附加剂与适宜的抛射剂共同装封于具有特制阀门系统的耐压容器中，使用时借助抛射剂的压力将内容物呈雾状物喷出，用于肺部吸入或直接喷至腔道黏膜、皮肤的制剂。药物喷出时多为细雾状气溶胶，也可以使药物喷出时呈烟雾状、泡沫状或细流。气雾剂可在呼吸道、皮肤或其他腔道起局部或全身作用。

　　目前，《中国药典》（2015 年版）收载的气雾剂品种共 9 种，其中一部收载 2 种、二部收载 7 种。

（二）气雾剂的分类

1. 按分散系统分类

　　（1）溶液型气雾剂：药物（固体或液体）溶解在抛射剂中形成均匀溶液，喷出后抛射剂挥发，药物以固体或液体微粒状态到达作用部位。目前主要用于吸入治疗，是应用最广的一种气雾剂。

　　（2）混悬型气雾剂：药物（固体）以微粒状态分散在抛射剂中，形成混悬液，喷出后抛射剂挥发，药物以固体微粒状态到达作用部位，故又被称为粉末气雾剂。

　　（3）乳剂型气雾剂：药物水溶液和抛射剂按一定比例混合形成 O/W 型或 W/O 型乳剂型气雾

剂。O/W 型乳剂型气雾剂以泡沫状态喷出,因此又被称为泡沫气雾剂;W/O 型乳剂型气雾剂,喷出时形成液流。

2. 按相的组成分类

(1) 二相气雾剂(气相与液相):一般指溶液型气雾剂,由气、液两相组成,气相是抛射剂所产生的蒸气,液相为药物与抛射剂所形成的均相溶液。

(2) 三相气雾剂(气相、液相、固相或液相):一般指混悬型气雾剂与乳剂型气雾剂,由气 – 液 – 固、气 – 液 – 液三相组成。在气 – 液 – 固中,气相是抛射剂所产生的蒸气,液相是抛射剂,固相是不溶性药粉;在气 – 液 – 液中,两种不溶性液体形成两相,即 O/W 型或 W/O 型。

3. 按医疗用途分类

(1) 吸入用气雾剂:指经口吸入沉积于肺部的制剂,通常也被称为压力定量吸入剂。揿压阀门可定量释放活性物质。

(2) 皮肤和黏膜用气雾剂:皮肤用气雾剂主要起保护创面、清洁消毒、局部麻醉及止血等作用,如《中国药典》(2015 年版)中收载的麝香去痛气雾剂、局麻止痛利多卡因气雾剂。阴道黏膜用气雾剂常用 O/W 型泡沫气雾剂,主要用于治疗微生物、寄生虫等引起的阴道炎,也可用于节制生育,如治疗阴道炎的复方甲硝唑气雾剂。鼻黏膜用气雾剂指经鼻吸入沉积于鼻腔的制剂,揿压阀门可定量释放活性物质,主要适用于蛋白类药物的全身作用,如降钙素等药物的鼻腔给药系统已经上市。

(3) 空间消毒与杀虫用气雾剂:主要用于杀虫、驱蚊及室内空气消毒。喷出的粒子极细,一般在 $10\mu m$ 以下,直径不超过 $50\mu m$,能在空气中悬浮较长时间。

4. 按给药定量与否分类
分为定量气雾剂和非定量气雾剂。定量气雾剂主要用于肺部、口腔和鼻腔,采用定量阀门系统的吸入气雾剂称为定量吸入气雾剂(MDI)。非定量气雾剂是皮肤和黏膜用气雾剂。

(三) 气雾剂的特点

1. 气雾剂的优点

(1) 具有速效和定位作用:气雾剂喷出的粒子小,容易吸收,能使药物迅速到达作用部位,如治疗哮喘的气雾剂可使药物粒子直接进入肺部,吸入 2 分钟即能显示出疗效,可避免胃肠道的破坏和肝脏首关效应,减少药物用量,减轻或避免药物不良反应。

知识链接

药物肺部吸收的特点

肺由气管、支气管、末端细支气管、呼吸细支气管、肺泡管和肺泡组成。肺是开放性器官,与气道构成人类持续与外界气体交换的主要场所。肺泡是人体进行气-血交换的场所,也是药物的主要吸收部位。气雾剂、吸入粉雾剂与喷雾剂均可通过肺部给药,与其他途径相比,肺吸入给药吸收速度快,主要原因有 3 个:①具有巨大的吸收表面积:人的肺部有 3 亿~4 亿个肺泡囊,总表面积可达 70 ~100m^2,为体表面积的25倍。②上皮屏障较薄及膜通透性高：肺泡囊壁由单层上皮细胞构成，厚度只有0.5～1μm。③吸收部位血流丰富：肺泡表面覆盖着致密的毛细血管网，肺泡表面到毛细血管距离仅约1μm，药物吸收迅速。另外，药物直接进入血液循环，不受肝脏首关效应的影响。

（2）提高生物利用度：可避免胃肠道的破坏和肝脏首关效应，减少药物用量，减轻胃肠道刺激性。

（3）增加药物的稳定性：药物密闭于容器内能保持药物清洁无菌，并且由于容器不透明、避光，不与空气中的氧或水分直接接触，稳定性增加。

（4）剂量准确，使用方便：气雾剂可通过定量阀门准确控制剂量，使用时只需按动推动钮，内容物即可喷出且均匀分布，方便患者使用。

（5）减少对创伤面的刺激性：药物以细小的雾滴等形式喷于患处，机械性刺激小，减小局部涂药的疼痛与感染，尤其适用于外伤和烧伤患者。

2. 气雾剂的缺点

（1）吸入气雾剂因肺部吸收干扰因素多，往往吸收不完全。

（2）气雾剂需要耐压容器、阀门系统和特殊生产设备，故成本较高。

（3）抛射剂有高度挥发性，因而具有致冷效应，多次使用于受伤皮肤上可引起不适感与刺激性。

（4）气雾剂遇热或受撞击后易发生爆炸；若封装不严，可因抛射剂的泄漏而失效。

（5）吸入气雾剂给药时存在手揿与吸气的协调问题，直接影响到达有效部位的药量，尤其对老年人或儿童患者的影响更为显著。

知识链接

吸入气雾剂的正确使用

吸入疗法是目前治疗哮喘的最好方法，为保证治疗效果，应掌握气雾剂的正确使用方法。①患者张口，微仰头，吸入时应仰头，以使吸入气流通道呈直线，利于气雾深吸入。②先用力呼尽气，然后在开始吸气时掀动气阀，同时深而缓慢地吸气，尽量让喷入的气雾剂能随气流方向进入支气管深部。③喷后应屏气5～10秒，再把口闭紧，用鼻慢慢呼气。可以总结为"一呼、二吸、三屏气"如此喷雾，可使药剂直达深部支气管黏膜，使其成分发挥疗效。④最后用半杯清水漱口，以清除口腔、咽喉的药物，避免副作用，尤其是吸入激素类，否则易致真菌感染。

二、气雾剂的组成

气雾剂是由抛射剂、药物与附加剂、耐压容器和阀门系统所组成的。抛射剂与药物（必要时加附加剂）一同封装在耐压容器中，器内产生压力（主要是抛射剂汽化），若打开阀门，则药物、抛射剂一起喷出而形成雾滴。

（一）抛射剂

抛射剂是喷射药物的动力,有时兼作药物溶剂或稀释剂,多为液化气体,常温常压下蒸气压高于大气压,沸点低于室温。雾滴的大小决定于抛射剂的类型、用量、阀门和揿钮的类型以及药液的黏度等,因此要根据气雾剂的用药目的和要求,合理选择抛射剂。抛射剂应无毒、无致敏性和刺激性,不与药物等发生反应,不易燃、不易爆炸,无色、无臭、无味,价廉易得,主要种类有氟氯烷烃类、氢氟烷烃类、碳氢化合物、压缩气体及二甲醚。

1. 氟氯烷烃类　又称氟利昂(CFC),沸点低,常温下蒸气压略高于大气压,性质稳定,不易燃烧,液化后密度大,无味,基本无臭,毒性较小。不溶于水,可作脂溶性药物的溶剂。常用的氟利昂有三氯一氟甲烷(F_{11})、二氯二氟甲烷(F_{12})和二氯四氟乙烷(F_{114})。但由于其对大气臭氧层的破坏,国际有关组织已要求停用,我国药品监督管理部门也规定从2010年起全面禁止氟利昂作为抛射剂用于药用吸入气雾剂中。

2. 氢氟烷烃类(HFA)　HFA为饱和烷烃,极性小,无毒,在常温下是无色无臭的气体,具有较高的蒸气压,不易燃易爆,一般条件下化学性质稳定,几乎不与任何物质产生化学反应,室温及正常压力下可以按任何比例与空气混合。HFA结构中不含氯原子,故不破坏大气臭氧层。HFA作为一种新型抛射剂,它对许多化合物具有良好的溶解性。国际药用气雾剂协会于1994和1995年组织和完成了四氟乙烷(HFA-134a)和七氟丙烷(HFA-227)的安全性评价。1996年,第一个以HFA-134a作为抛射剂的硫酸沙丁胺醇气雾剂在欧洲上市,目前HFA作为抛射剂的应用较广,已成为CFC的主要代用品。但HFA在常温下的饱和蒸气压较高,对灌装容器提出了更高的耐压要求。

3. 二甲醚(DME)　二甲醚在常温常压下为无色、具有轻微醚香味的气体,且常温下有惰性,不易氧化,可长期储存而不分解或转化,无腐蚀性,无致癌性,对极性和非极性物质均有高度溶解性,在大气层中被降解为二氧化碳和水。二甲醚因其稳定的化学性质、优良的物理特性以及低毒性,特别适合作为性能优越的气雾制品抛射剂。

4. 压缩气体类　主要有二氧化碳、氮气和一氧化氮等,化学性质稳定,不与药物发生反应,不燃烧。但液化后的沸点很低,常温时蒸气压过高,对容器的耐压性能要求高。使用时压力容易迅速降低,达不到持久喷射的效果,因而在吸入气雾剂中不常用,主要用于喷雾剂。

5. 碳氢化合物类　主要有丙烷、正丁烷、异丁烷。此类抛射剂密度低,易燃、易爆,不宜单独使用,可与其他抛射剂合用。

气雾剂的喷射能力取决于抛射剂的用量及其蒸气压,一般用量大,蒸气压高,喷射能力强。吸入气雾剂要求喷出物干,雾滴细,喷射能力强。皮肤用气雾剂、乳剂型气雾剂的喷射能力要稍弱。一般多采用混合抛射剂,通过调整用量和蒸气压来达到所需的喷射能力。

（二）药物与附加剂

1. 药物　供制备气雾剂的药物有液体、半固体或固体粉末。目前临床上应用较多的主要是呼吸道系统用药如支气管扩张剂、糖皮质激素类、心血管系统用药、解痉药及烧伤用药等,近年来多肽类药物的气雾剂研究也逐渐增多。

2. 附加剂　为保证制备质量稳定的气雾剂应加入适宜的附加剂:①溶液型气雾剂可加入乙醇、丙二醇等作潜溶剂,以使药物与抛射剂均匀混合成均相溶液。②混悬型气雾剂有时加固体润湿剂如滑石粉、胶体二氧化硅等,以使药物微粉易分散混悬于抛射剂中;或加入适量低 *HLB* 值的表面活性剂(如三油酸山梨坦,即司盘85)及高级醇类(如月桂醇),使药物不聚集和重结晶,在喷雾时不会阻塞阀门。③乳剂型气雾剂当药物不溶于水或在水中不稳定时,可用甘油、丙二醇类代替水,还应加适当的乳化剂,如聚山梨酯、三乙醇胺硬脂酸酯或司盘类。

此外,根据药物性质和剂型的特点还可添加抗氧剂、矫味剂、防腐剂等附加剂。

(三) 耐压容器

气雾剂的容器应能耐受气雾剂所需的压力,各组成部件均不得与药物或附加剂发生理化作用,尺寸精度与溶胀性必须符合要求。目前常用的耐压容器有玻璃容器、金属容器和塑料容器。

1. 玻璃容器　化学性质稳定,但耐压和耐撞击性差,因此外搪有塑料防护层。

2. 金属容器　包括铝、不锈钢等容器,耐压性强,但对药液不稳定,需要内涂聚乙烯或环氧树脂等。

3. 塑料容器　多由热塑性好的聚丁烯对苯二甲酸树脂和乙缩醛共聚树脂制成。质地轻,牢固耐压,具有良好的抗击性和抗腐蚀性。但塑料本身通透性较高,添加剂可能会影响药物的稳定性,目前应用不普遍。

(四) 阀门系统

气雾剂的阀门系统除一般阀门外,还有供吸入气雾剂用的定量阀门、供腔道或皮肤等外用的泡沫阀门系统。阀门系统须坚固、耐用和结构稳定,因其直接影响制剂的质量。阀门材料必须对内容物为惰性,加工应精密。阀门系统一般由推动钮、阀门杆、橡胶封圈、弹簧、定量室和浸入管组成,见图 10-1 和图 10-2。

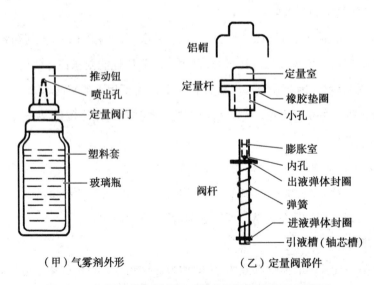

图 10-1　气雾剂的定量阀门系统装置外形及部件示意图

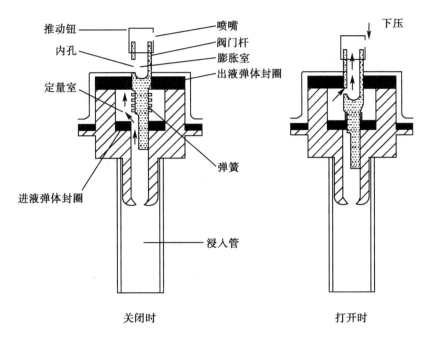

图 10-2 有浸入管的定量阀门系统结构示意图

三、气雾剂的制备

气雾剂应在规定的洁净环境条件下进行制备,各种用具、容器等需用适宜的方法清洁、灭菌,整个操作过程应注意防止微生物污染。制备工艺流程见图 10-3。

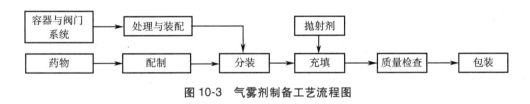

图 10-3 气雾剂制备工艺流程图

（一）容器与阀门系统的处理、装配

1. 玻璃搪塑 先将玻璃瓶洗净烘干,预热至 120~130℃,趁热浸入塑料黏浆中,使瓶颈以下黏附一层塑料浆液,倒置,在 150~170℃烘干 15 分钟,备用。

2. 容器阀门系统的处理与装备 将阀门的各种零件分别处理。橡胶制品可在 75% 乙醇中浸泡24 小时,以除去色泽并消毒,干燥备用;塑料、尼龙零件洗净再浸泡在 95% 乙醇中备用;不锈钢弹簧在 1%~3% 氢氧化钠碱液中煮沸 10~30 分钟,用水洗涤数次,然后用纯化水洗涤 2~3 次,直至无油腻为止,浸泡在 95% 乙醇中备用。最后将上述已处理好的零件按照阀门结构装配,定量室与橡胶垫圈套合,阀门杆装上弹簧与橡胶垫圈及封帽等。

（二）药物的配制与分装

按处方组成及要求的气雾剂类型进行配制。溶液型气雾剂应制成澄清药液;混悬型气雾剂应将药物微粉化并保持干燥状态,严防药物微粉吸附水蒸气;乳剂型气雾剂应制成稳定的乳剂。然后定量分装在已准备好的容器内,安装阀门,轧紧封帽。

（三）抛射剂的填充

抛射剂的填充有压灌法和冷灌法两种。

1. 压灌法　先将配好的药液在室温下灌入容器内,再将阀门装上并轧紧,然后通过压装机压入定量的抛射剂。压入法的设备简单,不需要低温操作,抛射剂损耗较少。但生产速度较慢,且使用过程中压力的变化幅度较大。图 10-4 为抛射剂压装机示意图。

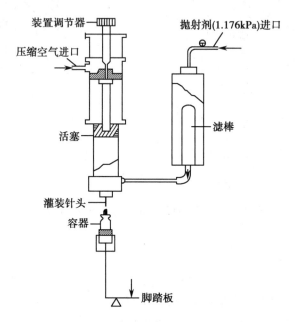

图 10-4　抛射剂压装机示意图

2. 冷灌法　药液借冷灌装置中的热交换器冷却至-20℃左右,抛射剂冷却至沸点以下至少5℃。先将冷却的药液灌入容器中,随后加入已冷却的抛射剂。立即将阀门装上并轧紧,操作必须迅速,以减少抛射剂的损失。冷灌法速度快,对阀门无影响,成品压力较稳定。但需制冷设备和低温操作,抛射剂损失较多。含水品种不宜使用此法。

实例解析 10-1:异丙托溴铵气雾剂

【处方】异丙托溴铵　0.374g　　无水乙醇　150.000g　　HFA-134a　844.586g

　　　　枸橼酸　　　0.040g　　蒸馏水　　5.000　　　共制　　　1000g

【制备】将异丙托溴铵、枸橼酸和水溶解在乙醇中制备活性组分浓溶液,将活性组分浓溶液装入气雾剂容器中。容器的上部空间用氮气或 HFA-134a 蒸气充填,并用阀门密封。然后将 HFA-134a 加压充填入密封的容器内即得。

【解析】该制剂为溶液型气雾剂,无水乙醇作为潜溶剂增加药物和赋形剂在制剂中的溶解度,使药物溶解达到有效治疗量;枸橼酸调节体系的 pH,抑制药物分解;加入少量的水可以降低药物因脱水引起的分解。

实例解析 10-2:沙丁胺醇气雾剂

【处方】沙丁胺醇　1.313g　　　　磷脂　0.368g　　Myrj-52　0.263g

　　　　HFA-134a　998.060g　　共制　1000g

【制法】将药物、磷脂、Myrj-52 与溶剂混合在一起后进行超声,粒子的平均直径达到 0.1~5μm。然后通过冷冻干燥或喷雾干燥得到干燥粉末,再将该粉末悬浮在 HFA-134a 中即得。

【解析】该气雾剂为混悬型气雾剂,水分不超过 0.5%。药物用磷脂和至少再加一种表面活性剂包裹制成 0.1~5μm 的微粒,其目的为调节药物微粒的密度,使其与抛射剂的密度相当,以减少混悬颗粒的上浮或沉降;使药物颗粒具有适宜的极性和表面张力,避免颗粒聚结,从而获得稳定的药物悬浮液。

四、气雾剂的质量评价

气雾剂的质量评价首先对气雾剂的内在质量进行检测评定以确定其是否符合规定要求,然后对气雾剂的包装容器和喷射情况在半成品时进行逐项检查,具体检查方法参见《中国药典》(2015 年版)四部制剂通则 0113。除另有规定外,气雾剂应进行以下相应检查。

1. 每瓶总揿次 定量气雾剂照吸入制剂(通则 0111)相关项下的方法检查,每罐(瓶)总揿次应不少于标示总揿次。

2. 递送剂量均一性 定量气雾剂照吸入制剂(通则 0111)相关项下的方法检查,递送剂量均一性应符合规定。

3. 每揿主药含量 定量气雾剂每揿主药含量应为每揿主药含量标示量的 80%~120%。

4. 喷射速率 非定量气雾剂照气雾剂项下的方法检查,喷射速率应符合规定。

5. 喷出总量 非定量气雾剂照气雾剂项下的方法检查,每瓶喷出量均不得少于标示装量的 85%。

6. 每揿喷量 定量气雾剂照气雾剂项下的方法检查,除另有规定外,应为标示喷量的 80%~120%。凡进行每揿递送剂量均一性检查的气雾剂,不再进行每揿喷量检查。

7. 粒度 除另有规定外,中药吸入用混悬型气雾剂若不进行微细粒子剂量测定,应进行粒度检查。平均原料药物粒径应在 5μm 以下,粒径>10μm 的粒子不得超过 10 粒。

8. 装量 非定量气雾剂照最低装量检查法(通则 0942)检查,应符合规定。

9. 无菌 除另有规定外,用于烧伤(除外程度较轻的烧伤)、严重创伤或临床必须无菌的气雾剂照无菌检查法(通则 1101)检查,应符合规定。

10. 微生物限度 应符合规定。

点滴积累 ∨ ....

1. 气雾剂系指含药溶液、乳状液或混悬液与适宜的抛射剂共同封装于具有特制阀门系统的耐压密封容器中制成的制剂。

2. 气雾剂是由抛射剂、药物、附加剂、耐压容器和阀门系统所组成的。

3. 气雾剂的制备包含以下几个过程:容器阀门系统的处理与装备、药物配制、分装和充填抛射剂等。

第二节　吸入粉雾剂

一、概述

吸入粉雾剂系指固体微粉化原料药物单独或与合适的载体混合后,以胶囊、泡囊或多剂量贮库形式,采用特制的干粉吸入装置,由患者吸入雾化药物至肺部的制剂。

吸入粉雾剂与气雾剂比较具有以下优点:①患者主动吸入药粉,不存在给药协同配合问题;②药物可以以胶囊或泡囊形式给药,剂量准确;③不含抛射剂,可避免对大气环境的污染;④不含防腐剂及乙醇等溶剂,可避免对病变黏膜带来刺激性;⑤药物呈干粉状,稳定性好,尤其适用于多肽和蛋白类药物给药。

吸入粉雾剂在生产与贮藏期间应符合以下规定:①吸入粉雾剂中药物粒子的大小应控制在 $10\mu m$ 以下,其中大多数应在 $5\mu m$ 以下。②为改善吸入粉雾剂的流动性,可加入适宜的载体和润滑剂,所有附加剂均应为生理可接受物质,且对呼吸道黏膜和纤毛无刺激性、无毒性。③胶囊型、泡囊型吸入粉雾剂应标明每粒胶囊或泡囊中的药物含量,应置于吸入装置中吸入(而非吞服);多剂量贮库型吸入粉雾剂应标明每瓶总吸次、每吸主药含量。④应置于凉暗处保存,有助于防止粉末吸湿,以保持粉末的细度、分散性和良好的流动性。

二、吸入粉雾剂的组成

(一)药物与附加剂

1. 药物　药物微粉化是吸入粉雾剂的关键。采用的粉碎方法有气流粉碎、球磨粉碎、喷雾干燥、超临界粉碎、水溶胶、控制结晶等。

2. 附加剂　药物经微粉化后,粉粒容易发生聚集,粉末的电性和吸湿性也对分散性造成影响。因此为了得到流动性和分散性良好的粉末,使吸入的剂量更加准确,常加入适宜的载体,如乳糖、木糖醇等,将药物附着在其上,以阻止药粉聚集,改善药粉的流动性。载体物质的加入同时可以提高机械填充时剂量的准确度;当药物剂量较小时,载体可以充当稀释剂。

(二)给药装置

吸入粉雾剂由干粉吸入装置和供吸入用的干粉组成。合适的吸入装置是肺部给药系统的关键部件。近年来,干粉吸入装置最显著的进步是由原来靠患者的呼吸吸入气溶胶的单剂量给药系统向依靠动力驱动的多剂量给药系统的演变。根据干粉的计量形式,吸入装置可分为胶囊型、泡囊型和多剂量贮库型。

1. 胶囊型给药装置　该类装置的药物干粉装于硬胶囊中,使用时载药胶囊被小针刺破,患者用力吸入,药粉便从胶囊中吸进给药室中,并在气流的作用下经口吸入肺部。下面以其中一种粉末雾化器(图10-5)为例对其工作原理进行说明。

该粉末雾化器的结构主要由雾化器的主体、扇叶推进器和口吸器三部分组成。主体外套有能上下移动的套筒,套筒内上端两侧装有不锈钢针;有的装置在口吸器的中心也装有不锈钢针,作为扇叶推进器的轴心及胶囊一端的致孔针。其具体使用步骤如下：①先将雾化器主体和口吸器卸开，然后将扇叶固定于口吸器中心的转轴上，再将装有极细粉胶囊的深色盖端插入扇叶的中孔中，最后将三部分组合，并将主体与口吸器旋紧。②推动套筒，使两端的不锈钢针刺入胶囊；再提起套筒，使不锈钢针脱开，这样扇叶内的胶囊就产生两个与外界相通的孔洞，并且随扇叶自由转动的同时，胶囊中的药物将被患者吸入。③将口吸器夹于中指与拇指之间，再将口吸器放入口中之前先深呼气，然后立即将口吸器接口置于唇齿间，深吸气并屏气 2~3 秒后再缓慢呼气（当患者在吸嘴端吸气时，空气由另一端进入，经过胶囊将粉末带出，并由推进器扇叶扇动气流，将粉末分散成气溶胶后吸入患者呼吸道起治疗作用）。④如此反复吸粉 3~4 次，使胶囊内的粉末充分吸入，以提高治疗效果。⑤最后应清洁粉末雾化器，并保持干燥状态。

此类装置采用单剂量胶囊包装药物，防潮性能差，每次用前必须在装置内塞入一个胶囊，对急性哮喘发作和老年患者使用不便，且装置需要经常清理。

2. 泡囊型给药装置　如圆盘状吸入器（图 10-6）由含 4 或 8 个药物泡罩的转盘和底座组成，使用时先刺破泡罩铝箔，泡罩内的药物干粉粒子随吸气流进入肺内发挥作用。此装置为单元型多剂量给药装置，内含有多个药物泡囊，患者无须每次使用前重新安装，通过转轮便可自动转向下一个泡囊，它的防潮作用也优于胶囊型给药装置。但含有的单元剂量有限，一般每 2~3 天需要更换药物转盘。

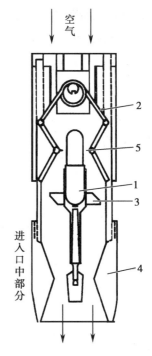

图 10-5　胶囊型粉末雾化器
结构示意图
1. 药物胶囊；2. 弹簧杆；
3. 扇叶推进器 4. 口吸器；
5. 不锈钢弹簧节

ER-10-1

吸入粉雾剂
的使用方法

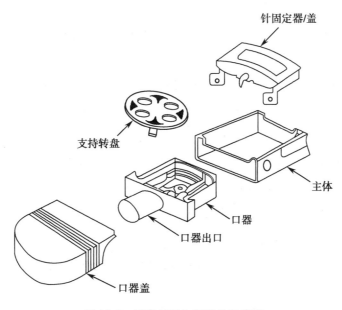

图 10-6　圆盘状吸入器结构示意图

3. 贮库型给药装置 为贮库型多剂量给药装置(图 10-7),有的装置贮库中储存了 200 个剂量,通过激光打孔的转盘精确定量,使用时旋转底座,药物即由贮库中分散出一定剂量给予患者吸入。装置口器部分的内部结构采用了独特的双螺旋通道,气流在局部产生湍流,以利于药物颗粒的分散,增加了小粒子的输出量和肺部沉积药量。该装置可免除多次填装药物的麻烦,但给药剂量的准确性、均一性及贮库中药物的稳定性不如泡囊型给药装置。由于储药室位于装置的底座一端,使用时必须垂直(口器向上)旋转,故适用于 5 岁以上的儿童。

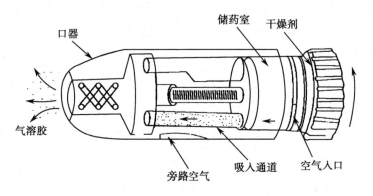

图 10-7 贮库型给药装置结构示意图

目前还有一类吸入装置,患者在吸入干粉时不是借助呼吸气流,而是利用外加能量(如压缩空气、马达驱动的涡轮、电压等)来分散或传递药物。此类主动吸入装置对患者的协调性要求较低,患者无须用力吸气,实现了药物的准确定量传递与呼吸气流和呼吸频率无关的设计要求。

三、吸入粉雾剂的质量评价

吸入粉雾剂在生产与贮存期间应符合《中国药典》(2015 年版)四部(通则 0111)的有关规定。除另有规定,吸入粉雾剂应进行以下相应检查。

1. 递送剂量均一性 照吸入粉雾剂项下[《中国药典》(2015 年版)四部通则 0111]检查,应符合规定。

2. 微细粒子剂量 照吸入制剂微细粒子空气动力学特性测定法[《中国药典》(2015 年版)四部通则 0951]检查,照各品种项下规定的装置与方法依法测定,计算微细粒子剂量,应符合规定。除另有规定外,微细药物粒子的百分比应不少于每吸主药含量标示量的 10%。

3. 多剂量吸入粉雾剂总吸次 在设定的气流下,将吸入剂揿空,记录揿次,不得低于标示的总揿次(该检查可与递送剂量均一性测定结合)。

4. 微生物限度 除另有规定外,照非无菌产品微生物限度检查,微生物计数法[《中国药典》(2015 年版)四部通则 1105]和控制菌检查法[《中国药典》(2015 年版)四部通则 1106]及非无菌药品微生物限度标准[《中国药典》(2015 年版)四部通则 1107]检查应符合规定。

点滴积累　∨

吸入粉雾剂系指微粉化药物或与载体以胶囊、泡囊或多剂量贮库形式，采用特制的干粉吸入装置，由患者主动吸入雾化药物至肺部的制剂。

第三节　喷雾剂

一、概述

喷雾剂系指原料药物或与适宜的辅料填充于特制的装置中，使用时借助手动泵的压力、高压气体、超声振动或其他方法将内容物呈雾状物释出，用于肺部吸入或直接喷至腔道黏膜及皮肤等的制剂。

喷雾剂按内容物组成分为溶液型、乳状液型或混悬型。按用药途径可分为吸入喷雾剂、鼻用喷雾剂及用于皮肤、黏膜的非吸入喷雾剂。按给药定量与否，喷雾剂还可分为定量喷雾剂和非定量喷雾剂。定量吸入喷雾剂系指通过定量雾化器产生供吸入用气溶胶的溶液、混悬液或乳液。

喷雾剂的特点包括：①喷雾剂不含有抛射剂，故不需要加压包装，也无大气污染；②生产工艺简单，成本较低；③使用方便；④随着使用次数增加，器内压力降低可影响喷出的雾滴大小及喷射量的恒定。

喷雾剂在生产与贮藏期间应符合下列规定：①喷雾剂应在相关品种要求的环境中配制，如一定的洁净度、灭菌条件和低温环境等。②根据需要可加入溶剂、助溶剂、抗氧剂、抑菌剂、表面活性剂等附加剂，所加的附加剂对皮肤或黏膜应无刺激性。③喷雾剂装置中的各组成部件均应采用无毒、无刺激性、性质稳定、与原料药物不起作用的材料制备。④溶液型喷雾剂的药液应澄清；乳状液型喷雾剂的液滴在液体介质中应分散均匀；混悬型喷雾剂应将原料药物细粉和附加剂充分混匀、研细，制成稳定的混悬液。经雾化器雾化后供吸入用的雾滴（粒）大小应控制在 $10\mu m$ 以下，其中大多数应为 $5\mu m$ 以下。⑤除另有规定外，喷雾剂应避光密封贮存。

喷雾剂用于烧伤治疗如为非无菌制剂的，应在标签上标明"非无菌制剂"；产品说明书中应注明"本品为非无菌制剂"，同时在适应证下应明确"用于程度较轻的烧伤（Ⅰ度或浅Ⅱ度）"；注意事项下规定"应遵医嘱使用"。

二、喷雾装置

喷雾剂的给药装置通常由两部分构成，一部分是起喷射药物作用的喷雾装置；另一部分为盛装药物溶液的容器。

常用的喷雾剂是利用机械或电子装置制成的手动（喷雾）泵进行喷雾给药的。手动泵主要由泵杆、支持体、密封垫、固定杯、弹簧、活塞、泵体、弹簧帽、活动垫或舌状垫及浸入管等基本元件组成。

手动泵采用的材料多为聚丙烯、聚乙烯、不锈钢弹簧及钢珠。

该装置具有以下优点：①使用方便；②无须预压，仅需很小的触动力即可达到喷雾所需的压力；③适用范围广等。手动泵产生的压力取决于手揿压力或与之平衡的泵体内弹簧的压力，远远小于气雾剂中抛射剂所产生的压力。在一定压力下，雾滴的大小与液体所受的压力、喷雾孔径、液体黏度等有关。

喷雾剂常用的容器有塑料瓶和玻璃瓶两种，前者一般由不透明的白色塑料制成，质轻，强度较高，便于携带；后者一般由不透明的棕色玻璃制成，强度差些。对于不稳定的药物溶液，还可以封装在一种特制的安瓿中，在使用前打开安瓿瓶，装上一种安瓿泵，即可进行喷雾给药。

从 20 世纪 90 年代开始，全世界的各大医药公司积极研制开发新型的喷雾器。与传统喷雾器相比，新型喷雾技术大大提高了雾化传递效率，且使用方便、便于携带、较干粉吸入装置更易于应用，可避免患者吸气与喷射给药不协调的问题。

三、喷雾剂的质量评价

《中国药典》（2015 年版）四部通则指出，除另有规定外，喷雾剂应进行以下相应检查：每瓶总喷次、每喷喷量、每喷主药含量、递送剂量均一性、微细粒子剂量、装量差异、装量、无菌、微生物限度，并符合各项检查规定。

点滴积累　∨

喷雾剂系指原料药物或与适宜的辅料填充于特制的装置中，使用时借助手动泵的压力、高压气体、超声振动或其他方法将内容物呈雾状物释出，用于肺部吸入或直接喷至腔道黏膜及皮肤等的制剂。

目标检测

一、选择题

（一）单项选择题

1. 下列哪项不是气雾剂的优点

　　A. 使用方便　　　　　　　　　　B. 起效迅速

　　C. 剂量准确　　　　　　　　　　D. 减少局部用药的机械性刺激

　　E. 成本较低

2. 吸入气雾剂的药物粒径大小应控制在多少以下

　　A. $1\mu m$　　　　　　　B. $2\mu m$　　　　　　　C. $10\mu m$

　　D. $30\mu m$　　　　　　E. $20\mu m$

3. 下列关于气雾剂的叙述中错误的是

　　A. 阀门系统是气雾剂喷射药物的动力

　　B. 吸入气雾剂的吸收速度快，但肺部吸收干扰因素多

C. 气雾剂具有速效和定位作用

D. 药物溶于抛射剂中的气雾剂为二相气雾剂

E. 可避免首关效应

4. 二相气雾剂为

A. 溶液型气雾剂　　　　B. O/W 乳剂型气雾剂　　　　C. W/O 乳剂型气雾剂

D. 混悬型气雾剂　　　　E. 吸入粉雾剂

5. 混悬型气雾剂为

A. 泡沫气雾剂　　　　B. 二相气雾剂　　　　C. 三相气雾剂

D. 喷雾剂　　　　E. 吸入粉雾剂

6. 乳剂型气雾剂为

A. 吸入粉雾剂　　　　B. 二相气雾剂　　　　C. 三相气雾剂

D. 双相气雾剂　　　　E. 吸入粉雾剂

7. 有关抛射剂的叙述中,错误的是

A. 抛射剂是喷射药物的动力　　　　B. 抛射剂是气雾剂中药物的溶剂

C. 抛射剂是气雾剂中药物的稀释剂　　　　D. 抛射剂是一类高沸点的物质

E. 抛射剂在常温下蒸气压大于大气压

8. 下列关于气雾剂的概念叙述正确的是

A. 系指药物与适宜的抛射剂装于具有特制阀门系统的耐压容器中而制成的制剂

B. 是借助于手动泵的压力将药液喷成雾状的制剂

C. 系指微粉化药物与载体以胶囊、泡囊或高剂量贮库形式,采用特制的干粉吸入装置,由患者主动吸入雾化药物的制剂

D. 系指微粉化药物与载体以胶囊、泡囊贮库形式装于具有特制阀门系统的耐压密封容器中而制成的制剂

E. 系指药物与适宜的抛射剂采用特制的干粉吸入装置,由患者主动吸入雾化药物的制剂

9. 溶液型气雾剂的组成部分不包括

A. 抛射剂　　　　B. 潜溶剂　　　　C. 耐压容器

D. 阀门系统　　　　E. 乳化剂

10. 混悬型气雾剂的组成部分不包括

A. 抛射剂　　　　B. 潜溶剂　　　　C. 耐压容器

D. 阀门系统　　　　E. 润湿剂

(二) 多项选择题

1. 气雾剂按医疗用途可分为

A. 乳剂型　　　　B. 溶液型　　　　C. 空间消毒用

D. 呼吸道吸入用　　　　E. 皮肤和黏膜用

2. 气雾剂的组成包括

A. 药物 　　　　　　B. 附加剂 　　　　　　C. 抛射剂

D. 耐压容器 　　　　E. 阀门系统

3. 喷雾剂的质量检查项目包括

A. 每瓶总喷次 　　　B. 每喷喷量 　　　　　C. 每喷主药含量

D. 递送剂量均一性 　E. 微细粒子剂量

4. 下列关于气雾剂的特点正确的是

A. 具有速效和定位作用

B. 可以用定量阀门准确控制剂量

C. 药物可避免胃肠道的破坏和肝脏首关效应

D. 生产设备简单,生产成本低

E. 由于起效快,适合心脏病患者使用

5. 关于气雾剂的表述错误的是

A. 按气雾剂的相组成可分为一相、二相和三相气雾剂

B. 二相气雾剂一般为混悬系统或乳剂系统

C. 按医疗用途可分为吸入气雾剂、皮肤和黏膜气雾剂及空间消毒用气雾剂

D. 是由患者主动吸入雾化药物的制剂

E. 吸入气雾剂的微粒大小以在 0.5~5μm 范围内为宜

二、简答题

1. 请简述气雾剂的分类。

2. 请简述气雾剂、粉雾剂、喷雾剂的区别。

三、实例分析题

盐酸异丙肾上腺素	2.5g
乙醇	296.5g
维生素 C	1.0g
柠檬油	适量
二氯二氟甲烷	适量
制成	1000g

分析盐酸异丙肾上腺素气雾剂各成分在处方中的作用。

ER-10章习题

（刘　丽）

第十一章

ER-11章PPT

药物制剂新技术与新剂型

导学情景 ∨

情景描述：

　　某女性，68 岁，在一次体检中血压、血糖高于正常范围，后就医确诊为中度高血压伴 2 型糖尿病。 医师给予的治疗药物多达 5 种，均为普通制剂（盐酸二甲双胍、非洛地平片等），需一日 3 次用药。 刚开始患者能按医嘱按时用药，血压、血糖得到控制，几个月后的一次复诊中发现血压、血糖均有所升高，医师了解，原来患者一日 3 次均需服药，产生厌烦心理，未按时服药或忘记服药，导致病情不稳定。 于是医师为患者更换了长效缓释药物（盐酸二甲双胍缓释片、非洛地平缓释片等），服药量及服药次数减少，患者的用药依从性提高，病情重新得到控制。

学前导语：

　　药物制剂新技术与新剂型有广阔的应用前景，能更好地为人类的健康事业服务，随着社会的进步，应用也将越来越普遍，我们有必要了解、熟悉部分药物制剂的新技术与新剂型。本章我们将学习有关药物新技术和新剂型的相关知识，熟悉和掌握一些新技术和新剂型的基本理论、制备技术及质量评价方法。

第一节　固体分散技术

一、概述

（一）固体分散技术的概念

　　固体分散技术是指药物以分子、胶态、微晶或无定形状态高度分散在另一种适宜的固体载体材料中的技术，形成的这种固态物质又称固体分散体。**固体分散体是中间剂型**，制备成固体分散体的药物可根据需要进一步制成注射剂、片剂、胶囊剂、颗粒剂、软膏剂、栓剂等剂型。

知识链接

固体分散体的发展

　　1961 年 Sekiguchi 等最早提出固体分散体的概念，并以尿素为载体材料，用熔融法制备磺胺噻唑固体分散体，口服后吸收及排泄均比口服磺胺噻唑普通片剂明显加快。 1963 年 Levy 等制得分子分散的固

体分散体溶出速率更快，也更易吸收。目前，固体分散技术已成为提高难溶性药物的溶出度、生物利用度以及制备高效、速效制剂的新技术；还可以通过选用难溶性或肠溶性载体材料制备具有缓释、控释或肠溶作用的固体制剂。

（二）固体分散体的应用特点

1. **高度分散性** 药物与固体分散载体材料混合后，能以微晶态、胶态、高能态或分子状态均匀地分散在载体中。

2. **调整药物的溶出特性** 以水溶性高分子材料为载体材料的固体分散体，因药物高度分散而增加了难溶性药物的溶解度和溶出速率，促进药物吸收，提高生物利用度。如灰黄霉素-琥珀酸低共熔物，其溶解速率较纯灰黄霉素提高 30 倍。以难溶性或肠溶性材料为载体材料的固体分散体可使药物具有缓释或肠溶性的作用。如硝苯地平-羟丙甲纤维素邻苯二甲酸酯（HP-55）固体分散体缓释颗粒剂，提高了原药的生物利用度，同时具有缓释作用。

3. **增加药物的稳定性** 通过载体材料对药物分子的包蔽作用，可减缓药物在生产、贮存过程中的水解和氧化作用。

4. **掩盖药物的不良臭味与刺激性**，提高患者使用的顺应性。

5. **液体药物固体化** 将液体药物与固体载体材料混合后可制得固态的固体分散体后进一步加工制成固体剂型。

固体分散体存在的问题：①在长期贮存过程中固体分散体的药物分子有可能自发聚集或晶型转化，即发生老化现象；②载药量小，不适用于剂量较大的难溶性药物；③工业化生产难度较大。

（三）固体分散体的类型

1. **按释药特征分类** 药物采用不同类型的载体材料制备成的固体分散体可以产生不同的释药特征。一般可分为速释型、缓控释型及肠溶型固体分散体。

2. **按药物在载体材料中的分散状态分类**

（1）低共熔混合物：当药物与载体材料以低共熔物的比例混合熔融后，经骤冷固化，药物以微晶的状态均匀分散于载体中形成的物理混合物。

（2）固态溶液：固体药物以分子状态分散于适宜的载体材料中形成的均相分散体系称为固态溶液。因药物的分散度比低共熔混合物高，故固态溶液型固体分散体中药物的溶出速率大于低共熔混合物。

（3）玻璃溶液：药物溶于熔融的透明状的无定形载体材料中，骤然冷却，可得到质脆透明状态的固态溶液，称玻璃溶液。这种固体分散体药物的相对溶出速率大于低共熔混合物，甚至大于固态溶液型固体分散体。

（4）共沉淀物：共沉淀物也称共蒸发物，是将药物与载体材料以恰当的比例溶解于有机溶剂后，采用一定的方法除去溶剂而得到的一种非结晶性无定形的固体分散体。

二、固体分散体的载体材料

固体分散体中药物的溶出速率在很大程度上取决于载体材料的特性。载体材料应为惰性,不与主药发生化学反应,不影响药物的稳定性、疗效及含量测定,无毒性,无刺激性,能够使药物维持最佳的分散状态或释放效果,价廉易得等。常用的固体分散体载体材料有水溶性、难溶性和肠溶性3类,实际应用中一般将几种载体材料联合使用,以满足药物制剂的速释、缓释或控释要求。

(一)水溶性载体材料

1. 聚乙二醇类(PEG) 是最常用的水溶性载体材料。一般选用的是 PEG4000 和 PEG6000,常温下为蜡状固体,具有良好的水溶性,熔点比较低(50~58℃),毒性较小,化学性质稳定(但180℃以上分解),能与多种药物配伍,显著增加药物的溶出速率,提高药物的生物利用度。联合使用不同分子量的 PEG 为载体材料,可以适当改善固体分散体的性能。

2. 聚维酮类(PVP) 因聚合度不同而有多种规格。本品无毒,熔点较高,对热稳定(150℃变色),易溶于水和多种有机溶剂,能抑制药物析出结晶,但贮存中因成品易吸湿而析出药物结晶。

3. 表面活性剂类 作为载体材料的表面活性剂多数含聚氧乙烯基,其特点是溶于水或有机溶剂,载药量大,在制备固体分散体过程中可阻滞药物产生结晶,是比较理想的速释载体材料。常用泊洛沙姆 188(Poloxamer 188,即 Pluronic F68)、吐温 80、卖泽类等。

4. 有机酸类 分子量较小,如枸橼酸、酒石酸、琥珀酸、胆酸及脱氧胆酸等,易溶于水而不溶于有机溶剂。本类不适用于对酸敏感的药物。

5. 糖类与醇类 糖类常用的有壳聚糖、右旋糖酐、半乳糖和蔗糖等,多与 PEG 类载体材料联用;醇类常用甘露醇、山梨醇、木糖醇等。本类材料的水溶性好,毒性小,适用于小剂量、熔点高的药物。

6. 纤维素衍生物 如羟丙纤维素(HPC)、羟丙甲纤维素(HPMC)等,采用研磨法制备固体分散体时,需加入适量乳糖、微晶纤维素等改善固体分散体的研磨性能。

(二)难溶性载体材料

1. 纤维素类 常用乙基纤维素(EC),其载药量大,稳定性好,不易老化,是一种理想的载体材料。制备固体分散体时,可加入少量的 HPC、PVP、PEG、十二烷基硫酸钠等水溶性载体材料可以调节释药速度,获得理想的释药效果。一般采用 EC 为载体材料制备缓释固体分散体,常用溶剂法。

2. 聚丙烯酸树脂类 为含季铵基的聚丙烯酸树脂 Eudragit(包括 E、RL 和 RS 等几种),在胃液中可溶胀,在肠液中不溶,不被吸收,对人体无害,广泛用于制备缓释固体分散体,适当加入水溶性载体材料如 PEG 或 PVP 等可以调节释药速率。

3. 其他类 常用的有胆固醇、β-谷固醇、棕榈酸甘油酯、胆固醇硬脂酸酯、蜂蜡、巴西棕榈蜡及氢化蓖麻油、蓖麻油蜡等脂质类材料,均可制成缓释固体分散体,亦可加入表面活性剂、糖类、PVP 等水溶性材料,以适当提高其释放速率,达到满意的缓释效果。

(三)肠溶性载体材料

1. 纤维素类 该类载体材料常用的有纤维醋法酯(CAP)、羟丙甲纤维素酞酸酯(HPMCP)以及羧甲乙纤维素（CMEC）等,均能溶于肠液中,可将胃中不稳定的药物制备成在肠道释放和吸收的固体分散体,提高药物的生物利用度。

2. 聚丙烯酸树脂类　常用 Eudragit L100 和 Eudragit S100,分别相当于国产聚丙烯酸树脂Ⅱ和Ⅲ号。前者可在 pH 6 以上的介质中溶解,后者可在 pH 7 以上的介质中溶解,将两者联合使用,可制成较理想的肠溶固体分散体。

三、固体分散体的制备方法

固体分散体的制备方法主要有熔融法、溶剂法、溶剂-熔融法、研磨法等。采用何种固体分散技术,主要取决于药物的性质与载体材料的结构、性质、熔点及溶解性能等。

（一）熔融法

熔融法系将药物与载体材料混匀,加热至熔融,剧烈搅拌下迅速冷却使成固体,或将熔融物倾倒在不锈钢板上成薄层,在板的另一面吹冷空气或冰水使其骤冷成固体,然后再将固体在一定的温度下放置一段时间,使其变脆成易碎物,即得。放置的温度及时间视产品而定。熔融法的工艺流程见图 11-1。

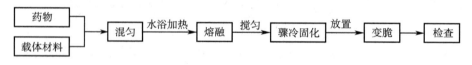

图 11-1　熔融法制备固体分散体工艺流程图

本制备方法简单易行,且不使用有机溶剂,经济、环保,适用于对热稳定的药物,多用于熔点低、不溶于有机溶剂的载体材料,如 PEG 类、枸橼酸、糖类等。制备成功的关键是迅速冷却,使多个胶态晶核迅速形成,以保证药物能够高度分散在载体材料中。

知识链接

改良的熔融法

近年来也发展了一系列改良的熔融法,如热融挤出法、滴制法。热融挤出法是将药物与载体材料混合后共同置于熔融挤出机中,借助挤出机夹层的加热作用将两者熔融,同时靠双螺旋的作用将两者进一步混匀,挤出的热融物冷凝固化成片状、颗粒状、棒状,然后进一步加工成片剂、胶囊剂等剂型;滴制法是将药物与基质（载体材料）加热融化混匀后,滴入互不相混溶的冷凝液中,熔融物冷凝收缩制成固体分散体滴丸。

（二）溶剂法

溶剂法亦称共沉淀法或共蒸发法。系将药物与载体材料共同溶解于适宜的有机溶剂中,混匀后,采用适宜的方法蒸除有机溶剂,使药物与载体材料同时析出,然后将黏稠物干燥后即可得到药物在载体材料中混合而成的固体分散体。溶剂法制备工艺流程见图 11-2。

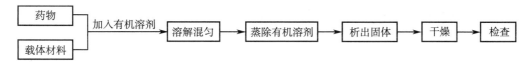

图 11-2　溶剂法制备固体分散体工艺流程图

本法能避免高温加热,适用于对热不稳定或易挥发的药物的制备。但由于使用大量有机溶剂,导致成本高,且回收溶剂时存在环保及安全等问题,有时还存在有机溶剂残留问题,不仅危害人体健康,还会导致药物的重结晶而降低主药的分散度。

（三）溶剂-熔融法

溶剂-熔融法系将药物先溶于少量适当的溶剂中,将载体材料置于水浴中加热熔融,然后将药物溶液加入熔融的载体材料中,搅拌均匀,水浴加热除去溶剂,然后按熔融法进行冷却固化处理即得固体分散体。溶剂-熔融法制备工艺流程见图 11-3。

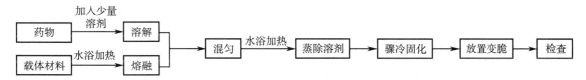

图 11-3　溶剂-熔融法制备固体分散体工艺流程图

本法使用有机溶剂的量少,除去溶剂的受热时间短,且残留的少量溶剂对固体分散体的性质影响小。

（四）研磨法

研磨法亦称机械分散法,系将药物与载体材料按一定的比例混匀后,顺同一方向进行强有力地研磨一段时间,不需要加溶剂而是借助机械力降低药物的粒度,或使药物与载体以氢键相结合形成固体分散体。常用的载体材料有微晶纤维素、乳糖、PVP、PEG 类等。研磨法制备工艺流程见图 11-4。

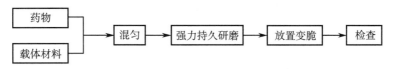

图 11-4　研磨法制备固体分散体工艺流程图

本法可避免高温对药物及载体材料的影响,适用于对热不稳定或挥发性的药物固体分散体的制备。

▶ 课堂活动

下面是非诺贝特固体分散体的制备过程,请同学们说出其制备方法。

先将载体材料混匀,于 80℃水浴中熔融,然后加入溶解在无水乙醇中的非诺贝特溶液,搅拌均匀,水浴温度下继续加热至乙醇挥干,然后冰浴下骤冷固化,室温放置 2 小时,然后在 35℃条件下干燥 4 小时,粉碎过 80 目筛后,置于硅胶干燥器中即得。

四、固体分散体的速释与缓释原理

（一）速释原理

1. 药物的高度分散状态　药物在固体分散体中所处的状态是影响药物溶出速率的重要因素。药物以分子状态、胶体状态、亚稳定态、微晶态或无定形态高度分散在载体材料中，载体材料可阻止已分散的药物再聚集粗化，高度分散的药物由于粒径减少，比表面积增大，有利于药物溶出与吸收，进而提高生物利用度与疗效。

2. 载体材料对药物溶出的促进作用

（1）提高药物的可润湿性：以水溶性载体材料制成的固体分散体中，药物微粒被载体材料包围，提高了疏水性或亲水性弱的难溶性药物的可润湿性，在遇胃肠液后，载体材料很快溶解，药物微粒被润湿，使得溶出速率与吸收速率均相应提高。如氢氯噻嗪 PEG6000、吲哚美辛 PEG6000 或双炔失碳酯 PVP、利血平 PVP 等固体分散体。

（2）保证药物的高度分散性：当药物高度分散在载体材料中时，由于被足够的载体材料包围，使高度分散的药物分子不易形成聚集体，确保药物的高度分散性，能够加快药物的溶出与吸收。如磺胺异噁唑 PVP 固体分散体的重量比为 10∶1 时，由于 PVP 的量太少，不足以包围药物和保持其高度分散性，所以制备固体分散体时一般以重量比 1∶4 或 1∶5 为宜。

（3）对药物有抑晶作用：在制备固体分散体的过程中，药物分子与载体材料之间由于氢键、络合或黏度增大等作用，抑制药物晶核的形成和成长，使药物以非结晶性无定形态分散于载体材料中，有利于药物的溶出。

（4）增溶作用：表面活性剂类载体材料如吐温 80、泊洛沙姆等因在溶解过程中可形成胶束对药物起增溶作用，促进药物的溶解与溶出。

▶ **课堂活动**

为什么固体分散体的载药量小，一般只适合于小剂量药物？

（二）缓释原理

采用难溶性或肠溶性载体材料制备的固体分散体均具有不同程度的延缓药物释放的作用。基本原理是这些载体材料在固体分散体中能形成容纳药物分子的网状骨架结构，分散在骨架内的药物分子或微晶必须先通过网状骨架结构才能溶出和扩散，故整个释放过程缓慢。

五、固体分散体的验证

固体分散体中药物的分散状态直接影响药物的溶出和吸收，制得的固体分散体必须用以下方法进行验证，同时也用于判断固体分散体是否老化。

1. 溶解度及溶出速率　药物制成固体分散体后，溶解度和溶出速率都会有所改变，可通过测定药物的溶出速率来判定固体分散体是否形成。如药物亮菌甲素的溶解度试验结果（表 11-1）。

表 11-1　不同情况下药物亮菌甲素的溶解度

不同情况	亮菌甲素与 PVP（1:5）共沉淀物	亮菌甲素与 PVP 物理混合物	亮菌甲素纯品
药物的溶解度(mg/L)	249.97±13.53	32.30±1.85	37.90±4.17

结果表明形成固体分散体-共沉淀物可大大提高亮菌甲素药物的溶解度。

2. 热分析法　常采用差示热分析法与差示扫描量热法进行测定。

差示热分析法(DTA)又称差热分析,是使试样和参比物在相同的环境中程序升温或降温,测量两者的温度差随温度(或时间)的变化关系,制作 DTA 曲线。若固体分散体中有药物晶体存在,则在 DTA 曲线中就会有吸热峰存在;若固体分散体的 DTA 曲线中吸热峰消失,则表明形成了固体分散体。

例如在一定的工作条件下,对尼莫地平、载体材料、两者 1:5 的物理混合物以及两者 1:3 比例制成的固体分散体 4 种样品进行差热分析,其 DTA 曲线如图 11-5 所示。

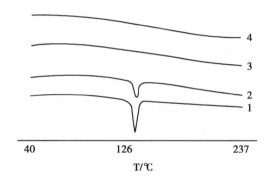

图 11-5　尼莫地平固体分散体 DTA 曲线图
1. 尼莫地平;2. 物理混合物(1:5);3. 载体材料 N;4. 固体分散体(1:3)

从图 11-5 可知,尼莫地平在 126℃有一吸热峰,物理混合物仍存在此吸收峰,而固体分散体的吸热峰消失,表明已经形成了固体分散体。

3. X 射线衍射法　药物晶体经不同波段的 X 射线射入后可在衍射图上呈现药物晶体衍射峰,借助这种特征峰的存在与否来判断固体分散体的形成。鉴别固体分散体时,若 X 射线衍射图中的特征峰均消失,则说明药物以无定形态存在于固体分散体中。

4. 红外光谱法　物质结构中的官能团不同,红外特征吸收光谱也不同。药物与高分子载体间发生某种反应时,会引起红外吸收峰位移或峰强度改变,由此可鉴别固体分散体形成与否。如布洛芬-PVP 共沉淀物的红外光谱图表明,布洛芬及布洛芬-PVP 物理混合物均于 $1720cm^{-1}$ 波数均有强吸收峰,而布洛芬-PVP 共沉淀物中的吸收峰向高波数位移,强度也大幅降低。这是由于布洛芬与 PVP 在共沉淀物的固体分散体中以氢键结合的缘故。

5. 核磁共振谱法　主要用于确定固体分散体中有无分子间或分子内相互作用。药物与载体形成固体分散体后,在核磁共振氢谱上可观察到峰的位移或消失。

点滴积累 ∨

1. 固体分散技术是指药物以分子、胶态、微晶或无定形状态高度分散在另一种适宜的固体载体材料中的技术，形成的这种固态物质又称固体分散体。

2. 药物制成固体分散体后具有高度分散性，可调整药物的溶出特性，可增加药物的稳定性，掩盖药物的不良臭味与刺激性，提高患者使用的顺应性，使液体药物固体化。

3. 固体分散体常用的载体材料有水溶性、难溶性和肠溶性3类。

4. 制备固体分散体的基本方法有熔融法、溶剂法、溶剂-熔融法、研磨法。

第二节　包合技术

一、概述

（一）包合物的概念

包合物是指药物分子被包嵌于另一种物质分子的空穴结构内形成的包合体。包合物由主分子和客分子两部分组成。主分子为具有一定空穴结构的药用材料，小分子药物作为客分子被包合在主分子内，形成分子囊。

包合技术是指将客分子包嵌于主分子的空穴结构中，形成包合物的技术。

药物制成包合物后，可根据临床需要进一步制成片剂、胶囊剂、注射剂等剂型。

（二）包合物的特点

药物作为客分子被包合后，其溶解度、溶出速率、生物利用度等发生改变，形成的包合物具有以下优点。

1. **掩盖不良臭味，降低刺激性**　如将盐酸雷尼替丁制成包合物后，不良臭味消除；将双氯芬酸钠制成包合物后，明显降低对胃黏膜的刺激性；大蒜精油不仅有臭味，对胃肠道也有刺激性，采用β-环糊精制成包合物后，不良臭味消失，对胃肠道的刺激性减小。

2. **有利于药物溶出，提高生物利用度**　药物被包合后，溶解度增大，溶出速率加快，有利于药物吸收。如诺氟沙星难溶于水，口服生物利用度较低，为40%左右，若将其制成β-环糊精包合物进一步制成胶囊剂后，相对生物利用度提高了1.41倍。

3. **提高药物的稳定性**　将遇光不稳定，受热、湿、空气中的氧影响的药物制成环糊精包合物后，可改变其物理性质，提高化学稳定性。如前列腺素PGE，在40℃紫外线下照射6小时后活性失去75%，将其制成包合物后在相同的条件下照射10天活性损失仅5%。

4. **液态药物固态化**　有的药物如挥发油类不溶于水，且由于其挥发性使得含量受损，制成包合物后，不仅能使液态药物固态化，而且还可防止挥发，提高了产品质量。

5. **调节释药速率**　若采用具有半透膜性质的包合材料将药物制成包合物，还可以调节包合物内药物的释放速度。

（三）包合物的类型

1. 按包合物的结构和性质分类　包合物可分为多分子包合物、单分子包合物和大分子包合物。

2. 按包合物的几何形状分类　包合物可分为管状包合物、笼状包合物和层状包合物，见图11-6。

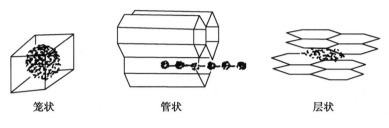

笼状　　　　　　　　　管状　　　　　　　　　层状

图 11-6　包合物类型

二、包合物的包合材料及制法

（一）包合材料

目前药物制剂中常用的包合材料有环糊精和环糊精衍生物。

1. 环糊精　环糊精（CD）系指淀粉通过环糊精葡萄糖转位酶作用后形成的产物，是由6~12个 D-葡萄糖分子以1,4-糖苷键连接形成的环状低聚糖化合物，为水溶性的非还原性白色结晶性粉末。

环糊精有多种同系物，常见的有 α、β 和 γ 三种，分别由6、7和8个葡萄糖分子构成，其立体结构均为上窄下宽、两端开口的环状中空圆筒形状（图11-7和图11-8）。两端开口和外部呈亲水性，筒的内部呈疏水性。由于含有的葡萄糖分子数目不同，其圆筒的内、外径也不一样（α-CD<β-CD<γ-CD）。其中β-CD 因其在水中的溶解度最小，降低温度最易析出结晶，故最为常用。β-CD 可与多种化合物形成包合物，提高药物的稳定性，能起到增溶、缓释、乳化、抗氧化、抗分解、保温、防潮作用，并能掩盖不良臭味。

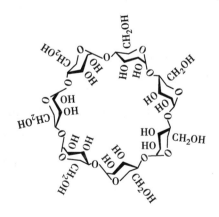

图 11-7　β-环糊精环状结构

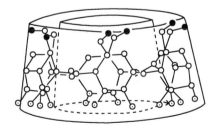

图 11-8　α-环糊精立体结构

2. 环糊精衍生物　对 β-CD 分子进行结构修饰，引入甲基、乙基、羟甲基、羟乙基等基团，使其水溶性发生显著改变，扩大了环糊精包合物在药剂学中的应用范围。羟乙基-β-环糊精（HE-β-CD）、羟丙基-β-环糊精（HP-β-CD）、甲基-β-环糊精、支链环糊精衍生物等能包合多种药物，增加溶解度，降低毒性和刺激性,为水溶性环糊精衍生物。乙基化-β-环糊精(E-β-CD)微溶于水,吸湿性小于β-环糊精,具有表面活性,且在酸性条件下比 β-环糊精稳定,制成包合物后使药物具有一定的缓释性,为疏水性环糊精衍生物。

(二)包合物的制备

1. 饱和水溶液法 又称重结晶法或共沉淀法。系先将 β-环糊精配成饱和水溶液,然后加入客分子药物进行包合,搅拌直至成为包合物为止,再用适宜的方法(如冷藏、浓缩或加沉淀剂)使包合物析出,过滤后采用适宜的溶剂进行洗涤、干燥即得。制备工艺流程见图 11-9。

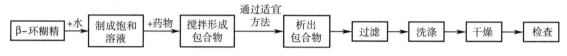

图 11-9 饱和水溶液法制备包合物工艺流程图

药物加入方法:①水溶性药物可直接加入环糊精饱和溶液中;②难溶性固体药物可先将其溶于少量有机溶剂中,再加入;③难溶性液体药物如挥发油可直接加入环糊精饱和水溶液中。

采用此法包合时,搅拌时间一般为 2~4 小时,包合温度以控制在 30~60℃为宜。一般认为,提高包合温度可增加包合效率,但温度过高会影响药物的稳定性。

2. 研磨法 系将 β-环糊精与 2~5 倍量的水混合研匀,然后加入客分子药物(难溶性药物应先溶于少量有机溶剂中),继续研磨成糊状,低温干燥后,再用适宜的有机溶剂洗涤除去未包封的药物,再干燥,即得。制备工艺见图 11-10。

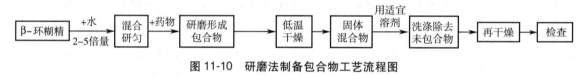

图 11-10 研磨法制备包合物工艺流程图

此法操作简单,工业生产时可采用胶体磨,大大缩短研磨时间,但要注意加水量,以保证浆液可循环流动。

3. 超声波法 类似于饱和水溶液法,在 β-环糊精的饱和水溶液中加入客分子药物,混合后用超声波发生器在适宜的强度下超声适当时间代替搅拌,将析出的沉淀用适宜的溶剂洗涤、干燥即得。

4. 冷冻干燥法和喷雾干燥法 将药物和 β-环糊精混合于水中,搅拌、溶解或混悬,使其形成包合物,通过冷冻干燥法或喷雾干燥法除去溶剂(水),可得到粉末状包合物。两法制得的包合物均易溶于水。冷冻干燥法适合于不易析出沉淀或加热后易分解变色的药物,可用于制备注射用无菌粉末;喷雾干燥法适合于难溶性、疏水性药物包合物的制备,在喷雾干燥过程中空气温度高,受热时间短,产率高,适合大批量生产。

实例解析 11-1:盐酸小檗碱-β-环糊精包合物的制备

【处方】盐酸小檗碱　　0.8g　　　　β-环糊精　　4g　　　　无水乙醇　　5ml

　　　　蒸馏水　　　　　50ml

【制法】将 4g β-环糊精置于具塞锥形瓶中,加蒸馏水 50ml,在 60℃条件下制成溶液,保温备用。

将0.8g盐酸小檗碱加至上述β-环糊精饱和溶液中,搅拌使其溶解,继续保温搅拌至出现混浊继而出现黄色沉淀,室温下继续搅拌1小时,然后冰浴冷却1小时,使沉淀完全析出后,抽滤,用无水乙醇分3次洗涤,抽滤,抽干,置干燥器中50℃干燥,即得。

【解析】本法采用饱和水溶液法制备β-环糊精包合物;盐酸小檗碱为黄色结晶性粉末,溶于热水,味极苦,具有抗菌作用,制成包合物后可掩盖苦味,改善口感。

三、包合物的验证

采用适宜的方法制得包合物后,还要进一步进行验证以判断包合物是否形成。常用的验证方法有以下几种:

1. 相溶解度法 制成包合物后可增加难溶性药物在水中的溶解度,因此可通过测定药物在不同浓度的环糊精溶液中的溶解度,绘制相溶解度曲线,可从曲线上判断包合物是否形成,并获得包合物的溶解度数据。

2. 显微镜法和电镜扫描法 由于含药包合物与不含药包合物以及原料药物的晶格排列形式不同,在显微镜和电镜扫描下形状不同,可以进行包合物验证。

3. X射线衍射法 结晶度较高的晶型药物具有较强的特征衍射峰,但经环糊精包合后,在X射线衍射图谱中药物的特征衍射峰会减弱或消失,通过X射线衍射法,比较结晶性药物在包合前后衍射峰的变化情况进行验证是否形成包合物。

4. 其他方法 还可采用热分析法、红外光谱法、紫外分光光度法、核磁共振、圆二色谱法、薄层色谱法等方法验证是否形成了包合物。

点滴积累 ∨

1. 包合物是指药物分子被包嵌于另一种物质分子的空穴结构内形成的包合体。 由主分子和客分子两部分组成。 包合技术是指将客分子包嵌于主分子的空穴结构中,形成包合物的技术。

2. 药物包合后的特点 掩盖不良臭味,降低刺激性,有利于药物溶出,提高生物利用度,大大提高药物的稳定性,使液态药物固态化,调节释药速率。

3. 药物制剂中最常用的包合材料是 β-环糊精。

4. 包合物的制备方法有饱和水溶液法、研磨法、超声波法、冷冻干燥法、喷雾干燥法等。

第三节　微囊与微球制备技术

一、概述

(一)概念

微囊是指固态或液态药物被载体辅料包封成的微小胶囊。通常其粒径在 $1 \sim 250 \mu m$ 的称微囊,粒径在 $0.1 \sim 1 \mu m$ 的称亚微囊,粒径在 $10 \sim 100 nm$ 的称纳米囊。将药物包裹在囊材中制成微囊的技术称为微囊化技术。

微球是指药物溶解或分散在载体辅料中形成的微小球状实体。通常粒径在 $1 \sim 250\mu m$ 的称微球,而粒径在 $0.1 \sim 1\mu m$ 的称亚微球,粒径在 $10 \sim 100nm$ 的称纳米球。将药物分散在高分子材料骨架中制成微球的技术称为微球化技术。

微囊与微球大小接近但结构不同(图 11-11),微囊是包囊结构,而微球是骨架结构高分子材料与药物混合而成的。微囊和微球是从 20 世纪 50 年代起发展起来的一种新剂型,但只是制剂的中间剂型,制备制剂时先制成微囊或微球,然后根据需要进一步制成各种剂型,如注射剂、胶囊剂、混悬剂、散剂、软膏剂、栓剂等。

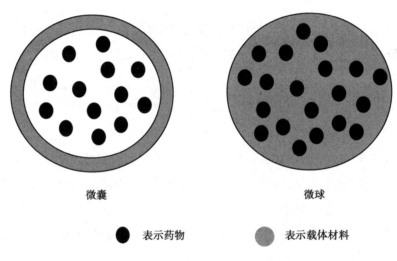

微囊　　　　　　　　　　　微球

● 表示药物　　　　● 表示载体材料

图 11-11　微囊与微球结构示意图

（二）药物微囊化（或微球化）的特点

采用一定的技术将药物经微囊/微球化后,具有以下特点。

1. 提高药物的稳定性　如维生素 E 微囊化后制成维生素 E 微囊片,可显著提高了维生素 E 对湿、热和光的稳定性。

2. 防止药物在胃内失活或减少对胃的刺激性　如促肝细胞生长素肠溶微囊,可以控制药物在肠部位释放,减少对胃部的刺激性。

3. 掩盖药物的不良臭味　如鱼肝油、大蒜素、氯霉素等药物经过微囊/微球化后可以大大改善其不良臭味。

4. 可使液态药物固态化　如脂溶性的维生素、油类、香料等药物制成微囊后,既可以使液态药物固态化,便于应用与贮存,同时还可防止挥发性药物在生产或贮存过程中损失。

5. 减少复方制剂的配伍禁忌　如为防止阿司匹林与氯苯那敏配伍后加速阿司匹林水解,可将两者分别包囊后,再进一步制成制剂。

6. 改善物料的性质　药物经微囊（或微球）化后,可完全改变其外观性状,使颗粒流动性良好,易于混匀,便于压片。如硝硫氰胺微囊片。

7. 控制药物的释放速率,具有缓（控）释性　如吲哚美辛缓释微囊片,该片的体外释药速率比普通片延长了 5.6 倍。

8. 使药物具有靶向性 如将治疗指数较低的药物制成微囊或微球,可使药物浓集于靶组织靶器官,大大提高药物疗效,同时降低对其他部位的毒副作用。

值得注意的是,以往花费大量的人力、财力筛选新药,成百上千的极有前途的药物落选,原因却是体外试验有效,而体内结果令人很失望。有的是口服吸收差,半衰期短,代谢快,达不到有效治疗浓度;有的是分布到其他正常组织而带来一定的毒性;有的是溶解度低无法制成注射剂;还有一些是口服后生物利用度难以预测。但如果将这些药物采用微囊/微球化,可以大大提高口服给药的生物利用度,这一新技术的应用,可能会使许多按过去的标准不合格而落选的药物重新得到开发利用,制成满意的新药,这对新药开发具有特殊的意义。

二、载体材料

制备微囊或微球时所需要的材料称为载体材料。通常将制备微囊的载体材料称为囊材。微囊与微球的基本组成有主药、载体材料、附加剂。其中附加剂有稀释剂、稳定剂、增塑剂、控制释放速率的阻滞剂及吸收促进剂等。通常将主药与附加剂混匀后进行微囊化;亦可单独将主药先微囊化,然后再按需要加入附加剂。若有两种以上的主药时,可将主药混匀后进行微囊化,亦可将主药分别微囊化后再混合,这取决于药物与囊材的性质以及工艺条件等。

载体材料应具备的基本条件是:①性质稳定;②无毒,无刺激性;③能够与药物配伍,不影响药物的疗效和含量测定;④能控制药物的释放速率;⑤具有一定的强度、弹性及可塑性,能完全包裹囊心物;⑥具有符合要求的黏度、渗透性、亲水性、溶解性等。通常载体材料可以分为以下 3 类:

(一)天然高分子材料

天然高分子材料无毒,稳定,成膜性好,可生物降解,为最常用的载体材料。

1. 明胶 因制备时水解方法不同,明胶可分为 A 型明胶和 B 型明胶。A 型明胶的等电点为 7~9,B 型明胶的等电点为 4.7~5.0,两者在成囊性和溶液黏度等方面无明显差别,可生物降解,几乎无抗原性,可口服和注射。通常根据药物对 pH 的要求选用 A 或 B 型。一般制备微囊的用量为 $20~100g/L$。

2. 阿拉伯胶 是一种天然植物胶,不溶于乙醇,能溶于甘油或丙二醇,在室温条件下可溶解于 2 倍量的水中,水溶液呈酸性,荷负电。通常与明胶等量配合使用,也可与白蛋白配合作为复合材料使用。一般制备微囊的用量为 $20~100g/L$。

3. 海藻酸盐 属于多糖类化合物,最常用的为海藻酸钠,其可溶于不同温度的水中,海藻酸钠在水中可与 $CaCl_2$ 反应生成不溶于水的海藻酸钙,因此海藻酸钠可采用 $CaCl_2$ 固化成囊。

4. 壳聚糖 是由甲壳素脱乙酰化后制得的一种多糖,可溶于酸和酸性水溶液中,带正电荷,无毒,无抗原性,在体内可被溶菌酶降解,具有良好的生物可降解性和优良的成膜、成球性,在体内可溶胀形成水凝胶。

5. 蛋白类 常用的有白蛋白、玉米蛋白、鸡蛋白等,无明显的抗原性,可生物降解。

（二）半合成高分子材料

半合成高分子材料多为纤维素类衍生物,毒性小,黏度大,成盐后溶解度明显增强。

1. 羧甲纤维素钠（CMC-Na） 是一种阴离子型的高分子电解质,不溶于酸性溶液中,遇水溶胀,体积可增大 10 倍,水溶液的黏度大,有抗盐能力和一定的热稳定性,不会发酵。常与明胶配合作复合囊材,也可以制成铝盐单独作为囊材。

2. 纤维醋法酯（CAP） 也称邻苯二甲酸醋酸纤维素、醋酸纤维素酞酸酯,在强酸中不溶解,可溶于 pH>6 的水溶液中,常用于制备肠溶微囊或微球。可单独使用,也可与明胶配合使用。

3. 乙基纤维素（EC） 化学稳定性高,适用于多种药物的微囊/微球化,但由于遇强酸易水解,故不适用于强酸性药物。EC 不溶于水或胃肠液中,不能生物降解,常与甲基纤维素、羟丙甲纤维素合用,以控制微囊/微球的释药速率。

4. 甲基纤维素（MC） 常与明胶、CMC-Na、PVP 等配合作复合囊材。

5. 羟丙甲纤维素（HPMC） 成膜性好,无毒副作用,能溶于冷水中形成黏性胶体溶液,但不溶于热水中。

（三）合成高分子材料

根据其是否能生物降解,将合成的高分子材料分为生物降解和非生物降解两类。目前应用比较广泛的是以聚酯类为代表的生物降解的合成高分子材料,如聚乳酸（PLA）、聚乳酸-羟基乙酸共聚物（PLGA）等。非生物降解且不受 pH 影响的囊材有聚酰胺、硅橡胶等;非生物降解,但在一定的 pH 条件下可溶解的囊材有聚丙烯酸树脂、聚乙烯醇等。

三、微囊的制备

（一）物理化学法

该法又称相分离-凝聚法,是在囊心物（药物与附加剂）与囊材（载体材料）的混合物（乳状或混悬状）中加入另一种物质（无机盐或采用其他手段）,使得囊材的溶解度降低,从溶液中凝聚出来沉积在囊心物的表面,形成囊膜,再经过固化处理,完成微囊化过程。此法的微囊化过程如图 11-12 所示。该法分为单凝聚法和复凝聚法。

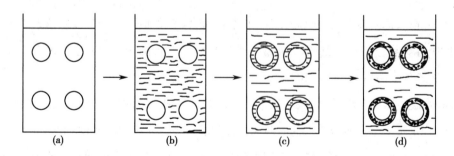

图 11-12 相分离凝聚法制备微囊示意图
（a）囊心物分散在液体介质中;（b）加囊材;（c）囊材的沉积;（d）囊材的固化

1. 单凝聚法 先将药物乳化或混悬于一种水溶性囊材(如明胶)溶液中,再加入一种强亲水性的凝聚剂如 $NaSO_4$、$(NH_4)_2SO_4$ 等强亲水性电解质溶液或乙醇、丙醇等强亲水性非电解质溶液,由于凝聚剂的强亲水性,分散系统中大量的水分子与凝聚剂结合,使得系统中的囊材的溶解度下降而凝聚在药物表面,再经固化处理形成微囊。

制备工艺流程图如图 11-13 所示。

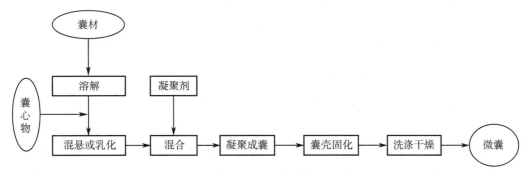

图 11-13 单凝聚法制备微囊工艺流程图

高分子化合物的凝聚是可逆性的,在某些条件下可使以凝聚的囊膜很快消失,出现解聚现象。制备过程中可利用这种可逆性性质,使凝聚与解聚过程不断进行,直至形成的微囊囊形达到满意为止。最后利用高分子物质的理化性质使凝聚的囊膜固化,以防形成的微囊变形、粘连,制得可用的微囊。

2. 复凝聚法 利用两种聚合物在不同的 pH 条件下由于电荷的变化(生成相反的电荷)引起相分离-凝聚,这种方法称为复凝聚法。

如采用阿拉伯胶(带负电荷)和明胶(在 pH 等电点以上带负电荷,等电点以下带正电荷)按 1:1 的比例作为囊材为例。制备过程为先将药物与阿拉伯胶溶液混合,制成混悬剂或乳剂,由于阿拉伯胶带负电荷,则连续相为负电荷胶体,药物为分散相,然后将明胶溶液的 pH 调至等电点以下,使明胶溶液所带的电荷由负电荷变成正电荷,再加入药物与阿拉伯胶的溶液中,此时,由于明胶带正电荷,阿拉伯胶仍带负电荷,正、负电荷相互吸引、中和形成复合物,溶解度降低,明胶与阿拉伯胶发生凝聚,包裹在药物的表面形成囊膜,最后再采取适当的方法进行交联固化。

以明胶和阿拉伯胶为囊材复凝聚法制备微囊的工艺流程见图 11-14。

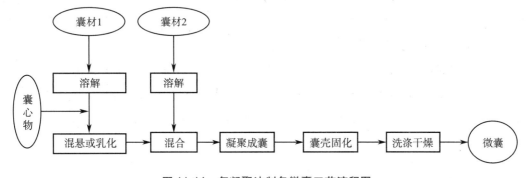

图 11-14 复凝聚法制备微囊工艺流程图

采用复凝聚法制备微囊时,可作为复合囊材的有明胶与阿拉伯胶、海藻酸盐与壳聚糖、海藻酸盐与聚赖氨酸、白蛋白与阿拉伯胶、海藻酸与白蛋白等。

（二）物理机械法

借助一定的设备将固体或液体药物在气相中进行微囊化。根据使用的机械设备不同和成囊方式不同可以分为以下几种方法:

1. 喷雾干燥法 将囊心物分散在囊材的溶液中,然后将此混合液喷入惰性热气流中,使溶解囊材的溶剂迅速蒸发,囊材收缩成膜将囊心物包裹形成微囊。所得的微囊近圆形结构,直径为 5～600μm,质地疏松,为自由流动的干燥粉末。

2. 喷雾凝结法 指将囊心物分散于熔融的囊材中,喷雾于冷气流中,凝聚成囊的方法。常用的囊材有蜡类、脂肪酸和脂肪醇等,在室温下均为固体,在高温下可以熔融。通常所制的微囊一般在80～100μm。

3. 流化床包衣法 也称空气悬浮法。该法系利用垂直强气流将囊心物悬浮在包衣室内,再将囊材溶液喷于囊心物表面成膜,此时,溶解囊材的溶剂在热气流中蒸发,使囊心物表面形成囊材薄膜从而制备微囊的方法。所得的微囊粒径在 100～150μm。囊材可选用多聚糖、明胶、树脂、纤维素衍生物及合成聚合物。在制备过程中,为减少喷雾过程中的粘连,可加入滑石粉或硬脂酸镁等成分以增强颗粒的流动性。

（三）化学法

是指利用溶液中的单体或高分子通过聚合反应或缩合反应生成囊膜而制成微囊的方法。本法的特点为不使用凝聚剂,先制成 W/O 型乳状液,再利用化学反应进行交联固化。主要包括界面缩聚法和辐射交联法。

实例解析 11-2:双氯芬酸微囊的制备

【处方】双氯芬酸细粉 10g 　　 明胶 　　　　20g 　　 滑石粉 　1～2g

　　　　甲醛 　　　50ml 　　 40%硫酸镁溶液 　2500ml 　 稀盐酸 　适量

　　　　蒸馏水 　　400ml

【制法】将明胶加入 400ml 蒸馏水中,70℃水浴溶解为胶浆剂,搅拌下,加入双氯芬酸细粉,搅匀备用。将硫酸镁溶液用稀盐酸调 pH 为 3～4,并加入滑石粉,在 55℃条件下搅匀,并在 30 分钟内滴加完含药物的明胶溶液。开始滴加时,转速控制在 2500～3000r/min,随着明胶溶液的加入,提高转速至 3500～4000r/min。明胶滴加完后继续搅拌 3～5 分钟,然后迅速降温至 5℃,保持 20 分钟,再加入 50ml 甲醛溶液固化 12 小时。减压抽滤收集微囊,用蒸馏水洗涤 5 次,直至无镁盐与硫酸盐反应,pH 显中性。50℃干燥,过 100 目筛即得。

【解析】本制剂采用单凝聚法制备微囊。双氯芬酸为药用活性成分,明胶为成囊材料,硫酸镁为凝聚剂,滑石粉可防止微囊粘连,甲醛为固化剂。制得的微囊包封率为 84.16%,粒径为 4.0～7.0μm。双氯芬酸为非甾体解热镇痛药,临床用于抗炎、镇痛、解热等,制成微囊后具有缓释作用。

四、微球的制备

微球的制备方法与微囊的制备方法大体相同,制备微囊的大多数囊材也可用作微球的载体材料。根据载体材料、药物性质以及制备条件不同制得微球。目前制备微球的常用方法有乳化分散法、凝聚法及聚合法3种。通常情况下,可根据所需微球的粒度与释药性能,结合临床给药途径选择不同的制备方法。

1. 乳化分散法　系指药物与载体材料溶液混合后,将其分散在不相溶的介质中形成类似于油包水(W/O)或水包油(O/W)型乳剂,然后制备微球的方法。根据使乳剂内相固化分离的方法不同,乳化分散法又分为加热固化法、交联固化法和溶剂蒸发法。

2. 凝聚法　该法原理和微囊制备中的复凝聚法基本相似。常用的载体材料为明胶、阿拉伯胶等。

3. 聚合法　指载体材料单体通过聚合反应,在聚合的过程中将药物包裹形成微球的方法。该法制得的微球粒径小,易于控制。常用方法有乳化/增溶聚合法、盐析固化法(交联聚合法)等。

五、微囊与微球在临床上的应用

近年来采用微囊/微球化技术的药物已有30多种,如解热镇痛药、镇静药、避孕药、抗生素、维生素、抗癌药、多肽蛋白类药物、基因以及诊断用药等。我国研制的中药挥发油类微囊已有10余种,如可提高稳定性的芥油微囊、掩盖不良臭味的大蒜素微囊等。上市的微囊化商品有红霉素片(美国)、β-胡萝卜素片(瑞士)等。上市的微球制剂如亮丙瑞林缓释微球注射剂、黄体酮微球植入剂、口服布洛芬微球、口服阿昔洛韦微球等。

点滴积累 ∨

1. 微囊是指将固体或液体药物作囊心物,采用天然或合成的高分子材料为囊材进行包封制成的微型胶囊,简称微囊。

2. 微球是指药物吸附或分散于高分子材料中形成的微小球状实体,球形或类球形。

3. 药物微囊/微球化的特点　提高药物的稳定性,防止药物在胃内失活或减少对胃的刺激性,掩盖药物的不良臭味,可使液态药物固态化,减少复方制剂的配伍禁忌,改善物料的性质,控制药物的释放速率,具有缓(控)释性,使药物具有靶向性。

4. 制备微囊、微球的载体材料有3类:天然高分子材料、半合成高分子材料、合成高分子材料(分为生物降解和生物不降解两类)。

第四节　脂质体

一、概述

脂质体是药物被类脂质双分子层包封成的微小囊泡。按照脂质体的结构中包含的双层磷脂膜的层数,可将其分为单室脂质体与多室脂质体。凡由一层类脂质双分子层构成者称为单室脂质体。根据粒径大小,单室脂质体又分为小单室和大单室,小单室脂质体的粒径在20~80nm,亦称为纳米脂质体;大单室脂质体的粒径在0.1~1μm。由多层类脂质双分子层构成的称为多室脂质体,粒径在1~5μm。单室脂质体中,水溶性的药物溶液包封于一层类脂质双分子层所形成的空腔中,脂溶性药物则分散在双分子层中。多室脂质体中有几层类脂质双分子层,每层类脂质双分子层通过水膜隔开,水溶性药物分散在水膜中,形成不均匀的聚合体,脂溶性药物则分散于几层双分子层中。单室与多室脂质体的结构见图11-15。

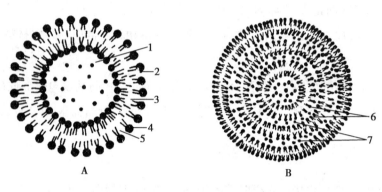

图 11-15　单室和多室脂质体结构示意图
A. 单室脂质体;B. 多室脂质体
1. 水溶性药物;2. 脂溶性药物;3. 类脂双分子层;4. 亲水基团;
5. 亲油基团;6. 类脂质双分子层(三层);7. 水膜

脂质体是一种新型药物载体,具有可包封脂溶性药物或水溶性药物的特性,药物被脂质体包封后其具有以下特点。

1. 靶向性　静脉给药时,脂质体进入体内可被巨噬细胞作为外界异物而吞噬,选择性地进入靶组织、靶器官,用于治疗肿瘤和防止肿瘤扩散转移以及肝寄生虫病、利什曼病等单核-吞噬细胞系统疾病。

2. 缓释性　许多药物在体内由于迅速代谢或排泄,故作用时间短。将药物包封于脂质体中,给药后可减少代谢和排泄,延长药物在血液中的滞留时间,使药物在体内缓慢释放,从而延长了药物的作用时间。

3. 细胞亲和性与组织相容性　脂质体是类似于生物膜结构的泡囊,因此对正常细胞和组织无损害、无抑制作用,具有细胞亲和性与组织相容性,并可长时间地吸附于靶细胞周围,使药物充分向靶细胞和靶组织渗透,脂质体也可通过融合进入细胞内,经溶酶体消化释放药物。如将抗结核药物包封于脂质体中,可将药物载入细胞内杀死结核分枝杆菌,提高疗效。

4. 降低药物的毒性　药物被脂质体包封后,主要被单核-吞噬细胞系统的巨噬细胞所吞噬而摄取,且在肝、脾和骨髓等单核-吞噬细胞较丰富的组织中浓集,而使药物在心、肾中的累积量比游离药物低得多,因此如果将对心、肾有毒性的药物或对正常细胞有毒的抗癌药包封成脂质体,就可明显降低药物的毒性。

5. 提高药物的稳定性　一些不稳定的药物被脂质体包封后可受到脂质体双层膜的保护,免受体内外环境的影响。

知识链接

脂质体的发展

脂质体于1965年由英国的Bangham等提出，他们发现当磷脂分散在水中时可形成多层封闭囊泡，类似于洋葱结构。20世纪60年代，脂质体开始作为药物载体使用，其研究已经成为非常活跃的领域。目前，基于药物传递功能的脂质体主要有：①静脉注射后避免被机体快速清除的长循环脂质体；②给药后局部加热可促进药物快速定点释放的热敏脂质体；③在不同pH可导致脂质膜通透性改变甚至解体的pH敏感脂质体；④包载磁性物质的磁性脂质体；⑤将抗体或抗体片段通过化学连接到脂质体表面的免疫脂质体；⑥表面连接细胞受体特异性配体的配体修饰脂质体。

二、脂质体的膜材

脂质体的膜材主要由磷脂和胆固醇构成，所形成的人工生物膜可被机体消化分解。

1. 磷脂　包括卵磷脂、脑磷脂、大豆磷脂以及其他合成磷脂等，可作为形成脂质体的双分子层的基础物质。我国大多采用精制大豆磷脂。磷脂分子结构的一端含有一个磷酸基团和一个含氮碱基，均为亲水性基团；另一端为两条较长的烃链，属于亲油基团。分子结构如图11-16所示。这种结构的分子具有两亲性，在水中易形成胶束，浓度适当时可形成脂质体。

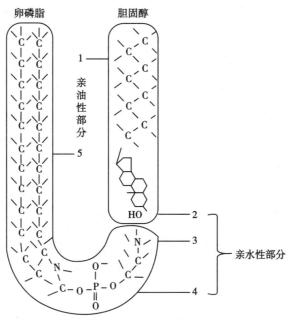

图 11-16　磷脂、胆固醇分子结构
1,5 亲油性部分(1 烃基,5 烃基)2,3,4 亲水性部分(2 羟基,3 委铵盐型阳离子部分,4 磷酸酯型阴离子部分)

2. 胆固醇　胆固醇是构成生物膜的重要成分之一，是一种中性脂质，也属两亲性物质，但胆固醇的亲油性较强于亲水性，分子结构如图11-16所示。胆固醇本身不能形成脂质双分子层结构，但可以嵌入磷脂膜内，羟基基团朝向亲水方向，甾环及脂肪链朝向并平行于磷脂双分子层中心的烃链，如图11-17所示。胆固醇具有可调节膜的流动性、降低膜的通透性等作用，是制备脂质体常用的辅助膜材。

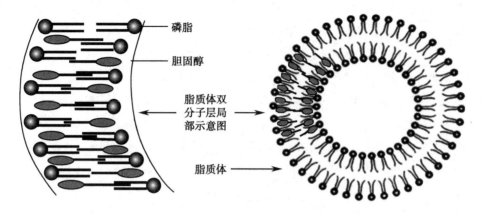

磷脂
胆固醇
脂质体双分子层局部示意图
脂质体

图 11-17　磷脂与胆固醇在脂质体双分子层中的排列示意图

▶▶ **课堂活动**

通过对脂质体结构及组成的学习，请比较脂质体与表面活性剂形成的胶束有何不同。

三、脂质体的制备

1. 薄膜分散法　将磷脂、胆固醇等膜材及脂溶性药物溶于三氯甲烷（或其他有机溶剂）中，然后将三氯甲烷溶液进行旋转蒸发，除去溶剂，使脂质在器壁上形成一薄膜，再将水溶性药物溶于磷酸盐缓冲液中后，加入上述容器内，并不断搅拌或振摇，即制得脂质体。该法简单易行，可形成多室脂质体，粒径大小为 $1 \sim 5 \mu m$，但包封率低尤其对水溶性药物（<10%）。可通过超声、高压乳匀减小粒径。

2. 注入法　先将磷脂与胆固醇等膜材及脂溶性药物溶于有机溶剂（大多采用乙醚）中，然后将此药液经注射器缓缓注入加热至 50℃（并用磁力搅拌）的磷酸盐缓冲液（或含有水溶性药物）中，加完后，不断搅拌至乙醚除尽为止，即制得大多室脂质体。由于粒径较大，不适宜静脉注射，可将脂质体通过高压乳匀机减小粒径。

3. 逆向蒸发法　先将水溶性药物溶于磷酸盐缓冲液，磷脂、胆固醇与脂溶性药物共溶于有机溶剂，再将两相溶液混合（水相与有机相的比例为 1∶3~1∶6），经短时超声处理直至形成稳定的 W/O 型乳剂，然后减压蒸发除去有机溶剂，达到胶态后，加入磷酸盐缓冲液，旋转使器壁上凝胶脱落，继续减压蒸发除去有机溶剂，得到脂质体水性混悬液。该法适合包裹水溶性药物及大分子生物活性药物，如各种抗生素、胰岛素、免疫球蛋白、碱性磷脂酶、核酸等。

4. 超声波分散法　将水溶性药物溶于磷酸盐缓冲液中，加入溶有磷脂、胆固醇与脂溶性药物的有机溶剂中，搅拌，蒸发除去有机溶剂，残液经超声波处理，然后分离出脂质体，重新混悬于磷酸盐缓冲液中，即得。经超声波处理大多为单室脂质体，粒径较小。多室脂质体经超声波处理后也可得到单室脂质体。

此外，制备脂质体的方法还有冷冻干燥法、复乳法、pH 梯度法、提前脂质体法、钙融合法等。

四、脂质体在临床上的应用

20 世纪 80 年代后,随着脂质体的制备工艺的逐步完善,特别是脂质体作为药物的载体,具有靶向性、缓释性、减少药物的使用剂量、降低药物的毒性和减少副作用等优点。因此,在医药方面的研究和应用有了很大的发展,一些药物的脂质体已用于多种给药途径和制剂中,国内外已开展了广泛的临床研究与试用,主要应用有:①抗癌药物的载体;②抗寄生虫、抗原虫药物的载体;③抗菌药物和抗病毒药物的载体;④解毒剂的载体;⑤生物活性物质的载体等。

点滴积累 ∨

1. 脂质体主要由磷脂和胆固醇组成,具有类脂质双分子层结构。
2. 临床上作为药物的载体,具有靶向性、缓释性、可以减少药物的使用剂量、降低药物的毒性和减少副作用等特点。
3. 脂质体的制备方法有薄膜分散法、注入法、逆向蒸发法、超声波分散法等,可根据药物性质及制剂要求选择适宜的方法进行制备。

第五节 缓释、控释制剂

一、概述

(一)缓释、控释的概念

1. 缓释制剂 系指在规定的释放介质中,按要求缓慢地非恒速释放药物,与相应的普通制剂比较,给药频率比普通制剂减少一半或有所减少,且能显著增加患者依从性的制剂。

2. 控释制剂 系指在规定的释放介质中,按要求缓慢地恒速释放药物,与相应的普通制剂比较,给药频率比普通制剂减少一半或有所减少,血药浓度比缓释制剂更加平稳,且能显著增加患者依从性的制剂。

知识链接

迟 释 制 剂

迟释制剂系指在给药后不立即释放药物的制剂,包括肠溶制剂、结肠定位制剂和脉冲制剂等。

1. 肠溶制剂 系指在规定的酸性介质中不释放或几乎不释放药物,而在要求的时间内,于 pH 6.8 的磷酸盐缓冲液中大部分或全部释放药物的制剂。

2. 结肠定位制剂 系指在胃肠道上部基本不释放,而在结肠内大部分或全部释放的制剂。即一定时间内在规定的酸性介质与 pH 6.8 的磷酸盐缓冲液中不释放或几乎不释放,而在要求的时间内,在 pH 为 7.5~8.0 的磷酸盐缓冲液中大部分或全部释放的制剂。

3. 脉冲制剂 系指不立即释放药物,而在某种条件下(如在体液中经过一定时间或一定 pH 或某些酶的作用下)一次或多次突然释放药物的制剂。

（二）缓释、控释制剂的特点

1. 优点

（1）使用方便：对半衰期短或需频繁给药的药物，可以减少服药次数，大大提高患者服药的依从性，使用方便。

（2）释药徐缓：药物进入体内后，血药浓度平稳，避免峰谷现象，有利于降低药物的毒副作用，同时又能确保在有效浓度范围之内维持疗效。如图 11-18 所示。

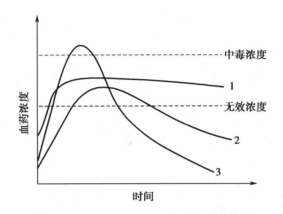

图 11-18　缓释、控释制剂与常规制剂的血药浓度比较
1. 零级控释制剂；2. 缓释制剂；3. 常规制剂

（3）毒副作用小：由于减少了体内血药浓度的峰谷现象，因此减少了某些药物的毒副作用，降低耐药性的发生。

（4）疗效好：缓控释制剂可达到药物的最佳治疗效果。

（5）可定时、定位释药：某些缓控释制剂可以按照要求定时、定位释放药物，有利于疾病的治疗。

2. 缺点　缓释、控释制剂也存在着局限性：①在临床使用中剂量调整缺乏灵活性，如果遇到某种特殊情况（如出现较大的不良反应），往往不能立即停止治疗。这种情况可通过增加制剂的剂量规格来解决，如硝苯地平有 20、30、40 和 60mg 等规格。②缓控释制剂通常是基于健康人群的群体药动学参数而定的，当药动学受疾病状态的影响而有所改变时，往往难以灵活调节给药方案。③缓控释制剂的生产工艺复杂，成本高。

（三）缓释、控释制剂中药物的要求

缓控释制剂是在普通制剂的基础上发展起来的一类新剂型，但并非所有的药物都适合制备缓释、控制制剂，通常要考虑药物的临床应用特点、药物的理化性质及药动学特点。通常，以下几种情况不宜将药物设计制成缓控释制剂：

1. 一次给药剂量过大（>1g）的药物　一般情况下口服普通制剂单次给药的最大剂量为 0.5～1.0g，因此，单次给药剂量过大的药物不宜设计成缓控释剂型。但随着制剂技术的发展和异形片的出现，目前上市的口服片剂中已有很多超过此限。有时可采用一次服用多片的方法降低每片含药量。

2. 药物半衰期很短（<1 小时）或半衰期很长（>12 小时）的药物　一般半衰期非常短的药物要

维持其缓释作用,单位给药剂量必须很大,使得剂型本身增大,不方便给药。通常半衰期<1 小时的药物不适宜制成缓释制剂。对于半衰期>24 小时的药物,由于其本身在体内的药效就能维持较长的时间,所以没有必要制成缓释制剂,如地高辛、华法林等药物。缓释、控释制剂适用于半衰期较短,在 4~8 小时的药物,如茶碱的 $t_{1/2}$ 为 3~8 小时、硝苯地平的 $t_{1/2}$ 为 4~5 小时。

3. 具有特定吸收部位的药物 对于口服缓控释制剂,一般要求在整个消化道都有吸收,且吸收稳定,因此对具有特定吸收部位的药物不宜设计制成缓控释制剂。如维生素 B_2 只在十二指肠上部吸收,而 $FeSO_4$ 的吸收在十二指肠和空肠上端进行,因此此类药物应在通过这一区域前释放,否则不利于吸收,如将其制成口服缓控释制剂则效果不理想。

此外,药效剧烈、溶解吸收很差的药物,剂量需要精密调节的药物及抗菌效果依赖于峰浓度的抗生素一般不宜设计制成缓控释制剂。但随着制剂技术的发展,这些限制已经被打破,硝酸甘油($t_{1/2}<$ 0.5 小时)、地西泮($t_{1/2}>30$ 小时)、头孢氨苄和克拉霉素等药物均有缓释制剂上市。

二、缓释、控释制剂的释药原理

缓释、控释制剂的释药原理主要有溶出、扩散、溶蚀、渗透压或离子交换作用。

1. 溶出原理 由于药物的释放受溶出速度的限制,溶出速度慢的药物显示出缓释的性质。根据 Noyes-Whitney 溶出速度公式[式(5-2)],可通过减小药物的溶解度,增大药物的粒径,以降低药物的溶出速度,达到长效作用。

具体方法有:①制成溶解度小的盐或酯,如青霉素普鲁卡因盐、非诺贝特(非诺贝酸的酯)。②与高分子化合物生成难溶性盐,如鱼精蛋白胰岛素、丙米嗪鞣酸盐。③控制粒子大小,药物的表面积减小,溶出速度减慢。如超慢性胰岛素中所含的胰岛素锌晶粒较大(大部分超过 $10\mu m$),使其作用长达 30 小时;而含晶粒较小(不超过 $2\mu m$)的半慢性胰岛素锌,其作用时间只有 12~14 小时。

2. 扩散原理 以扩散为主的缓释、控释制剂,药物首先溶解成溶液后再从制剂中扩散出来进入体液,其释药速度受扩散速率控制。

药物的释放以扩散为主的情况有 3 种:①水不溶性膜材包衣的制剂:包衣膜上交联的聚合物链间存在分子大小的间隙,增塑剂或其他辅料润湿这些孔道,药物可通过孔隙扩散;②包衣膜中含有水溶性聚合物(致孔剂),当包衣制剂进入胃肠液中,致孔剂遇水后迅速溶解,在包衣膜表面形成大量的细小亲水性孔道,药物可通过细小亲水性孔道进行扩散;③水不溶性骨架型缓控释制剂:基于骨架中有过量的药物,且药物粒子小于骨架材料孔隙,药物不与骨架作用,通过骨架孔隙扩散。

利用扩散原理达到缓控释作用的方法有增加黏度以减少扩散速度,包衣,制成微囊、不溶性骨架片、植入剂、乳剂等。

3. 溶蚀与扩散、溶出结合 某些骨架型制剂,如生物溶蚀性骨架系统、亲水凝胶骨架系统、膨胀型控释骨架,药物既可从骨架中扩散出来,且骨架本身也存在溶解过程,结果使药物扩散的路径变长,形成移动界面扩散系统,即外层表面的溶蚀-分散-溶出过程。其释药过程是骨架溶蚀和药物扩散的综合过程。此类释药系统的优点是由于骨架材料的生物溶蚀性能,使之最后不会形成空骨架;

缺点是溶蚀性骨架系统的释药动力学很难控制。

4. 渗透压原理　利用渗透压原理制成的控释制剂能均匀恒速地释放药物,比骨架型缓释制剂更为优越。以口服渗透泵片剂为例,如图 11-19 所示。

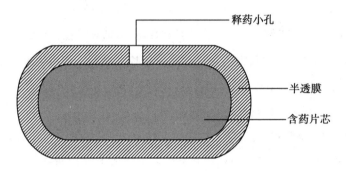

图 11-19　渗透泵片剂渗透示意图

渗透泵片的片芯为水溶性药物和水溶性聚合物或其他辅料制成的,外面用水不溶性的聚合物包衣,成为半渗透膜壳,依据半透膜性质,水可渗透进入膜内,但药物不能渗出。用激光在半透膜上开一细孔,当片剂与水接触,水通过半渗透膜进入片芯后,药物溶解成饱和溶液,加之高渗透压辅料的溶解,形成膜内外的渗透压差,药物的饱和溶液由细孔持续流出,其单位时间的流出量与渗透入膜内的水量相等,直至片芯内的药物完全溶解。

此类系统的特点主要是能恒速释药,血药浓度稳定;释药速率不受环境 pH、胃肠蠕动等因素的影响,体内外释药的相关性好,通过体外试验可预测体内释药速率。

5. 离子交换作用　由水不溶性交联聚合物组成的树脂,其聚合物链上含有成盐基团,带电药物可结合于树脂上,通过离子交换将药物游离释放出来。

$$树脂^+-药物^-+X^-\rightarrow树脂^+-X^-+药物^-$$

$$树脂^--药物^++Y^+\rightarrow树脂^--Y^++药物^+$$

X^- 和 Y^+ 为消化道中的离子,交换后,游离的药物从树脂中扩散出来。阳离子交换树脂与有机胺类药物的盐交换,阴离子交换树脂与有机羧酸盐或磺酸盐交换,即成含药树脂;再将干燥的含药树脂制成胶囊剂或片剂供口服用,在胃肠液中,含药树脂中的药物再被胃肠道中的离子置换出来,具有缓释作用。

三、缓释、控释制剂的类型

ER-11-1

缓控释制剂的
类型

缓释、控释制剂依据其释药机制及制备技术不同可分为 4 种类型:骨架型制剂、包衣型制剂、渗透泵型制剂和植入剂。

(一)骨架型缓控释制剂

骨架型缓控释制剂系指将药物和一种或多种惰性固体骨架材料通过压制或融合技术制成片状、小粒或其他形式的制剂。由于所用的骨架材料不同,可将缓控释骨架片分为亲水凝胶骨架、溶蚀性骨架片和不溶性骨架片三大类。

1. 亲水凝胶骨架片　该骨架片是以亲水性高分子聚合物为骨架材料,加入乳糖等稀释剂制得的,是目前口服缓控释制剂的主要类型之一。其释药过程是骨架溶蚀和药物扩散的综合作用过程,其中水溶性药物的释放速度主要与药物通过凝胶层的扩散速度有关,而在水中溶解度小的药物的释放速度主要与凝胶层的溶蚀速度有关。如图 11-20 所示。

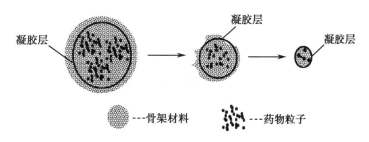

图 11-20　亲水凝胶骨架片释药示意图

常用的亲水凝胶骨架材料有:①天然凝胶类:如海藻酸钠、琼脂和西黄蓍胶等;②纤维素类衍生物:如甲基纤维素(MC)、羧甲纤维素钠(CMC-Na)、羟乙纤维素(HEC)、羟丙纤维素(HPC)等;③非纤维素多糖类:如半乳糖、壳聚糖、甘露聚糖等;④高分子聚合物:如乙基聚合物、丙烯酸聚合物、聚乙烯醇(PVA)和聚维酮(PVP)等。

2. 溶蚀性骨架片　也称生物溶蚀性骨架片,是由药物与蜡质、脂肪酸及其酯等物质混合后制得的。该骨架片中的药物是通过骨架中的孔道扩散或随骨架材料的逐渐溶蚀而释放出来的。由于骨架的释药面积不断变化,因此药物难以维持零级释放,通常按一级速率释药。其释药过程为溶蚀-扩散-溶出过程,如图 11-21 所示。

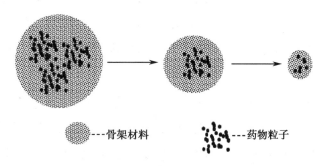

图 11-21　溶蚀性骨架片释药示意图

常用的骨架材料有蜂蜡、氢化植物油、硬脂醇、硬脂酸、单硬脂酸甘油酯、硬脂酸丁酯、巴西棕榈蜡等。常将巴西棕榈蜡与硬脂醇或硬脂酸联合使用。通常加入表面活性剂或润湿剂如硬脂酸钠、三乙醇胺等作为致孔剂,以增加该类骨架片中药物的释放效果。

3. 不溶性骨架片　将药物与水不溶性的高分子聚合物、无毒塑料等骨架材料混合压制成片剂。该骨架片适于水溶性药物的制备。当药片进入体内,胃肠道中的消化液渗入骨架缝隙中,将药物溶解并通过骨架中复杂弯曲的孔道缓慢扩散并释放出来。在药物释放的整个过程中,骨架几乎无变化,并以原形随粪便排出体外。如图 11-22 所示。

常用的不溶性骨架材料有乙基纤维素(EC)、聚甲基丙烯酸树脂、聚乙烯、无毒聚氯乙烯、乙烯-醋酸乙烯共聚物(EVA)等。

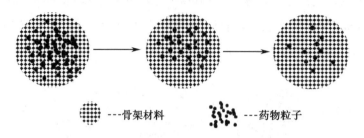

　　　　---骨架材料　　　　　　---药物粒子

图 11-22　不溶蚀骨架片释药示意图

▶ 课堂活动

　　王女士被诊断为 2 型糖尿病 3 年，最近调整治疗方案，医师处方格列吡嗪控释片（5mg），每日 1 片。仔细的赵女士发现药物整片出现在次日的大便中，担心药物没被吸收，疗效可能会打折扣，带着疑问找到了医师。该医师处方不属于用药错误和误区，但在使用某些控释制剂时，确实会出现赵女士的情况。这是为什么？

　　多数的骨架型制剂可用常规的生产设备和工艺制备，也有用特殊的设备和工艺，例如微囊法、熔融法等。骨架型制剂常为口服剂型，通常有以下几种制剂：

　　（1）缓释、控释颗粒（微囊）压制片：缓释、控释颗粒压制片在胃中崩解后，作用类似于胶囊剂，具有缓释胶囊的特点，并兼有片剂的优点。

　　（2）胃内滞留片：胃内滞留片是指一类能滞留于胃液中，延长药物释放时间，改善药物吸收，有利于提高药物生物利用度的一种不崩解的亲水凝胶骨架片剂。多数口服缓释或控释片剂在其吸收部位的滞留时间仅有 2~3 小时，而制成胃内滞留片后可在胃内滞留时间达 5~6 小时，具有骨架片释药的特性。

　　胃内滞留片是由药物、一种或多种亲水胶体及其他辅助材料组成的。口服后可维持自身比重小于胃内容物，而在胃液中呈漂浮状态，从而延缓胃排空的时间，使片剂在胃内的滞留时间延长。为提高滞留能力，加入疏水性而相对密度较小的酯类、脂肪醇类、脂肪酸类或蜡类，如单硬脂酸甘油酯、鲸蜡酯、硬脂醇、硬脂酸、蜂蜡等。乳糖、甘露醇等的加入可加快释药速率，聚丙烯酸酯Ⅱ、Ⅲ等的加入可减缓释药速率，有时还可加入十二烷基硫酸钠等表面活性剂增加制剂的亲水性。

　　（3）生物黏附片：生物黏附片是指采用生物黏附性的聚合物作为辅料制备的片剂。这种片剂能长时间地黏附于生物黏膜，缓慢释放药物并由黏膜吸收以达到治疗目的。应用于口腔治疗的生物黏附片是由生物黏附性聚合物与药物混合组成片芯，然后由此聚合物围成外周，再加覆盖层而成的。

　　生物黏附片可应用于口腔、鼻腔、眼眶、阴道及胃肠道的特定区段，通过该处上皮细胞黏膜输送药物。该剂型的特点是通过加强药物与黏膜接触的紧密性及持续性，有利于药物的吸收。生物黏附片既可安全有效地用于局部治疗，也可以通过口腔、鼻腔等局部给药使药物直接进入体循环而避免首关效应，用于全身治疗。

　　生物黏附性高分子聚合物有卡波姆、羟丙纤维素、羧甲纤维素钠。

（4）骨架型小丸：将药物与骨架型材料混合，或再加入一些其他成型辅料如乳糖等，调节释药速率的辅料有 PEG 类、表面活性剂等，采用适当的方法制成光滑圆整、硬度适宜、大小均一（粒径为 0.25～2.5mm）的微丸，然后填装于空心胶囊中制成胶囊剂。口服后可均匀地分布在胃肠道，提高其生物利用度，无时滞现象，并减少刺激性。小丸在胃肠道转运时不受食物输送规律的影响，其吸收一般不受胃排空的影响，吸收的重现性好。亲水凝胶形成的骨架型小丸常可通过包衣获得更好的缓释、控释效果。

（二）包衣型缓控释制剂

包衣型缓控释制剂也称膜控型缓控释制剂，指采用一种或多种包衣材料对药物颗粒、小丸或片剂的表面进行包衣，使药物以恒定或接近恒定的速率通过包衣膜释放出来达到缓释、控释的目的。

1. 包衣材料　依据包衣材料的性质和用途不同可将膜材分为以下几类：

（1）蜡质包衣材料：常用的有鲸蜡、硬脂酸、氢化植物油和巴西棕榈蜡等材料。主要用于对含药颗粒或小丸包以不同厚度的衣层，以获得不同的释药速率，再将这些颗粒或小丸压制成片或装于空心胶囊中制成胶囊剂。

（2）微孔包衣材料：常用的有乙基纤维素（EC）、醋酸纤维素（CA）等不溶性聚合物。通常情况下向这些膜材中加入可溶性物质如微粉化糖分或其他可溶性高分子材料如聚乙二醇（PEG）类、PVP、PVA 等作为膜的致孔剂，用来调节制剂释药速度。

（3）胃溶性包衣材料：常用的有羟丙纤维素（HPC）、羟丙甲纤维素（HPMC）、丙烯酸树脂Ⅳ号等。如 HPC 遇水后能迅速水化形成高黏度的凝胶层，阻滞药物的释放。

（4）肠溶性包衣材料：常用的有纤维醋法酯（CAP），羟丙甲纤维素酞酸酯（HPMCP），醋酸羟丙甲纤维素琥珀酸酯（HPMCAS），丙烯酸树脂Ⅱ、Ⅲ号等。该类材料不溶于胃液而溶于肠液，成膜后有很好的稳定性。

包衣液由包衣材料、增塑剂和溶剂（或分散介质）组成，根据膜的性质和需要可加入致孔剂、着色剂、抗黏剂和遮光剂等。由于有机溶剂不安全、有毒、易产生污染，目前大多将水不溶性的包衣材料用水制成混悬液、乳状液或胶液，统称为水分散体，进行包衣。水分散体具有固体含量高、黏度低、成膜快、包衣时间短、易操作等特点。

2. 包衣型缓控释制剂的类型　目前市场上的包衣型缓控释制剂有以下几种：

（1）微孔膜包衣片：微孔膜控释剂型通常是用胃肠道中不溶解的聚合物，如醋酸纤维素、乙基纤维素、乙烯-醋酸乙烯共聚物、聚丙烯酸树脂等作为衣膜材料，包衣液中加入少量致孔剂，如 PEG 类、PVP、PVA、十二烷基硫酸钠、糖和盐等水溶性的物质，亦有加入一些水不溶性的粉末如滑石粉、二氧化硅等，甚至将药物加在包衣膜内既作致孔剂又是速释部分，用这样的包衣液包在普通片剂上即成微孔膜包衣片。水溶性药物的片芯应具有一定的硬度和较快的溶出速率，以使药物的释放速率完全由微孔包衣膜控制。当微孔膜包衣片与胃肠液接触时，膜上存在的致孔剂遇水部分溶解或脱落，在包衣膜上形成无数微孔或弯曲小道，使衣膜具有通透性。胃肠道中的液体通过这些微孔渗入膜内，溶解片芯内的药物到一定程度，片芯内的药物溶液便产生一定的渗透压，由于膜内外浓度差的存在，药物分子便通过这些微孔向膜外扩散释放。药物向膜外扩散的结果使片内的渗透压下降，水分又得以进入膜内溶解药物，如此反复，只要膜内药物维持饱和浓度且膜内外存在漏槽状态，则可获得零级或接近零级速率的药物释放。包衣膜在胃肠道内不被破坏,最后排出体外。

（2）膜控释小片:膜控释小片是将药物与辅料按常规方法制粒,压制成小片,其直径约为 3mm,用缓释膜包衣后装入硬胶囊使用。每粒胶囊可装入几片至 20 片不等,同一胶囊内的小片可包上不同缓释作用的衣膜或不同厚度的衣膜。此类制剂无论在体内外皆可获得恒定的释药速率,是一种较理想的口服控释剂型。其生产工艺也较控释小丸剂简便,质量也易于控制。

（3）肠溶膜控释片:此类控释片是药物的片芯外包肠溶衣,再包上含药的糖衣层而得。含药糖衣层在胃液中释药,当肠溶衣片芯进入肠道后,衣膜溶解,片芯中的药物释出,因而延长了释药时间。

（4）膜控释小丸:膜控释小丸由丸芯与控释薄膜衣两部分组成。丸芯含药物与稀释剂、黏合剂等辅料,所用的辅料与片剂的辅料大致相同。包衣膜亦有亲水薄膜衣、不溶性薄膜衣、微孔膜衣和肠溶衣。

（三）渗透泵型缓控释制剂

口服渗透泵片以其独特的释药方式和稳定的释药速率,成为目前口服缓控释制剂中最为理想的一类制剂。

口服渗透泵片是由药物、半透膜材料、渗透压活性物质和助推进剂组成的给药系统。常用的半透膜材料有醋酸纤维素（CA）、乙基纤维素（EC）等。渗透压活性物质（即渗透压促进剂）起调节药室内渗透压的作用,其用量多少关系到零级释药时间的长短,常用乳糖、果糖、葡萄糖、甘露糖的不同混合物。推进剂亦称为助渗剂,能吸水膨胀,产生推动力将药物层的药物推出释药小孔,常用的有分子量为 30 000~5 000 000 的聚羟甲基丙烯酸烷基酯、分子量为 10 000~360 000 的 PVP 等。除上述组成外,渗透泵片中还可加入致孔剂（膜通透性调节剂）、助悬剂、黏合剂、润滑剂、润湿剂等辅料。

渗透泵片按其结构特点分为单室和双室渗透泵片。双室渗透泵片适于制备水溶性大或难溶于水的药物的渗透泵片。

1. 单室渗透泵片　由片芯、包衣膜和释药小孔组成。片芯包含药物和助渗透剂,包衣膜由水不溶性聚合物如 CA、EC、EVA 等组成,在胃肠液中形成半透膜,释药小孔是用激光在包衣膜上开一个或数个小孔（孔径从数十微米至数百微米）,如图 11-23 所示。渗透泵片经口服后,消化道中的水分通过半透膜渗入片芯,溶解片芯中的药物及渗透活性物质,使药物及助渗剂形成饱和溶液,由于半透膜只能允许水分子通过,则半透膜内外存在较大的渗透压差,膜内远远高于膜外,此时药液将通过释药小孔泵出,随着水分的不断渗入,助渗透剂被溶解,以保持半透膜内外恒定的高渗透压,不断推动半透膜内的药液通过释药小孔泵出,直至片芯中的药物耗尽。

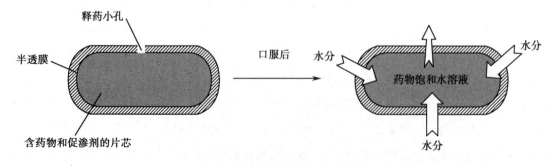

图 11-23　单室渗透泵片构造和释药示意图

2. 双室渗透泵片　由于难溶性药物的溶解度低,在片芯中难以形成高浓度及高渗透压溶液,因此需要加入大量的渗透压活性物质来维持恒定持久的渗透压,其用量往往比较大,甚至超出了正常的片重范围,为此可将难溶性药物制成双室或多室渗透泵片,如图 11-24 所示。

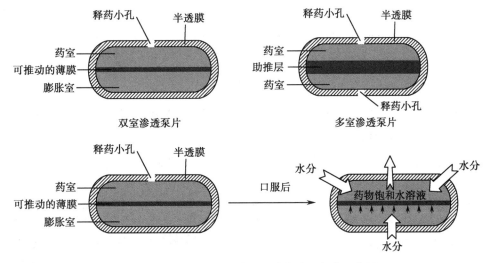

图 11-24　双室和多室渗透泵片构造和释药示意图

双室渗透泵片的片芯为双层,分别为药室和膨胀室,也可以有两个药室,药室由药物、渗透压活性物质和辅料组成,膨胀室由推动剂、渗透压活性物质和其他辅料组成,中间以弹性隔膜将两者隔开,片芯外包半透膜,在靠近药室的片面上用激光打孔。口服后,水分通过半透膜渗入片芯,药室中,助渗剂和难溶性药物溶解或分散于水中,形成一定浓度和渗透压的药物混悬液;膨胀室中,推动剂吸水膨胀,并推动药室中的药物混悬液从释药孔中释放出来。

案例分析

案例:

68 岁的张女士因高血压长期口服硝苯地平缓释片(10mg),每日 2 次,每次 1 片,血压控制良好。但近两天因气温骤降,张女士感觉血压明显升高,19 点自查血压达 170/110mmHg,考虑加服 1 片药,但是张女士担心缓释药物起效速度慢,于是自行将硝苯地平缓释片碾碎后吞服,20 点自测血压降至 140/90mmHg。 21 点钟,张女士发现血压又升至 160/100mmHg,担心血压没控制住,又碾碎 1 片硝苯地平缓释片吞服。 在第 2 次服药后 30 分钟,张女士出现头晕恶心、心悸胸闷,继而意识模糊,被家人送往急诊抢救,才得知是由于短时间内连续服用了碾碎的硝苯地平缓释片,破碎的剂型使较大剂量的硝苯地平突然释放,诱发了心源性休克。

分析:

多数口服的缓控释制剂都要求患者不能嚼碎后服用,以免因破坏剂型而失去应有的缓释或控释作用。 只有少数使用特殊工艺的缓控释制剂,可据标记刻痕掰开。 例如微囊化的药物颗粒,每个颗粒是一个独立的贮库单位,用聚合物薄膜包裹之后压片,该剂型可掰开但仍不能强行碾碎服用;再如以骨架控制法生产的少数品种(如曲马多缓释片)可使用半粒,以便于患者及时调整剂量。

（四）植入剂

植入剂主要为用皮下植入方式给药的植入剂。用此种方式给药，药物很容易到达体循环，因而其生物利用度高；另外，给药剂量比较小，释药速率慢而均匀，成为吸收的限速过程，故血药水平比较平稳且持续时间可长达数月甚至数年；皮下组织较疏松，富含脂肪，神经分布较少，对外来异物的反应性较低，植入药物后的刺激性、疼痛较小；而且一旦取出植入物，机体可以恢复，这种给药的可逆性对计划生育非常有用。其不足之处是植入时需在局部（多为前臂内侧）做一小的切口，用特殊的注射器将植入剂推入，如果用非生物降解性材料，在终了时还需手术取出。

植入剂按其释药机制可分为膜控型、骨架型、渗透压驱动释放型，主要用于避孕、治疗关节炎、抗肿瘤、胰岛素、麻醉药拮抗剂等。

知识链接

缓控释制剂的临床应用

目前临床上使用的缓控释制剂主要有：①治疗高血压、心绞痛的硝苯地平缓释片、硝苯地平控释片、盐酸维拉帕米缓释片、盐酸尼卡地平缓释微丸、地尔硫䓬缓释胶囊、单硝酸异山梨酯缓释片等；②治疗糖尿病的格列吡嗪控释片、格列齐特缓释片；③起镇痛作用的盐酸羟考酮控释片，吗啡控释片，盐酸曲马多缓释片、缓释胶囊，芬太尼透皮贴剂；④治疗抑郁症的盐酸文拉法辛缓释胶囊；⑤治疗慢性胃炎的硫酸庆大霉素缓释片；⑥口服抗菌药，如头孢氨苄缓释片及胶囊等。

国外上市的还有治疗糖尿病的二甲双胍胃滞留片；治疗儿童注意缺陷障碍伴多动症（ADHD）的盐酸哌甲酯缓释胶囊；治疗哮喘的沙丁胺醇渗透泵片等缓释、控释制剂。

四、缓释、控释制剂的质量评价

根据《中国药典》（2015 年版）四部通则 9013"缓释、控释和迟释制剂指导原则"，对缓控释制剂的质量评价有体外释放度试验、体内试验和体内-体外相关性试验。

1. 体外释放度试验 本试验是在模拟体内消化道的条件下（如温度、介质的 pH、搅拌速率等）对制剂进行药物释放速率试验，最后制订出合理的体外药物释放度，以监测产品的生产过程与对产品进行质量控制。具体试验方法详见《中国药典》（2015 年版）四部通则 9013"缓释、控释和迟释制剂指导原则"。

2. 体内试验 缓控释制剂体内试验的主要意义在于验证该类制剂在动物或人体内释放性能的优劣，评价体外试验方法的可靠性，并通过在体内进行的药物动力学研究，计算相关动力学参数，为临床用药提供可靠的依据。主要包括生物利用度和生物等效性评价。

生物利用度是指活性物质从药物制剂中释放并被吸收后，在作用部位可利用的速度和程度，通常用血浆浓度-时间曲线来评估。生物等效性是指一种药物的不同制剂在相同的实验条件下给予相同的剂量，其吸收速度和程度没有明显差异。《中国药典》（2015 年版）规定缓控释制剂可根据单次和多次给药试验进行生物利用度和生物等效性评价，具体试验方法详见《中国药典》（2015 年版）四部通则 9011"药物制剂人体生物利用度和生物等效性试验指导原则"。

3. 体内-体外相关性试验　体内-体外相关性指的是由制剂产生的生物学性质或由生物学性质衍生的参数（如 t_{max}、C_{max} 或 AUC），与同一制剂的物理化学性质（如体外释放行为）之间建立合理的定量关系。缓释、控释制剂要求进行体内外相关性试验，它应反映整个体外释放曲线与血药浓度-时间曲线之间的关系。只有当体内外具有相关性时，才能通过体外释放曲线预测体内情况。具体试验方法详见《中国药典》（2015 年版）四部通则 9013"缓释、控释和迟释制剂指导原则"。

点滴积累 ∨

1. 缓控释制剂的共同特点是缓慢地释放药物，不同之处是前者为非恒速释放，后者为恒速释放药物。与普通制剂相比其给药频率减少，毒副作用降低，疗效增加，显著增加了患者的依从性。
2. 缓控释制剂的释药原理主要有溶出、扩散、溶蚀、渗透压或离子交换作用。
3. 缓控释制剂依据其释药机制及制备技术不同可分为 4 种类型：骨架型制剂、包衣型制剂、渗透泵型制剂和植入剂。
4. 缓控释制剂的质量评价方法依据《中国药典》（2015 年版）四部通则 9013"缓释、控释和迟释制剂指导原则"，有体外释放度试验、体内试验和体内-体外相关性试验。

第六节　经皮吸收制剂

一、概述

（一）经皮吸收制剂的概念

经皮吸收制剂又称经皮递药系统或称经皮治疗系统（transdermal drug delivery systems, TDDS），是指药物以一定的速率透过皮肤经毛细血管吸收进入体循环达到有效血药浓度，从而发挥全身治疗作用的一类制剂。

（二）经皮给药制剂的特点

经皮给药制剂与常用普通剂型，如口服片剂、胶囊剂或注射剂等比较具有以下优点：

1. 可避免肝首关效应及胃肠因素的干扰。
2. 可以长时间维持恒定的血药浓度，避免峰谷现象，降低药物的毒副作用。
3. 延长作用时间，减少用药次数。
4. 可通过改变给药面积调节给药剂量，剂量调节比较灵活，且患者可以自主用药，尤其适合于婴儿、老人及不宜口服给药的患者，提高患者的用药依从性。
5. 发现不良反应时可随时中断给药等。

TDDS 作为一种全身用药的新剂型具有许多优点，但 TDDS 也有其局限性，存在一定的缺点：

1. 不适合大剂量或对皮肤有刺激性的药物，一些本身对皮肤有刺激性和过敏性的药物不宜设计成 TDDS。

2. 不适合要求起效速度快的药物。皮肤是限制体外物质吸收进入体内的生理屏障,大多数药物透过该屏障的速度都很小,一般给药后几小时才能起效,因此对于要求起效速度快的药物不适合。

3. 药物吸收的个体差异及给药部位差异比较大。

（三）经皮吸收制剂的分类

经皮吸收制剂分为局部作用的传统制剂和现代经皮给药系统。前者包括软膏剂、乳膏剂、凝胶剂、糊剂、涂膜剂、硬膏剂、巴布剂、涂剂、气雾剂、喷雾剂、泡沫剂和微型海绵剂等;后者一般指经皮给药新剂型,即贴剂(patch)。

二、经皮吸收制剂的吸收

（一）皮肤的构造

皮肤由表皮、真皮和皮下脂肪组织及皮肤附属器构成,如图 11-25 所示。

1. **表皮**　包括角质层、透明层、颗粒层、有棘层和基底层。角质层是表皮的最外层,具有类脂膜特性,是大多数物质经皮转运的最主要的障碍。

2. **真皮和皮下脂肪组织**　由结缔组织构成,包含大的毛细血管、淋巴及神经丛。药物进入真皮和皮下脂肪组织后易被血管和淋巴吸收,产生全身作用。

3. **皮肤附属器**　包括毛囊和腺体(皮脂腺和汗腺),大分子药物及离子型药物可能从这些途径转运。

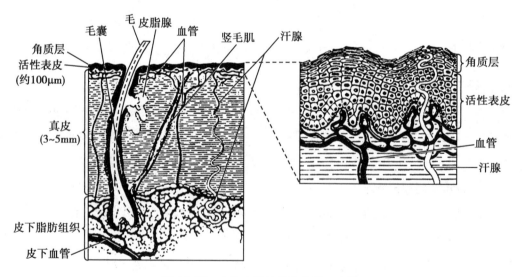

图 11-25　人体皮肤的基本构造示意图

（二）药物经皮吸收途径

1. **吸收过程**　药物的经皮吸收过程主要包括释放、穿透及吸收入血液循环 3 个阶段。释放指药物从基质中释放出来而扩散到皮肤上;穿透指药物透入表皮内起局部作用;吸收指药物透过表皮后,到达真皮和皮下脂肪,通过血管或淋巴管进入体循环而产生全身作用。

2. **吸收途径**　药物经皮吸收进入体循环的途径有两条:①经表皮途径:药物透过角质层进入活

性表皮,再扩散至真皮和皮下脂肪组织,被毛细血管和淋巴管吸收进入体循环,这是药物经皮吸收的主要途径,分子型药物可以通过表皮途径进入体循环。②经皮肤附属器途径:药物通过毛囊、皮脂腺和汗腺吸收。此途径比表皮途径快,但由于其表面积小,仅占角质层面积的1%左右,因此它不是药物经皮吸收的主要途径。

(三)影响药物经皮吸收的因素

1. 生理因素

(1)种属:种属不同,皮肤的角质层或全皮情况不同,从而导致药物透过性存在差异。一般认为,家兔、大鼠、豚鼠的皮肤对药物的透过性比猪皮大,猪皮的透过性接近人体。

(2)性别:男性皮肤比女性皮肤厚;女性在不同年龄段的角质层脂质含量不同,而男性基本没有变化,因此使得药物透过性有性别差异。

(3)部位:给药的皮肤部位不同,其药物渗透性不一样,主要与部位的角质层厚度、皮肤附属器数量、角质层脂质构成及皮肤血流情况有关。通常情况下,阴囊>耳后>前额>背部>腹部>足底或手掌。

(4)皮肤条件:皮肤受损时,角质层遭到破坏,可加速药物的渗透与吸收;随着皮肤温度、湿度的升高,药物的透过速度也升高;清洁皮肤有利于药物透入。

案例分析

案例

刘先生因肺癌骨转移癌痛住院,期间医师处方芬太尼透皮贴剂(4.2μg),每72小时1次,一次1贴外用。因时值冬季,家人担心刘先生在病房受凉,特意将一手炉给刘先生保暖,但刘先生在使用贴剂2天后出现头晕、嗜睡、恶心、呕吐等症状。经检查,发现是手炉靠近贴药部位,使该部位体温升高,促使应该稳定释放药物的贴剂释药速度加快,引起不良反应。

分析

芬太尼透皮贴剂是一种持续释放药物通过皮肤吸收的控释剂型,但当皮肤温度升至40℃时,血清芬太尼的浓度约提高1/3。因此,发热患者使用时应监测其阿片类药物的副作用,必要时应调整剂量。患者应避免将其贴用部位直接与热源接触,如加热垫、电热毯、加热水床、烤灯或日照灯、强烈的日光浴、热水瓶、长时间的热水浴、蒸汽浴及温泉浴等。

---

2. 药物因素

(1)药物的溶解性与油/水分配系数(K):药物穿透皮肤的能力为油溶性药物>水溶性药物,由于皮肤的活性表皮为水性组织,脂溶性太大的药物难以分配进入活性表皮,所以油/水分配系数居中的药物,既能油溶又能水溶的药物其经皮吸收最好。

(2)药物的分子量:通常情况下,分子量>500的药物分子较难透过皮肤角质层。

(3)药物的熔点:一般情况下,低熔点的药物容易渗透通过皮肤。

(4)药物在基质中的存在状态影响其吸收量:液态药物>混悬态药物;微粉>细粒,一般溶解呈饱和状态的药液透皮过程易于进行。

（5）分子形式：很多药物是有机弱酸或有机弱碱,它们以分子型存在时有较大的透皮性能,而离子型难以透过皮肤。

3. 剂型因素

（1）剂型：药物从制剂中释放越快,越有利于经皮吸收。通常,半固体中药物的释放较快,骨架型贴剂中药物的释放较慢。

（2）基质：一般情况下,药物与基质的亲和力不应太大,否则药物很难从基质中释放并转移至皮肤;药物与基质的亲和力与不能太小,否则会影响载药量无法达到制剂要求。

（3）pH：给药系统内的 pH 能影响有机酸或有机碱类药物的解离程度,进而影响药物的经皮吸收,若基质的 pH 有利于药物分子型显著增加即有利于吸收。

（4）药物浓度与给药面积：一般情况下,基质中的药物浓度越大,药物的经皮吸收量就越大,但当浓度超过一定范围时,吸收量不再增加。给药面积越大,经皮吸收量也越大。因此,一般贴剂都有几种规格,但面积太大会影响患者的用药依从性,一般贴剂面积不宜超过 $60cm^2$。

（5）透皮吸收促进剂：制剂中添加适宜的透皮吸收促进剂可大大提高药物的吸收速率。

（四）促进药物经皮吸收的方法

1. 化学方法 常用方法包括应用透皮吸收促进剂和离子对。

（1）透皮吸收促进剂：系指能够渗透进入皮肤降低药物通过皮肤的阻力,降低皮肤的屏障,加速药物穿透皮肤的物质。应用透皮吸收促进剂是改善药物经皮吸收的首选方法。常用的几种透皮吸收促进剂有：①月桂氮草酮：亦称氮酮,为强亲脂性物质,促透作用起效缓慢,与其他促进剂合用效果更好;②油酸：与丙二醇合用有协同作用,浓度不宜过高;③肉豆蔻酸异丙酯：刺激小,具很好的皮肤相容性,与其他促进剂合用有协同作用;④醇类化合物：短链醇、脂肪醇、多元醇(丙二醇、甘油、聚乙二醇);⑤薄荷醇：清凉止痛,起效快,副作用小,常与丙二醇合用产生协同作用;⑥表面活性剂：渗入皮肤并与皮肤成分相互作用,改变其渗透性,阳离子型表面活性剂的促透作用优于阴离子型和非离子型表面活性剂,但对皮肤产生刺激性,因此一般选用阴离子型、非离子型表面活性剂及卵磷脂等;⑦二甲基亚砜(DMSO)及其类似物：有较强的促渗透作用,但对皮肤有较严重的刺激性,因此其使用受到限制。

（2）离子对：离子型药物难以透过角质层,加入与药物带有相反电荷的物质后形成离子对,使药物容易分配进入角质层类脂。当离子对复合物扩散到水性的活性表皮内时,可解离成带电的药物分子,继续扩散至真皮。该方法多用于脂溶性较强的药物经皮给药,如双氯芬酸、氟比洛芬等通过与有机胺形成离子对改善其经皮透过量。

2. 物理方法 物理促透法包括离子导入、电致孔导入、超声导入、微针技术、无针注射给药系统等,这里仅介绍离子导入方法与微针技术。

（1）离子导入：该方法是指在电场作用下,促使离子型药物分子通过皮肤,进入局部组织或血液循环的过程。如图 11-26 所示,当两个电极与皮肤接触时,正负电极在人体外形成一个直流电场,在直流电场作用下,根据"同性相斥,异性相吸"的原理,使药物中的阳离子从阳极、阴离子从阴极导入体内,达到治疗疾病的目的。一般情况下,药物的透过量与电流强度成正比,但从安全角度考虑,临床上电流强度应控制在 0.5mA/cm² 以下。

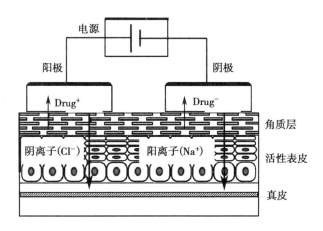

图 11-26　离子导入系统示意图

离子导入方法适用于难以穿透皮肤的大分子多肽类药物和离子型药物的经皮给药,且可通过调节电流的大小来控制药物经皮导入的速率。目前,临床上采用经皮治疗仪配合中药制剂离子导入治疗小儿腹泻、肺炎、急性下呼吸道感染等疾病取得了良好的治疗效果。

(2)微针技术:微针是通过微制造技术制成的极为精巧的微细针簇,一般高 10~2000μm、宽 10~50μm,刚好能穿透表皮,但又不足以触及神经,不会有疼痛感。微针的促经皮吸收机制是通过微针的穿刺作用对皮肤角质层造成轻度的物理损伤,并在角质层上形成直径为微米级的空洞,从而实现导入药物。微针贴片是将微针阵列敷于贴剂一侧的给药系统(图 11-27),具有注射器与经皮给药贴剂的双重优点,特别适合核酸类、多肽类、蛋白疫苗等生物技术药物的给药。

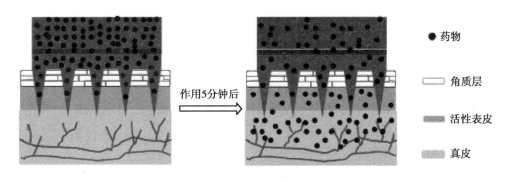

图 11-27　微针贴片作用示意图

3. 药剂学方法　该类方法主要借助于一些新型微粒或纳米粒药物载体,包括微乳、脂质体、纳米粒、环糊精包合物等,来改善药物透过皮肤吸收的能力。

三、贴剂

(一)贴剂的概念

贴剂系指原料药物与适宜的材料制成的供粘贴在皮肤上的可产生全身或局部作用的一种薄片

状制剂。

(二)贴剂的组成及辅助材料

1. 贴剂的组成 贴剂由背衬层、药物贮库、粘贴层及临用前需除去的保护层组成。贴剂的贮库可以是骨架型或控释膜型。贴剂可用于完整皮肤表面,也可用于有疾患或不完整的皮肤表面。其中用于完整皮肤表面,能将药物输送透过皮肤进入血液循环系统起全身作用的贴剂称为透皮贴剂。

透皮贴剂中的药物从贮库通过扩散作用进入皮肤和血液循环而起效,透皮贴剂的作用时间由其药物含量及释药速率所决定。保护层起防黏和保护制剂的作用,通常为防黏纸、塑料或金属材料,当除去时,应不会引起贮库及粘贴层等的剥离。贴剂的保护层,活性成分不能透过,通常水也不能透过。

2. 贴剂的辅助材料

(1)压敏胶:压敏胶是对压力敏感的胶黏剂,它是一类无须借助溶剂、热或其他手段,只需施加轻度指压,即可与被黏物牢固黏合的胶黏剂。压敏胶在经皮药物给药系统中起多重作用:①使贴剂与皮肤紧密贴合;②作为药物贮库或载体材料;③调节药物的释放速度等。作为药用辅料的压敏胶应具有良好的生物相容性,对皮肤无刺激性,不引起过敏反应,具有足够的黏附力和内聚强度,化学稳定性良好,对温度和湿气稳定,且有能黏结不同类型的皮肤的适应性,能容纳一定量的药物与经皮吸收促进剂而不影响化学稳定性和黏附力。经皮吸收制剂中常用的压敏胶有:①聚丙烯酸酯压敏胶;②聚异丁烯压敏胶;③硅酮压敏胶;④热熔压敏胶;⑤水凝胶型压敏胶。

(2)系统组件材料

1)背衬材料:一般采用铝-聚酯膜、聚乙烯(或聚酯)-聚乙烯复合膜、聚乙烯-铝-聚酯/乙烯-醋酸乙烯复合膜、多层聚酯膜、聚酯/乙烯-醋酸乙烯复合膜、无纺布、弹力布等。

2)控释膜:一般采用多孔聚丙烯膜、EVA复合膜、聚乙烯膜、多孔聚乙烯膜等。

3)骨架和贮库材料:一般采用压敏胶、EVA、胶态二氧化硅、肉豆蔻酸异丙酯、月桂酸甲酯、油酸乙酯、羟丙甲纤维素、轻质液体石蜡、乙醇、乳糖、硅油、聚乙二醇、卡波姆、甘油等。

4)防黏层材料:一般采用硅化聚酯薄膜、氟聚合物涂覆聚酯薄膜、铝箔-纸复合物、硅化铝箔、硅纸等。

(三)贴剂的分类

贴剂可分为3种,即黏胶分散型、周边黏胶骨架型、储库型。典型贴剂模式见图11-28。

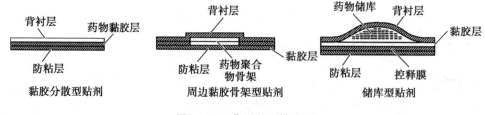

图 11-28 典型贴剂模式图

实例解析 11-3:可乐定透皮贴片

可乐定透皮贴片的背衬膜为聚酯膜,药物贮库含可乐定、液体石蜡、聚异丁烯和胶态二氧化硅,控释膜为微孔聚丙烯膜,胶黏层含有与贮库层相同的组分,保护膜为聚酯膜。处方组成如下:

【处方】	贮库层(%)	胶黏层(%)
聚异丁烯 MML-100	5.2	5.7
聚异丁烯 LM-MS	6.5	7.0
液体石蜡	10.4	11.4
可乐定	2.9	0.9
庚烷	75	75
胶态二氧化硅	适量	适量

该贴片应用于皮肤上后能持续 7 天以恒定的速率释药。

【分析】聚异丁烯为压敏胶,液体石蜡为增黏剂,可乐定为主药,庚烷为压敏胶溶剂;黏胶层中加入药物作为负荷剂量,使药物能较快地达到有效血药浓度。

(四) 质量要求

贴剂外观应完整光洁,有均一的应用面积,冲切口应光滑,无锋利的边缘。贴剂的黏附力等应符合要求,当用于干燥、洁净、完整的皮肤表面,用手或手指轻压,贴剂应能牢牢地贴于皮肤表面;从皮肤表面除去时应不对皮肤造成损伤,或引起制剂从背衬层剥离。贴剂在重复使用后对皮肤应无刺激性或不引起过敏。粘贴层涂布应均匀,使用有机溶剂涂布的贴剂应对残留溶剂进行检查。此外,贴剂还应按《中国药典》(2015 年版)四部通则进行释放度、含量均匀度和微生物限度检查,应符合相关规定。

四、经皮吸收制剂的质量评价

经皮吸收制剂的质量评价分为体外和体内评价两部分。体外评价包括含量测定、体外释放度检查、体外经皮渗透性测定、黏性检查以及皮肤毒性与刺激性检查等。体内评价主要是指生物利用度测定和体内外相关性研究。

1. 体外评价 目的在于预测药物的经皮吸收特性,揭示经皮吸收的影响因素,为经皮吸收制剂的处方设计、选择经皮吸收促进剂及压敏胶提供科学的实验依据。

(1) 经皮贴剂的释放速率与释放度测定:经皮贴剂的释放度指药物从该制剂规定的溶剂中释放的速度与程度。《中国药典》(2015 年版)四部制剂通则规定贴剂照溶出度与释放度测定法中的桨碟法和转筒法(通则 0921 第四、第五法)测定,应符合规定。

(2) 黏力测定:经皮吸收制剂的黏附性能对其质量而言是一个重要的指标。一般需要测定初黏力、持黏力、剥离强度及黏着力 4 个指标。

(3) 体外经皮渗透性测定:目的是了解药物在皮肤内的扩散过程,研究影响经皮渗透的因素和筛选经皮贴剂的处方组成等。由于角质层是大部分药物经皮扩散的主要屏障,而角质层是由死亡的角化细胞组成的,因此离体经皮渗透的研究结果可以反映药物在体内的经皮吸收。通常采用体外扩散池实验来评价药物的经皮渗透性。方法是将剥离的皮肤夹在扩散池中,将药物应用于皮肤角质层面,在一定的时间间隔测定皮肤另一面接受介质中的药物浓度,分析药物通过皮肤的动力学。

2. 体内评价 主要是指生物利用度测定。透皮吸收贴剂的生物利用度研究方法主要有血药法、尿药法和血药加尿药法。

点滴积累 ∨

1. 经皮给药制剂是指药物以一定的速率透过皮肤经毛细血管吸收进入体循环达到有效血药浓度,从而发挥全身治疗作用的一类制剂。
2. 贴剂是最常用的经皮给药制剂,由背衬层、药物贮库、粘贴层及临用前需除去的保护层组成。 分为黏胶分散型贴剂、周边黏胶骨架型贴剂和贮库型贴剂 3 种类型。
3. 经皮吸收制剂的质量评价分为体外和体内评价两部分。

第七节 靶向制剂

一、概述

(一)靶向制剂的概念

靶向制剂又称靶向给药系统(targeting drug system,TDS),是指借助载体将药物通过局部给药或静脉给药而选择性地浓集定位于靶组织、靶器官、靶细胞或细胞内结构的给药系统。

知识链接

靶向制剂的起源与发展

1906 年德国免疫学家 Paul Ehrlich 提出靶向制剂的概念,提出"魔弹"构想。 100 年来,由于长期对疾病认识的局限及未能在细胞水平和分子水平上了解药物的作用机制,以及靶向制剂载体材料和制备方面的困难,靶向制剂的发展受到制约。 随着分子生物学、细胞生物学和材料科学等方面的飞速进步,靶向制剂发展开辟了新天地,自 20 世纪 80 年代以来,TDS 的研究已成为医药领域的研究热点之一,人们开始比较全面地研究靶向制剂的制法、性质、体内分布、靶向性评价及药效与毒性。

靶向制剂不仅要求药物能够选择性地到达特定部位的靶组织、靶器官、靶细胞甚至细胞内的结构,而且还要求要有一定浓度的药物滞留相当时间,以便于发挥药效,且载体应无遗留的毒副作用。成功的靶向制剂应具备定位浓集、控制释药以及无毒可生物降解 3 个要素。

（二）靶向制剂的分类

药物的靶向按照到达的部位可以分为3级：①第一级指到达特定的靶组织或靶器官，如肝脏、肺和脑等；②第二级指到达特定的细胞，如肝脏的肿瘤细胞；③第三级指到达细胞内的特定部位或细胞器，如肝脏肿瘤细胞的线粒体和细胞核。按照作用机制分类，靶向制剂大体可分为3类：被动靶向制剂、主动靶向制剂和物理化学靶向制剂。

1. 被动靶向制剂 亦称自然靶向制剂，是根据微粒的大小差异及荷电性等表面性质定向于靶部位。载药微粒（乳剂、脂质体、微囊、微球等）进入机体后，正常转运至肝、脾、肺等单核-吞噬细胞系统丰富的部位，被巨噬细胞作为外来异物吞噬或被机械截留而浓集于靶部位。

2. 主动靶向制剂 主动靶向制剂指用修饰的药物载体作为"导弹"，将药物定向地运送到靶区聚集发挥药效。如载药微粒经表面修饰后，不被巨噬细胞识别，或因连接有特定的配体可与靶细胞的受体结合，或连接单克隆抗体成为免疫微粒等原因，可避免巨噬细胞的摄取，防止在肝内浓集，到达特定的靶部位。如果微粒要通过主动靶向到达靶部位而不被毛细血管（直径为 $4\sim7\mu m$）截留，通常粒径不应大于 $4\mu m$。

3. 物理化学靶向制剂 物理化学靶向制剂是应用某些物理化学环境使靶向制剂在特定部位发挥药效。物理化学环境可以是体内靶部位特有的，也可以是外加的。根据方法不同，可将物理化学靶向制剂分为动脉栓塞靶向制剂、磁性靶向制剂、pH 敏感靶向制剂及热敏靶向制剂。

（三）靶向制剂的评价

靶向制剂的靶向性可通过体内分布直观地进行评价。通常体内靶向性评价采用以下3个指标进行定量分析：

1. 相对摄取率（R_e） 亦称相对靶向效率。系指将靶向制剂和游离药物分别给予实验动物后，靶部位的药-时曲线下面积之比。相对摄取率代表了不同制剂对同一组织或器官的选择性，$R_e>1$ 表示药物制剂在该部位具有靶向性，R_e 值越大，靶向效果越好；$R_e \leqslant 1$ 时认为无靶向性。

2. 靶向效率（T_e） 系指给予实验动物靶向制剂后，靶器官与非靶器官的药-时曲线下面积之比。T_e 表示靶向制剂对靶器官或靶组织有无选择性，$T_e>1$ 表示药物制剂对靶部位比某非靶部位有选择性，T_e 值愈大，选择性越强。

3. 峰浓度比（C_e） 系指分别给予实验动物靶向制剂和游离药物后，靶部位的药物最大浓度之比。C_e 反映了不同制剂对同一组织或器官的选择性，C_e 值愈大，表明改变药物分布的效果愈明显。

二、被动靶向制剂

1. 乳剂 乳剂的靶向性特点在于它对淋巴的亲和性。油状药物或亲脂性药物制成 O/W 型乳剂及 O/W/O 型复乳静脉注射给药后，油滴经巨噬细胞吞噬后高度浓集在肝、脾、肾中，油滴中溶解的药物在这些脏器中的积蓄量也高。水溶性药物制成 W/O 型乳剂及 W/O/W 型复乳经肌内或皮下注射给药后易浓集于淋巴系统。乳剂的粒径大小对靶向性有一定的影响，静脉注射用乳剂的乳滴在 $0.1\sim0.5\mu m$ 时，被肝、脾、肺和骨髓的单核-吞噬细胞系统所清除；$2\sim12\mu m$ 时，可被毛细血管摄取；其中 7～12μm 粒径的乳剂还可被肺机械性滤取。此外,乳化剂的种类、用量和乳剂的类型对靶向性也有一定的影响。

2. 脂质体 脂质体可包封脂溶性或水溶性药物,进入体内后被巨噬细胞作为外界异物而吞噬摄取,浓集在肝、脾和骨髓等单核-吞噬细胞较丰富的器官中,可用于治疗肿瘤和防止肿瘤扩散转移以及肝寄生虫病、利什曼病等单核-吞噬细胞系统疾病,同时明显降低药物的毒性。

3. 微球 药物制成微球后主要特点是缓释和靶向作用。微球<7μm 时通常被肝、脾中的巨噬细胞摄取;>7～10μm 时通常在肺部以机械滤过方式截留,被巨噬细胞摄取进入肺组织或肺气泡。

4. 纳米粒 纳米粒包括纳米囊和纳米球。注射用纳米粒不易阻塞血管,可浓集于肝、脾和骨髓,亦可通过细胞内或细胞间穿过内皮壁到达靶部位。药物制成纳米粒后,一般具有缓释、靶向、保护药物、提高疗效和降低毒副作用的特点。经静脉注射给药后,可被单核-吞噬细胞系统摄取,主要分布于肝(60%～90%)、脾(2%～10%)、肺(3%～10%),少量进入骨髓部位。有些纳米粒可倾向在某些肿瘤中聚集,有利于抗肿瘤药物的应用。

三、主动靶向制剂

(一)修饰的药物载体

1. 修饰的脂质体

(1)长循环脂质体:脂质体经适当修饰后,可避免单核-吞噬细胞系统吞噬,延长其在体内循环系统中的滞留时间,称为长循环脂质体。如脂质体用聚乙二醇(PEG)修饰,其表面被亲水性的 PEG 链部分覆盖,使脂质体的亲水性增强,降低了被巨噬细胞识别和吞噬的可能性,从而延长其在循环系统中的滞留时间,有利于肝、脾以外的组织或器官的靶向作用。

(2)免疫脂质体:在脂质体表面接上某种抗体,可产生对靶细胞分子水平上的识别能力,进而提高脂质体的专一靶向性。例如在阿昔洛韦脂质体上连接抗细胞表面病毒糖蛋白抗体,得到阿昔洛韦免疫脂质体,可以识别并靶向于眼部疱疹病毒结膜炎的病变部位,病毒感染后 2 小时给药可以特异性地与被感染细胞结合,并抑制病毒生长,但游离药物或未免疫的脂质体除外。

(3)糖基修饰的脂质体:在脂质体表面结合不同的糖基,可产生不同的分布,如带有半乳糖残基时可被肝实质细胞所摄取、带有甘露糖残基时可被 K 细胞摄取、氨基甘露糖的衍生物能集中分布于肺内。

2. 修饰的纳米乳 如布洛芬辛酯微乳以磷脂和泊洛沙姆 388 作乳化剂,豆油为油相,甘油作助乳化剂制成粒径分别为 126.0 和 126.9nm 的纳米乳,两者的粒径几乎无差异。但静脉注射相同剂量时,以磷脂为乳化剂者在循环系统中很快消失,并主要分布于肝、脾、肺;而后者由于泊洛沙姆 388 的亲水性使微乳的表面性质发生改变,存在于循环系统中的时间延长,药物在炎症部位的浓度较前者高 7 倍。

3. 修饰的微球 采用聚合物将抗原或抗体吸附或交联形成的微球称为免疫微球,既可用于抗癌药的靶向治疗,还可用于标记和分离细胞进行诊断和治疗,亦可采用免疫微球带上磁性提高靶向性和专一性,或用免疫球蛋白处理红细胞得免疫红细胞,它是在体内免疫反应很小的、靶向于肝和脾的免疫载体。

（二）前体药物

前体药物是活性药物衍生而成的药理惰性物质,能在体内经化学反应或酶反应生成活性的母体药物而发挥其治疗作用。

1. 抗癌药前体药物　某些抗癌药制成磷酸酯或酰胺类前体药物可在癌细胞中定位,因为癌细胞比正常细胞含较高浓度的磷酸酯酶和酰胺酶;若干肿瘤能够产生大量的纤维蛋白溶酶原活化剂,可活化血清纤维蛋白溶酶原成为活性纤维蛋白溶酶,故可将抗癌药与合成肽连接,成为纤维蛋白溶酶的底物,使抗癌药在肿瘤部位再生。

2. 脑部靶向前体药物　脑部靶向释药对治疗脑部疾病有很大意义,只有强脂溶性药物可跨过血脑屏障,可是强脂溶性前体药物对其他组织的分配系数也很高,从而引起明显的毒副作用,因此必须采取措施,使药物仅在脑部发挥作用。如口服多巴胺的前体药物 L-多巴就是进入脑部纹状体的 L-多巴经再生而起治疗作用,但进入外围组织的前体药物再生后却可引起许多不良反应。可采用抑制剂(芳香氨基脱羧酶如卡比多巴)使外围组织中的 L-多巴再生受到抑制,不良反应降低,而卡比多巴不能进入脑部,故不会妨碍 L-多巴在脑部的再生。

3. 结肠靶向前体药物　是利用结肠特殊菌落产生的酶的作用,在结肠释放有活性的药物从而达到结肠靶向作用。如将地塞米松与聚 L-门冬氨酸酯化制成前体药物,与地塞米松溶液以同样的剂量经大鼠灌胃,前体药物的血中浓度明显较低,而在盲肠、结肠的浓度则增大 30% ~ 100%。结肠靶向前体药物对治疗结肠局部病变有特殊意义,对在胃肠道上段易降解的肽类和蛋白质类药物也有重要意义。

四、物理化学靶向制剂

（一）磁性靶向制剂

采用体外磁场导向至靶部位的制剂称为磁性靶向制剂。对治疗离表皮较近的癌症如乳腺癌、食管癌、膀胱癌和皮肤癌等显示特有的优势。磁性靶向制剂常见的有磁性微球、磁性纳米囊等。

（二）栓塞靶向制剂

动脉栓塞是指通过插入动脉的导管将栓塞物输到靶组织或靶器官的医疗技术。栓塞的目的是阻断对靶区的供血和营养,使靶区的肿瘤细胞缺血而坏死。如栓塞制剂含有抗肿瘤药物,则具有栓塞和靶向性化疗的双重作用。又如为了提高抗肝癌药米托蒽醌(DHAQ)的药效并降低其毒副作用,制备了动脉栓塞米托蒽醌乙基纤维素微球,其微球混悬液用犬进行实验表明肝药浓度高,平均滞留时间为注射剂的 2.45 倍。

（三）热敏靶向制剂

1. 热敏脂质体　根据相变温度的不同可制成热敏脂质体。将不同比例类脂质的二棕榈酸磷脂(DPPC)和二硬脂酸磷脂(DSPC)混合,可制得不同相变温度的脂质体,在相变温度时,可使脂质体的类脂质双分子层由胶态过渡到液晶态,增加脂质体膜的通透性,此时包封的药物释放速率也增大,而偏离相变温度时则释放减慢。

2. 热敏免疫脂质体 在热敏脂质体膜上交联抗体,可得热敏免疫脂质体,在交联抗体的同时完成对水溶性药物的包封。这种脂质体同时具有物理化学靶向与主动靶向的双重作用,如阿糖胞苷热敏免疫脂质体等。

（四）pH 敏感靶向制剂

1. pH 敏感脂质体 利用肿瘤间质液的 pH 比周围正常组织显著低的特点设计而成。该类脂质体在低 pH 范围内可释放药物,通常采用对 pH 敏感的类脂(如 DPPC、十七烷酸磷脂)为类脂质膜,当 pH 降低时,膜材结构发生改变而使膜融合加速释药。

2. pH 敏感的口服结肠定位给药系统 这种结肠溶解的释药系统也可看作是一种物理化学靶向。

点滴积累 ∨

1. 靶向制剂与普通制剂最大的区别在于可以通过适宜的载体将药物定位于靶组织、靶器官、靶细胞或细胞内结构,提高了药效,降低了毒副作用。目前主要用来制备抗癌药物。

2. 靶向制剂按照作用机制不同,可以分为被动靶向、主动靶向和物理化学靶向 3 种。

目标检测

一、选择题

（一）单项选择题

1. 关于固体分散体叙述错误的是

    A. 固体分散体是药物以分子、胶态、微晶等均匀分散于另一种水溶性、难溶性或肠溶性固态载体物质中所形成的固体分散体系

    B. 固体分散体采用肠溶性载体,增加难溶性药物的溶解度和溶出速率

    C. 利用载体的包蔽作用,可延缓药物的水解和氧化

    D. 能使液态药物粉末化

    E. 掩盖药物的不良臭味和刺激性

2. 下列不能作为固体分散体载体材料的是

    A. PEG 类　　　　　　　B. 微晶纤维素　　　　　　C. 聚维酮

    D. 甘露醇　　　　　　　E. 泊洛沙姆

3. 下列作为水溶性固体分散体载体材料的是

    A. 乙基纤维素　　　　　B. 微晶纤维素　　　　　　C. 聚维酮

    D. 丙烯酸树脂 RL 型　　E. HPMCP

4. 不属于固体分散技术的方法是

    A. 熔融法　　　　　　　B. 研磨法　　　　　　　　C. 溶剂非溶剂法

    D. 溶剂熔融法　　　　　E. 溶剂法

5. 关于包合物的叙述错误的是

    A. 包合物是一种分子被包藏在另一种分子的空穴结构内的复合物

    B. 包合物是一种药物被包裹在高分子材料中形成的囊状物

    C. 包合物能增加难溶性药物的溶解度

    D. 包合物能使液态药物粉末化

    E. 包合物能促进药物稳定化

6. 将挥发油制成包合物的主要目的是

    A. 防止药物挥发   B. 减少药物的副作用和刺激性

    C. 掩盖药物的不良臭味   D. 能使液态药物粉末化

    E. 能使药物浓集于靶区

7. 将大蒜素制成微囊是为了

    A. 提高药物的稳定性

    B. 掩盖药物的不良臭味

    C. 防止药物在胃内失活或减少对胃的刺激性

    D. 控制药物释放速率

    E. 使药物浓集于靶区

8. 关于凝聚法制备微型胶囊下列哪种叙述是错误的

    A. 单凝聚法是在高分子囊材溶液中加入凝聚剂以降低高分子的溶解度而凝聚成囊的方法

    B. 适合于水溶性药物的微囊化

    C. 复凝聚法系指使用两种带相反电荷的高分子材料作为复合囊材,在一定条件下交联且与囊心物凝聚成囊的方法

    D. 必须加入交联剂,同时还要求微囊的粘连愈少愈好

    E. 凝聚法属于相分离法的范畴

9. 微囊的制备方法不包括

    A. 凝聚法   B. 液中干燥法   C. 界面缩聚法

    D. 溶剂非溶剂法   E. 薄膜分散法

10. 脂质体的制备方法不包括

    A. 注入法   B. 辐射交联法   C. 超声波分散法

    D. 逆向蒸发法   E. 薄膜分散法

11. 下列哪种属于膜控型缓控释制剂

    A. 渗透泵型片   B. 胃内滞留片   C. 生物黏附片

    D. 溶蚀性骨架片   E. 微孔膜包衣片

12. 制备口服缓控释制剂不可选用

    A. 制成胶囊

B. 用蜡类为基质制成溶蚀性骨架片

C. 用 PEG 类作基质制备固体分散体

D. 用不溶性材料作骨架制备片剂

E. 用 EC 包衣制成微丸,装入胶囊

13. 一般下列哪种药物适合制成缓控释制剂

    A. 抗生素   B. 半衰期<1 小时的药物

    C. 药效剧烈的药物   D. 吸收很差的药物

    E. 氯化钾

14. 控释小丸或膜控型片剂的包衣中加入 PEG 的目的是

    A. 助悬剂   B. 增塑剂   C. 成膜剂

    D. 乳化剂   E. 致孔剂

15. 关于影响药物透皮吸收的因素叙述错误的是

    A. 一般而言,药物穿透皮肤的能力是水溶性药物>油溶性药物

    B. 药物的吸收速率与分子量成反比

    C. 低熔点的药物容易渗透通过皮肤

    D. 一般完全溶解呈饱和状态的药液其透皮过程易于进行

    E. 一般而言,油脂性基质是水蒸发的屏障,可增加皮肤的水化作用,从而有利于经皮吸收

16. 下列属于主动靶向制剂的是

    A. 脂质体   B. 靶向乳剂   C. 磁性微球

    D. 纳米球   E. 免疫脂质体

(二)配伍选择题

[1~4]

    A. PEG 类   B. 丙烯酸树脂 RL 型   C. β-环糊精

    D. 淀粉   E. HPMCP

1. 不溶性固体分散体载体材料是

2. 水溶性固体分散体载体材料是

3. 包合材料是

4. 肠溶性载体材料是

[5~8]

    A. PVA   B. HPMC   C. 蜡类

    D. 醋酸纤维素   E. 聚乙烯

5. 亲水凝胶骨架片的材料是

6. 控释膜包衣材料是

7. 不溶性骨架片的材料是

8. 片剂薄膜包衣材料是

[9~10]

  A. 聚乙二醇   B. 氰基丙烯酸异丁酯 C. 聚乳酸

  D. 磷脂   E. 乙基纤维素

9. 制备微球可生物降解的材料是

10. 靶向乳剂的乳化剂是

（三）多项选择题

1. 下列作为不溶性固体分散体载体材料的是

  A. 乙基纤维素   B. PEG 类   C. 聚维酮

  D. 丙烯酸树脂 RL 型 E. HPMCP

2. 关于微型胶囊的特点叙述正确的是

  A. 微囊能掩盖药物的不良臭味

  B. 制成微囊能提高药物的稳定性

  C. 微囊能防止药物在胃内失活或减少对胃的刺激性

  D. 微囊能使药物浓集于靶区

  E. 微囊使药物高度分散,提高药物的溶出速率

3. 下列可作为微囊囊材的有

  A. 微晶纤维素   B. 甲基纤维素   C. 乙基纤维素

  D. 聚乙二醇   E. 羧甲纤维素

4. 骨架型缓、控释制剂包括

  A. 骨架片   B. 压制片   C. 泡腾片

  D. 生物黏附片   E. 骨架型小丸

5. HPMC 可应用于

  A. 亲水凝胶骨架材料 B. 助悬剂   C. 崩解剂

  D. 黏合剂   E. 薄膜衣料

6. 靶向制剂可分为哪几类

  A. 主动靶向制剂   B. 被动靶向制剂 C. 物理化学靶向制剂

  D. 热敏感靶向制剂   E. 磁性靶向制剂

7. 下列属于主动靶向制剂的是

  A. 脂质体   B. 长循环脂质体 C. 热敏脂质体

  D. 糖基修饰脂质体   E. 免疫脂质体

二、简答题

1. 固体分散体的释药原理有哪些?

2. 缓控释制剂与普通制剂比较有哪些特点?

三、简述题

请根据本章第五节案例分析中的描述,通过学习缓控释制剂的相关知识,简述老人为什么会出现这种症状?并且讨论为什么有的控缓释制剂可以掰开服用,有的不能掰开呢?

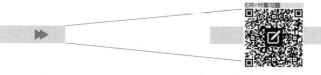

实验 11-1 包合物的制备

一、 实验目的

1. 掌握饱和水溶液法制备包合物的工艺。

2. 了解 β-环糊精的性质及所形成的包合物在药剂学中的应用。

3. 了解包合物的验证方法。

二、 实验材料

1. **仪器与设备** 恒温搅拌磁力水浴锅、滤器、干燥器、显微镜、荧光灯、层析缸、电热鼓风干燥箱等。

2. **药品与试剂** 薄荷油、β-环糊精、无水乙醇、纯化水等。

三、 实验内容

(一) 薄荷油包合物的制备

【处方】β-CD 8g 薄荷油 2ml 纯化水 100ml

【制法】

1. **β-环糊精饱和水溶液** 称取 β-环糊精 8g,置于 100ml 具塞锥形瓶中,加纯化水 100ml,在 60℃ 加热溶解制成饱和水溶液,保温备用。

2. **薄荷油-β-环糊精包合物** 量取薄荷油 2ml,在磁力搅拌下缓缓滴入 β-环糊精的饱和水溶液中,60℃ 恒温搅拌 1 小时,出现白色沉淀,过滤,用无水乙醇 5ml 洗涤 3 次至表面无油渍为止,将包合物置于干燥器中干燥,即得,称重,计算收率。

【注意事项】

1. 本实验采用饱和水溶液法(亦称共沉淀法)制备包合物,β-环糊精的溶解度在 25℃ 时为 1.79%、在 45℃ 时可增加至 3.1%,在实验过程中应控制好温度。包合完成后降低温度,使其从水中析出沉淀。

2. β-环糊精包合物的制备与保温温度为 60℃±1℃,包合物制备过程中搅拌时间要充分,应盖上瓶塞,防止薄荷油挥发。最后用无水乙醇洗涤是为了去除未包封的薄荷油,洗涤液不要过量,否则会影响含油率及包合物收率。

3. 包合物收率及包合率的计算 称取包合物,记录重量。将包合物置 250ml 圆底烧瓶中,加蒸馏水 150ml,用挥发油提取器提取出薄荷油,称重(1ml 薄荷油约重 0.9g),按以下公式计算。

(1) 包合物的收率(%) = $\dfrac{\text{包合物的重量(g)}}{\beta-\text{环糊精(g)}+\text{药物(g)}} \times 100\%$ =

(2) 包合物含药量(%) = $\dfrac{\text{包合物中药物的量(g)}}{\text{包合物重(g)}} \times 100\%$ =

（二）薄荷油-β-环糊精包合物的验证——薄层色谱分析

1. **硅胶 G 板** 将硅胶 G 和 0.3% 羧甲纤维素钠水溶液按 1g：3ml 的比例调匀,铺板,室温晾干后,110℃活化 1 小时备用。

2. **样品的制备** 样品 a:取薄荷油-β-环糊精包合物 0.5g,加 95% 乙醇 2ml 溶解后过滤,取滤液即得;样品 b:取薄荷油 2 滴,加 95% 乙醇 2ml 溶解,即得。

3. **TLC 条件** 取样品 a 与 b 点于同一硅胶板上,用石油醚-乙酸乙酯(17：3)为展开剂,展开前将薄层板置层析缸中饱和 5 分钟,上行展开,以 5% 香草醛硫酸液为显色剂,喷雾烘干显色。

4. **绘制薄荷油-β-环糊精包合物的 TLC 图,并说明是否形成包合物。**

5. **操作注意** 用 TLC 法验证包合物时,要求点样量适当并放置待乙醇挥发完全后再展开,上样过多或点样后立即展开均会造成拖尾,上样太少则不出现斑点。展开剂为混合溶液,应减少容器开启时间,以保持其比例。显示时,烘干温度不宜过高、时间不宜过长,以免造成薄层板糊化发黑。

四、思考题

1. 包合物有哪些特点？是否所有的药物都可制成包合物？为什么？

2. 环糊精有哪几种类型？本实验为什么选 β-环糊精作为包合材料？它有何特点？

实验 11-2 微囊的制备

一、实验目的

1. 掌握复凝聚法制备微囊的工艺及影响微囊形成的因素。

2. 通过实验进一步理解复凝聚法制备微囊的原理。

二、实验材料

1. **仪器与设备** 搅拌机、研钵、温度计、恒温水浴锅、显微镜、载玻片、盖玻片、烧杯、pH 试纸。

2. **药品与试剂** 液体石蜡、明胶(A 型)、阿拉伯胶、37% 甲醛溶液、10% 乙酸溶液、20% 氢氧化钠溶液、硬脂酸镁、蒸馏水。

三、 实验内容

液体石蜡微囊的制备

【处方】液体石蜡　6ml　　　阿拉伯胶　5g　　　明胶　5g

甲醛溶液　2.5ml　　　乙酸溶液　适量　　　NaOH 溶液　适量

蒸馏水　适量

【制法】

1. **5%明胶溶液的配制**　称取明胶 5g,用蒸馏水少量浸泡溶胀后,60℃水浴加热溶解,加蒸馏水至 100ml,摇匀,60℃保温备用。

2. **5%阿拉伯胶溶液的配制**　取蒸馏水 80ml 置小烧杯中,加阿拉伯胶粉末 5g,加热至 60℃左右,轻轻搅拌使溶解,加蒸馏水至 100ml,即得。

3. **液体石蜡乳剂的制备**

方法一:取液体石蜡 6ml 与阿拉伯胶溶液 100ml 置研钵中,急速朝同一方向研磨 5 分钟,即得乳剂。

方法二:取液体石蜡 6ml 与阿拉伯胶溶液 100ml 置搅拌机中,快速搅拌(60~100r/min)5 分钟,即得乳剂。

在显微镜下观察,油相应呈现细小微粒,均匀地分散在水相中,形成 O/W 型乳剂;微粒大小应均匀。

4. **混合**　将乳剂转入 1000ml 烧杯中,置 50~55℃ 水浴上,加明胶溶液 100ml,慢速搅拌均匀(20~30r/min),尽量减少泡沫产生。

5. **微囊的制备**　在慢速搅拌下(20~30r/min)滴加乙酸溶液,调节 pH 至 3.8~4.0,明胶即产生凝聚。不断搅拌,于显微镜下观察,乳粒外应有圆形囊膜,微囊形态圆整。

6. **微囊的固化**　在慢速搅拌下,慢慢加入约 30℃ 的蒸馏水 400ml;将烧杯自水浴中取出,不停搅拌,自然冷却,待温度为 32~35℃ 时,加入冰块,继续搅拌至温度为 10℃ 以下;加入甲醛溶液 2.5ml(用蒸馏水稀释 1 倍后加入),搅拌 15 分钟,再用 NaOH 溶液调 pH 为 8~9,继续搅拌 20 分钟。观察有无微囊析出。

7. **镜检**　显微镜下观察微囊的形态,并绘制微囊形态简图,或进行拍照。

8. **分离**　倾去上清液,将沉淀物过滤(或离心分离),微囊用蒸馏水洗至无甲醛味,抽滤,50℃ 干燥即得。

9. **实验结果观察**

(1) 在显微镜下观察,并绘制乳粒、固化前的微囊、固化后的微囊简图,并说明其之间的差别。

(2) 记录微囊的直径(最大粒径和最多粒径)。

【注意事项】

1. 调节 pH 是关键操作,因此调 pH 时一定要将溶液搅拌均匀,使整个溶液的 pH 为 3.8~4.0。

2. 制备微囊的过程中始终伴随搅拌,但搅拌速度以产生泡沫最少为宜,必要时可加入几滴戊醇或辛醇消泡,可提高收率。

3. 固化前勿停止搅拌,以免微囊粘连成团。

四、 思考题

1. 影响复凝聚法制备微囊的关键因素是什么?

2. 在操作时应如何控制以使微囊形状好、收率高?

(安 芸)

第十二章

药物制剂的稳定性

ER-12章PPT

▲

导学情景 ∨ ···

情景描述：

　　小明的父亲为预防血栓的形成经常服用阿司匹林。 一天，他打开了放在窗台边的阿司匹林的瓶子，闻到了较浓的乙酸味，怀疑药品有问题，未服用，并向医师进行了询问。

学前导语：

　　阿司匹林是一种历史悠久的解热镇痛药，用于治感冒、发热、头痛、牙痛、关节痛、风湿病，还能抑制血小板聚集，用于预防和治疗缺血性心脏病、心绞痛、心肺梗死、脑血栓等。 阿司匹林含有酚酯结构，在干燥的空气中尚稳定，遇湿气即缓缓水解成水杨酸和乙酸。因此若贮存不当，会导致阿司匹林水解，产生酸味。

　　稳定性对药物制剂尤为重要，本章主要讲解药物制剂的降解途径、影响药物制剂稳定性的主要因素及稳定化方法等。

第一节　概述

一、研究药物制剂稳定性的意义

　　药物制剂的稳定性是指药物在体外的稳定性，它贯穿于药物制剂的研制、生产、贮存、运输和使用全过程。药物制剂应符合安全、有效、稳定的基本要求。稳定性研究的目的是考察原料药物或制剂的质量在温度、湿度、光线等条件的影响下随时间变化的规律，为药品的生产、包装、贮存、运输条件和有效期的确定提供科学依据。药物制剂如不稳定，则会产生物理和化学等方面的变化，如吸湿结块、分解变质等，有的除外观变化外，还会导致药效下降，产生毒副作用，甚至可能危及生命，给个人和企业带来极大的精神和经济损失。我国的《新药审批办法》明确规定，在新药研究和申报过程中必须呈报稳定性资料。所以重视和研究药物制剂的稳定性，以指导合理地进行剂型设计，提高制剂质量，保证药效和安全，促进经济发展就显得尤为重要。

二、药物制剂稳定性研究的范围

　　药物制剂的稳定性一般包括化学、物理和生物学 3 个方面，其不仅指制剂内有效成分的化学降解，同时包括导致药物疗效下降、不良反应增加的任何改变。化学稳定性是指药物由于水解、氧化等化学降解反应,使药物含量(效价)、色泽发生改变。物理稳定性是指制剂的外观、臭味、均匀性、溶解性、混悬性、乳化性等物理性能发生改变,如混悬剂中药物结晶生长、颗粒结块,乳剂分层、破裂,片剂的溶出度发生改变等。生物学稳定性一般是指药物制剂受到微生物的污染,而致产品变质、腐败。

点滴积累 ∨ ......

1. 药物制剂的稳定性是指药物在体外的稳定性,它贯穿于药物制剂的研制、生产、贮存、运输和使用全过程。

2. 药物制剂的稳定性一般包括化学稳定性、物理稳定性和生物学稳定性 3 个方面。

第二节 药物制剂的化学稳定性

一、化学动力学基础

化学动力学是研究化学反应在一定条件下的速度规律、反应条件(浓度、压力、温度、介质、催化剂等)对反应速度与方向的影响以及化学反应的历程的科学。化学动力学在制药工业中有着广泛的应用,如在药物制备中,可用于计算或估计反应进行到某种程度所需要的时间,可通过反应速度计算单位时间的产量,还能用于选择制备药物的最佳工艺路线;在药物制剂的制备、贮存、使用过程中,可用于研究药物在体外与体内的反应速度及其影响因素,如药物在体内的变化规律及与疗效强度之间的关系等;预测药物体外贮存时一定条件下药物的贮存期等。

反应速度是指单位时间内药物浓度的变化,一般可用式(12-1)表示。

$$-\frac{\mathrm{d}C}{\mathrm{d}t}=kC^{n} \qquad \text{式(12-1)}$$

式中,k 为反应速度常数;C 为反应物的浓度;t 为反应时间;n 为反应级数,是用来阐明药物浓度对反应速度的影响。当 $n=0$ 时,为零级反应;当 $n=1$ 时,为一级反应;当 $n=2$ 时,为二级反应;以此类推。在药物的各类降解反应中,尽管反应机制复杂,但大部分药物及其制剂的降解反应都可以按照零级、一级或伪一级反应处理。

(一)零级反应

零级反应速率受反应物的溶解度、光的照度及其他因素影响,而与反应物的浓度无关。零级反应的速率方程是:

$$-\frac{\mathrm{d}C}{\mathrm{d}t}=K_{0} \qquad \text{式(12-2)}$$

积分后得:

$$C=-K_{0}t+C_{0} \qquad \text{式(12-3)}$$

式中,C_{0} 为 $t=0$ 时的反应物浓度(mol/L);C 为 t 时的反应物浓度(mol/L);K_{0} 为零级速率常数[mol/(L·s)]。C 与 t 呈线性关系,直线的斜率为 $-K_{0}$,截距为 C_{0}。

> **知识链接**
>
> ### 零级反应举例
>
> 　　完全零级反应的情况不多，混悬剂中药物的降解表观认为是零级反应。近年研究表明，一些固体状态药物的降解反应表现出零级反应，如对氨基水杨酸降解为间氨基酚和二氧化碳的反应。

半衰期($t_{1/2}$)是指反应物消耗一半所需要的时间，记为 $t_{1/2}$。零级反应的半衰期为：

$$t_{1/2} = \frac{C_0}{2K_0}$$

式(12-4)

有效期($t_{0.9}$)相对于药物降解而言，常用降解10%所需要的时间，即称之为1/10衰期作为药物的有效期，记为 $t_{0.9}$。零级反应的有效期为：

$$t_{0.9} = \frac{C_0}{10K_0}$$

式(12-5)

实例解析12-1：某药物制剂的降解为零级反应，已知其 $K_0 = 0.015 \text{mg/(ml·h)}$，药物配制浓度为90mg/ml，问其半衰期和有效期各是多少？

解：半衰期为
$$t_{1/2} = \frac{C_0}{2K_0} = \frac{90}{2 \times 0.015} = 3000 \text{ 小时}$$

$$3000 \text{ 小时}/24 = 125 \text{ 天}$$

有效期为
$$t_{0.9} = \frac{C_0}{10K_0} = \frac{90}{10 \times 0.015} = 600 \text{ 小时}$$

$$600 \text{ 小时}/24 = 25 \text{ 天}$$

该药物制剂的半衰期和有效期分别为125天和25天。

（二）一级反应

一级反应速率和反应物浓度的一次方成正比，其速率方程是：

$$-\frac{\mathrm{d}C}{\mathrm{d}t} = KC$$

式(12-6)

积分后得：

$$\lg C = -\frac{Kt}{2.303} + \lg C_0$$

式(12-7)

由式(12-7)可知，K 为一级速率常数(1/时间)。以 $\lg C$ 与 t 作图呈直线，斜率为 $-K/2.303$，截距为 $\lg C_0$。

一级反应的半衰期为：

$$t_{1/2} = \frac{0.693}{K}$$

式(12-8)

由式(12-8)可知，恒温时一级反应的 $t_{1/2}$ 与反应物浓度无关。

一级反应的有效期为：

$$t_{0.9} = \frac{0.1054}{K} \qquad\qquad 式(12-9)$$

由式(12-9)可知,恒温时一级反应的 $t_{0.9}$ 与反应物浓度无关。

实例解析 12-2:某药物制剂的降解为一级反应,药物配制浓度为 400IU/ml,将其放置 30 天后测得药物含量为 300IU/ml,问其半衰期和有效期各是多少?

解:由　$lgC = -\dfrac{Kt}{2.303} + lgC_0$,得

$$K = \frac{2.303}{t} \times lg\frac{C_0}{C} = \frac{2.303}{30} \times lg\frac{400}{300} = 0.0096/天$$

半衰期为

$$t_{1/2} = \frac{0.693}{K} = \frac{0.693}{0.0096} = 72.2\ 天$$

有效期为

$$t_{0.9} = \frac{0.1054}{K} = \frac{0.1054}{0.0096} = 11\ 天$$

该药物制剂的半衰期和有效期分别为 72.2 天和 11 天。

（三）二级反应

二级反应是指反应速率与两种反应物浓度的乘积成正比的反应。

二级反应的速率方程是:

$$-\frac{dC}{dt} = KC^2 \qquad\qquad 式(12-10)$$

积分后得:

$$\frac{1}{C} = Kt + \frac{1}{C_0} \qquad\qquad 式(12-11)$$

$$t_{1/2} = \frac{1}{C_0 K} \qquad\qquad 式(12-12)$$

$$t_{0.9} = \frac{1}{9C_0 K} \qquad\qquad 式(12-13)$$

式中,C_0 为时间 $t = 0$ 时的反应物浓度;C 为 t 时的反应物浓度;K 为(二级)速度常数。

在二级反应中,如果其中一种反应物的浓度大大超过另一种反应物的浓度,或者保持其中一种反应物浓度恒定不变的情况下,则此反应表现为一级反应的特征,故称之为伪一级反应。例如在酸碱催化下酯的水解可按伪一级反应处理;在其他多因素影响的化学反应中,将其他因素条件都固定,只留下一个因素作为可变量处理而得到的变化规律也为伪一级反应。

二、制剂中药物的化学降解途径

药物降解的途径主要是水解和氧化,还有光解、聚合、脱羧、异构化等反应,有时两种或两种以上的反应也可能同时发生。

（一）水解反应

1. 酯类药物　酯类药物在 H^+ 或 OH^- 或广义酸碱的催化下,水解反应加快。此类药物的水解一般符合一级或伪一级反应。如盐酸普鲁卡因水解生成无明显麻醉作用的

ER-12-1

酯类药物的
化学结构

对氨基苯甲酸和二乙胺基乙醇。同属此类的药物有盐酸可卡因、盐酸丁卡因、阿司匹林、硫酸阿托品、溴丙胺太林、氢溴酸后马托品等。硝酸毛果芸香碱、华法林钠等含内酯结构,在碱性条件下易水解开环。

知识链接

有关阿司匹林原料中游离水杨酸限度的规定

阿司匹林吸收空气中的水分后易水解,酯键断裂生成对胃肠道刺激性更大的水杨酸。《中国药典》(2015年版)对阿司匹林中的游离水杨酸限量有严格规定,原料、片剂、肠溶片、肠溶胶囊、泡腾片和栓剂中的游离酸量分别不得超过0.1%、0.3%、1.5%、1.0%、3.0%和3.0%。

---

2. 酰胺类药物 酰胺及内酰胺类药物水解生成酸和胺。属这类反应的药物有氯霉素、青霉素类、头孢菌素类、巴比妥类等,另外还有对乙酰氨基酚、利多卡因等。

酰胺类药物的化学结构

(1)氯霉素:pH 6时氯霉素最稳定,pH<2或>8时水解加速,水溶液易分解生成氨基物和二氯乙酸。其水溶液对光敏感,如在pH 5.4时暴露于日光中则可产生黄色沉淀。其溶液100℃灭菌30分钟水解3%~4%、115℃灭菌30分钟水解15%,故后者不宜。

(2)青霉素和头孢菌素类:青霉素类药物分子中存在不稳定的β-内酰胺环,容易降解。如氨苄西林只宜制成注射用无菌粉末,乳酸钠注射液对其水解有明显的催化作用故不宜配伍使用,10%葡萄糖注射液对其有一定的影响故最好不要配伍使用,可用0.9%氯化钠注射液临用前溶解后输液。头孢菌素类分子中也有β-内酰胺环,故易水解。如头孢唑林钠在酸性或碱性环境中均会水解失效,其水溶液在pH为4~7时较稳定,可与0.9%氯化钠注射液、5%葡萄糖注射液、庆大霉素注射液、维生素C注射液等配伍使用。

(3)巴比妥类:巴比妥类药物易水解。同为酰胺类药物的利多卡因不易水解,是因为其酰胺基旁较大的基团所产生的空间效应阻碍了水解的进行。

3. 其他药物 从结构看,酰脲和内酰脲、酰肼类、肟类药物等也能被水解。维生素B、地西泮、碘苷等的降解主要是水解,在酸性溶液中阿糖胞苷脱氨水解成阿糖尿苷。

（二）氧化反应

药物氧化分解一般是在空气中氧的作用下自动缓慢进行的自氧化反应,又称自由基反应或空气氧化反应。氧化过程通常比较复杂,受热、光、微量金属离子等影响较大,有时多种反应同时存在。容易被氧化的药物通常包括酚类、芳胺类、烯醇类、噻嗪类、吡唑酮类等。药物氧化后可产生颜色或沉淀,同时效价降低。

易氧化药物的化学结构

自氧化反应一般是游离的链式反应,如以RH表示药物、X表示游离基抑制剂,则可分为:

第一步,链开始形成:

$$RH \cdot \rightarrow R \cdot + H \cdot （在热、光的激发下进行）$$

第二步,链传播:

$$RO·+O_2 \rightarrow ROO·（形成过氧化根）$$

$$ROO·+RH \rightarrow ROOH+R·（过氧化根夺取有机药物中的 H 形成氢过氧化物）$$

金属离子能催化此传播过程。

第三步,链反应终止期:

$$ROO·+X· \rightarrow 非活性产物$$

$$ROO·+R· \rightarrow 非活性产物$$

$$ROO·+ROO· \rightarrow 非活性产物$$

$$R·+R· \rightarrow 非活性产物$$

1. 酚类药物 该类药物含有酚羟基,包括肾上腺素、左旋多巴、吗啡、阿扑吗啡、水杨酸钠等。肾上腺素氧化先形成肾上腺素红,后成为棕红色聚合物或黑色素,左旋多巴氧化先得有色物质后为黑色素。

2. 烯醇类药物 该类的代表药物为维生素 C,极易氧化且过程复杂。其水溶液放置过久或贮藏条件不良,常可引起颜色发黄。这是因为维生素 C 分子中含有烯醇基,在有氧或无氧条件下都会发生氧化反应。有氧时先氧化形成去氢维生素 C,然后水解形成 2,3-二酮古罗糖酸,最后再氧化形成草酸与 L-丁糖酸。无氧时则发生脱水反应和水解反应,生成呋喃甲醛和二氧化碳,由于 H^+ 的催化作用,在酸性介质中脱水反应比在碱性介质中快。

3. 其他类药物 盐酸氯丙嗪、盐酸异丙嗪等噻嗪类药物,氨基比林、安乃近等吡唑酮类药物,磺胺嘧啶钠等芳胺类药物,维生素 A、维生素 D 等含碳碳双键的药物都易氧化,且生成有色物质。

光、氧及金属离子等都能加速氧化反应过程,因此在生产和贮存此类药物制剂时,应尽量避免这些因素的影响。

(三)光解反应

光解反应是指在光的作用下化合物发生的降解反应。硝苯地平类、喹诺酮类等许多药物对光均不稳定。

(四)其他反应

1. 异构化反应 异构化通常分光学异构化和几何异构化两种。光学异构化又分成外消旋化作用和差向异构化;几何异构化包括反式异构体和顺式异构体。四环素、维生素 A、麦角新碱、毛果芸香碱等因发生异构化反应而致生理活性下降或失去活性。四环素在酸性条件下,4 位上的碳原子发生差向异构化形成差向四环素。

ER-12-4

易发生异构化药物的化学结构

知识链接

同分异构体的疗效差别

含有双键的有机药物存在顺式和反式几何异构体,它们的生理活性往往也不相同。如维生素 A 分子中存在 5 个共轭双键,其生理活性以反式的异构体为最高,在 2,6 位形成顺式异构化后活性降低。

2. 聚合反应　聚合是两个或多个分子结合在一起形成的复杂分子。氨苄西林水溶液在贮存中会发生聚合反应，所生成的聚合物可诱发氨苄西林过敏反应。用聚乙二醇 400 作溶剂制成塞替派注射液，可避免塞替派在水中的聚合。

3. 脱羧反应　对氨基水杨酸钠会因水、光、热的影响而脱羧生成间氨基酚。盐酸普鲁卡因注射液变黄，是因为普鲁卡因水解产物对氨基苯甲酸发生脱羧反应而得的苯胺经氧化生成了有色物质。

三、影响药物制剂稳定性的因素及稳定化方法

（一）处方因素及稳定化方法

处方的组成可直接影响药物制剂的稳定性，因此制剂制备首先就要进行处方设计。pH、溶剂、表面活性剂、广义酸碱催化、离子强度、赋形剂或附加剂等都应加以考虑。

1. pH　很多药物的降解受 H^+ 或 OH^- 催化，降解速度很大程度上受 pH 的影响。pH 较低时主要是 H^+ 催化，pH 较高时主要是 OH^- 催化，pH 中等时为 H^+ 与 OH^- 共同催化或与 pH 无关。

酯类和酰胺类的很多药物常受 H^+ 和 OH^- 催化水解。这种催化作用又称专属酸碱催化或特殊酸碱催化，该类药物的水解速度主要取决于 pH。

盐酸普鲁卡因不稳定性主要因其水解作用，在 pH 为 3.5 左右时最稳定，其水解速度随 pH 增大而加快，见表 12-1。

表 12-1　盐酸普鲁卡因水解和 pH 的关系（20℃）

pH	7.0	6.5	6.0	5.5	5.0
水解 10% 的时间（天）	28	90	280	900	2800

药物的氧化反应也受溶液 pH 的影响，通常 pH 较低时溶液较稳定，pH 增大有利于氧化反应进行。如维生素 B_1 于 120℃ 热压灭菌 30 分钟，在 pH 为 3.5 时几乎无变化，在 pH 为 5.3 时分解 20%，在 pH 为 6.3 时分解 50%。

通过实践或查阅资料可得到稳定的 pH 范围，在此基础上进行 pH 调节。调节 pH 应注意综合稳定性、溶解度、药效 3 个方面的因素，如大多数的生物碱于偏酸性的溶液中较稳定，因此制备注射剂时一般 pH 调至偏酸以提高稳定性，但制备滴眼剂时则调至偏中性以减少刺激性。pH 调节剂一般为盐酸和氢氧化钠，也通常用与药物本身相同的酸或碱，如硫酸卡那霉素用硫酸、氨茶碱用乙二胺等。如需维持药物溶液的 pH，则可用磷酸、乙酸、枸橼酸及其盐类组成的缓冲系统来调节。一些药物最稳定的 pH 见表 12-2。

表 12-2　常见药物最稳定的 pH

药物	pH	药物	pH
腺苷三磷酸	9.0	克林霉素	4.0
甲氧西林	6.5~7.0	吗啡	4.0
维生素 C	6.0~6.5	盐酸丁卡因	3.8
非奈西林	6	盐酸可卡因	3.5~4.0

药物	pH	药物	pH
毛果芸香碱	5.12	溴甲胺太林	3.38
对乙酰氨基酚	5.0~7.0	溴丙胺太林	3.3
地西泮	5.0	头孢噻吩钠	3.0~8.0
羟苯丙酯	4.0~5.0	氢氯噻嗪	2.5
羟苯乙酯	4.0~5.0	阿司匹林	2.5
羟苯甲酯	4.0	维生素 B_1	2.0

2. 溶剂 根据药物和溶剂的性质,溶剂可能由于溶剂化、解离、改变反应活化能等而对药物制剂的稳定性产生显著的影响,但一般情况较复杂,对具体的药物应通过试验来选择溶剂。对于易水解的药物,有时可用乙醇、丙二醇、甘油等非水溶剂以提高其稳定性。

3. 表面活性剂 表面活性剂可增加某些易水解药物制剂的稳定性,这是由于表面活性剂在溶液中形成的胶束可减少药物受到的攻击。如苯佐卡因易受 OH^- 催化水解,但在溶液中加入十二烷基硫酸钠可明显增加稳定性,就是由于胶束阻止了 OH^- 对酯键的攻击。表面活性剂也可加快某些药物的分解,降低药物制剂的稳定性,如聚山梨酯 80 可降低维生素 D 的稳定性。对具体药物制剂应通过试验来选用表面活性剂。

4. 广义酸碱催化的影响 根据布朗斯特-劳莱(Bronsted-Lowry)酸碱理论,可给出质子的物质即为广义的酸,可接受质子的物质即为广义的碱。一些药物能被广义酸碱催化水解,可称为广义酸碱催化或一般酸碱催化。磷酸盐、枸橼酸盐、乙酸盐、硼酸盐等常用的缓冲液都是广义的酸碱,因此要注意它们对药物的催化作用,应尽量选用没有催化作用的缓冲系统或低浓度的缓冲液。

5. 离子强度的影响 药物处方制剂中离子强度的影响主要来源于用于调节 pH、调节等渗、防止氧化等的附加剂,包括缓冲液、等渗调节剂、抗氧剂、电解质等。离子强度对降解速度的影响可用式(12-14)说明:

$$\log K = \log K_0 + 1.02 Z_A Z_B \sqrt{\mu} \qquad \text{式}(12\text{-}14)$$

式中,K 为降解速度常数;K_0 为溶液无限稀($\mu=0$)时的速度常数;$Z_A Z_B$ 为溶液中解离的药物所带的电荷;μ 为离子强度。$\log K$ 对 $\mu^{1/2}$ 作图为一直线,斜率是 $1.02 Z_A Z_B$,外推至 $\mu=0$ 即可求出 K_0。

由式(12-14)可知,相同离子间的反应,对于带负电荷的药物离子而言,如果受 OH^- 催化,则由于盐的加入会增大离子强度,从而使分解反应的速度加快;如果受 H^+ 催化,则分解反应的速度随着离子强度的增大而减慢。对于中性分子的药物而言,分解速度与离子强度无关。如图 12-1 所示。

6. 辅料 对于栓剂、软膏、霜剂等,药物制剂的稳定性可受制剂处方中基质的影响。聚乙二醇如用作阿司匹林栓剂的基质则可致阿司匹林分解,如用作氢化可的松

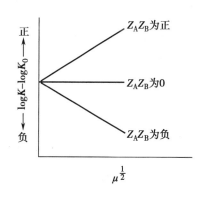

图 12-1 离子强度与反应速度的关系

软膏的基质则可促进氢化可的松分解。片剂中,如使用淀粉和糖粉作为维生素 U 片的赋形剂,则可致产品变色;如使用硬脂酸钙或硬脂酸镁为阿司匹林的润滑剂,则可致阿司匹林的溶解度增加,分解加速,可选择滑石粉或硬脂酸作其润滑剂,见表 12-3。

表 12-3　阿司匹林受某些润滑剂影响的情况(30℃)

润滑剂	pH	生成水杨酸的(mg/h)
硬脂酸镁	4.14	1.314
硬脂酸钙	3.75	0.986
滑石粉	2.71	0.133
硬脂酸	2.62	0.133

在制剂处方中由于 pH 调节剂、抗氧剂、等渗调节剂等附加剂以及盐的加入均可能对稳定性造成影响。

（二）外界因素及稳定化方法

外界因素主要指温度、光线、空气、金属离子、湿度和水分、包装材料等。温度对各种降解途径都有影响,光线、空气、金属离子主要影响易氧化的药物,湿度和水分主要影响固体药物,而各种药物制剂都要考虑包装材料的影响。

1. 温度　根据范托夫(van't Hoff)规则,温度每升高 10℃,反应速度加快 2~4 倍。药物制剂的制备过程中,常有干燥、加热溶解、灭菌等操作,应制订合理的工艺条件,减少温度对药物制剂稳定性的影响。生物制品、抗生素等一些对热特别敏感的药物,应依其性质设计处方及生产工艺,如采用固体剂型、使用冷冻干燥和无菌操作、产品低温贮存等,以保证质量。

2. 光线　光是一种辐射能,易激发化学反应。药物分子因受辐射发生分解的反应称为光化降解,其速度和药物的化学结构有关,和系统的温度无关。易被光降解的物质称光敏物质。光敏感药物有硝普钠、氯丙嗪、异丙嗪、叶酸、维生素 A、维生素 B、维生素 B_2、氢化可的松、泼尼松、硝苯地平、辅酶 Q_{10} 等。光敏感的药物制剂在制备及贮存中应避光,并合理设计处方工艺,如运用在处方中加入抗氧剂、在包衣材料中加入遮光剂、在包装上使用棕色玻璃瓶或容器内衬垫黑纸等避光技术,以提高稳定性。

知识链接

硝　普　钠

该药物制剂的半衰期和有效期分别为 72.2 和 11 天。 硝普钠为强效、速效的降压药,其 2% 的水溶液经 100℃或 115℃灭菌 20 分钟,仍很稳定;但对光却极为敏感,临床上静脉滴注时用 5% 葡萄糖注射液配成 0.05% 硝普钠注射液,在阳光下照射 10 分钟即分解 13.5%,颜色也开始变化,同时 pH 下降。 在室内光线条件下,本品的半衰期为 4 小时。

---

3. 空气　空气中的氧是药物制剂发生氧化降解的重要因素。氧可溶解在水中以及存在于药物容器空间和固体颗粒的间隙中,所以药物制剂几乎都有可能与氧接触。只要有少量的氧,药物制剂

就可以产生氧化反应。

除去氧气是防止易氧化的药物制剂被氧化的根本措施。生产上一般在溶液中和容器中通入二氧化碳或氮气等惰性气体以置换其中的氧,固体药物制剂可采用真空包装。加入抗氧剂也是经常使用的方法。有些抗氧剂通过结合游离基而阻断链反应,是链反应的阻化剂;还有些抗氧剂本身是强还原剂,通过先氧化自己而保护主药。酒石酸、枸橼酸、磷酸等常称协同剂,它们可明显增强抗氧剂的效果。常用的抗氧剂及浓度见表12-4。

表 12-4　常用的抗氧剂及浓度

抗氧剂	常用浓度（%）	抗氧剂	常用浓度（%）
亚硫酸钠	0.1~0.2	甲硫氨酸	0.05~0.1
亚硫酸氢钠	0.1~0.2	硫代乙酸	0.05
焦亚硫酸钠	0.1~0.2	硫代甘油	0.05
甲醛合亚硫酸氢钠	0.1	丁基羟基茴香醚*	0.005~0.02
硫代硫酸钠	0.1		
硫脲	0.05~0.1	二丁基羟基甲苯*	0.005~0.02
维生素 C	0.2	没食子酸丙酯*	0.05~0.1
半胱氨酸	0.000 15~0.05	维生素 E*	0.05~0.5

注:有 * 的为油溶性抗氧剂,其他的为水溶性抗氧剂

在使用抗氧剂时,还应注意是否与主药发生相互作用。如亚硫酸氢钠与肾上腺素在水溶液中可形成无活性的磺酸盐化合物。

4. 湿度与水分　湿度与水分是影响固体药物制剂稳定性的重要因素。水为化学反应的媒介,固体药物吸附水分后,其表面形成液膜,降解反应就在膜中发生。微量的水即能加快水解反应或氧化反应的进行,如阿司匹林、青霉素钠盐、维生素 C、维生素 B_{12} 等。药物吸湿容易与否,由其临界相对湿度(CRH)的大小决定。如实验测定氨苄西林的 CRH 只有 47%,将其在相对湿度(RH)75% 时放置 24 小时,则可吸收水

ER-12-5
阿司匹林的
稳定性

分约20%而致粉末溶化。因此应特别注意这些原料药物的水分含量,一般应控制在 1% 左右。同时,在制剂处方中应避免使用吸湿性强的辅料,生产中应尽量避免药物与水分接触,生产环境的 RH 应小于物料的 CRH,包装应选用密封性好的材料。

5. 金属离子　微量的铜、铁、钴、镍、锌、铅等金属离子对自动氧化反应有显著的催化作用。如 0.2mmol/L 铜可使维生素 C 的氧化速度增大 10 000 倍。药物制剂中的微量金属离子一般来源于原辅料、溶剂、容器、工具等,故可采取选用较高纯度的原辅料、制备过程中不使用金属器具等方法予以避免,同时还可以加入依地酸盐等金属螯合剂或酒石酸、枸橼酸、磷酸等附加剂以提高药物制剂的稳定性。

6. 包装材料　药物制剂在室温下贮存,主要受光、热、水汽和空气等因素的影响。包装设计的重要目的就是既要防止这些因素的影响,又要避免包装材料与药物制剂间的相互作用。常用的包装材料有玻璃、塑料、橡胶和某些金属。

玻璃是应用最广的容器,其理化性质稳定,不易和药物产生作用,气体不能透过。棕色玻璃还能

阻挡波长<470nm 的光线透过,尤适包装光敏感药物。玻璃的缺点是能释放碱性物质以及脱落不溶性碎片,这是注射剂应特别重视的问题。

塑料是聚氯乙烯、聚苯乙烯、聚乙烯、聚丙烯、聚酯、聚碳酸酯等一类高分子聚合物的总称,具有质轻、价廉、易成型的优点。塑料中常加入的增塑剂、防老剂等附加剂有些有毒性,药用包装必须使用无毒的塑料制品。高密度聚乙烯的刚性、表面硬度、拉伸强度增加,熔点、软化点升高,水蒸气和气体的透过速度减慢,可用其定型容器包装一般片剂和胶囊剂。塑料的缺点是有透气性、透湿性、吸着性,使药物制剂中的气体或液体可以和大气或周围环境进行物质交换,同时塑料中的物质能迁移进入溶液,溶液中的物质也能被塑料吸着,这些都会影响其稳定性。如聚乙烯瓶中的硝酸甘油挥发逸失,多种抑菌剂能被尼龙吸着等。

橡胶是制备塞子、垫圈、滴头等的主要材料,其缺点是能吸附主药和抑菌剂,其成型时加入的附加剂,如硫化剂、填充剂、防老剂等能被药物溶液浸出而致污染,这对大输液尤应引起重视。

金属具有牢固、密封性好等优点,但易被氧化剂、酸性物质腐蚀。

包装材料应通过"装样试验"加以选择。

▶▶ 课堂活动

1. 硬脂酸镁是常用的片剂润滑剂,具有很好的润滑性能,为何复方阿司匹林片剂中不能选用它?
2. 青霉素能制成水溶液型注射液吗? 为什么?

(三)药物制剂稳定化的其他方法

1. 改进药物剂型或生产工艺 经证明在水中不稳定的药物一般可制成片剂、注射用无菌粉末、膜剂等固体制剂,如青霉素钠无菌粉末;一些药物可制成微囊或包合物,如维生素 C 和硫酸亚铁制成微囊可防止氧化、陈皮挥发油制成包合物可防止挥发;某些对湿热不稳定的药物可直接压片或干法制粒,包衣也常用于提高片剂的稳定性。

2. 制成难溶性盐 将易水解的药物制成难溶性盐或难溶性酯类衍生物,再制成混悬液,可以增加药物的稳定性。如青霉素钾盐制成溶解度小的普鲁卡因青霉素其稳定性明显增强。这是由于混悬液中药物的降解一般只受溶液中药物浓度的影响,而与产品中药物的总浓度无关。

点滴积累 ∨

1. 大部分药物及其制剂的降解反应都可以按照零级反应、一级反应、伪一级反应处理。
2. 药物降解的途径主要是水解和氧化,还有光解、聚合、脱羧、异构化等反应,有时两种或两种以上的反应也可能同时发生。
3. 处方的组成,如 pH、溶剂、表面活性剂、广义酸碱催化、离子强度、赋形剂或附加剂等都可直接影响药物制剂的稳定性。
4. 外界因素,如温度、光线、空气、金属离子、湿度和水分、包装材料等也可影响药物制剂的稳定性。
5. 通过改进药物剂型或生产工艺、制成难溶性盐的方法也可达到提高药物制剂稳定性的目的。

第三节　药物制剂的物理稳定性

一、制剂中主药的物理稳定性及稳定化方法

由于药物的物理状态决定药物的物理性质(如溶解度),这些性质又会影响药效甚至会影响药物的安全性。制剂中辅料的物理性质也可能影响制剂的稳定性,物料的物理状态一般通过差示扫描量热法(DSC)和 X 射线衍射法来分析。

制剂中的药物和辅料可能存在的物理状态有无定形、各种晶形、水合物和溶剂化物等。通常,药物或辅料随着时间的变化由热力学不稳定态或亚稳定态变为更稳定的状态。

1. 药物的无定形　一般来说,药物的无定形较结晶型具有更高的溶解度,因此许多难溶性药物在处方设计时制备成无定形。然而,无定形药物的能量极高,随着时间的变化释放能量逐步转化为热力学稳定的低能态结晶型,从而导致药物的溶解度下降,进而影响临床药效和毒性等。

2. 晶型转变　多晶型是指药物具有两种或两种以上的晶型结构,许多药物具有多晶型,可以通过改变结晶溶剂或实验条件获得,当药物的某种晶型所接触的温度、湿度、压力等外界条件发生变化时可能会转变成其他晶型。多晶型具有不同的理化性质,如溶解度、熔点、密度、蒸气压、光学和电学性质发生改变,稳定性也出现差异。在贮存过程中,温度和湿度可以影响晶型转变,另外,在制剂工艺中,如粉碎、加热、冷却、湿法制粒都有可能发生晶型的变化。

3. 蒸发　某些药物和辅料在室温下具有较高的蒸气压,容易导致药物的蒸发损失。如硝酸甘油有很高的蒸气压,硝酸甘油舌下片在贮存过程中极易导致药物含量的显著下降。这种变化可通过添加非挥发性固定剂(如聚乙二醇)来抑制。现已在国外上市的 β-环糊精-硝酸甘油片也是基于同样的原理制备的。

二、不同剂型的物理稳定性及影响因素

1. 溶液剂和糖浆剂　溶液剂在贮存过程中可能发生的物理变化有主药或辅料产生沉淀、pH 变化、包装不严导致溶剂损失等,均可产生溶液澄明度的变化。影响溶液剂稳定性的主要因素有温度、溶液的 pH 和包装材料等,糖浆剂中糖的质量、中药糖浆剂中药物的变质等,都会使糖浆剂在存放过程中出现混浊或沉淀。

2. 混悬剂　混悬剂稳定的必要条件是混悬粒径小而均匀,而且保持适当的絮凝状态,使之疏松,不结块,不沉降或沉降缓慢。混悬剂粒子发生聚结时,粒度分布、絮凝度等发生较大变化。影响混悬剂稳定性的因素很多,包括晶型转变、晶体生长、ζ 电位、稳定剂、温度、分散介质及制备工艺等。

3. 乳剂　乳剂属于热力学不稳定的非均相体系,它的不稳定性主要表现为转相、分层、絮凝、破裂及酸败等现象。影响乳剂稳定性的因素主要有乳化剂的性质与用量、乳剂的黏度和温度、乳剂分散相的浓度与乳滴大小等。

4. 片剂　片剂在贮存期间可能发生的物理变化有形状和表面性质如硬度、脆碎性、崩解时限、

主药溶出速度等的改变,这些性质的变化主要受片剂中残存的水分含量,贮存环境的温度、湿度等影响,会使片剂的干湿度发生变化,以致影响片剂的硬度以及其他性质。

5. 栓剂 栓剂在贮存过程中硬化,导致融变时间延长。这种硬化一般认为是栓剂油脂性基质的相变、结晶或酯基转移作用导致的。

6. 其他剂型 微球等聚合物骨架剂型中的药物释放速度在贮存过程中可能会发生变化,主要受聚合物骨架材料的玻璃转化温度和晶型的影响。脂质体在贮存过程中可能会使药物泄漏,主要是因为脂膜成分的氧化或水解等化学降解增加了脂质体膜的渗透性,从而导致了泄漏。

点滴积累 ∨

1. 制剂中的药物和辅料可能存在的物理状态有无定形、各种晶型、水合物和溶剂化物等,这些性质改变会影响药效甚至会影响药物的安全性。
2. 不同剂型的物理稳定性差别较大,影响因素也各有不同。应根据不同剂型的物理稳定性的影响因素,有目的地提高各种剂型的稳定性。

第四节 药物制剂稳定性试验方法

稳定性试验是为了考察原料药物或制剂在温度、湿度、光线的影响下随时间变化的规律,为药品的生产、包装、贮存、运输条件提供科学依据,同时通过试验确立药品的有效期。

药物制剂稳定性试验方法主要指《中国药典》(2015 年版)四部所收载的原料药物与制剂稳定性试验指导原则中的内容和方法。

该指导原则分为两部分:第一部分为原料药物,第二部分为药物制剂。

稳定性试验的基本要求有以下几个方面:

(1)稳定性试验包括影响因素试验、加速试验与长期试验。影响因素试验用 1 批原料药物或 1 批制剂进行。加速试验与长期试验要求用 3 批供试品进行。

(2)原料药物供试品应是一定规模生产的,供试品量相当于制剂稳定性试验所要求的批量,原料药物合成工艺路线、方法、步骤应与大生产一致。药物制剂的供试品应是放大试验的产品,其处方与工艺应与大生产一致。药物制剂如片剂、胶囊剂,每批放大试验的规模,片剂至少应为 10 000 片,胶囊剂至少应为 10 000 粒。大体积包装的制剂如静脉输液等,每批放大规模的数量至少应为各项试验所需总量的 10 倍。特殊品种、特殊剂型所需的数量根据情况另定。

(3)供试品的质量标准应与临床前研究及临床试验和规模生产所使用的供试品质量标准一致。

(4)加速试验与长期试验所用供试品的包装应与上市产品一致。

(5)研究药物的稳定性要采用专属性强、准确、精密、灵敏的药物分析方法与有关物质(含降解产物及其他变化所生成的产物)检查方法,并对方法进行验证,以保证药物稳定性试验结果的可靠性。在稳定性试验中,应重视降解产物的检查。

(6)由于放大试验比规模生产的数量要小,故申报者应承诺在获得批准后,从放大试验转入规模生产时,对最初通过生产验证的 3 批规模生产的产品仍需要进行加速试验与长期稳定性试验。

一、原料药物稳定性试验方法

(一)影响因素试验

此项试验是在比加速试验更激烈的条件下进行的,其目的是探讨药物的固有稳定性,了解影响其稳定性的因素及可能的降解途径与降解产物,为制剂生产工艺、包装、贮存条件和建立降解产物的分析方法提供科学依据。供试品可以用 1 批原料药物进行,将供试品置适宜的开口容器中(如称量瓶或培养皿),摊成≤5mm 厚的薄层,疏松原料药物摊成≤10mm 厚的薄层,进行以下试验。当试验结果发现降解产物有明显的变化时,应考虑其潜在的危害性,必要时应对降解产物进行定性或定量分析。

1. 高温试验 供试品开口置适宜的洁净容器中,60℃温度下放置 10 天,于第 5 和第 10 天取样,按稳定性重点考察项目进行检测。若供试品含量低于规定限度,则在 40℃条件下同法进行试验。若 60℃无明显变化,不再进行 40℃试验。

2. 高湿试验 供试品开口置恒湿密闭容器中,在 25℃分别于相对湿度 90%±5%条件下放置 10 天,于第 5 和第 10 天取样,按稳定性重点考察项目要求检测,同时准确称量试验前后供试品的重量,以考察供试品的吸湿潮解性能。若吸湿增重 5%以上,则在相对湿度 75%±5%条件下同法进行试验;若吸湿增重 5%以下,且其他考察项目符合要求,则不再进行此项试验。恒湿条件可在密闭容器如干燥器下部放置饱和盐溶液,根据不同相对湿度的要求,选择氯化钠饱和溶液(相对湿度 75%±1%,15.5~60℃)或硝酸钾饱和溶液(相对湿度 92.5%,25℃)。

3. 强光照射试验 供试品开口放在装有日光灯的光照箱或其他适宜的光照装置内,于照度为 4500lx±500lx 条件下放置 10 天,于第 5 和第 10 天取样,按稳定性重点考察项目进行检测,特别要注意供试品的外观变化。

关于日照装置,建议采用定型设备"可调光照箱",也可用光橱,在箱中安装日光灯数支使达到规定的照度。箱中供试品台的高度可以调节,箱上方安装抽风机以排出可能产生的热量,箱上配有照度计,可随时监测箱内的照度,光照箱应不受自然光的干扰,并保持照度恒定,同时防止尘埃进入光照箱内。

此外,根据药物的性质必要时可设计试验,探讨 pH 与氧及其他条件对药物稳定性的影响,并研究分解产物的分析方法。创新药物应对分解产物的性质进行必要的分析。

(二)加速试验

此项试验是在加速条件下进行的,其目的是通过加速药物的化学或物理变化,探讨药物的稳定性,为制剂设计、包装、运输、贮存提供必要的资料。

供试品要求 3 批,按市售包装,在温度 40℃±2℃、相对湿度 75%±5%条件下放置 6 个月。所用的设备应能控制温度±2℃、相对湿度±5%,并能对真实温度与湿度进行监测。在试验期间第 1、第 2、第 3 和第 6 个月末分别取样 1 次,按稳定性重点考察项目检测。在上述条件下,如 6 个月内供试品经检测不符合制订的质量标准,则应在中间条件即在温度30℃±2℃、相对湿度65%±5%条件下(可用 Na_2CrO_4 饱和溶液,30℃,相对湿度64.8%)进行加速试验,时间仍为6个月。加速试验建议采用隔水式电热恒温培养箱(20~60℃),箱内放置具有一定相对湿度的饱和盐溶液的干燥器,设备应能控制所需的温度,且设备内各部分的温度应该均匀,并适合长期使用。也可采用恒湿恒温箱或其他适宜设备。

对温度特别敏感的药物,预计只能在冰箱中(4~8℃)保存,此种药物的加速试验可在温度25℃±2℃、相对湿度60%±10%条件下进行,时间为6个月。

(三)长期试验

长期试验是在接近药物的实际贮存条件下进行的,其目的是为制订药物的有效期提供依据。

供试品3批,市售包装,在温度25℃±2℃、相对湿度60%±10%条件下放置12个月,或在温度30℃±2℃、相对湿度65%±5%条件下放置12个月。这是从我国南方与北方气候的差异考虑的,至于上述两种条件选择哪一种由研究者确定。每3个月取样1次,分别于0、3、6、9和12个月取样,按稳定性重点考察项目进行检测。12个月以后,仍需继续考察,分别于18、24个和36个月取样进行检测。将结果与0个月比较,以确定药物的有效期。由于实验数据的分散性,一般应按95%的可信限进行统计分析,得出合理的有效期。如3批统计分析结果的差别较小则取其平均值为有效期,若差别较大则取其最短的为有效期。如果数据表明测定结果变化很小,说明药物是很稳定的,则不做统计分析。

对温度特别敏感的药物,长期试验可在温度6℃±2℃条件下放置12个月,按上述时间要求进行检测,12个月以后,仍需按规定继续考察,制订在低温贮存条件下的有效期。

二、药物制剂稳定性试验方法

药物制剂稳定性研究首先应查阅原料药物稳定性的有关资料,特别应了解温度、湿度、光线对原料药物稳定性的影响,并在处方筛选与工艺设计过程中,根据主药与辅料的性质,参考原料药物的试验方法,进行影响因素试验、加速试验与长期试验。

(一)影响因素试验

药物制剂进行此项试验的目的是考察制剂处方的合理性与生产工艺及包装条件。供试品用1批进行,将供试品如片剂、胶囊剂、注射剂(注射用无菌粉末如为西林瓶装,不能打开瓶盖,以保持严封的完整性),除去外包装,置适宜的开口容器中,进行高温试验、高湿试验与强光照射试验,试验条件、方法、取样时间与原料药物相同,重点考察项目见表12-5。

(二)加速试验

此项试验是在加速条件下进行的,其目的是通过加速药物制剂的化学或物理变化,探讨药物制剂的稳定性,为处方设计、工艺改进、质量研究、包装改进、运输、贮存提供必要的资料。

供试品要求3批,按市售包装,在温度40℃±2℃、相对湿度75%±5%条件下放置6个月。所用的设备应能控制温度±2℃、相对湿度±5%,并能对真实温度与湿度进行监测。在试验期间第1、第2、第3和第6个月末分别取样1次,按稳定性重点考察项目检测。在上述条件下,如6个月内供试品经检测不符合制订的质量标准,则应在中间条件即在温度 30℃±2℃、相对湿度 65%±5% 条件下进行加速试验,时间仍为 6 个月。溶液剂、混悬剂、乳剂、注射剂等含有水性介质的制剂可不要求相对湿度。试验所用的设备与原料药物相同。

对温度特别敏感的药物,预计只能在冰箱中(4～8℃)保存,此类药物的加速试验可在温度 25℃±2℃、相对湿度 60%±10% 条件下进行,时间为 6 个月。

乳剂、混悬剂、软膏剂、乳膏剂、糊剂、凝胶剂、眼膏剂、栓剂、气雾剂、泡腾片及泡腾颗粒宜直接采用在温度 30℃±2℃、相对湿度 65%±5% 条件下进行试验,其他要求与上述相同。

对于包装在半透性容器内的药物制剂,如低密度聚乙烯制备的输液袋、塑料安瓿、眼用制剂容器等,则应在温度 40℃±2℃、相对湿度 25%±5% 条件下(可用 $CH_3COOK \cdot 1.5H_2O$ 饱和溶液)进行试验。

（三）长期试验

长期试验是在接近药物的实际贮存条件下进行的,其目的是为制订药品的有效期提供依据。

供试品 3 批,市售包装,在温度 25℃±2℃、相对湿度 60%±10% 条件下放置 12 个月,或在温度 30℃±2℃、相对湿度 65%±5% 条件下放置 12 个月。这是从我国南方与北方气候的差异考虑的,至于上述两种条件选择哪一种由研究者确定。每 3 个月取样 1 次,分别于 0、3、6、9 和 12 个月取样,按稳定性重点考察项目进行检测。12 个月以后,仍需继续考察,分别于 18、24 和 36 个月取样进行检测。将结果与 0 个月比较,以确定药物的有效期。由于实测数据的分散性,一般应按 95% 的可信限进行统计分析,得出合理的有效期。如 3 批统计分析结果的差别较小则取其平均值为有效期,若差别较大则取其最短的为有效期。数据表明很稳定的药品,则不做统计分析。

对温度特别敏感的药物,长期试验可在温度 6℃±2℃ 条件下放置 12 个月,按上述时间要求进行检测,12 个月以后,仍需按规定继续考察,制订在低温贮存条件下的有效期。

对于包装在半透性容器内的药物制剂,则应在温度 25℃±2℃、相对湿度 40%±5%,或 30℃±2℃、相对湿度 35%±5% 条件下进行试验,至于上述两种条件选择哪一种由研究者确定。

此外,有些药物制剂还应考察临用时配制和使用过程中的稳定性。

三、药物制剂稳定性重点考察项目

《中国药典》(2015 年版)规定的原料药物及药物制剂稳定性重点考察项目见表 12-5。

表 12-5　原料药物及药物制剂稳定性重点考察项目表

剂型	稳定性重点考察项目	剂型	稳定性重点考察项目
原料药物	性状、熔点、含量、有关物质、吸湿性以及根据品种性质选定的考察项目	口服乳剂	性状、含量、分层现象、有关物质
片剂	性状、含量、有关物质、崩解时限或溶出度或释放度	口服混悬剂	性状、含量、沉降体积比、有关物质、再分散性
胶囊剂	性状、含量、有关物质、崩解时限或溶出度或释放度、水分,软胶囊要检查内容物有无沉淀	散剂	性状、含量、粒度、有关物质、外观均匀度

续表

剂型	稳定性重点考察项目	剂型	稳定性重点考察项目
注射液	性状、含量、pH、可见异物、有关物质，应考察无菌	气雾剂	递送剂量均一性、微粒子剂量、有关物质、每瓶总揿次、喷出总量、喷射速率
栓剂	性状、含量、融变时限、有关物质	吸入制剂	递送剂量均一性、微细粒子剂量
软膏剂	性状、均匀性、含量、粒度、有关物质	喷雾剂	每瓶总吸数次、每喷喷量、每喷主药含量、递送速率和递送总量、微细粒子剂量
乳膏剂	性状、均匀性、含量、粒度、有关物质、分层现象	颗粒剂	性状、含量、粒度、有关物质、溶化性或溶出度或释放度
糊剂	性状、均匀性、含量、粒度、有关物质	冲洗剂、洗剂、灌肠剂	性状、含量、有关物质、分层现象（乳状型）、分散性（混悬型），冲洗剂应考察无菌
凝胶剂	性状、均匀性、含量、有关物质、粒度，乳胶剂应检查分层现象	贴剂（透皮贴剂）	性状、含量、有关物质、释放度、黏附力
眼用制剂	如为溶液，应考察性状、可见异物、含量、pH、有关物质；如为混悬液，还应考察粒度、再分散性；洗眼剂还应考察无菌；眼丸剂应考察粒度与无菌	搽剂、涂剂、涂膜剂	性状、含量、有关物质、分层现象（乳状型）、分散性（混悬型），涂膜剂还应考察成膜性
丸剂	性状、含量、有关物质、溶散时限	耳用制剂	性状、含量、有关物质，耳用散剂、喷雾剂与半固体制剂分别按相关剂型要求检查
糖浆剂	性状、含量、澄清度、相对密度、有关物质、pH	鼻用制剂	性状、pH、含量、有关物质，鼻用散剂、喷雾剂与半固体制剂分别按相关剂型要求检查
口服溶液剂	性状、含量、澄清度、有关物质		

注：有关物质（含降解产物及其他变化所生成的产物）应说明其生成产物的数目及量的变化；如有可能应说明有关物质中何者为原料中间体、何者为降解产物，稳定性试验中重点考察降解产物

点滴积累 ∨

1. 稳定性试验包括影响因素试验（强化试验）、加速试验与长期试验。

2. 影响因素试验是在剧烈条件下进行的；加速试验室在超常条件下进行；长期试验是在接近药物的实际贮存条件下进行的。

目标检测

一、选择题

（一）单项选择题

1. 药物制剂的稳定性一般包括

   A. 化学稳定性　　　　　　　　　　B. 物理稳定性

   C. 生物学稳定性　　　　　　　　　　D. 光学稳定性

E. 化学稳定性、物理稳定性和生物学稳定性

2. 药物制剂稳定性重点考察项目一般都包括

    A. 性状、含量   B. 性状、澄明度   C. 含量、pH

    D. 含量、澄明度   E. 澄明度、含量

3. 维生素 B_1 于 120℃ 热压灭菌 30 分钟,在 pH 为 3.5 时

    A. 分解 60%   B. 分解 50%   C. 分解 30%

    D. 分解 20%   E. 几乎无变化

4. 下列哪组中有非光敏物质

    A. 氨磺丁脲、氯磺丙脲、甲苯磺丁脲

    B. 四环素类、灰黄霉素、萘啶酸

    C. 阿司匹林、水杨酸钠、卡托普利

    D. 氯噻嗪、氢氯噻嗪、苯海拉明

    E. 曲吡那敏、氯喹、氯氮䓬

5. 按照 Bronsted-Lowry 酸碱理论,关于广义酸碱催化叙述正确的是

    A. 许多酯类、酰胺类药物常受 H^+ 或 OH^- 催化水解,这种催化作用也叫广义酸碱催化

    B. 有些药物也可被广义酸碱催化水解

    C. 接受质子的物质叫广义的酸

    D. 给出质子的物质叫广义的碱

    E. 常用的缓冲剂如乙酸盐、磷酸盐、硼酸盐均为专属的酸碱

6. 在接近药品的实际贮存条件下进行的稳定性试验方法为

    A. 影响因素试验   B. 加速试验   C. 长期试验

    D. 高温试验   E. 高湿度试验

7. 属于影响药物制剂稳定性的处方因素是

    A. pH   B. 光线   C. 温度

    D. 湿度   E. 包装材料

8. 容易水解的药物,如果制成注射剂最佳可以选择

    A. 溶液型注射剂   B. 大输液   C. 冻干粉针

    D. 混悬注射剂   E. 乳剂注射剂

9. 一般药物的有效期是指

    A. 药物的含量降解为原含量的 50% 所需要的时间

    B. 药物的含量降解为原含量的 60% 所需要的时间

    C. 药物的含量降解为原含量的 70% 所需要的时间

    D. 药物的含量降解为原含量的 90% 所需要的时间

    E. 药物的含量降解为原含量的 95% 所需要的时间

10. 关于稳定性试验的基本要求叙述错误的是

A. 稳定性试验包括影响因素试验、加速试验与长期试验

B. 影响因素试验适用于原料药和制剂处方筛选时的稳定性考察

C. 加速试验与长期试验适用于原料药与药物制剂,要求用 1 批供试品进行

D. 供试品质量标准应与基础研究及临床验证所使用的供试品质量标准一致

E. 长期试验供试品所用的容器和包装材料及包装应与上市产品一致

（二）多项选择题

1. 可作为阿司匹林的润滑剂的是

A. 硬脂酸钙 　　　　B. 滑石粉 　　　　C. 硬脂酸

D. 硬脂酸镁 　　　　E. 硬脂酸钠

2. 研究药物制剂稳定性的意义包括

A. 指导剂型设计 　　B. 提高制剂质量 　　C. 保证药效

D. 保障安全 　　　　E. 促进经济发展

3. 下列关于常用包装材料的缺点叙述正确的是

A. 玻璃会释放碱性物质以及脱落不溶性碎片

B. 塑料有透气性、透湿性、吸着性

C. 橡胶会吸附主药和抑菌剂

D. 橡胶所含的附加剂不会被药物溶液浸出而致污染

E. 金属易被氧化剂、酸性物质腐蚀

4. 常用的水溶性抗氧剂有

A. 亚硫酸钠 　　　　B. 硫脲 　　　　C. 维生素 C

D. 茴香醚 　　　　E. 没食子酸丙酯

5. 提高药物制剂稳定性的方法有

A. 制备稳定的衍生物 　　B. 制备难溶性盐类 　　C. 制备固体剂型

D. 制备微囊 　　　　E. 制备包合物

6. 关于药物水解反应的正确表述是

A. 水解反应大部分符合一级动力学规律

B. 一级水解的速度常数 $K = 0.693/t_{0.9}$

C. 水解反应速度与介质的 pH 有关

D. 酯类、烯醇类药物易发生水解反应

E. 水解反应与溶剂的极性无关

二、简答题

1. 试述影响药物制剂稳定性的处方因素。

2. 试述影响药物制剂稳定性的外界因素。

3. 稳定性试验的基本要求包括哪几个方面?

三、实例分析题

1. 为什么青霉素钠盐需制成粉针剂？

2. 维生素 A 在包装上应采用何种技术以增加其稳定性？

3. 硬脂酸镁是常用的片剂润滑剂,具有很好的润滑性能,为何阿司匹林片中不能选用它？

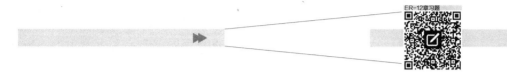

（路 芳）

第十三章

生物药剂学与药物动力学简介

导学情景

情景描述：

　　1968 年曾有报道，澳大利亚生产的苯妥英钠片剂，患者服用疗效一直很好，后来有人将辅料硫酸钙改为乳糖，其他未变，临床上采用相同剂量，结果却连续发生严重中毒事件。之后经研究发现，这两种片剂虽然剂量相同，但由于辅料的改变而引起生物利用度产生较大的变化，使体内的血药浓度明显增大，最终导致医疗事故。

生物药剂学
导学

学前导语：

　　药物在一定剂型中所产生的效应不仅与药物本身的化学结构有关，而且还受到剂型因素与生物因素的影响。当药物被赋予了一定的剂型，并以特定的途径给药，它会以特定的方式被机体吸收、分布、代谢、排泄，从而起到防治疾病的作用。通过对生物药剂学和药物动力学的学习，对正确评价药物制剂的内在质量，设计合理的剂型、处方及制备工艺，为新药开发和临床合理用药提供科学依据，确保最终药品的安全有效，都具有重要的意义。

第一节　生物药剂学概述

一、生物药剂学的概念

　　20 世纪 50 年代初，人们普遍认为"化学结构是决定药效的唯一因素"，而药剂学只是为了改善药物的外观、掩盖不良臭味和达到便于服用的一种技术。然而，随着科学技术的发展和制剂生产的工业化，人们在经过大量的临床实践之后，逐渐认识到即使是同一药物，由于处方组成、制备工艺或剂型等不同，其疗效也不相同。生物药剂学是 20 世纪 60 年代发展起来的一门药剂学的新分支。

　　生物药剂学是研究药物及其剂型在体内的吸收、分布、代谢与排泄过程，阐明药物的剂型因素、机体的生物因素与药物效应三者之间的相互关系的一门学科。

　　药物的剂型因素应强调的是，此处的剂型因素不仅是指注射剂、片剂等狭义的药剂学中的剂型概念，而是泛指与剂型有关的各种因素，包括：

　　（1）药物的结构与理化性质：晶型、粒度、溶解度、化学稳定性等。

　　（2）药物剂型的处方组成：处方中所用辅料的性质、用量及其生物效应等。

（3）药物的剂型与给药方法。

（4）药物制剂的制备工艺过程、操作条件和储存条件等。

机体的生物因素包括：

（1）种族差异：兔、鼠、犬、猫等实验动物与人的差异以及同一生物在不同的地理区域和生活条件下形成的差异（如人种的差异）。

（2）性别差异：动物的雌雄和人的男女差异。

（3）年龄差异：新生儿、婴儿、青壮年和老年人的生理功能可能存在差异，导致药物在不同年龄个体中的分布与对药物的反应可能不同。

（4）遗传差异：体内参与药物代谢的各种酶的活性可能存在很大的个体差异，这些差异往往是由遗传因素引起的。

（5）生理与病理条件的差异：妊娠时期或肝、肾衰竭等各种疾病引起的病理因素导致的药物体内过程的差异。

药物效应包括：

（1）药物的治疗作用：对因治疗、对症治疗。

（2）不良药物反应：副作用、毒性反应和过敏反应等。

药物的体内过程包括：

（1）吸收：药物从给药部位进入人体循环的过程称为吸收。

（2）分布：药物吸收进入人体循环后，随血液循环向组织、器官或者体液转运的过程称为分布。

（3）代谢：药物在吸收过程或进入人体循环后，受体内酶系统的作用，发生结构转变的过程称为药物代谢，又称生物转化。

（4）排泄：药物及其代谢产物经排泄器官或分泌器官排出体外的过程称为排泄。

药物的吸收、分布和排泄过程统称为转运；药物的分布、代谢和排泄过程合称为处置；药物的代谢、排泄是使药理活性消失的过程，合称为消除。

二、生物药剂学的研究内容与研究目的

（一）研究内容

1. 研究剂型因素对药物体内过程的影响　药物在体内的转运特征与药物的化学结构和物理状态有关。①药物的基本结构可以确定药效，而非基本结构可以通过化学修饰，使其具有良好的性质和特点；②药物的物理性质如粒径、晶型等会影响溶解度或溶出速率，从而影响药物的生物活性。

剂型、处方和工艺的设计需要运用药剂学的基本理论和方法，而研究制剂处方和工艺对药物体内过程的影响则是生物药剂学研究的主要内容。如固体制剂的处方和工艺会影响药物的溶出速率，测定固体制剂溶出度能间接反映药物在体内的吸收情况，为合理制药提供科学依据。

2. 根据机体的生理功能设计缓控释制剂　根据消化道各段的 pH、药物在胃肠道的转运时间和消化道中的酶与细菌对药物及辅料的作用，设计胃肠道定位、定时给药系统。如胃内漂浮制剂、生物黏附制剂、pH 敏感型定位释药系统等。

3. 研究微粒给药系统在血液循环中的处置过程,为靶向给药系统的设计奠定基础 药物载体微粒进入人体血液循环后,在到达靶部位前,可能被单核-吞噬细胞系统吞噬,与血浆蛋白结合,被酶降解,从而影响药物到达治疗靶区。通过对微粒表面进行修饰等方法,降低单核-吞噬细胞系统的吞噬作用,提高对特殊靶组织的选择性,使靶区的药物浓度增加,减少药物在其他组织中的分布,提高疗效,降低毒副作用。因此,研究微粒给药系统的体内过程,能够为靶向给药系统的设计奠定基础。

4. 研究新的给药途径和给药方法 传统剂型与给药方法已不能满足现代临床治疗的需求。开发新的给药途径和方法,都需要对药物体内转运过程及转运机制进行详细的研究。目前黏膜给药、经皮给药等新的给药途径和方法正在迅速发展。

5. 研究生物药剂学的实验方法 生物药剂学的体内外实验方法的建立需要依据生物药剂学的原理和要求,如体外溶出速率测定装置的设计和测定条件的控制应该能反映药物在胃肠道中的溶出变化。通过改进生物药剂学的实验研究方法,能够更准确地测定药物在体内的吸收情况,进一步发展生物药剂学。

（二）研究目的

研究生物药剂学的目的是为了正确评价药物制剂的质量,设计合理的剂型、处方及生产工艺,为临床合理用药提供科学依据,使药物发挥最佳治疗作用并确保用药的有效性和安全性。

三、生物药剂学与相关学科的关联性

生物药剂学的迅速发展与相关学科的介入和渗透密切相关。

生物药剂学作为药剂学的分支学科,与药剂学关系密切、相辅相成。生物药剂学研究可以为药剂学的制剂处方筛选、工艺设计及质量控制等提供科学依据,药剂学中新剂型的设计和开发又推动了生物药剂学理论与方法的完善和发展。

药物动力学作为一门新型的学科,借助动力学的原理和数学处理的方法,研究药物体内过程的量变规律,为生物药剂学提供了理论基础和研究手段。

生物药剂学与药理学、生物化学等学科在内容上互相渗透、互相补充,共同研究药物及其他生理有效物质与机体的关系,但在研究重点上存在着根本区别。它既不像药理学那样主要研究药物在体内的作用方式和作用机制,也不像生物化学那样将药物如何参与机体复杂的生化过程作为中心内容。生物药剂学主要是研究在药效学上已证明有效的药物,当被制成某种剂型,以某种途径给药后是否能很好地吸收,进而及时分布到靶器官或靶组织,并以一定的浓度维持一定时间,最终发挥治疗作用,以评价制剂的体内质量。

近年来,数理、电子、生命、材料、信息等科学领域的发明和创造,极大地推动了生物药剂学的发展,同时也给生物药剂学提出了新的研究领域和课题。

点滴积累 ∨ ......

    1. 同一药物由于处方组成、制备工艺、剂型或给药对象等不同,其疗效也不相同。

    2. 生物药剂学是研究剂型因素、机体的生物因素与药物效应三者的之间相互关系的一门学科。

3. 研究生物药剂学的目的是为了正确评价药物制剂的质量，设计合理的剂型、处方及生产工艺，为临床合理用药提供科学依据，使药物发挥最佳治疗作用并确保用药的有效性和安全性。

第二节　药物的吸收

吸收是指药物由给药部位进入血液循环的过程。除了血管内给药不存在吸收过程外，非血管内给药的不同途径（如胃肠道给药、肌内注射、腹腔注射、透皮给药和黏膜给药等）都需经吸收过程。对于发挥全身作用的药物，其吸收是药物发挥体内药效的重要前提，药物只有在体内达到一定的浓度，并且维持一段时间才能产生效应。由于口服给药是最常见、最安全的给药途径，其吸收部位为胃肠道，本节重点探讨药物在胃肠道的吸收机制与影响因素。

一、药物的跨膜转运

动物细胞的表面包围着一层极薄的膜，称为细胞膜，又称质膜。除质膜外，真核细胞中还有构成各种细胞器的膜，称为细胞内膜。细胞膜和细胞内膜统称为生物膜。

物质通过生物膜的现象称为跨膜转运。跨膜转运对于药物的吸收、分布、代谢和排泄过程十分重要，是不可缺少的重要生命现象之一。药物的吸收过程就是一个跨膜转运的过程。因此，学习生物膜的结构与性质、药物的跨膜转运机制等内容，对研究药物的吸收特征、改善药物的吸收作用、提高药物的临床疗效有重要的指导意义。

（一）生物膜的结构与性质

生物膜是细胞的重要组分，不同的生物膜有着不同的生物功能，但在结构上有着明显的共性：在形态上，呈薄片状结构，厚度只有 6~10nm；在化学组成上，主要由脂质、蛋白质和多糖借助非共价键结合而形成。

生物膜具有流动性、不对称性和选择透过性等性质，与物质转运、细胞表面受体功能、细胞融合、细胞分裂等有密切的关系。图 13-1 为生物膜流动镶嵌型模型示意图。

（二）药物跨膜转运机制

生物膜具有复杂的分子结构和生理功能，因而药物的跨膜转运机制呈多样性，可分为三大类：被动转运、主动转运和膜动转运。药物的主要跨膜转运机制如图 13-2 所示。

1. 被动转运　指不需要消耗能量，生物膜两侧的药物由高浓度一侧向低浓度一侧转运的过程。口服给药后，胃肠液中的药物浓度高，而生物膜内侧的药物浓度低，药物分子以被动转运为主要方式透过生物膜，转运到血液中完成吸收过程。被动转运包括简单扩散、滤过和易化扩散。

（1）简单扩散：又称被动扩散，是指脂溶性药物可溶于细胞膜的脂质层而滤过细胞膜。它是药物转运最常见、最重要的形式，大多数药物以分子形式通过这种方式转运。该转运方式的特点是顺浓度梯度转运，不需要载体的帮助，不耗能，无饱和现象和竞争抑制性作用。

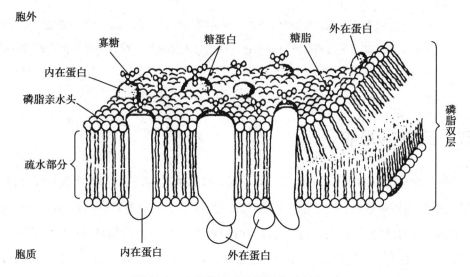

图 13-1 生物膜流动镶嵌型模型示意图

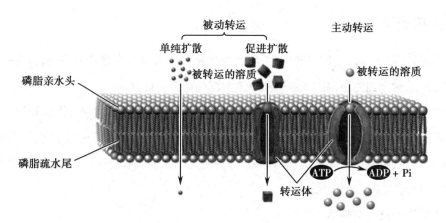

图 13-2 药物主要跨膜转运机制示意图

（2）滤过：又称膜孔扩散。生物膜上存在膜孔，如胃肠道上皮细胞膜上的微孔孔径为 0.4～0.8μm，分子量小、分子直径小于膜孔的水溶性、极性或非极性的物质借助膜两侧的流体静压和渗透压差被水带到低压一侧的过程称为滤过。

（3）易化扩散：又称促进扩撒，是指借助于载体蛋白帮助，由高浓度向低浓度区扩散。该转运方式的特点是顺浓度梯度转运，需载体，但不耗能，有饱和现象和竞争抑制性作用，也有部位专属性。如氨基酸、D-葡萄糖、D-木糖和某些季铵盐类物质的转运。

2. 主动转运　指生物膜两侧的药物借助于载体蛋白的帮助，由低浓度侧向高浓度侧转运的过程。该转运方式的特点是逆浓度梯度转运，需载体，耗能，有饱和现象和竞争抑制性作用，有部位专属性。在肠、肾小管、脉络丛等上皮细胞上都存在主动转运过程。一些生命必需的物质如氨基酸、单糖、Na^+、K^+、I^-、水溶性维生素及有机酸、碱等弱电解质的离子型均以主动转运方式通过生物膜而被吸收。

3. 膜动转运　指通过细胞膜的主动变形将物质摄入细胞内或从细胞内释放到细胞外的转运过

程,包括物质向内摄入的入胞作用(胞饮和吞噬)和向外释放的出胞作用。膜动转运是细胞摄入物质的一种转运形式,与生物膜的流动性特征有关。

总之,药物的转运机制是一个非常复杂的过程。药物以何种机制转运吸收,与药物的性质、吸收部位的生理特征等密切相关。某种药物可以通过一种特定的转运机制吸收,也可以通过多种转运机制吸收。

▶▶ **课堂活动**

什么分子可以通过人工合成的没有蛋白质的脂双层膜? 什么分子不能通过人工合成的没有蛋白质的脂双层膜?

二、药物经胃肠道吸收

(一)胃肠道的结构与功能

胃肠道是口服药物的必经通道,由胃、小肠、大肠三部分组成,如图 13-3 所示。

1. 胃 胃是消化道中最为膨大的部分,与食管相接的部位为贲门,中间部分为胃体部,胃可控制内容物向肠管转运。大多数口服药物在胃内停留过程中可崩解、分散或溶出。胃黏膜表面虽有许多皱褶,但缺乏绒毛而使吸收面积有限,因此除一些弱酸性药物有较好的吸收外,大多数药物胃内吸收较差。

2. 小肠 小肠由十二指肠、空肠和回肠组成,全长 2~3m。十二指肠与胃相连,胆管和胰腺管开口于此,排出胆汁和胰液,帮助消化和中和部分胃酸使消化液的 pH 升高。小肠液的 pH 为 5~7.5,是弱碱性药物吸收的最佳环境。由于小肠黏膜上有许多环状皱褶、绒毛和微绒毛存在,使小肠的吸收面积达 200m² 左右,因而小肠(尤其是空肠和回肠)是药物吸收的主要部位。大多数药物可通过被动转运方式在十二指肠或小肠上部吸收。另外,小肠也是药物主动转运吸收的特异性部位。

3. 大肠 大肠由盲肠、结肠和直肠组成,长约 1.7m,黏膜上有皱纹但无绒毛,因而有效吸收面积比小肠小得多,药物吸收也比小肠差。除结肠定位给药和直肠给药外,只有一些吸收很慢的药物在通过胃与小肠未被吸收时,才在此部位吸收。

(二)影响药物胃肠道吸收的因素

1. 生理因素

(1)胃肠液的成分与性质:胃液的主要成分是胃酸,空腹时胃液的 pH 为 0.9~1.5,饮水或进

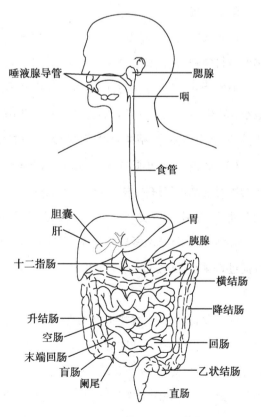

图 13-3 人体胃肠道解剖图

食后,pH 可上升至 3.0~5.0。由于胃液的 pH 呈酸性,有利于弱酸性药物的吸收,而弱碱性药物吸收甚少。疾病、合用药物等能改变胃液的 pH 而影响药物吸收。从胃排出的酸性胃液到达十二指肠后,受胰液的中和作用,小肠的 pH 通常为 5~7,有利于弱碱性药物的吸收。大多数药物是弱酸性或弱碱性物质,因此胃肠道中的不同 pH 会影响其解离状态。而胃肠道上皮细胞膜是一种类脂膜,分子型药物比解离型药物易吸收,但对于在特定部位由载体或酶促系统吸收的药物,pH 对其影响较小。

胃肠液中含有酶类、胆盐等物质,对药物的吸收产生不同的影响。胃蛋白酶、胰酶等可以消化食物,也能分解多肽及蛋白质,因此多肽及蛋白质药物口服易分解而失效,如胰岛素口服失效。胆汁中含有胆酸盐,是一种表面活性剂,能增加难溶性药物的溶解度,从而提高这类药物的吸收速度和程度;胆酸盐也能与一些药物形成难溶性盐,从而降低药物吸收,如新霉素、制霉菌素等口服不吸收,只用于治疗肠道疾病。

(2) 胃排空和胃排空速率:胃内容物从胃幽门排入十二指肠的过程称为胃排空。胃排空的快慢用胃排空速率来描述。胃排空速率慢,药物在胃中停留的时间延长,与胃黏膜接触的机会和面积增大,主要在胃中吸收的弱酸性药物吸收会增加。但是,大多数药物的主要吸收部位在小肠,因此胃排空速率决定了药物到达肠道的速度,对药物的起效快慢、药效强弱及持续时间有显著的影响。当胃排空速率增大时,药物吸收加快,需立即产生作用的药物(如止泻药),胃排空速率会影响药效的及时发挥。少数在特定部位吸收的药物,胃排空速率大时吸收反而较差,如维生素 B_2 的运转体主要分布在十二指肠,胃排空速率大时,大量的维生素 B_2 同时快速通过吸收部位,可致吸收达到饱和,吸收时间缩短,因而只有小部分药物被吸收。对于一些会被胃酸或酶降解的药物,胃排空迟缓将增加药物的降解程度。

影响胃排空速率的因素有很多:①食物的物理性状和化学组成:稀的软体食物比稠的或固体食物的胃排空快,在各类食物中,胃排空时间长短比较为糖类<蛋白质类<脂肪类,混合食物的胃排空时间通常为 4~6 小时;②胃内容物的黏度和渗透压:随着内容物的黏度和渗透压升高,胃排空速率减小;③药物:一些药物可影响胃排空速率,如抗胆碱药、镇痛药、麻醉药等都可使胃排空速率减小;④其他:如身体姿势、精神因素等也会影响胃排空速率。

(3) 肠内运行:小肠的固有运动方式包括节律性分节运动、蠕动运动和黏膜与绒毛的运动 3 种。肠的固有运动可促进固体制剂进一步崩解、分散,使之与肠液充分混合,增加了药物与肠表面上皮的接触面积,有利于药物的吸收。一些药物可影响肠道的运行速度而干扰其他药物的吸收。如阿托品、溴丙胺太林等能减慢胃排空速率和肠内容物的运行速率,从而增加一些药物的吸收;甲氧氯普胺可促进胃排空且增加肠运行速率,因减少了其他药物在消化道内的滞留时间而减少这些药物的吸收程度。

(4) 食物的影响:食物不仅能改变胃排空速率而影响吸收,而且可因其他多种因素而对药物吸收产生不同程度、不同性质的影响。①食物能消耗胃肠内的水分,使胃肠黏液减少,固体制剂的崩解、药物的溶出变慢,从而延缓药物的吸收;②脂肪类食物具有促进胆汁分泌的作用,由于胆汁中的胆酸盐离子具有表面活性作用,可增加难溶性药物的溶解度而促进其吸收;③食物影响胃排空速率;④某些食物可改变胃肠道 pH 或与药物产生物理或化学反应,影响药物的吸收。

（5）胃肠代谢的作用：胃肠道黏膜内存在着各种消化酶和肠道菌群产生的酶，它们既对食物有消化作用，又能使药物在尚未被吸收时就发生代谢反应而失去活性。肠道代谢可在肠腔内进行，也可在肠壁发生，通常药物在胃肠道内滞留的时间越长，这种代谢反应就越容易发生。

（6）胃肠血流速率：血流具有组织灌流和运送物质的双重作用。消化道周围的血流速率下降使得吸收部位不能维持漏槽条件，从而降低膜两侧的浓度差，使转运药物的能力下降，故药物吸收减少。血流速率对难吸收性药物的影响较小，但对易吸收性药物的影响较大，如高脂溶性药物和自由通过膜孔的小分子药物的吸收即属血流限速过程。此外，血流变化对胃和小肠中药物吸收的影响不同，胃血流的改变可显著影响药物的吸收。据报道，饮酒能促进胃的血流增加，进而增加巴比妥酸等药物的吸收。而小肠血流丰富，故血流量的少量增减对吸收速度影响不大。

（7）其他：疾病可造成生理功能紊乱而影响药物的吸收。另外，孕妇、儿童、老年人等特殊人群存在如胃酸分泌改变、甲状腺功能改变等，从而影响药物的吸收。

2. 剂型因素 广义的剂型因素应包括药物的理化性质（如溶解度、溶解速度、粒径、晶型等）、制剂处方（如辅料、附加剂、配伍等）、制备工艺、稳定性、剂型等。

（1）影响药物吸收的理化性质

1）解离度：胃肠道上皮细胞膜的结构主体为脂质的双分子层，对于以被动扩散方式吸收的药物，非离子型药物易吸收，离子型药物难以吸收。大多数治疗药物为有机弱酸或弱碱，在胃肠液中离子型和未解离型药物的比例与吸收部位的 pH 和药物的解离常数 pK_a 有关。其关系可用 Henderson-Hasselbalch 缓冲方程式表示如下：

对于弱酸性药物：

$$pK_a - pH = \lg \frac{[HA]}{[A^-]} = \lg \frac{C_u}{C_i} \qquad \text{式（13-1）}$$

对于弱碱性药物：

$$pK_a - pH = \lg \frac{[HB^+]}{[B]} = \lg \frac{C_i}{C_u} \qquad \text{式（13-2）}$$

式中，C_u 和 C_i 分别表示非离子型和离子型药物的浓度。由此可见，在胃液中对于弱酸性药物 pK_a 越大，则 pK_a 与 pH 之间的差值越大，药物的非离子型多于离子型，则有利于吸收；而对于弱碱性药物 pK_a 与 pH 的差值越大，则药物的离子型多于非离子型，所以其在胃中的吸收甚差，但在 pH 较高的肠道中可较好吸收。当 $pK_a = pH$ 时，此时非离子型和离子型药物的浓度相等，说明使药物解离 50% 时的 pH 即为该药物的解离常数。一般 $pK_a > 3.0$ 的酸和 $pK_a < 7.8$ 的碱容易吸收，在这些限度以外的酸或碱的吸收都会相应下降。

2）脂溶性：胃肠道上皮细胞膜是药物被动转运吸收的屏障，通常脂溶性大的未解离的药物易于透过生物膜。药物的脂溶性可用油/水分配系数 $K_{o/w}$ 表示，通常油/水分配系数大的药物，说明药物的脂溶性好、吸收好。但药物的油/水分配系数过大时，药物的脂溶性太强，进入生物膜后可与磷脂强烈结合，不易转运至水性体液中，而使药物的吸收下降。对于某些脂溶性小而吸收不好的药物，可通过结构修饰来增加其脂溶性。例如氨苄西林制成吡呋喃氨苄西林后，脂溶性增大，因此吸收较好，生物利用度较前者提高了50%。另外,对于主动转运吸收的药物,其吸收转运是由载体或酶作用实现的,故其脂溶性大小与吸收没有直接相关性。

3)溶出速率:口服固体制剂(如片剂、胶囊剂、丸剂等)经口服后在胃肠道中首先要经崩解、溶解后,药物才能透过生物膜而吸收。因此,难溶性药物或溶解缓慢的药物从固体制剂中的溶出将直接影响药物的吸收速度和程度。药物的溶出速率可用Noyes-Whitney方程表示:

$$\frac{\mathrm{d}c}{\mathrm{d}t}=\frac{SD}{V\cdot h}(C_s-C) \qquad\qquad 式(13\text{-}3)$$

式中,$\mathrm{d}c/\mathrm{d}t$为溶出速率;S为固体药物的表面积;D为扩散系数,与介质温度成正比,与介质黏度成反比;V为溶出介质体积;h为扩散层厚度;C_s为固体药物的溶解度;C为t时刻溶出介质中的药物浓度。

由式(13-3)可知,影响药物溶出速率的因素主要有:①粒径:粒径越小,表面积越大,溶出速率越快。②溶解度:药物的溶解度与溶出速度直接相关,当药物在扩散层的溶解度增大时,扩散层与总体液体介质可形成较大的浓度差,促进药物的扩散,则药物的溶出速度加快。③多晶型:有机化合物普遍存在多晶型现象,即化学结构相同的药物,可因结晶条件不同而得到晶格排列不同的晶型。不同晶型的化合物其化学性质虽相同,但它们的物理性质如密度、硬度、熔点、溶解度和溶出速率等可能有所不同,并具有不同的生物活性和稳定性。在一定的温度和压力下,多晶型中有的是稳定型,其熵值最小,熔点最高,溶解度最小,化学稳定性好,生物活性差;其他晶型为亚稳定型,其熵值较高,熔点低,溶解度大,溶出速率也较快。不同晶型在一定条件下可以互相转化。一般亚稳定型的生物利用度高,而稳定型药物的生物利用度较低,甚至无效,因此在保证药物稳定性的前提下,对于一些难溶性药物,可选用亚稳定型为原料,以获得较高的溶出速率和较好的疗效。④溶剂化物:药物结晶含有溶剂者称为溶剂化物,若溶剂为水时则为水合物,无水时称无水物,若溶剂为有机溶剂时则称为有机溶剂化物。通常情况下,溶剂化物的溶出速度为有机溶剂化物>无水物>水合物。

4)药物在胃肠道中的稳定性:受胃肠道的pH或者消化道中的细菌和上皮细胞产生的酶的影响,会使某些药物降解或失去活性。为防止药物在胃肠道中不稳定,可采用包衣技术制成药物的衍生物或前体药物,与酶抑制剂合用,提高其稳定性。

(2)影响药物吸收的剂型与制剂因素

1)剂型:不同的剂型具有不同的释放特性,从而可能影响药物在体内的吸收和药效发挥,包括药物的起效时间、作用强度、持续时间、毒副作用等。一般认为口服剂型吸收情况的顺序是溶液剂>混悬剂>散剂>胶囊剂>片剂>包衣片。

溶液剂:由于药物以分子或离子状态分散,因此水溶液剂中的药物在胃肠道中吸收最快。对于难溶性药物,通过采用成盐或复合溶剂的方法制成溶液剂,虽然在胃酸的影响或胃肠液稀释后可能析出沉淀,但析出的粒子一般较细,仍可较快溶解,吸收仍很快;若粒子较大时则有可能延迟药物的吸收。而油溶液中药物的吸收速度取决于药物从油相转移到胃肠液中的分配过程的影响,对于亲油性强的药物难以转移到胃肠液中,因此吸收速度慢。

乳剂:乳剂具有分散好、表面积大的特点,在乳化剂的促进作用下通常有较高的生物利用度。例如难溶于水的抗炎解热药吲哚克索制成混悬剂或胶囊剂,吸收不完全;若制成 O/W 型乳剂,则口服吸收量 3 倍于混悬剂、4 倍于胶囊剂。

混悬剂:混悬剂中的药物必须先溶解后才能被吸收,因此混悬剂的吸收速率低于水溶液,但比胶囊剂、片剂等固体制剂有较好的吸收。例如将青霉素 V 分别制成混悬剂、胶囊剂、片剂 3 种剂型口服后,发现混悬剂的吸收情况要优于胶囊剂和片剂。影响混悬剂生物利用度的因素主要有药物的粒度、晶型、分散媒种类、黏度等。对于难溶性药物,其吸收速度受溶出速率的限制,而粒度大小对溶出的影响很大,因此可通过药物微粉化来提高吸收。

散剂:散剂与混悬剂有着相类似的影响吸收的因素,例如粒度、溶出速率、成分间的相互作用能及储存的变化等。但粒度对于一些水溶性药物及弱碱性药物来说,影响不大。

胶囊剂:胶囊剂不似片剂、丸剂在制备时需施加压力,服用后只要囊壳破裂,药物可迅速分散,因此吸收较好,生物利用度也较高。胶囊中的药物粒度、晶型、分散状态以及稀释剂都可能影响吸收。如磷酸氢钙用作四环素胶囊剂的稀释剂时,可生成难溶性的四环素钙盐,从而降低药物的吸收。此外,胶囊壳对药物的溶出也有阻碍作用,通常有 10~20 分钟的滞后,要注意其对需要迅速吸收的药物的影响。

片剂:片剂是生物利用度问题最复杂的剂型之一,主要原因在于制备过程中加入黏合剂等辅料,并经加压成型,使有效表面积大大减小,从而减小药物的溶出速率。片剂经口服,首先在胃肠道中崩解、分散成细小颗粒,待药物溶出后,才能被吸收。因此,片剂的崩解和溶出对药物的吸收起着重要作用。而影响片剂崩解和溶出的因素很多,主要有粒度、压力、辅料种类与用量、工艺、储存条件等。

2)制剂处方:制剂处方对于药物吸收的影响因素较多,主要有主药和辅料的理化性质及其相互作用等,如减小药物粒径可加快溶出速率和吸收;某些稀释剂可增加药物与体液的接触面积,加快药物的吸收,但有些稀释剂吸附药物后,延缓药物的释放和吸收;疏水性润滑剂的加入可阻止药物与体液的接触,妨碍药物的润湿,延缓药物的吸收等。

3)制备工艺对吸收的影响:在制粒过程中,物料混合时间、制粒方法、颗粒大小与松紧等都会对药物的吸收产生较大影响。而在压制片剂时,所施加的压力对溶出速率的影响也较为复杂。通常随着压力的增加,颗粒紧密结合,孔隙率减小,药物溶出速率随之减小;当压力过大时,颗粒可能被压碎成更小的颗粒,甚至使药物结晶破裂,导致表面积增加,溶出速率变大。

三、药物胃肠道外的吸收

(一) 口腔黏膜给药

药物经口腔黏膜给药可发挥局部或全身治疗作用。口腔黏膜给药的优点主要有避开肝脏首关效应,避开胃肠道的降解作用,给药方便,起效迅速,无痛、无刺激性,患者的耐受性好。与其他非口服给药途径相比,口腔黏膜给药还具有以下特点:①口腔黏膜中的颊黏膜和舌下黏膜部位的血流量丰富,黏膜组织的通透性仅次于鼻黏膜;②口腔黏膜对外界刺激具有较强的耐受性,当黏膜组织受到制剂中的一些成分刺激和损伤,停止用药后能够较快地恢复;③剂型易定位,用药方便,可随时撤去药物,易被患者接受。口腔黏膜给药系统包括片剂、贴剂、喷雾剂、水凝剂、膜剂、散剂和溶液剂等。

（二）肺部给药

肺部给药又称吸入给药，主要是通过口腔吸入，经过咽喉进入呼吸道，到达呼吸道深处或肺部，起到局部作用或吸收后产生全身治疗作用。与其他给药途径相比，肺部给药的吸收面积大，肺泡上皮细胞膜薄，渗透性高；吸收部位的血流丰富，酶的活性相对较低，能够避免肝脏首关效应，因此肺部给药的生物利用度高。对于口服给药在胃肠道易被破坏或具有较强肝首关效应的药物，如蛋白和多肽类药物，肺部给药可显著提高生物利用度。用于肺部给药的剂型包括气雾剂、喷雾剂和粉雾剂。

药物在肺部的吸收主要在肺泡中进行，肺泡的总面积达 $100 \sim 200m^2$，肺泡上皮细胞是类脂膜，故药物从肺部的吸收为被动扩散过程。除了药物的脂溶性以外，微粒的大小及速度是决定肺部有效给药的关键因素。一般认为粒径范围 $<1\mu m$ 的粒子不容易停留在呼吸道，而随呼气排出；在 $1 \sim 3\mu m$ 易沉积于细支气管和肺泡；$3 \sim 5\mu m$ 的粒子主要沉积在下呼吸道；$2 \sim 10\mu m$ 的粒子可以到达支气管和细支气管；粒径 $>10\mu m$ 的粒子基本沉积在上呼吸道并通过咳嗽、吞咽和纤毛运动而排出。只有到达呼吸系统末端的粒子才容易被吸收进入血液循环发挥全身治疗作用，故吸入气雾剂微粒的粒径一般以控制在 $0.5 \sim 5\mu m$ 为宜。

（三）眼部给药

眼部给药主要用于眼局部疾病的治疗，如抗眼部细菌性或病毒性感染、降低眼压、缩瞳或扩瞳等。眼部给药后药物能够到达眼内病灶部位，发挥疾病治疗作用。所谓眼部药物吸收，主要探讨药物在眼内经生物膜的透过性以及通过眼部黏膜吸收进入人体循环的问题。眼睛是人的重要器官，又非常敏感，因此一般不会作为全身治疗作用的给药途径。

药物在眼的吸收主要通过经角膜渗透和不经角膜渗透两种途径吸收。由于角膜的表面积较大，经角膜是眼部吸收的最主要的途径。药物与角膜表面接触并渗入角膜，进一步进入房水，经前房到达虹膜和睫状肌，药物主要被局部血管网摄取，发挥局部作用。另一条途径是药物经眼进入体循环的主要途径，即药物经结膜吸收，并经巩膜转运至眼球后部。结膜内血管丰富，结膜和巩膜的渗透性能比角膜强，药物经结膜血管网进入体循环，不利于药物进入房水，同时也有可能引起药物全身吸收后的不良反应。

脂溶性药物一般经角膜渗透吸收；亲水性药物及多肽蛋白质类药物不易通过角膜，主要通过结膜、巩膜途径吸收。

（四）直肠给药

直肠给药可用于局部治疗或发挥全身作用，常用剂型是栓剂或灌肠剂。

直肠位于消化道末端，直肠黏膜表面无绒毛，皱褶少，比表面积比小肠要小得多，但近肛门端血管丰富，药物的直肠吸收属于被动扩散，药物的脂溶性、解离度、溶解度、粒径和所用基质、所处位置等因素均能影响直肠给药时药物的吸收。直肠中粪便影响药物的扩散，阻碍药物与直肠黏膜接触，从而影响药物的吸收。空直肠比充有粪便的直肠吸收多。成人经直肠灌肠清洗者予以林可霉素栓剂的生物利用度与口服胶囊剂相似，未经清洗灌肠者的生物利用度仅为胶囊剂的70%。

（五）皮肤给药

皮肤给药可以用于局部皮肤病的治疗，也可以经皮肤吸收后治疗全身性疾病，用于皮肤给药的剂型包括乳膏、凝胶、涂剂、透皮贴剂等。对于皮肤病,由于病灶部位的深浅不同,某些药物需要透过角质层以后才能起效;而对于全身性疾病,药物必须通过角质层,被皮下毛细血管吸收进入血液循环后才能起效。经皮吸收是指药物从应用于皮肤上的制剂中释放与穿透皮肤进入人体循环的过程。

皮肤由表皮、真皮和皮下组织三部分组成,此外还有汗腺、皮脂腺、毛囊等附属器。其中表皮中的角质层具有保持水分的能力,是维持皮肤正常功能的必要条件,同时也是药物经皮肤吸收的主要屏障。在离体透皮试验中,将皮肤角质层剥除后,药物的渗透性可增加数十倍甚至数百倍。

药物透过皮肤吸收有两种途径:一是通过角质层进入真皮组织,属于被动扩散,它是药物经皮吸收的主要途径;另一途径是通过汗腺、毛孔和皮脂腺等进入真皮和皮下组织,是离子型药物通过皮肤的主要通道。影响药物经皮吸收的因素主要有:①生理因素:皮肤的渗透性存在着个体差异,年龄、性别、用药部位和皮肤的状态等都可能引起皮肤渗透性的差异。身体各部位皮肤的渗透性大小为阴囊>耳后>腋窝>头皮>手臂>腿部>胸部。皮肤的水合作用能够改变皮肤的渗透性,并与药物的性质有关。另外,皮肤表面寄生的微生物、皮肤的代谢作用及温度对药物的渗透吸收都有一定的影响。②剂型因素:药物的脂溶性大,易分配进入角质层,透皮速率大;药物分子体积大,通过角质层的扩散系数小;低熔点、分子型药物易渗透通过皮肤,离子型药物难以透皮吸收。不同剂型的透皮吸收速率不同;同一剂型的不同处方组成,其透皮吸收速率也不同。另外,透皮吸收促进剂对促进药物吸收也起着很重要的作用。

（六）注射给药

注射给药是最主要的非口服给药方法之一。注射剂有多种给药途径,其中除了血管内给药没有吸收过程外,其他途径如皮下注射、肌内注射、腹腔注射等都存在吸收过程。由于注射部位的周围都有丰富的血液或淋巴液循环,且影响吸收的因素比口服要少,故一般注射给药起效迅速,可避开胃肠道的影响,避免肝脏首关效应,生物利用度高,药效可靠。

影响注射剂给药吸收的因素主要有注射部位的生理因素、药物的理化性质、制剂处方等。①注射部位的生理因素:注射部位的血流状态是影响血管外注射给药吸收的主要生理因素。血管外注射时,血流越丰富,血流速度越快,药物的吸收越快。皮下或肌内注射后,注射部位的按摩与热敷也能促进药物的吸收。②药物的理化性质:分子量相当大的药物难以通过毛细血管壁细孔或实质部分,只能以淋巴系统作为主要吸收途径;脂溶性药物向附近组织的扩散和分配很慢,相反亲水性药物可能对血管上皮组织的透过较慢,因此药物的亲水亲油平衡是影响其吸收的一个重要因素。③制剂处方:各种注射剂中药物的释放速度按以下顺序排列,即水溶液>水混悬液>油溶液>O/W 型乳剂>W/O 型乳剂>油混悬液。油为溶剂的注射剂注射后,溶剂与组织液不相溶,易在注射部位形成贮库,药物的溶解度和 $K_{0/w}$ 也影响药物从油相向组织液的分配过程,从而影响药物的吸收。

（七）阴道给药

阴道给药是指将药物纳入阴道内,发挥局部作用;或通过吸收进入人体循环,产生全身治疗作用。常用剂型是阴道栓、泡腾片、凝胶剂和泡沫气雾剂等。

阴道黏膜的表面存在许多微小的隆起,从而增大药物吸收的有效表面积,有利于药物的吸收。阴道血管分布丰富,血流经会阴静脉丛流向会阴静脉,最终进入腔静脉,可避免肝脏首关效应。与鼻腔、直肠黏膜相比,药物从阴道吸收的速度较慢,时滞较长。原因主要是阴道上皮具有多层细胞,形成了吸收屏障,一般药物很难从阴道吸收发挥全身作用。

药物通过阴道黏膜吸收以被动扩散为主,同时也可通过含水的微孔通道。因此,亲水性的多肽物质在阴道中也有良好的吸收,使得阴道黏膜有可能成为某些难吸收的大分子药物的有效吸收部位。

（八）鼻腔给药

鼻腔给药不仅适用于鼻腔局部疾病的治疗,也是全身性疾病治疗的给药途径之一。常用剂型有滴鼻剂、鼻腔用气雾剂、喷雾剂和粉雾剂等。

研究发现一些甾体类激素、抗高血压、镇痛、抗生素类以及抗病毒药物经鼻腔给药,通过鼻黏膜吸收可以获得比口服更好的作用。某些蛋白多肽药物经鼻黏膜吸收也能达到较高的生物利用度。目前已有甾体激素类、多肽类和疫苗类等药物的鼻黏膜吸收制剂上市或进入临床研究,如鲑鱼降钙素喷雾剂、去氨加压素鼻腔喷雾剂和胰岛素鼻用制剂。

鼻腔给药的主要优点有:①鼻黏膜薄,有效表面积大,渗透性高,血管丰富,有利于吸收,吸收程度和速度有时可与静脉注射相当;②可避开药物在胃肠液中的降解和肝首关效应;③能够增加一些药物向脑内传递,有利于脑部疾病的治疗;④鼻腔内给药方便易行。但鼻腔给药也存在不足,如单次用剂量有限、某些药物的生物利用相对较低、吸收剂量不够准确、药物与吸收部位的接触时间相对较短等。

点滴积累

1. 药物的跨膜转运方式主要为被动转运、主动转运、膜动转运。
2. 大多数药物在胃肠中的吸收是以被动扩散方式进行的，其受胃肠道 pH、胃排空速率、血流速率等生理因素及解离常数、脂溶性、溶出速率、晶型、在胃肠道中的稳定性、剂型、辅料、制备工艺等剂型因素的影响。
3. 药物胃肠道外的吸收包括口腔给药、直肠给药、肺部给药、皮肤给药、注射部位给药、鼻黏膜给药、阴道给药等。

第三节　药物的分布、代谢和排泄

一、药物的分布

药物吸收进入血液循环后,随着血液向脏器和组织转运的过程称为分布。药物吸收后可不均匀地分布到多个组织器官,各组织器官的药物量是动态变化的。药物作用的快慢和强弱主要取决于药物分布进入靶器官的速度和浓度。药物分布不仅与药物效应有关,而且与药物毒性关系密切,因此掌握药物在体内的分布规律,对于评价药物的安全性和有效性具有十分重要的意义。影响药物分布的主要因素如下:

1. 药物与血浆蛋白的结合作用　血浆蛋白是体内有效的药物传送载体,药物进入血液后都可不同程度地通过离子键、氢键及范德华力与血浆蛋白结合。结合型药物的分子量增大，不易通过生物膜，故不能发挥药理作用，起着临时贮库的作用；非结合型的游离药物才能透过生物膜转运到各组织器官发挥药理作用。这种结合大多是可逆性的，有饱和现象，血浆中的游离型药物和结合型药物之间保持着动态平衡关系，当游离型药物浓度降低时，结合型药物可以转变成游离型药物。但药物与血浆蛋白结合的特异性差，理化性质相近的药物之间可产生竞争性结合。例如磺胺类等有机阴离子药物可置换出与血浆蛋白结合能力较弱的胆红素，血浆中的游离胆红素浓度增加，从而增加中枢神经系统毒性。药物与血浆蛋白结合，除了与药物的理化性质、给药剂量等因素有关外，还与动物种属、性别差异、生理和病理状态有关。

2. 药物的理化性质和体液的 pH 大多数药物以被动转运的方式通过细胞膜微孔或膜的类脂质双分子层透过细胞膜，这种转运方式与药物的理化性质密切相关，脂溶性高的药物或分子量小的水溶性药物易于进入细胞内，而脂溶性差的大分子或离子型则不易转运。主动转运是通过转运体的转运作用、受体介导的内化作用将药物从低浓度向高浓度转运，由于转运体和受体具有特异性识别药物分子的能力，因此药物的转运速率受其化学结构、立体构象等因素的影响。

在生理情况下，细胞内液的 pH 为 7.0，细胞外液的 pH 为 7.4，由于弱酸性药物在弱碱性环境下解离型多，故细胞外液的弱酸性药物不易进入细胞内。因此，弱酸性药物在细胞外液中的浓度高于细胞内液，弱碱性药物则相反。

3. 药物与组织的亲和力 体内与药物结合的物质除血浆蛋白外，其他组织细胞内存在的蛋白、脂肪、DNA、酶以及黏多糖等高分子物质亦能与药物发生非特异性结合。组织结合一般亦是可逆性的，药物在组织与血液间保持动态平衡。组织结合程度的大小，对药物在体内的分布有很大影响。

当药物与组织有特殊亲和性时，分布过程中药物进入组织的速度大于从组织中解脱进入血液的速度，连续给药时，组织中的药物浓度逐渐上升的现象称为蓄积。药物若蓄积在靶器官，则可达到满意的疗效；如蓄积在脂肪等组织，则起贮库作用，可延长作用时间；若蓄积的药物毒性较大，可对机体造成伤害。

知识链接

四 环 素 牙

自 20 世纪四环素应用于临床以来，引起牙齿变色已有陆续报道。在牙齿发育过程中，患者服用四环素类药物通过血液循环到达牙齿硬组织，与钙离子螯合，形成四环素正磷酸钙盐复合物，沉积于牙体组织尤其是牙本质中，导致牙齿颜色改变。四环素类药物属于广谱抗生素，包括四环素、金霉素、地美环素和土霉素等。该类药物对机体的钙化组织如牙齿、骨骼有很强的亲和力，与钙结合形成稳定的螯合物而沉积于钙化组织中。

4. 血液循环及血管通透性 药物的分布是通过血液循环进行的，因此血液循环情况会影响药物的分布速度。不同脏器组织的血流量各不相同，药物在其中的分布速度也不一样。如肝、肾等器官的血液循环极好,药物可迅速分布并达到平衡,肌肉、皮肤次之,脂肪组织与结缔组织分布达平衡缓慢。

从循环系统向组织器官转运,药物首先应透过血管壁,然后进入组织细胞。这种毛细血管的透过性一般属于被动扩散,分子型药物和脂溶性大的药物更易通过血管壁。非脂溶性药物的透过性则与分子量密切相关,多数药物的分子量在200～300,其半径在1nm以内可从血管膜孔透出,通过血管的内皮细胞进入组织间隙内部。

5. 屏障作用 许多药物进入血液后可快速分布到各组织,但往往难以进入具有生理性屏障的组织,如血脑屏障、胎盘屏障、血眼屏障等。药物进入这些组织必须通过相应的屏障。

(1)血脑屏障:主要是血管壁与神经胶质细胞形成的血浆与脑细胞外液间的屏障和由脉络丛形成的血浆与脑脊液间的屏障。脂溶性药物多数是通过被动扩散进入脑内的,其难易程度往往取决于油水分配系数和解离常数,如巴比妥、氨基比林等。一些身体必需的营养物质,如葡萄糖、氨基酸、胆碱、核苷酸等是通过主动转运机制进行的。而一些活性肽则可通过不同的转运类型进行转运,如被动扩散、受体介导转运、载体介导转运、入胞-出胞转运、液相入胞转运和吸附入胞转运等系统。

(2)胎盘屏障:主要是胎盘绒毛与子宫血窦间的屏障。它能将母体与胎儿的血液分开,从而使胎儿尽可能少地接触母体的药物或毒物。胎盘屏障与血脑屏障有类似的性质,大多数药物是以被动扩散方式通过胎盘,但葡萄糖等可按促进扩散的方式转运,而一些金属离子(如 Na^+、K^+ 等)、氨基酸、维生素及代谢抑制剂可按主动转运的方式通过胎盘。

(3)血眼屏障:主要是血液与视网膜、血液与房水、血液与玻璃体屏障的总称。脂溶性药物及分子量<100的水溶性药物易于通过,由于有血眼屏障,全身给药时药物很难在眼中达到有效浓度,因此需要采用滴眼或结膜下注射、球后注射及结膜囊给药的方式。

二、药物的代谢

药物代谢也称为生物转化,是指药物在体内发生化学结构变化的过程,是药物从体内消除的主要方式之一。药物进入机体后主要以两种途径消除:一种是药物不经任何代谢而直接以原形排出体外;另一种是在体内代谢后,再以原形或代谢物的形式排出体外。通常药物代谢产物的水溶性大于原形药物,更容易经肾脏和胆汁排泄。多数药物代谢后活性降低甚至失去活性,但也有些药物经代谢后具有更强的药理活性,如临床上常用的解热镇痛药非那西丁在体内转化为极性更大的代谢产物对乙酰氨基酚,其药理作用比非那西丁明显增强。

(一)代谢方式

药物代谢主要在肝脏内进行,其代谢过程可分为两个时相进行:Ⅰ相反应是氧化、还原、水解过程,主要由肝微粒体混合功能氧化酶以及存在于细胞质、线粒体、血浆、肠道菌群中的非微粒体酶催化。机体通过Ⅰ相反应使药物结构中增加了羟基、氨基、羧基等极性基团,使药物分子的水溶性增大。Ⅱ相反应是结合反应,上述极性基团与体内的葡糖醛酸、甘氨酸、硫酸等结合,增加药物的极性,使其容易从肾脏排泄,药理活性通常降低。有些药物不发生第二阶段的反应,如哌替啶变为哌替啶酸;也有些药物只进行结合反应,然后由肾脏排泄,如甲丙氨酯直接与葡糖醛酸结合。除肝脏外,药物代谢也可能在其他部位发生,如血浆、肠道、肾、肌肉、皮肤等。

(二)药物代谢酶

药物进行生物转化需要酶的参与,根据存在部位可将酶分为微粒体酶系和非微粒体酶系两类。

1. 微粒体酶系 属于非特异性酶,是指存在于肝细胞微粒体的混合功能氧化酶系,为促进药物生物转化的主要酶系统,简称肝药酶或药酶。细胞色素 P450 单氧化酶系是构成该酶系的重要组成部分。该酶系具有专一性低、个体差异大、活性受药物影响等特点。

2. 非微粒体酶系 属于特异性酶,是指存在于血浆、细胞质和线粒体中的多种酶系,如单胺氧化酶、胆碱酯酶等。

(三)影响代谢的因素

1. 酶诱导和酶抑制作用 药物体内代谢多是在酶的催化下进行的,某些药物能提高肝药酶的活性,增加自身或其他药物的代谢速率,此现象称为酶诱导作用,具有酶诱导作用的物质称酶诱导剂;某些药物则抑制肝药酶的活性,使药物的代谢水平下降,导致药物作用时间延长,药理作用增强,甚至出现毒副作用,这种现象称为酶抑制作用,具有酶抑制作用的物质称酶抑制剂。另外有的药物对某一药物是诱导剂,对另一药物却可能是抑制剂。如保泰松对洋地黄毒苷等药物的代谢起诱导作用,对甲苯磺丁脲、苯妥英钠却起抑制作用。

2. 给药途径和剂型 一种药物可制成多种剂型以不同的给药途径和方法给药,由于剂型和给药途径的不同导致药物代谢过程存在差异。如盐酸普萘洛尔以 3 种不同的途径给药于大鼠,结果是鼻腔给药和静脉注射两种给药途径由于避免了首关效应,效果都较好,而口服效果极差。

3. 给药剂量 药物代谢存在饱和现象,当药物代谢酶未饱和时,剂量增加,代谢速度也增加;当代谢反应出现饱和后,代谢速度不会随剂量的增加而增加,这时体内的血药浓度异常增加,可能导致中毒。

4. 药物的光学异构化 许多药物存在光学异构现象。体内的酶及药物受体具有立体选择性,导致药物的不同异构体的代谢出现差异。

5. 生理因素的差异 如种族、性别、个体、年龄、病理、饮食等也会影响药物代谢过程。如不同人种之间可能由于体内代谢酶的种类或数量的不同,而对同一药物的代谢程度可能有所不同,进而表现出药效强度的不同,甚至可表现出质的差异;有些药物(如利多卡因)在女性体内的半衰期比男性长,因此作用持续时间更长;而老年人由于各器官功能逐渐衰减而对药物的代谢能力下降,可使血药浓度过高或作用持续时间过长,从而出现毒副作用。

三、药物的排泄

药物经机体吸收、分布及代谢等一系列过程,最终排出体外。排泄是指体内的药物或其代谢物排出体外的过程,它与生物转化统称为药物消除。肾排泄与胆汁排泄是最重要的排泄途径,某些药物也可从肠、肺、乳腺、唾液腺或汗腺排出。

药物的排泄与药效、药效维持时间及毒副作用等密切相关。当药物的排泄速度增大时,血中的药物量减少,药效降低甚至不能产生药效。由于药物相互作用或疾病等因素使排泄速度降低时,血中的药物量增大,此时如不调整剂量,往往会产生不良反应,甚至出现中毒现象。

(一) 肾脏排泄

药物通过肾脏排泄有 3 个过程,即肾小球滤过、肾小管分泌与肾小管重吸收。其排泄量是肾单位滤过、分泌和重吸收的综合结果,即肾排泄率=滤过率+分泌率-重吸收率。

1. 肾小球滤过　由于肾小球毛细血管内血压高,且毛细血管壁有很多直径为 7～10nm 的小孔,因此分子量小的药物可以通过膜孔扩散的方式无选择性地滤过,且滤过率极高。而分子量大的血细胞、血浆蛋白则不能滤过,因此药物如与血浆蛋白结合,则不能滤过。

2. 肾小管分泌　系指药物通过肾小管上皮细胞从肾小管周围的组织液转运入管腔的过程。高度解离的有机酸及有机碱类药物都在肾小管内有分泌,如马尿酸、青霉素、噻嗪类、组胺等。这一过程属于主动转运,可逆浓度梯度排泄。

3. 肾小管重吸收　肾小管重吸收有两种方式——主动重吸收和被动重吸收。主动重吸收的物质主要是身体必需的维生素、电解质、糖及氨基酸。维生素 C 在肾小管的重吸收不完全,尿液中会发现大量维生素 C,所以单次过量服用并不能达到提高维生素 C 摄入量的目的,应改为小剂量多次服用。被动重吸收是指物质顺电位梯度、浓度梯度或电化学梯度,从肾小管腔转运到小管外组织间隙中的过程。被动重吸收无须消耗能量。一般说来,水、大部分 Cl^- 和尿素等都属于被动重吸收。

影响药物肾排泄的因素除了药物的分子量、pK_a、脂溶性及尿液的 pH 外,还有蛋白结合率、药物配伍、肾脏疾病等。如药物的血浆蛋白结合率高,则肾排泄速度下降;如配伍使用的其他药物可与血浆蛋白竞争性结合,会使非结合型药物增多,从而使排泄量减少;如肾脏疾病加重,会使肾小管的主动分泌功能下降,从而使排泄速率明显下降。

(二) 胆汁排泄

药物或代谢物可以通过毛细胆管膜向毛细胆管内分泌。胆汁排泄对原形药物而言是一个次要的排泄途径,但对药物的代谢物,特别是极性强的代谢产物则是主要的排泄途径。各种内源性物质、外源性物质及其代谢物是以主动转运方式向胆汁转运,是由载体来完成的,需要能量,有饱和及竞争抑制现象。而某些药物或代谢物经胆汁进入十二指肠后,又可在小肠重吸收返回门静脉血,形成肝肠循环。由于肝肠循环的存在,药物在体内能停留较长的时间,有时药物的血药浓度经时曲线出现双峰现象。

胆汁排泄除了受药物的分子量、脂溶性影响外,还受胆汁流量、种族差异的影响。

(三) 乳汁排泄

某些药物可通过乳汁排泄,药物从乳汁排出属于被动转运。乳汁的 pH 与血浆相比呈偏酸性(pH 约为 6.6),故一些弱碱性药物如吗啡、阿托品、红霉素等易自乳汁排出。哺乳期妇女应避免使用易通过乳汁排泄的药物,以免对乳儿产生中毒反应。

(四) 其他排泄途径

许多药物还可通过肠道、唾液、汗液、泪液、皮肤、肺等排泄。由于某些药物在唾液中的浓度与血药浓度相关良好,且唾液容易采集,无创伤性,临床上也用唾液代替血浆用于治疗药物监测。挥发性药物如麻醉气体的主要排泄途径是肺。

▶ **课堂活动**

为什么交通警察常通过测定驾驶司机呼出气体的乙醇浓度来判断驾驶员是否酒后驾车?

点滴积累 〉

1. 分布是指药物吸收进入血液循环后，随着血液向脏器和组织转运的过程。药物的分布和药物与血浆蛋白的结合能力、药物的理化性质和体液的 pH、药物与组织的亲和力、血液循环及血管通透性、屏障作用等有关，从而影响药物的脑内分布、胎儿内分布、脂肪组织分布等。

2. 代谢是指药物在体内发生化学结构变化的过程。药物代谢主要在肝脏中进行，酶诱导和酶抑制作用、给药途径和剂型、给药剂量、药物的光学异构化及生理因素差异等都将影响药物代谢的过程。

3. 排泄是指体内药物或其代谢物排出体外的过程，它与生物转化统称为药物消除。药物排泄的主要途径是肾脏排泄，其次是胆汁排泄、乳汁排泄，还可经肠道、唾液、汗液、泪液、皮肤、肺等途径排泄，但排泄量较少。

第四节 药物动力学简介

一、概述

药物动力学是应用动力学原理与数学处理方法，研究药物在体内的吸收、分布、代谢和排泄过程量变规律的学科，即药物动力学是研究药物体内过程动态变化规律的一门学科。药物动力学致力于研究和建立机体内不同部位药物浓度与时间之间的函数关系，阐明药物在体内量变的规律，为新药、新剂型、新型递药系统的研发以及药物的临床合理应用提供科学依据。

在药物动力学研究中，药物体内过程的特征是以药物动力学参数来表示的。随着人们生活水平和对健康认识的提高，人们对药品的安全性和正确使用问题越发关注，国家有关部门在此方面也做了大量工作，如大多数药品的说明书都有列出药物动力学参数。这些说明药物动力学的一部分知识已经由专业研究转向知识普及，药物动力学的研究成果越来越多地被应用到人们的生活中。

经过几十年的发展，药物动力学在理论研究、实验技术、研究对象等方面均取得了飞速的发展，研究内容贯穿于新药研发和药物临床应用过程中，在新剂型、新制剂的研发以及指导临床合理用药方面的应用与日俱增，取得了令人鼓舞的成就。随着药物化学、药理学、分子生物学、基因组学、蛋白质组学、代谢组学、计算机等科学及高灵敏度分析方法的不断发展，药物动力学必将取得新的发展与突破。

本部分内容就是对药物动力学的一些基本知识做简单介绍，这些基本知识对于我们更好地了解药物本质,以便于设计出更合理的药物剂型和临床药物使用方案,从而在提高药物疗效、减少药物毒副作用等方面起到积极的促进作用。

知识链接

药动学的起源

药物动力学起源于 20 世纪初,1913 年米琪里斯(Michaelis)和迈特(Menten)提出了动力学方程,1920 年前后人们创建了一室动力学模型,1937 年人们创建了二室动力学模型,为研究药物动力学理论奠定了基础。 20 世纪 60 年代,由于科学技术的发展,人们可以通过少量生物体液就能测定出药物在体液中的浓度,并利用数学模型推导出一系列计算公式,测定了许多药物的动力学参数,为临床使用药品提供了强有力的支持。 20 世纪 70 年代,药物动力学已成为一门独立学科,是药剂学的一个重要分支学科。

二、药物动力学常用术语

(一)消除速度常数(K)

消除是指体内药物从测量部位不可逆地消失,它包括代谢与排泄过程。单位时间内机体消除药物的量即为消除速度常数。消除速度常数反映的是体内药物的总消除情况,包括经肾排泄、胆汁排泄、生物转化以及从体内其他可能途径的消除。不同的药物其消除速度常数越大,则表示该药物在体内存留的时间越短。由于机体总的消除速度绝大多数情况呈现一级动力学特征,所以一般也将消除速度常数称为表观一级消除速度常数,通常以 K 表示,单位为时间的倒数。消除速度常数 K 具有加和性,即总消除速度常数是体内各个局部组织、器官的消除速度常数之和。即:

$$K = K_e + K_b + K_{bi} + K_{lu} + \cdots \tag{13-4}$$

式中,K_e 为肾排泄速度常数;K_b 为生物转化(代谢)速度常数;K_{bi} 为胆汁排泄速度常数;K_{lu} 为肺消除速度常数。

消除速度常数在药物动力学中是一个非常重要的参数。该参数是计算药物在体内的存留时间和存留量的重要参数之一,并可以计算出各个消除途径消除的分速率。

实例解析 13-1:已知某药物的表观消除速度常数为 0.041/h,其中药物的生物转化速度常数占表观消除速度常数的 30%,胆汁排泄速度常数约占 5%,肺排除速度常数约占 3%,问该药物的肾排泄速度常数为多少?

解:根据式(13-4)

$$K_e = K - K_b - K_{bi} - K_{lu}$$
$$= 0.041/h - 0.0123/h - 0.00205/h - 0.00123/h$$
$$= 0.0254/h$$

该药物的肾排泄速度常数约为 0.0254/h。

(二)药物的生物半衰期($t_{1/2}$)

药物的生物半衰期是指体内药量或血药浓度降低一半所需的时间。一般来说,代谢快、排泄快的药物,其生物半衰期就短;而代谢慢、排泄慢的药物,其生物半衰期就长。药物的生物半衰期与消除速度常数一样,可以用来衡量药物在体内的存留时间和存留量。大多数药物经静脉推注给药后的血药浓度变化情况符合一级动力学方程,所以根据血浆或血清浓度可以求出药物的生物半衰期,即:

$$C = C_0 e^{-Kt} \qquad \text{式(13-5)}$$

取其对数
$$\ln\left(\frac{C}{C_0}\right) = -Kt$$

当 $C = \frac{1}{2}C_0$ 时
$$\ln\frac{1}{2} = -Kt$$

则
$$t_{1/2} = \frac{0.693}{K} \qquad \text{式(13-6)}$$

由式(13-6)可见,药物的生物半衰期 $t_{1/2}$ 与药物的消除速度常数 K 之间存在反比关系,即药物的消除速度常数越大(消除速度越快),该药物的生物半衰期越短。药物的生物半衰期是药物的特征参数之一,了解现有各种药物的生物半衰期有利于指导临床药物应用,尤其在对疾病治疗过程中的重复给药时,它可以帮助临床医学和药学工作者确定适当的给药时间间隔,从而提高药物治疗的有效性和安全性。大量的药物动力学实验证明,若按固定时间间隔给药,在 5 倍 $t_{1/2}$ 的时间时,血药浓度即可达到一个相对平稳的状态,此时的血药浓度约为平均稳态血药浓度的 98.4%。同样,我们也可以认为在一次给药后的 5 倍 $t_{1/2}$ 时间内,机体已经完成了绝大部分药物的消除。了解药物的生物半衰期对合理使用药物有着重要的作用。

实例解析 13-2:已知酒石酸美托洛尔片在某人的体内生物半衰期约为 4 小时,请问其该药品的消除速度常数。假设该药被 100% 吸收的前提下,预计连续给药多长时间可以达到相对稳态的状态,接近平均稳态血药浓度?

解:根据式(13-6) 酒石酸美托洛尔的 $t_{1/2} = \frac{0.693}{K}$

消除速度常数 $K = 0.693/4 = 0.1732/h$

预计达到相对稳态的时间 $t = 5 \times t_{1/2} = 5 \times 4 = 20$ 小时

该药品的消除速度常数为 0.1732/h,预计连续用药大约 20 小时后达到相对稳态血药浓度。

实例解析 13-3:已知氨苄西林的生物半衰期为 1.2 小时,在人体中有 50% 的剂量以原形经肾消除。如某患者的肾功能减退 60%,问该患者的氨苄西林的生物半衰期为多少?

解:根据式(13-6) 氨苄西林的消除速度常数 $K = 0.693/1.2 = 0.5775/h$

氨苄西林的肾排泄速度常数 $K_e = 0.5K = 0.5 \times 0.5775 = 0.2888/h$

该患者肾以外的消除速度常数 $K' = K - K_e = 0.5775 - 0.2888 = 0.2888/h$

患者的肾功能减退 60%,则患者的肾排泄速度常数 K_e 及总消除速度常数 K 为:

$$K_e = (1 - 0.6)K_e = 0.4 \times 0.2888 = 0.1155/h$$

$$K = K_e + K' = 0.1155 + 0.2888 = 0.4043/h$$

患者对该药物的生物半衰期为:

$$t'_{1/2} = \frac{0.693}{k} = \frac{0.693}{0.4043} = 1.7 \text{ 小时}$$

（三）表观分布容积（V）

表观分布容积是给药剂量或体内药量与血浆药物浓度之间相互关系的一个比例参数，一般用 V 表示，其单位通常以 L 或 L/kg 表示。应该强调的是，表观分布容积不具有直接的生理意义，在绝大多数情况下不涉及真正的容积。该参数的定义为药物分布在相当于血浆中浓度时所占体液的容积。根据此定义，可以假设在一室模型中，对药物而言人体是单一均匀的系统；而在二室模型中，此概念只适用于分布后中心室的容积。假定药物与各组织成分或体液的相对结合程度和药物浓度无关，在此情况下，体液与组织中的药物浓度之比是常数。因此，血浆浓度（C）与体内药量（D）存在以下关系：

$$D = VC \qquad\qquad 式（13-7）$$

即

$$V = \frac{D}{C} \qquad\qquad 式（13-8）$$

V 也可以用以下方法计算：

$$V = \frac{D_{静脉注射}}{C_0} \qquad\qquad 式（13-9）$$

或

$$V = \frac{D}{AUC \cdot K} \qquad\qquad 式（13-10）$$

式中，$D_{静脉注射}$ 为一次静脉注射的给药剂量；C_0 为测得的注射后的瞬间血药浓度值；AUC 为血药浓度-时间曲线下面积。

表观分布容积是药物的一个特征参数，对于计算动力学参数很有用处。对不同的药物而言，与血浆和组织蛋白结合很高的亲脂性药物，其表观分布容积数值较大；而水溶性或极性大的药物，其表观分布容积数值都比较小。对同一种药物而言，药物在不同个体上反映出的表观分布容积的数值是不同的，甚至存在较大的差异，表观分布容积大的个体就可能需要增加药物的使用剂量。

实例解析 13-4：临床对甲、乙两位患者进行某种抗生素注射剂给药治疗，每人一次静脉推注给药 400 万 IU，给药后立即测定他们的血药浓度，甲患者为 15mIU/ml，乙患者为 11mIU/ml，试计算甲、乙的患者表观分布容积各是多少？

解：根据式（13-9）

$$V = \frac{D_{静脉注射}}{C_0}$$

甲患者　　　　　$V_甲 = D_{静脉注射}/C_{0甲} = 400/15 = 26.7\text{L}$

乙患者　　　　　$V_乙 = D_{静脉注射}/C_{0乙} = 400/11 = 36.4\text{L}$

目前，许多药物都是以 L/kg 的方式表示表观分布容积的，如果按此计算表观分布容积，女性的体重平均为 55kg 左右，而男性的体重平均为 70kg 左右，男、女的平均体重相差 15kg 左右，那么在使用同一药品时，在体重不同的个体上，表观分布容积就会有较大的差别。这也就意味着表观分布容积大的个体在使用药品上可能要增加使用剂量。

（四）平均稳态血药浓度（$\bar{C}_{ss}$）

以恒定的时间间隔进行重复给药时，会产生一个"篱笆"形的血药浓度曲线，这个现象也可以由药物经尿排泄而反映出来。也就是说，在恒定时间内规定给予固定的剂量，药物的摄入量等于排出量,这时的平均血药浓度被称之为平均稳态血药浓度或平均坪浓度。在此应强调的是,平均稳态血药浓度与后面讲述的稳态血药浓度不是一个概念。稳态血药浓度是指在稳态过程中的最高血药浓度值和最低血药浓度值之间的任何数值,它是一个浓度范围的概念,是时间的函数。但平均稳态血药浓度是指在上述同样期间的血药浓度的一个固定值,即在稳态过程中的最高血药浓度值和最低血药浓度值之间的某个数值,它反映多剂量长期给药后的血药水平。

从理论上说,如果药物完全被吸收或全部被生物利用,在给药时间间隔等于 $t_{1/2}$ 时,则经过相当于 5 个 $t_{1/2}$ 时间后,血浆中的药物浓度水平接近稳态,6 个 $t_{1/2}$ 时间后达到基本稳定。在此情况下不会产生蓄积现象,但给药时间间隔小于 $t_{1/2}$ 就容易出现蓄积现象。而实际上,对于一个 $t_{1/2}$ 为 100 小时的药物来说,为保持稳态血药浓度,以 24 或 12 小时的间隔给药较为恰当。因此,给药间隔和消除速率常数不是影响血药浓度稳态的唯一因素,还有如剂量、生物利用度等作用。

瓦格纳(Wagner)等提出式(13-11)可以计算任何途径给药后的平均稳态血药浓度。

$$\overline{C}_{ss} = \frac{AUC}{\tau} \qquad \text{式(13-11)}$$

或

$$\overline{C}_{ss} = \frac{FD}{K \cdot \tau \cdot V_d} \qquad \text{式(13-12)}$$

式中,τ 为两次给药的时间间隔;F 为给药剂量中被吸收的部分(吸收分数);D 为给药剂量。

（五）体内总清除率（TBCl）

体内总清除率是指单位时间内药物从体内清除的表观分布容积(V)数。作为药动学的重要参数之一,它比生物半衰期($t_{1/2}$)更具有意义。如不同人体对同一药物的生物半衰期是存在差异的,甚至相差几倍,但它们的 TBCl 基本上都是相同的。从总清除率的角度出发去看药物在体内的存留时间问题就会发现,表观分布容积越大的个体,药物存留在体内的时间就越长。也就是说,当同一药物使用在不同个体时,只要他们的 TBCl 相同,则单位时间内从体内清除的表观分布容积数也就相同,那么表观容积大的个体要全部清除表观容积就需要更长的时间。TBCl 是一个能对药物清除率得出正确估计的唯一参数,此参数与药动学模型无关,可以由式(13-13)求得。

$$TBCl = \frac{D}{AUC} \qquad \text{式(13-13)}$$

三、生物利用度与生物等效性

生物利用度是指药物或制剂被吸收后,主药到达大循环的速度和程度。生物利用度是一个相对概念,与疗效的意义并不完全相同,它仅仅是一个用于比较各种制剂之间利用程度的尺度。生物利用度的指标包括两项参数:第一是生物利用度的程度,即吸收程度或吸收数量,是指与标准参比制剂相比,试验制剂中被吸收的药物总量的相对比值;第二是生物利用度的速度,是指与标准参比制剂比较,试验制剂中主药的吸收速度的相对比值。根据所选择的标准参比制剂的不同,试验得到的生物利用度数据也不同。生物利用度的数据可以通过比较静脉给药和其他途径给药的血药浓度或尿样数据来计算,也可以通过比较两种给药途径或制剂的血药浓度数据来计算,我们将前者称为绝对生物利用度,将后者称为相对生物利用度。

应该说明的是,与上述其他动力学参数的性质不同,对于相同剂型同一企业不同生产批号或不同生产企业生产的制剂,在使用方式和使用剂量完全相同的情况下,其所表现出的药物吸收速度和吸收程度可能是不一样的,血药浓度-时间曲线下面积(AUC)和曲线形态可以有很大的差别,这些差别在临床上就会表现在疗效和毒副作用方面。由于生物利用度的不同,在临床上产生医疗事故的现象时有发生,轻者影响疾病的治疗效果,重者可能会因此产生重要的伤害。国家药品监督管理部门不断从药品质量标准、药品生产过程以及药品储存和药品使用方面入手,加强药品质量均一性管理工作,尽量使同一制剂的质量不因生产企业的不同或生产人员的不同而发生很大变化,确保药物的临床使用安全性和有效性。

1. 绝对生物利用度　对于同一个使用药物的个体,可以认为药物的消除速率常数和表观分布容积是不变的数值,并认为静脉给药后药物100%地被利用,则上述比较是合适的。因为

$$D = K \cdot V \cdot AUC \qquad 式(13-14)$$

而

$$生物利用度_{绝对} = \frac{D_{血管外}}{D_{静脉注射}} \times 100\% \qquad 式(13-15)$$

由于$K \cdot V$不变,则

$$生物利用度_{绝对} = \frac{AUC_{血管外}}{AUC_{静脉注射}} \times 100\% \qquad 式(13-16)$$

式中,D为体内药量;AUC为血药浓度-时间曲线下面积。

对于尿排泄药量数据,则

$$D = \frac{A_{u\infty} \cdot K}{K_e} \qquad 式(13-17)$$

式中,$A_{u\infty}$为尿排泄总药量;K_e为肾排泄速率常数。故

$$生物利用度_{绝对} = \frac{A_{u\infty 血管外}}{A_{u\infty 静脉注射}} \times 100\% \qquad 式(13-18)$$

尿排泄药量数据只有在药物进入体循环前不发生化学代谢转化的情况下才有可能求得。

2. 相对生物利用度　在药剂学工作中除了要研究血管外给药与静脉注射给药之间药物吸收的对比试验外,往往还要进行血管外各种途径给药或同一途径不同制剂等方面药物吸收性的比较,即进行相对生物利用度试验。如同一药物,相同剂量的片剂与胶囊剂的吸收量比较;同一药物,相同剂量的片剂与栓剂的吸收量比较等。一般情况下会确定两个试验对象中的一个为标准制剂,另一个为试验制剂。根据生物利用度的定义:

$$f_{相对} = \frac{F_{试验}}{F_{标准}} \times 100\% = \frac{AUC_{试验} K_{试验}}{AUC_{标准} K_{标准}} \times 100\% \qquad 式(13-19)$$

对于同一种药物,如果其消除速度常数不变,则

$$f_{相对} = \frac{AUC_{试验}}{AUC_{标准}} \times 100\% \qquad 式(13-20)$$

这就是用两种制剂血药浓度-时间曲线下的总面积之比计算相对生物利用度的依据。

从式(13-14)到式(13-20)以上几个公式的推导过程,我们可以认为生物利用度是表示某一药物剂量被吸收进入全身循环的性能,包括药物吸收速度与吸收程度两个因素。同一药物由于生物利用

度不同,可以显著影响血药浓度,从而可影响该药物的疗效和毒副作用。

实例解析 13-5:生物利用度研究结果应用举例

西咪替丁漂浮片的相对生物利用度研究

给药方案:

给药方法——单剂量口服给药。

实验药品——研制的西咪替丁漂浮片试验片和市售的西咪替丁普通片。

用药对象——健康受试者 6 人,实验前 1 周内没有使用过任何药品,给药前禁食 12 小时。

给药方法——采用双周期交叉自身对照试验设计,随机分 2 组,每人交叉口服两种不同的制剂,每次给药剂量为 450mg,饮水 300ml,4 小时后统一进餐。两次给药的时间间隔为 1 周。

血药浓度测定及参数计算——给药后 12 小时内定时采取血样,并检测血药浓度。根据血药浓度数值计算有关动力学参数,计算结果见表 13-1。

表 13-1 西咪替丁漂浮片与普通片的生物利用度试验数据表

剂型	K_a（h^{-1}）	T_m（h）	C_m（μg/ml）	AUC（μg·h/ml）	f
漂浮片	1.160±0.819	2.365±0.652	1.434±0.401	10.71±2.49	1.058±0.331
普通片	5.487±2.610	0.911±0.231	2.801±0.470	10.41±2.18	

经统计学处理表明,两种片剂的 AUC 之间无显著性差异（$P>0.05$）,西咪替丁漂浮片的相对生物利用度 f 为 1.058±0.331,说明服用相同的剂量后,两种制剂中的药物吸收程度基本相同。但两种片剂的 K_a、T_m、C_m 数值之间均有极显著的差异（$P<0.01$）。从实验数据上看,漂浮片吸收较为缓慢,达峰时间比普通片滞后约 1.5 倍,但血药浓度比较平稳,漂浮片的达峰值比普通片约低 1 倍,说明漂浮片能较长时间地维持有效治疗浓度,并可以减少或避免因血药浓度过高而引起毒副作用的发生。这个研究结果表明,西咪替丁漂浮片的研制实现了通过改变剂型手段延缓释放药物,改善药物吸收,提高药物有效性和安全性的目的。

生物等效性是指一种药物的不同制剂在相同的实验条件下,给予相同的剂量,反映其吸收程度和速度的主要药物动力学参数无统计学差异。通常意义的生物等效性研究是指采用生物利用度的研究方法,以药物动力学参数为终点指标,根据预先确定的等效标准和限度进行的比较研究。生物等效性是保证含同一药物的不同制剂体内行为一致性的依据,是判断所研发的产品是否可替代已上市药品使用的依据。

知识链接

仿制药一致性评价

根据《"十三五"国家药品安全规划》的有关规定,为全面提高仿制药质量,提升制药行业整体水平,保障公众用药安全,需开展仿制药质量一致性评价。

1. 原研进口上市品种、原研企业在中国境内生产上市的品种,无须开展一致性评价,经国家药品监督管理部门审核确定发布后,可选择为参比制剂。

2. 进口仿制品种、国内仿制品种

（1）上市前按照与原研药品质量和疗效一致原则申报和审评的，由企业提交申请，国家药品监督管理部门行政事项受理服务和投诉举报中心接收资料，国家药品监督管理部门药品审评中心审核并提出意见，报国家药品监督管理部门发布。

（2）上市前未按照与原研药品质量和疗效一致原则申报和审评的，需按有关规定开展一致性评价。

3. 改规格、改剂型、改盐基的仿制品种，需按照国家药品监督管理部门发布的《仿制药质量和疗效一致性评价工作中改规格药品（口服固体制剂）评价一般考虑》《仿制药质量和疗效一致性评价工作中改剂型药品（口服固体制剂）评价一般考虑》《仿制药质量和疗效一致性评价工作中改盐基药品评价一般考虑》等指导原则开展一致性评价。

4. 国内特有品种，由企业选择可重新开展临床试验证明其安全有效性，并参照《化学药品仿制药口服固体制剂质量和疗效一致性评价申报资料要求（试行）》提交申请，后续审核通过后视同通过一致性评价；企业未选择重新开展临床试验的，国家药品监督管理部门对外公布其缺乏有效性数据，不建议使用。

5. 遇有重大技术性问题和分歧意见，召开专家委员会论证。

点滴积累

1. 药物动力学是应用动力学原理与数学处理方法，研究药物在体内的吸收、分布、代谢和排泄过程量变规律的学科，即药物动力学是研究药物体内过程动态变化规律的一门学科。

2. 药物动力学常用参数包括 K、$t_{1/2}$、V、$TBCl$、$\bar{C}_{ss}$、AUC、生物利用度。

3. 生物利用度是指药物或制剂被吸收后，主药到达大循环的速度和程度。包括绝对生物利用度和相对生物利用度。

目标检测

一、选择题

（一）单项选择题

1. 生物药剂学中的剂型因素不包括

A. 药物的化学形式

B. 药物的物理性质，如粒子大小、晶型、晶癖、溶解度、溶出速率等

C. 药物的剂型及用药方法

D. 制剂处方中所用的辅料的性质与用量

E. 口服药物的给药时间

2. 大多数药物通过下列何种转运机制穿过生物膜

A. 从高浓度一侧向低浓度一侧的主动转运

B. 从低浓度一侧向高浓度一侧的主动转运

C. 从高浓度一侧向低浓度一侧的被动扩散

D. 从低浓度一侧向高浓度一侧的被动扩散

E. 与浓度梯度无关的促进扩散

3. 影响药物胃肠道吸收的生理因素不包括

    A. 胃肠液的成分与性质   B. 胃排空速率   C. 血流速度

    D. 药物的解离度   E. 肠内运行

4. 一般认为在口服剂型中药物吸收的大致顺序为

    A. 水溶液>混悬液>散剂>胶囊剂>片剂

    B. 水溶液>混悬液>胶囊剂>散剂>片剂

    C. 水溶液>散剂>混悬液>胶囊剂>片剂

    D. 混悬液>水溶液>散剂>胶囊剂>片剂

    E. 散剂>水溶液>混悬液>胶囊剂>片剂

5. 下列有肝脏首关效应的给药途径是

    A. 舌下给药   B. 口服肠溶片   C. 静脉滴注给药

    D. 鼻黏膜给药   E. 皮肤给药

6. 弱酸性药物在碱性尿液中

    A. 解离多,再吸收少,排泄快   B. 解离多,再吸收多,排泄慢

    C. 解离少,再吸收少,排泄快   D. 解离少,再吸收多,排泄慢

    E. 解离多,再吸收少,排泄慢

7. 药物的一级动力学生物半衰期的计算公式是

    A. $t_{1/2} = 0.369/K$ B. $t_{1/2} = 0.693/K$ C. $t_{1/2} = 0.936/K$

    D. $t_{1/2} = 0.396/K$ E. $t_{1/2} = C_0/2K$

8. 无吸收过程的给药方式有

    A. 鼻腔给药   B. 直肠给药   C. 透皮给药

    D. 静脉输注   E. 腹腔注射

9. 某些药物直肠给药优于口服给药,其理由主要是

    A. 避免了溶出过程

    B. 口服药物不吸收

    C. 在进入体循环前已被直肠吸收的药物有一部分不通过门肝系统

    D. 惰性黏合剂、稀释剂等辅料干扰吸收

    E. 直肠给药剂型中的基质有利于药物的释放

10. 下列有关药物表观分布容积的叙述中,正确的是

    A. 表观分布容积大,表明药物在血浆中的浓度小

    B. 表观分布容积表明药物在体内分布的实际容积

C. 表观分布容积不可能超过体液量

D. 表观分布容积的单位是 L/h

E. 表观分布容积具有生理学意义

11. 关于生物半衰期的叙述正确的是

A. 随血药浓度的下降而缩短

B. 随血药浓度的下降而延长

C. 正常人对某一药物的生物半衰期基本相似

D. 与病理状况无关

E. 与给药途径有关

12. 测得利多卡因的生物半衰期为 3.0 小时,则它的消除速率常数(按一级速率过程)为

A. 1.5/h   B. 1.0/h   C. 0.46/h

D. 0.23/h   E. 2.3/h

13. 某药物的 $t_{1/2}$ 为 1 小时,有 40% 的原形药经肾排泄而消除,其余的受到生物转化,其生物转化速率常数 K_b 约为

A. 0.78/h   B. 0.42/h   C. 0.99/h

D. 0.14/h   E. 1.4/h

14. 某药静脉注射经 2 个半衰期后,其体内的药量为原来的

A. 1/2   B. 1/4   C. 1/8

D. 1/16   E. 1/32

15. 假设药物消除符合一级动力学过程,问经多少个 $t_{1/2}$ 药物消除 99.9%

A. 2   B. 4   C. 6

D. 8   E. 10

16. 地高辛的半衰期为 40.8 小时,在体内每天消除剩余量的多少

A. 35.88%   B. 40.76%   C. 66.52%

D. 29.41%   E. 87.67%

17. 关于胃肠道吸收,下列哪些叙述是错误的

A. 当食物中含有较多脂肪时,有时对溶解度特别小的药物能增加吸收量

B. 一些通过主动转运吸收的物质,饱腹服用吸收量增加

C. 一般情况下,弱碱性药物在胃中容易吸收

D. 当胃空速率增加时,多数药物吸收加快

E. 脂溶性、非离子型药物容易透过细胞膜

18. 关于生物药剂学含义的叙述错误的是

A. 研究药物的体内过程

B. 阐明剂型因素、生物因素与药效的关系

C. 研究生物有效性

D. 研究药物的稳定性

E. 指导临床合理用药

19. 多次给药达到稳态所需要的时间与下列哪些因素有关

A. 仅与给药的剂量有关

B. 仅与给药的时间间隔有关

C. 与给药剂量和给药的时间间隔均有关

D. 仅与药物的半衰期有关

E. 仅与波动度有关

20. 以静脉注射为标准参比制剂求得的生物利用度为

A. 绝对生物利用度　　　B. 相对生物利用度　　　C. 静脉生物利用度

D. 参比生物利用度　　　E. 生物等效性

（二）多项选择题

1. 以下哪几条是属于被动扩散的特征

A. 不消耗能量

B. 有部位特异性

C. 由高浓度区域向低浓度区域转运

D. 需借助载体进行转运

E. 无饱和现象和竞争抑制现象

2. 关于胃肠道吸收,下列哪些叙述是正确的

A. 大多数脂溶性药物以被动扩散为主要转运方式吸收

B. 一些生命必需的物质如氨基酸等的吸收通过主动转运来完成

C. 一般情况下,弱碱性药物在胃中容易吸收

D. 当胃排空速率增加时,多数药物吸收加快

E. 脂溶性、离子型药物容易透过细胞膜

3. 药物理化性质对药物胃肠道吸收的影响因素包括

A. 溶出速率　　　　　　B. 粒度　　　　　　　　C. 多晶型

D. 解离常数　　　　　　E. 消除速率常数

4. 下列有关药物表观分布容积的叙述中,正确的是

A. 表观分布容积大,表明药物在血浆中的浓度小

B. 表观分布容积表明药物在体内分布的实际容积

C. 表观分布容积有可能超过体液量

D. 表观分布容积的单位是 L 或 L/kg

E. 表观分布容积具有生理学意义

5. 药物动力学是研究药物在体内的哪些过程

A. 释放过程　　　　　　B. 吸收过程　　　　　　C. 分布过程

D. 代谢过程　　　　　　　　E. 排泄过程

6. 药物的生物利用度一般分为

　　A. 全身生物利用度　　　　B. 局部生物利用度　　　　C. 绝对生物利用度

　　D. 相对生物利用度　　　　E. 健康生物利用度

7. 药物与血浆蛋白结合的特点有

　　A. 暂时失去药理活性　　　　　　　　B. 具有可逆性

　　C. 特异性低　　　　　　　　　　　　D. 结合点有限

　　E. 两药间可产生竞争性置换作用

8. 有关生物半衰期的表述,正确的是

　　A. 药物吸收一半所需的时间　　　　　B. 血药浓度下降一半所需的时间

　　C. 药物代谢一半所需的时间　　　　　D. 体内药量减少一半所需的时间

　　E. 药效下降一半所需的时间

二、简答题

药物的跨膜转运方式有哪几种?请比较说明不同转运方式的特点有何不同。

三、实例分析题

1. 给患者一次快速静脉注射四环素 100mg,立即测得血清药物浓度为 $10\mu g/ml$,4 小时后血清浓度为 $7.5\mu g/ml$。求四环素的表观分布体积以及这个患者的四环素半衰期(假定以一级速度过程消除)。

2. 静脉快速注射某药 100mg,其血药浓度-时间曲线方程为 $C = 7.14e^{-0.173t}$,其中浓度 C 的单位是 mg/L,时间 t 的单位是 h。请计算:① 分布容积;② 消除半衰期。

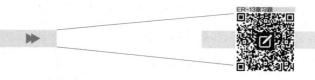

（崔娟娟）

第十四章

药物制剂配伍变化与静脉用药集中调配

导学情景 ∨

情景描述:

患者,男,50岁,因下呼吸道感染后给予头孢曲松钠2g加入0.9%氯化钠注射液100ml进行静脉滴注,每天1次。用药期间,患者饮酒后突然出现呼吸困难、乏力、心悸、全身皮肤潮红等双硫仑样反应,立即给予地塞米松10mg与10%葡萄糖酸钙注射液20ml静脉注射。该患者出现不良反应后进行抢救的用药是否正确?

学前导语:

在药物制剂生产与临床应用中,常常会遇到多种药物联合使用。在药物制剂配伍过程中将出现哪些配伍变化?该怎么处理?如何进行静脉用药集中调配?本章将带领大家学习药物制剂配伍变化与静脉用药集中调配的相关知识。

第一节 药物制剂配伍变化

一、概述

药物制剂配伍变化系指药物制剂配伍后在理化性质或药理作用方面产生的变化。

(一)药物制剂配伍应用的目的

长期以来,在临床治疗中,为了提高药物疗效,减少不良反应,延缓机体耐受性或病原体耐药性的发生,以及预防或治疗并发症等目的,常将两种或两种以上的药物制剂配伍使用,取得了良好的治疗效果。如磺胺甲噁唑和甲氧苄啶配伍制成抗菌作用明显增强且可减少抗药菌株出现的复方磺胺甲噁唑片;盐酸吗啡与硫酸阿托品合用,可消除盐酸吗啡引起的呼吸中枢抑制及胆道、支气管平滑肌痉挛,同时可增强止痛效果;临床上经常利用药物之间的拮抗作用来解决药物中毒,如有机磷轻度中毒时采用与有机磷作用拮抗的阿托品来解毒;麻黄碱治疗哮喘时用巴比妥类药物对抗其中枢神经兴奋作用等。

在联合用药的过程中,如果配伍变化是有利于生产、使用和符合临床治疗需要的,称为合理性配伍变化;如果产生的配伍变化不符合制剂要求,使药物的治疗作用降低或消失甚至引起毒副作用的,则称为配伍禁忌。如盐酸氯丙嗪注射液与异戊巴比妥钠注射液混合产生沉淀;泼尼松与氢氯噻嗪合用,两者均有强烈的排钾作用,可能出现低钾血症。因此,在配伍用药时,应根据药物制剂成分的理化性质和药理作用,探讨其产生的原因和正确处理的方法,设计合理的处方、工艺。对可能发生的配伍变化要有预见性,进行合理的配伍,避免配伍禁忌的出现,保证用药的安全、有效。

(二)药物制剂配伍变化的类型

1. 物理性配伍变化 是指药物制剂配伍后发生物理性质的改变,如沉淀、潮解、液化、结块、分散状态、晶型、粒径等变化,从而影响制剂的外观和使用。如樟脑醑与水性制剂配伍后,因溶剂性质的改变而析出樟脑沉淀;右旋糖酐注射液与氯化钠注射液配伍,因盐析作用而产生右旋糖酐沉淀。

2. 化学性配伍变化 是指药物制剂配伍使用时发生了化学反应,如氧化反应、水解反应、分解反应、聚合反应等,产生了新的物质。配伍的结果可表现为产生混浊或沉淀、变色、产气、润湿、液化以及发生爆炸等,但也有些变化从外观上难以观察出来。这些变化不但影响药物制剂的制备,而且会使药物制剂的疗效发生改变或产生毒副作用。如0.1%盐酸肾上腺素注射液与2.5%氨茶碱注射液等量混合时,肾上腺素在碱性条件下可氧化成粉红色的邻醌肾上腺素,使其分解变色。氢化可的松注射液与青霉素混合时,能加快β-内酰胺环发生水解,虽无明显的外观现象,但发生青霉素效价降低的潜在性变化。

3. 药理性配伍变化 又称疗效学的配伍变化,是指药物受合用或先后应用的其他药物、附加剂、内源性物质或食物等影响,而使其药理作用性质和强度、毒副作用等发生变化。药物的这些相互作用有的有利于治疗,有的则不利于治疗。药物制剂配伍应用后在体内相互作用,出现疗效降低或毒性反应而影响治疗,甚至危及患者的生命安全,则属于药理学的配伍禁忌。如蟾酥、罗布麻等含有强心苷或强心物质,若与洋地黄类强心药合用则总剂量增加,可引起强心苷中毒。

二、物理和化学配伍变化

(一)固体剂型中药物的物理和化学配伍变化

药物在固体状态下配伍容易发生物理化学变化,主要是配伍时出现润湿、液化、硬结、变色、分解及产生气体等现象。

1. 润湿与液化 某些固体药物制剂配伍时出现润湿或液化现象,给生产和贮存带来困难,影响产品质量。造成润湿与液化的原因主要有以下4个方面:

(1)药物之间反应生成水:固体的酸类与碱类药物间反应能生成水,如制备泡腾固体制剂时常用碳酸氢钠与有机酸(如枸橼酸),两者混合时在稍高湿度下会较快发生中和反应放出水分,使混合物润湿。

(2)结晶水的放出:含结晶水多的盐与其他药物发生反应放出结晶水,如醋酸铅与明矾混合则放出结晶水。

(3)混合物的临界相对湿度下降而吸湿:如枸橼酸和蔗糖的临界相对湿度分别为70%和84.5%,混合后的临界相对湿度为59.2%,在环境相对湿度较高时则会出现润湿甚至液化。

(4)形成低共熔混合物:某些药物如薄荷脑、樟脑、麝香草酚、苯酚、水合氯醛等在一定温度下按一定比例混合时,产生润湿或液化现象。

2. 结块 散剂、颗粒剂等固体制剂往往由于所含的成分吸湿后又逐渐干燥会引起结块,从而导致制剂变质或药物分解失效。

3. 变色　药物间发生氧化、还原、聚合、分解等反应时，有时产生有色化合物或发生颜色上的变化，如含酚基化合物与铁盐间相互作用使混合物的颜色有变化。

4. 产生气体　产生气体是药物发生化学反应的结果。如碳酸盐、碳酸氢盐与酸类药物制剂配伍可放出二氧化碳；铵盐与碱类药物制剂配伍放出氨气。

（二）注射剂的配伍变化

注射剂的物理和化学配伍变化主要表现为混浊、沉淀、结晶、变色、水解、效价下降等现象。有些现象是肉眼观察不到的，而带来的危害性往往更严重，如易引起局部刺激性、静脉炎等。注射剂间产生配伍变化及其影响因素很多，主要有以下几个方面：

1. 输液剂与注射剂之间的配伍变化　临床常用的输液有 5% 和 10% 葡萄糖注射液、0.9% 氯化钠注射液、复方氯化钠注射液、葡萄糖氯化钠注射液、右旋糖酐注射液、转化糖注射液及各种含乳酸钠的制剂等，一般都比较稳定，常与注射剂配伍。有些输液因它的特殊性质不适宜与某些注射剂配伍，若配伍不当，往往会产生一些配伍变化。引起配伍变化的因素主要有以下几个方面：

（1）溶剂组成的改变：以乙醇、丙二醇、甘油等非水溶剂制成的注射剂加入水性输液中时，由于溶剂组成的改变而析出药物。如氯霉素注射液的溶剂主要为丙二醇，若用水性输液稀释，浓度高于 0.25% 时会产生氯霉素沉淀。

（2）pH 的改变：注射液的 pH 是药物稳定的重要因素，在不适当的 pH 下，有些药物会产生沉淀、变色或加速分解。如 5% 硫喷妥钠 10ml 加于 5% 葡萄糖溶液 500ml 中，由于 pH 下降而产生沉淀；新生霉素与 5% 葡萄糖溶液或 pH 低于 6 的输液配伍时也可能析出沉淀。

一般而言，凡配伍的输液剂与注射剂之间的 pH 差距越大，发生配伍变化的可能性也越大。

（3）离子作用：有些离子能加速某些药物的水解反应。例如乳酸根离子能加速氨苄西林的水解，氨苄西林在含乳酸钠的复方氯化钠注射液中 4 小时后可损失 20%，在 0.16mol/L 乳酸钠溶液中 4 小时可损失 40%，而在同样 pH 的等渗氯化钠注射液中 24 小时内无变化。

（4）直接反应：某些药物可直接与输液中的成分反应。如四环素与含钙盐的输液在中性或碱性条件下，由于形成螯合物而产生沉淀；头孢菌素类抗生素会与钙盐反应，产生沉淀。

（5）电解质的盐析作用：凡属于胶体溶液型的注射液，如两性霉素 B、血浆蛋白和右旋糖酐等注射液若与生理盐水、氯化钾、乳酸钠和葡萄糖酸钙等含有强电解质的注射液混合时，则能被电解质盐析出来或因盐类的离子效应中和了胶粒中的双电层，使胶体凝集而析出沉淀。

（6）聚合反应：如注射用氨苄西林钠和 5% 葡萄糖注射液混合后，因 pH 下降，使氨苄西林聚合、变色和效价下降等。

2. 注射剂之间的配伍变化　两种注射剂相互配伍所遇到的问题基本上与添加至输液中的情况相类似，不过两种注射剂混合后的药物浓度比与输液混合要大得多，因而更容易出现配伍变化，其主要原因是由于 pH 改变的影响。如维生素 C 注射液的 pH 在 5~6 时最稳定，当 pH 在 6 以上时易氧化，故维生素 C 注射液不宜与碱性的氨茶碱、谷氨酸钠等注射液配伍；氨苄西林钠不宜与多巴胺、间羟胺注射液配伍，因多巴胺在 pH 为 5 或 5 以下最稳定，间羟胺在 pH 为 2.5~4.5 时最稳定，在碱性溶液中都容易被氧化,而氨苄西林钠水溶液的 pH 为 8.5~10.0,配伍易使多巴胺、间羟胺氧化,同时由于 pH 的改变也使氨苄西林钠水溶液不稳定,分解加快。

如果两种注射剂的 pH 稳定范围差距较大,如盐酸四环素注射液的 pH 在 1.8~2.8,而磺胺嘧啶钠注射液的 pH 为 8.5~10.5,在混合时就容易产生配伍变化。许多有机碱类药物在水中难溶而需制成强酸盐,如氯丙嗪加盐酸制成盐酸氯丙嗪则在水中易溶,遇碱则会析出氯丙嗪。许多有机酸类药物(如巴比妥类、磺胺类等)在水中难溶,需要加碱制成盐才能配成溶液,所以这类注射剂与其他酸性注射剂配伍后,由于混合液 pH 的变化而容易产生沉淀。

3. 影响注射剂间配伍变化的其他因素

(1)配合量:当两种具有配伍变化的注射剂在高浓度、等量混合时,易出现可见性配伍变化。若两种注射剂在混合前先经稀释后,再混合,则不易发生变化,这是因为只有在一定浓度下药物才会发生反应。如间羟胺注射液与氢化可的松琥珀酸钠注射液等量混合,则有晶体析出,若先用生理盐水分别稀释后,再混合,则无可见结晶析出。

(2)反应时间:有的注射剂配伍后立即出现混浊或沉淀现象,有的则需经过一定时间后才会出现上述现象。如磺胺嘧啶钠注射液与葡萄糖注射液配伍后约需 2 小时才出现沉淀。

(3)混合顺序:有些药物配合时产生沉淀的现象可用改变混合顺序的方法来克服。如 1g 氨茶碱与 300mg 烟酸配合,先将氨茶碱用输液稀释至 1000ml,再慢慢加入烟酸则可得到澄明的溶液,如先将两种药物混合后再稀释则会析出沉淀。

(4)外界因素:配伍时的外界条件如温度、空气中的氧和二氧化碳、光线等也会对配伍结果产生影响。如某些粉针剂配成储备溶液时,此浓溶液应存放于冷暗处,以防止因温度过高或时间过长变质;易氧化的药物制成的注射剂与输液剂配伍时,有可能因接触氧气而被氧化;有些药物如苯妥英钠、硫喷妥钠等注射液因吸收空气中的二氧化碳使溶液的 pH 下降,有析出沉淀的可能性;对光特别敏感的药物如两性霉素 B、呋喃妥因钠等与输液剂配伍时,在滴注期间应用铝箔或其他遮光物(黑布、黑纸)包裹,以防分解。

(5)注射剂中的附加剂:当两种注射剂混合时,虽然主药间无配伍变化,但附加剂与主药或附加剂与附加剂之间可能存在着配伍变化。如肾上腺色腙注射液中用水杨酸钠作为助溶剂,而水杨酸钠在碱性条件下易氧化成具有颜色的醌类化合物,因此肾上腺色腙注射液不宜与氨茶碱、磺胺嘧啶钠等注射液配伍。

知识链接

注射剂配伍变化应用的小知识

阶梯式注射剂配伍变化表已不适合目前临床注射剂配伍的需要。随着各种新的注射剂不断上市,为确保注射剂配伍组合后使用全过程的有效性与安全性,必须做到:注射剂配伍组合后应进行灯检,观察输液瓶中有无可见配伍变化;在滴注过程中要巡回观察组合瓶内是否产生迟发型可见配伍变化;注射剂配伍操作应在洁净空气 100 级环境条件下进行,组合后应尽快应用;注射剂配伍的稳定性试验必须按照临床组合浓度进行,所用分析检测方法必须可靠,以保证临床用药的安全与可靠。

三、药理性配伍变化

由于药物及制剂品种迅速增加,联合用药的机会越来越多,临床上药物相互作用的发生率也越来越高。常见药理作用的配伍变化包括使作用增强的协同作用和使作用减弱或消失的拮抗作用,药物的协同作用和拮抗作用不单纯发生在治疗作用上,在毒副作用上也同样存在。有的药物制剂配伍使用后,导致疗效降低和加重不良反应,甚至产生习惯性、成瘾性和药源性疾病等严重后果,这些都属于配伍禁忌的范畴,是应当严格防止的。

产生药理性配伍禁忌的原因,可以从药效学和药动学两个方面来分析。此部分主要从药动学来分析,即一种药物在体内的吸收、分布、代谢、排泄过程因联合应用的其他药物的影响而有所改变,从而使该药物在体内的药量或血药浓度发生变化,使药效发生改变。

（一）影响药物吸收过程的配伍变化

临床上由于吸收发生变化而影响疗效主要表现在两个方面,即影响药物的吸收量及影响药物的吸收速度,两者均可直接影响药物在血中的浓度。有许多因素可改变药物的吸收速度与吸收量,如胃肠液的 pH、胃排空速率、形成络合物或复合物等。

当一种药物改变胃肠道的 pH 时,会影响其他药物的吸收。如阿司匹林片与抗酸药碳酸氢钠片合用,可使阿司匹林的溶出速率降低,吸收量减少。

药物主要在小肠吸收,吸收速度受胃排空速率的影响。空腹服药比餐后服药吸收快,但后者对胃的刺激性小和吸收较平稳。各种促进或延缓胃排空的因素都可影响药物的吸收速度。如溴丙胺太林与红霉素合用,因前者能松弛胃肠道平滑肌,延长胃排空时间,导致红霉素在胃内停留太久,受胃酸影响而分解,降低疗效。

有些药物合用后,在胃肠道内形成络合物或复合物而影响其吸收。如四环素类药物与含 Fe^{2+}、Al^{3+}、Ca^{2+}、Mg^{2+} 等的药物合用时,可形成难溶性络合物,使四环素类药物的吸收量显著降低。

（二）影响药物分布过程的配伍变化

药物通过消化道或非消化道等途径进入体循环后,首先与血浆蛋白以不同比例进行可逆性的结合,形成暂时失去活性作用的大分子化合物,因此药物与蛋白结合起着贮存、调节血药浓度和维持作用时间等作用。它与游离型药物之间处于动态平衡,而体内只有游离型药物才能发挥药理作用。

各种药物与血浆蛋白结合的能力大小不一。当配伍用药时,一般与血浆蛋白结合能力强的药物能取代结合能力弱的药物,使后者的游离型浓度增高,疗效或不良反应增强。如阿司匹林(有抗血小板凝集作用)与香豆素类抗凝血药合用,可将香豆素类药物从蛋白结合部位置换出来,使游离药物浓度增加,抗凝作用加强,有可能引起出血;甲苯磺丁脲与复方磺胺甲噁唑合用,前者的游离型浓度增高,产生低血糖症。

（三）影响药物代谢过程的配伍变化

大多数药物在体内被肝微粒体中的药物代谢酶(药酶)所代谢。通过氧化、还原、分解和结合等反应生成代谢物,最后经肾脏排出体外。

从临床上发现有些药物对肝药酶的活性有影响,一种是激发药酶的作用,称为酶促作用;另一种为抑制药酶的作用,即酶抑作用。具有酶促或酶抑作用的药物与其他药物制剂配伍时,会影响另一药物的代谢,从而影响药效。如巴比妥类药物能降低口服抗凝剂(如双香豆素类)的作用,这是由于巴比妥类诱发肝药酶,使抗凝剂的代谢作用加速;利福平可使口服避孕药的代谢加快,因而使避孕作用大大降低。西咪替丁为药酶抑制剂,可抑制华法林、地西泮、苯妥英钠、卡马西平等药物的代谢,使这些药物的血药浓度升高,半衰期延长,药理作用增强或毒性增加。

此外,酶促作用可以降低某些药物的毒性。如洋地黄、巴比妥类、地西泮及有机磷杀虫药中毒时,用螺内酯增加这些药物的代谢,加速这些药物消除以达解毒目的。

(四) 影响药物排泄过程的配伍变化

原形药物或代谢物通过肾脏、肝胆系统、呼吸系统、皮肤汗腺分泌等途径排出体外,肾脏是药物排泄的主要器官。影响肾排泄过程的配伍变化主要是影响肾小管重吸收与肾小管分泌。

大多数药物和代谢物都是有机弱酸或有机弱碱的化合物,经肾小球滤过进入肾小管腔时,呈分子状态的药物和代谢物又可被动重吸收进入血液循环,而呈离子状态的药物和代谢物则随尿排出体外。重吸收的多少受药物的脂溶性、解离度和尿液 pH 的影响。当配伍用药使尿液的 pH 升高或降低时,影响了弱酸性、弱碱性药物的脂溶性、解离度,从而导致药物重吸收的改变,使药物和代谢物的排泄量发生改变,最终影响药效持续时间。

酸性药物如巴比妥中毒时,口服碳酸氢钠或静脉注射乳酸钠,使尿液的 pH 上升,巴比妥的离子化程度增大,从而使排泄量立即增加,起到解毒作用。又如庆大霉素与碳酸氢钠合用,因尿液变碱性,使庆大霉素的排泄量减少,故易引发前庭神经损害的不良反应。

另外,也应注意尿液 pH 对药物溶解度的影响,有些磺胺类药物如复方磺胺甲噁唑在酸性尿液中易析出结晶,形成结晶尿,损伤肾小管,不宜与维生素 C 配伍使用,而宜同服碳酸氢钠以碱化尿液。

四、配伍变化的处理原则与方法

临床上常常将两种或两种以上的药物制剂配伍使用,在处方调剂过程中,审查处方发现疑问时,首先应与处方医师取得联系,了解用药意图,明确用药对象的具体情况,如患者的年龄、性别、病情及其严重程度、给药途径等。再结合药物的物理、化学和药理等性质,分析可能产生的配伍结果,确定克服方法,必要时还需与医师商议共同确定解决的方法,保证用药的安全有效。一般可按下列方法进行处理:

1. **改变服药间隔时间**　凡有配伍禁忌的内服药物制剂不能同时服用,应间隔一定时间分别服用。如双歧杆菌三联活菌胶囊与药用炭片联合使用时,先服双歧杆菌三联活菌胶囊,3 小时以后再服药用炭片,以免药用炭的吸附作用使活菌制剂的效价降低。

2. **采用分别注射**　有配伍禁忌的注射剂可分别注射。如盐酸四环素注射液与乳酸钠注射液合用,若直接混合注射可产生四环素沉淀,如果将两者分别注射,可避免四环素的析出。

3. **注射剂稀释后再与输液混合**　凡注射剂与输液配伍使用时,注射剂应先稀释后,再与输液混合。因注射剂在高浓度时与输液混合,容易析出微小结晶或沉淀。经稀释后,再混合,则不易发生可见性配伍变化,并且一般要求在 4 小时内滴注完毕,输入量大时应分次配合使用。

4. 改变注射剂的混合顺序　改变混合顺序往往能克服一些不合理的配伍变化。如 2ml 氯霉素注射液先用 100ml 输液稀释,再与维生素 C 注射液配伍则没有沉淀产生,如果配伍顺序相反则会析出沉淀。

5. 更换处方中的药物　有配伍禁忌的药物不得配伍使用,应与处方医师联系,通过医师更换药物,但更换的药物疗效应力求与原药物相近,用法也尽量与原处方一致。如西咪替丁片与乳酶生片合用时,由于两药作用的相互拮抗,而导致两药的疗效都降低,可用其他助消化药如胰酶片代替乳酶生片。

实例解析 14-1

【处方】苯丙胺片　　　　　　　5mg×20

　　　　Sig. 1　b.i.d.　p.o.

　　　　维生素 C 片　　　　　0. 25g×100

　　　　Sig. 2　t.i.d.　p.o.

【解析】

1. 结果　苯丙胺在尿中的排泄加快,疗效降低。

2. 原因　苯丙胺为碱性药,维生素 C 能使尿液酸化,使苯丙胺的排泄加快,药效降低。

3. 处理　两药不宜同服。

实例解析 14-2

【处方】硫酸庆大霉素注射液　　　　　24 万 IU

　　　　氨茶碱注射液　　　　　　　　0. 5g

　　　　5%葡萄糖注射液　　　　　　　500ml

　　　　Sig.　i.v./gtt.　q.d.

【解析】

1. 结果　混合液出现混浊。

2. 原因　硫酸庆大霉素水溶液为酸性(pH 6),氨茶碱水溶液为碱性(pH 9),混合后因复分解反应使庆大霉素和茶碱游离析出。

3. 处理　建议用其他抗生素代替硫酸庆大霉素。

点滴积累 ∨ ⋯⋯⋯⋯⋯⋯⋯⋯⋯⋯⋯⋯⋯⋯⋯⋯⋯⋯⋯⋯⋯⋯⋯⋯⋯⋯⋯⋯⋯⋯⋯⋯⋯⋯⋯

1. 药物制剂配伍变化分物理性、化学性和药理性配伍变化 3 类。

2. 物理和化学配伍变化主要发生润湿、液化、硬结、变色、分解及产生气体等现象。

3. 注射剂间发生配伍变化的主要因素有 pH 的改变、溶剂的改变、离子作用、直接反应、混合顺序、配合量等。

4. 药学专业人员遇到有配伍禁忌的处方不得擅自修改,应与处方医师联系,由处方医师决定如何处理。

第二节　静脉用药集中调配

一、概述

静脉用药集中调配是指医疗机构药学部门根据医师处方或用药医嘱,经药师进行适宜性审核,由药学专业技术人员按照无菌操作要求,在洁净环境下对静脉用药物进行加药混合调配,使其成为可供临床直接静脉输注使用的成品输液操作过程。静脉用药集中调配是医疗机构药品调剂的一部分。医疗机构采用集中调配和供应静脉用药的,应当设置静脉用药调配中心(室)(pharmacy intravenous admixture service,PIVAS)。肠道外营养液和危害药品静脉用药必须实行集中调配与供应。

(一)国内外静脉用药集中调配的发展概况

输液是临床治疗疾病的重要手段,直接进入人体血液循环,其质量直接影响临床治疗效果和患者用药安全。传统的输液调配由护理人员在护理站完成,因护理站的无菌条件有限,调配过程中有尘埃等不溶性微粒散落,都将会污染输液,输入患者体内可能会引起肉芽肿、静脉炎、血栓及热原反应等,增加患者的痛苦,降低疗效;同时,操作者在调配危害药品时缺少有效的防护措施,也将会对身体健康造成影响。另外,操作者缺乏药物的理化性质等药学专业知识,仅凭习惯或经验调配输液,对临床用药带来的危险性也会随之增加。因此,静脉用药调配过程中潜在的问题在全球已越来越受到重视。

早在20世纪60年代初期,国外就提出医院药房是最适合集中调配治疗型输液的部门。1963年在美国俄亥俄州立大学附属医院成立了世界第一个静脉用药调配中心。1999年,几乎所有的美国联邦政府医院都建立了静脉用药调配中心,大部分非政府医院也开展了此项服务。其他发达国家如英国、澳大利亚、加拿大、新加坡、日本等医院也相继开展了这方面的服务。现在,静脉用药集中调配已成为国外医院药师重要的工作内容之一,主要发达国家和地区更是建立了相对完善的规章制度、法律法规和相关设施。《美国药典》(第27版)已对静脉用药调配必须达到的条件做了明确的规定,如调配环境的要求、质量保证措施、人员培训等。随后,美国药剂师协会出版了相应的行业内控制标准。

我国的静脉用药集中调配起步较晚,在1998年,原卫生部调研起草《医疗机构药事管理暂行规定》时提出了静脉用药集中调配的设想。1999年,我国第一个静脉用药调配中心(室)在上海市静安区中心医院建立,随后澳大利亚静脉用药调配中心的经验及标准逐步引入国内并被国内的部分医疗机构所借鉴。2002年1月,原卫生部发布实施的《医疗机构药事管理暂行规定》中第28条规定:"医疗机构要根据临床需要逐步建立全肠道外营养和肿瘤化疗药物等静脉液体调配中心(室),实行集中配制和供应。"2010年4月,原卫生部颁布了《静脉用药集中调配质量管理规范》,该规范是静脉用药集中调配工作质量管理的基本准则,适用于肠道外营养液、危害药品和其他静脉用药调配的全过程。随着规范的执行,越来越多的医疗机构正在建立静脉用药调配中心(室),目前全国已有1200余家,一些省市还根据自身医疗水平的发展情况,陆续出台相关的验收标准和收费标准。2015 年 6 月由国家卫生计生委医院管理研究所药事管理研究部主办的"第十一届临床药师论坛静脉用药集中调配专题研讨会"在安徽合肥成功举办,它预示着国内静脉用药集中调配已渐成规模,成为医院药学的一个新兴专业学科。

(二)静脉用药集中调配的意义

1. 减少细菌与颗粒对混合药物的污染 将静脉药物集中于 10 000 级、局部 100 级的洁净环境下,要求药学专业技术人员严格按照无菌操作规程配制,大大降低获得性感染等的发生率,保障了患者的用药安全。

▶▶ **课堂活动**

静脉用药集中调配中心(室)的洁净级别与现行的 GMP 中洁净级别控制标准是否一样? 有何区别?

2. 加强药学专业人员对药物的监控,减少差错率 目前新药层出不穷,药物之间的配伍越来越复杂,药物集中调配能充分发挥药学专业人员的专业优势,加强对药物相容性、稳定性等的监控,并对药物配制、给药时间、药物输注速度等方面进行合理设计,减少用药差错,提高静脉药物治疗的安全性。

3. 增强职业防护,减少危害药物对操作人员的伤害 静脉用药调配中心根据药物的性质配备不同类型的层流洁净台,并建立了相应的操作规范,能有效地防止细胞毒性等药物对操作人员的潜在危害。

4. 促进临床药学的发展,推广合理用药 药学专业人员充分利用统计数据展开药物利用、药物经济学等方面的研究,积极推动临床药学的发展。调配中心药学人员能获取临床信息,及时与临床沟通,加强医护药间的联系,推广合理用药。

5. 集中调配药物,提高效率 通过药品的集中管理,能有效防止药品的流失,减少药物浪费,降低成本,提高工作效率。

二、医疗机构静脉用药调配中心(室)的建立与管理

(一)静脉用药调配中心(室)的硬件设施

1. 静脉用药调配中心(室)的总体布局 静脉用药调配中心(室)应选择人员流动少的安静区域,位置相对独立,且便于与医护人员沟通以及成品输液的运送。周围的环境、路面、植被等应不会对静脉用药调配过程造成污染,禁止设置于地下室或半地下室。中心的面积应与各单位的工作量相适应。调配中心还需严格划分各功能区,建造使用的材料需要严格按照国家相关规定,符合环保、洁净、防火等级要求,易清洁,不落屑,接缝处密封好。废弃物应集中放置,并有专人负责定时清运。

2. 静脉用药调配中心(室)的功能区及其要求 静脉用药调配中心(室)应设置洁净区、非洁净控制以及辅助工作区,不同区域之间的人流和物流出入应按照规定合理走向,不同洁净级别区域间

应有防止交叉污染的相应设施。不得在调配中心内设置卫生间和淋浴室。洁净区应当包括普通药物(输液)及肠外营养液调配间和相对应的一更、二更、洁净洗衣洁具间;抗生素类和危害药物类输液调配间和其相对应的一更、二更、洁净洗衣洁具间。洁净区应当设有温度、湿度、气压等监测设备和通风换气设施,保持静脉用药调配室的温度为18~26℃、相对湿度为40%~75%,保持一定量新风的送入。非洁净控制区应当包括普通更衣区(间)、摆药准备区(间)、耗材暂存区(间)、审方打印区(间)、普通清洗区(间)、成品核对区(间)。辅助工作区包括药品库房、脱外包装区(间)、外送推车存放区(间)、净化空调机房、示教室等。药品、物料贮存库应当分设冷藏、阴凉和常温区域,库房的相对湿度为40%~65%。二级药库应当干净、整齐,门与通道的宽度应当便于搬运药品和符合防火安全要求。有保证药品领入、验收、贮存、保养、拆外包装等作业相适宜的房屋空间和设备、设施。

为了防止交叉污染,非洁净控制区和洁净区的人流、物流必须分开设置,并且人流和物流均需设置不同的入口和出口,物流入口和出口不得有迂回。非洁净控制区的布局应与其流程相匹配,保证流程的合理性,同时可兼顾人员工作的舒适性,如审方打印区(间)宜设置在摆药准备区(间)附近,打印输液标签后可按照标签内容拿取药品,并且审方打印区(间)宜设置在采光较好的区域,为调配中心工作人员创造舒适的工作环境。

知识链接

《静脉用药集中调配质量管理规范》相关用语的含义

1. 危害药品 是指能产生职业暴露危险或者危害的药品,即具有遗传毒性、致癌性、致畸性,或对生育有损害作用以及在低剂量下可产生严重的器官或其他方面毒性的药品,包括肿瘤化疗药品和细胞毒性药品。

2. 成品输液 按照医师处方或用药医嘱,经药师适宜性审核,通过无菌操作技术将一种或数种静脉用药品进行混合调配,可供临床直接用于患者静脉输注的药液。

3. 输液标签 依据医师处方或用药医嘱经药师适宜性审核后生成的标签,其内容应当符合《处方管理办法》有关规定:应当有患者与病区基本信息、医师用药医嘱信息、其他特殊注意事项以及静脉用药调配各岗位操作人员的信息等。

4. 交叉调配 系指在同一操作台面上进行两组(袋、瓶)或两组以上静脉用药混合调配的操作流程。

(二)静脉用药调配中心(室)人员的管理

人员是静脉用药调配中心(室)每个工作环节的最重要的因素。人员素质决定着静脉用药集中调配的质量,直接关系到患者的治疗。因此,调配中心的工作人员应具有强烈的责任心、扎实的理论知识,严守岗位职责,对专业知识应有创新的意识和能力。

1. 人员的组成及其要求

(1)静脉用药调配中心(室)负责人应当具有药学专业本科以上学历,本专业中级以上专业技术职务任职资格,有较丰富的实际工作经验,责任心强,有一定的管理能力。

（2）负责静脉用药医嘱或处方适宜性审核的人员应当具有药学专业本科以上学历、5年以上临床用药调剂工作经验的药师以上专业技术职务任职资格。

（3）负责摆药、加药混合调配、成品输液核对的人员应当具有药士以上专业技术职务任职资格。

（4）从事静脉用药集中调配工作的药学专业技术人员应当接受岗位专业知识培训并经考核合格,定期接受药学专业继续教育。

（5）与静脉用药调配工作相关的人员每年至少进行1次健康检查,建立健康档案。对患有传染病或者其他可能污染药品的疾病,或患有精神病等其他不宜从事药品调剂工作的,应当调离工作岗位。

2. 人员的规范化培训　规范化培训是工作人员进入静脉用药调配中心（室）工作后的重要组成部分,对提高医疗质量极为重要,是高水平人才形成过程的关键所在。通过规范化培训,能培养工作人员良好的职业素养,加深工作人员对静脉用药集中调配的工作环境、流程、管理及服务理念的全面认识,提高主动学习的能力,增强安全意识,养成良好的调配操作习惯,能有效地减少和避免医疗事故的发生。

规范化培训的形式有岗前培训、在岗培训和拓展培训3种,主要通过专题讲座、教学观摩、小组研讨、专家指导、参观考察、继续教育培训和课题研究等方式进行。规范化培训的具体内容有:①相关法律、法规、政策的培训,如《药品管理法》《医疗机构药事管理规定》《处方管理办法》《静脉用药集中调配质量管理规范》等;②职业道德和工作作风的培训,如《医德医风》《医疗机构从业人员行为规范》《医学伦理》及心理素质等;③管理制度和标准操作规程的培训,如医院和部门的各项规章制度、净化区域与操作台的清洁消毒规程、人员进出净化区域的消毒与更衣规程、信息系统操作规程、设备操作与保养等;④"三基三严"培训,如药学、护理基本理论、基础知识与基本技能等。培训完毕,应从专业理论知识、操作技能、综合能力考核等方面进行考核,考核成绩需存档,未经培训或培训不合格的人员一律不得上岗。

（三）静脉用药调配中心（室）的质量控制

静脉用药集中调配的质量控制是为达到质量要求所采取的作业技术和活动,即为了消除各环节质量可能存在的不合格因素而采取的各种手段和方法。静脉用药调配中心（室）工作任务繁重,流程环节众多,通过开展质量控制工作,成立质量控制组织,建立一整套完善的质量控制制度与措施,能够有效提升工作质量,预防差错事故发生,保障患者用药安全有效。

静脉用药调配中心（室）实行质量控制应以原卫生部2010年4月印发的《静脉用药集中调配质量管理规范》《静脉用药集中调配中心（室）验收标准》以及医疗机构静脉用药调配中心（室）的规章制度等相关文件规定为依据,进行全面质量管理。

1. 全面建立静脉用药调配中心（室）标准操作规程和质量管理规范　应至少包括以下4个方面:①建立各环节的标准操作规程;②建立肠外营养、危害药品等药物的混合调配标准操作规程;③建立药品、耗材质量管理制度;④建立静脉用药调配中心（室）净化设施与设备维护保养、洁净级别监测的质量管理制度。

2. 建立质量管理小组,并明确职责 建立静脉用药调配中心(室)质量管理组织,制订各级职责,实行组长负责制、阶梯式管理,权责明确,避免因承担的任务过多过杂导致管理混乱的现象。同时,积极鼓励、引导员工参与到静脉用药调配中心(室)的全面质量管理工作中去。

3. 建立考核标准,持续改进 建立质量管理考核标准和绩效考核标准,将管理工作进一步细化和标准化,有效防止管理中的疏漏,有利于工作质量的控制和提升。对质量管理中出现的问题,每月及时总结、反馈,使静脉用药调配中心(室)的质量管理体系持续改进。

三、静脉用药调配中心（室）工作流程

医疗机构静脉用药调配中心(室)的一般工作流程如图 14-1 所示。

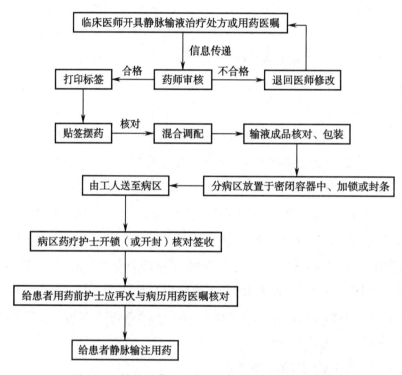

图 14-1 静脉用药调配中心(室)的工作流程示意图

1. 临床医师开具处方或用药医嘱 医师依据对患者的诊断或治疗需要,遵循安全、有效、经济的合理用药原则,开具处方或用药医嘱,其信息应当完整、清晰。病区按规定时间将患者次日需要静脉输液的长期医嘱传送至静脉用药调配中心(室),临时静脉用药医嘱调配模式由各医疗机构按实际情况自行规定。

2. 审核处方或用药医嘱 负责审核的药师逐一审核患者的静脉输液处方或医嘱,确认其正确性、合理性与完整性。主要包括处方或用药医嘱形式审查、临床诊断与所选用药品的相符性与适宜性、静脉药物制剂配伍、选用溶媒的适宜性、静脉滴注用药物与输液包装容器的相容性、药物皮试结果和药物严重或者特殊不良反应等内容。对不适宜的用药医嘱,应当及时与处方医师沟通,说明原因并提出调整建议。对有用药错误或不能保证成品输液质量的处方或用药医嘱而医师又不同意修

改的,药师有权拒绝调配,并做记录与签名。

3. 打印标签与标签管理

(1)经审核的处方或用药医嘱汇总数据后以病区为单位,将其打印成输液处方标签(简称输液标签)。核对输液标签上患者姓名、病区、床号、病历号、日期,调配日期、时间、有效期,将输液标签按处方性质和用药时间顺序排列后,放置于不同颜色(区分批次)的容器内,以方便调配操作。

(2)输液标签由电脑系统自动生成编号,编号方法由各医疗机构自行确定。

(3)打印输液标签,应当按照《静脉用药集中调配质量管理规范》的有关规定采用电子处方系统运作或者采用同时打印备份输液标签方式。输液标签贴于输液袋(瓶)上,备份输液标签应当随调配流程,并由各岗位操作人员签名或盖签章后,保存1年备查。

(4)输液标签的内容除应符合相关规定外,还应注明需要特别提示以下事项:①按规定应当做过敏性试验或者某些特殊性质药品的输液标签,应当有明显的标识;②药师在摆药准备或者调配时需特别注意的事项及提示性注解,如用药浓度换算、非整瓶(支)使用药品的实际用量等;③临床用药过程中需特别注意的事项,如特殊滴速、避光滴注、特殊用药监护等。

4. 贴签摆药与核对

(1)摆药前药师应仔细阅读、核查输液标签是否准确、完整,如有错误或不全,应当告知审方药师校对纠正。

(2)按输液标签所列的药品顺序摆药,按其性质、不同用药时间,分批次将药品放置于不同颜色的容器内;按病区、按药物性质不同放置于不同的混合调配区内。

(3)摆药时需检查药品品名、剂量、规格等是否符合标签内容,注意药品的完好性及有效期,并签名或者盖签章。同时还需确认同一患者所用的同一种药品的批号相同。

(4)将输液标签整齐地贴在输液袋(瓶)上,但不得将原始标签覆盖。药师摆药应双人核对,并签名或盖签章。将摆有注射剂与贴有标签的输液袋(瓶)的容器通过传递窗送入洁净区操作间,按病区码放于药架(车)上。

(5)摆药后应及时对摆药准备室补充药品,应当注意药品有效期,按先进先用、近期先用的原则;补充的药品应当在专门区域拆除外包装,对氯化钾注射液等高危药品应当有特殊标识和固定位置。

5. 混合调配

(1)调配操作前准备30分钟,按操作规程启动洁净间和层流工作台的净化系统并确认其处于正常工作状态,操作间的温控制于18~26℃、湿度为40%~75%,室内外压差符合规定,操作人员记录并签名。然后按更衣操作规程,进入洁净区操作间,先用蘸有75%乙醇的无纺布从上到下、从内到外擦拭层流洁净台内部的各部位。

(2)将摆好药品容器的药车推至层流洁净操作台附近相应的位置,调配药学技术人员应当按输液标签核对药品名称、规格、数量、有效期等的准确性和药品的完好性,确认无误后,进入加药混合调配操作。

（3）选用适宜的一次性注射器,拆除外包装,旋转针头连接固定注射器,确保针尖斜面与注射器刻度处于相反方向,将注射器垂直放置于层流洁净台的内侧。用75%乙醇或聚维酮碘消毒输液袋（瓶）的进针处,并放置于层流洁净台的中央区域。除去西林瓶盖,用75%乙醇或聚维酮碘消毒安瓿瓶颈或西林胶塞,水针剂应在层流洁净台侧壁打开安瓿,应避免朝向高效过滤器的方向打开,以防药液喷溅到高效过滤器上,用注射器抽取所需的药液,注入输液袋（瓶）轻轻摇匀。调配溶解粉针剂时,先用注射器抽取适量溶媒注入粉针剂的西林瓶内,必要时可轻轻摇动或置振荡器上助溶,待完全溶解后,用同一注射器抽出所需的药液量,注入注入输液袋（瓶）轻轻摇匀。调配结束后,再次核对无误签名,标注调配时间,并将调配好的成品输液和空西林瓶、安瓿与备份输液标签及其他相关信息一并放入筐内,以供检查者核对。通过传递窗将成品输液送至成品核对区,进入成品核对包装程序。

> **知识链接**
>
> 水平层流洁净台的工作区域划分
>
> 1. 内区 靠近高效过滤散流板 10～15cm 的区域,用于放置已开启的安瓿、已开包装的无菌物体及已消毒的小件物品。
> 2. 操作区 即操作台的中央部位,内区和外区之间,用于输液调配操作。
> 3. 外区 距离操作台边缘 15～20cm 的区域,用于放置未拆外包装的注射器及未消毒的小件物品。

（4）每完成一组输液混合调配操作后,应当立即清场,用蘸有75%乙醇的无纺布擦拭台面,除去残留药液,不得留有与下批输液调配无关的药物、余液及用过的注射器和其他物品等。每天混合调配工作结束后,按清洁消毒操作程序进行清洁消毒处理。

（5）静脉用药混合调配时应注意:①不得采用交叉调配流程;②调配所用的药物,若非整瓶（支）用量,则需将实际用量在输液标签上明显标识,以便于校对;③如有2种以上的粉针剂或者注射液需要加入同一组输液调配时,应严格按药品说明书要求和药品性质顺序加入,对肠外营养液、高危药品和某些特殊药品的调配,应当制订相关的加药顺序调配操作规程;④调配过程中,输液出现异常或对药品配伍、操作程序有疑点时应停止调配,报告当班负责药师或负责人,确认无误后方可重新调配并记录;⑤调配危害药品时应加强操作人员的职业防护等。

四、静脉用药调配中危害药品的配置

危害药品是指能产生职业暴露危害或者危害的药品,即具有遗传毒性、致癌性、致畸性,或对生育有损害作用以及在低剂量下可产生严重的器官或其他方面毒性的药品,包括肿瘤化疗药品和细胞毒性药品。目前临床常用的危害药品主要有抗恶性肿瘤药、致敏性抗生素和免疫抑制剂等。危害药品的调配对于人员、环境、设备、工作程序以及废弃物的处理等都有着特殊要求。若在普通环境中调配危害药品,不但存在被污染的危险,更为严重的是在调配过程中药物的任何微小散出都将给环境和工作人员的身体造成危害,如细菌耐药、突变及致癌因素污染等。因此,在生物安全柜中进行危害药品的调配,以保证向患者提供标准化、高质量的最终产品,且能降低工作人员的职业风险以及治疗成本。

知识链接

细胞毒性抗肿瘤药物

1. 根据作用机制不同可分为:①影响核酸生物合成的药物,包括如甲氨蝶呤等二氢叶酸还原酶抑制剂、氟尿嘧啶等胸苷酸合成酶抑制剂、巯嘌呤等嘌呤核苷酸互变抑制剂、羟基脲等核苷酸还原酶抑制剂、阿糖胞苷等 DNA 聚合酶抑制剂;②影响 DNA 结构和功能的药物,包括如环磷酰胺等烷化剂、顺铂等破坏 DNA 的铂类化合物、丝裂霉素等破坏 DNA 的抗生素类、喜树碱类等拓扑异构酶抑制剂;③干扰转录过程和阻止 RNA 合成的药物,如柔红霉素、多柔比星、放线菌素 D 等;④抑制蛋白质合成与功能的药物,包括如紫杉醇类等微管蛋白活性抑制剂、门冬酰胺酶等影响氨基酸供应的药物、三尖杉生物碱类等干扰核糖体功能的药物。

2. 根据药物结构类型不同可分为生物碱类,如多西他赛、紫杉醇等;代谢类,如替加氟、吉西他滨、阿糖胞苷、甲氨蝶呤等;抗生素类,如表柔比星、阿柔比星、米托蒽醌等;烷化剂,如达卡巴嗪、异环磷酰胺等;铂类,如顺铂、卡铂等。

(一)危害药品的调配操作规程

危害药品的加药混合调配须设立独立物理隔断的调配操作间,且在指定的生物安全柜中进行。生物安全柜使用时前挡玻璃开启高度不超过安全警戒线 18cm 处,确保负压,以防止危害药品气溶胶向外扩散。调配的具体操作:①穿好防护服,戴双层无粉橡胶手套或丁基橡胶手套并佩戴 N95 口罩。②调配前准备好混合调配所需的物品,包括无菌纱布、砂轮、签字笔、75%乙醇、乙醇喷洒壶、利器盒、专用密封袋和黄色垃圾袋。用 75%乙醇擦拭生物安全柜的台面和四壁,确认其各项指标符合要求。③安瓿型混合调配操作:轻拍安瓿,清空颈部液体,用适宜的消毒剂进行安瓿颈部、输液加药口的消毒,快速折断安瓿颈部,将安瓿颈部置于密封袋内,略微倾斜安瓿,插入针头,回拉活塞,抽取所需剂量的药液,移出针头,并将针头放入利器盒内,在注射器上连接一个新的针头,将注射器内的药液加入输液中即可。④再次核对,准确无误后,在输液标签上签名或盖章,并再次清洁输液袋外表面和加药口,将危害药品成品输液用专门的密封袋单独包装并密封后传出。⑤及时清场,不得留有与下一袋输液调配无关的任何药品与物品。废弃物应按危害药品废弃物处置原则。

知识链接

生物安全柜

　　生物安全柜是防止操作处理过程中某些含有危险性或者未知性生物微粒发生气溶胶散逸的箱形空气净化负压安全装置。它是用于微生物学、生物医学、生物安全实验室和其他实验室的生物安全防护隔离设备。其工作原理主要是将柜内空气向外抽吸，使柜内保持负压状态，通过垂直气流来保护操作人员；外界空气经高效过滤器过滤后进入安全柜内，以避免处理样品被污染；柜内的空气也需经高效过滤器过滤后再排放至大气中，以保护环境。因此，实现了对环境、人员和样品的保护，可防止有害悬浮微粒、气溶胶的扩散；对操作人员、样品及样品间交叉污染和环境提供安全保护，是实验室生物安全一级防护屏障中最基本的安全防护设备。采用支架式结构，支架与箱体可分离，便于搬运与就位。

　　根据生物安全防护水平的差异，可分一级、二级和三级 3 种类型。其中，二级生物安全柜是目前应用最广泛的柜型。

（二）危害药品调配注意事项

　　危害药品调配应当重视操作者的职业防护，怀孕期和哺乳期人员应避免危害药品的加药混合调配操作。调配时要规范着装、规范操作，混合调配时每一环节需双人核对。调配完成后，必须将留有危害药品的安瓿、西林瓶等单独置于适宜的包装中，与成品输液及备份输液标签一并送出，以供核查。操作完毕后，将使品用过的一次性注射器、手套、口罩及安瓿、西林瓶等废弃物装入专用的塑料密封袋内，密封后放入医疗废弃物收集袋（黄色垃圾袋）内，放至指定地点，按规定由本医疗机构统一处理。

五、全静脉营养液的配置

　　全静脉营养液是指完全从静脉供给患者所需的全部营养要素，使患者在不能进食的情况下仍然可以维持良好的营养状况，又称之为肠外营养液。全静脉营养液包括水、碳水化合物、氨基酸、脂肪乳、电解质、维生素和微量元素等成分。全部营养物质经混合后同时均匀地输入体内，有利于其更好地代谢和利用，避免了采用传统多瓶输注时出现的在某时间段中某种营养输入较多，而另一些营养输入较少或未输入的不均匀现象，减少甚至避免它们单独输注时可能发生不良反应或并发症的机会。3L 塑料输液袋壁薄质软，在大气挤压下随着液体的排空逐渐闭合，不需要用进气针，成为一个全封闭的输液系统，减少被污染或发生气栓的现象。全静脉营养液使用时较为方便，不必像传统多瓶输注时需要更换输液瓶和反复插入进气针，减轻了护理人员的监护工作量，也避免营养液遭受污染。

（一）全静脉营养液的调配操作规程

　　1. 调配操作前的准备工作　操作开始前，提前启动水平层流台的循环风机运行 30 分钟，用 75% 乙醇擦拭层流洁净台顶部、两侧及台面，顺序为从上往下、从里向外进行消毒，然后打开照明灯进行调配。调配技术人员应当按输液标签核对药品名称、规格、数量、有效期等的准确性和药品的完好性,同时严格检查静脉营养输液袋的有效期、外包装、输液管道是否密闭、有无破损。确认无误后方可进入加药混合调配操作程序。

2. 调配操作程序　按照《静脉用药集中调配操作规程》中的相应规范和操作规程进行操作。所有操作均应在水平层流台上进行,并严格按照无菌操作技术操作和保持处于"开放窗口"。按照全静脉营养液调配顺序进行:①将磷酸盐、微量元素分别加入氨基酸溶液中,充分混匀,以避免局部浓度过高;②将电解质及胰岛素分别加入葡萄糖或糖盐溶液中,充分混匀;③用脂溶性维生素溶解水溶性维生素后加入脂肪乳中,充分混匀;④灌装前关闭三升袋的所有输液管夹,先将葡萄糖或糖盐溶液和氨基酸溶液在三升袋通过缓慢按压充分混匀,最后灌入脂肪乳轻轻按压,充分混匀。调配结束后应将袋中多余的空气排出,关闭输液管夹,套上无菌帽。挤压全静脉营养输液袋,观察是否有液体渗出。调配好的静脉营养液口袋上应贴上输液标签。

3. 在调配过程中,每完成一组成品输液调配,应清洁操作台面。每天调配工作结束后,按要求进行清洁消毒处理。

（二）全静脉营养液混合调配注意事项

1. 含钙的电解质不可与磷酸盐同时加入同一输液瓶中,避免生成磷酸钙沉淀。

2. 多种微量元素与水溶性维生素也不建议溶于同一输液瓶内。

3. 葡萄糖输液的 pH 为 3.5~5.5,当脂肪乳在 pH<5 时容易影响稳定性,故不宜直接与脂肪乳混合。

4. 氨基酸不可与脂肪乳直接混合,氨基酸中常常加入磷制剂,如果阳离子浓度过高,直接与脂肪乳混合后会影响脂肪乳的稳定性。

5. 脂肪乳的 pH 约为 8,氨基酸先与脂肪乳混合,混合液的缓冲能力下降,后加入葡萄糖时,由于葡萄糖的 pH 在 3.5~5.5,有可能导致脂肪乳不稳定;两者直接混合也不利于操作者观察混合液的微粒异物。

全静脉营养液成品复核时应检查营养输液袋管夹是否关闭、有无裂纹,输液应无沉淀、变色、异物、分层、破乳等现象;进行挤压试验,观察营养袋有无渗漏;同时,检查输液标签的完整性,按输液标签内容逐项核对所用的输液和空西林瓶与安瓿的药名、规格、用量等是否相符;各岗位操作人员签名是否齐全。确认无误后核对者应签名或盖签章。经核对合格的全静脉营养液需用适宜的塑料袋包装,采取避光措施,整齐地分别放置于有病区标记的密闭容器内,应避免挤压。

点滴积累 ∨ ┈┈

1. 静脉用药集中调配是医疗机构药品调剂的一部分,依据医师处方或用药医嘱,在洁净环境下,按无菌操作要求对静脉用药进行加药混合调配的成品输液操作过程,供临床直接静脉输注使用。

2. 《静脉用药集中调配质量管理规范》是静脉用药集中调配工作质量管理的基本准则,适用于肠道外营养液、危害药品和其他静脉用药调配的全过程。

目标检测

一、选择题

（一）单项选择题

1. 属化学配伍变化的原因是

   A. 溶解度的改变　　　　　　　　　　B. 潮解

   C. 液化　　　　　　　　　　　　　　D. 变色

   E. 结块

2. 下列哪组药物属合理的配伍变化

   A. 盐酸吗啡与硫酸阿托品　　　　　　B. 丙磺舒与青霉素

   C. 复方磺胺甲噁唑与维生素 C　　　　D. 庆大霉素与碳酸氢钠

   E. 泼尼松与氢氯噻嗪

3. 0.9%氯化钠注射液与右旋糖酐注射液配伍产生沉淀的原因是

   A. 聚合　　　　　　　　　　　　　　B. 盐析

   C. 水解　　　　　　　　　　　　　　D. 氧化

   E. 光解

4. 《静脉用药集中调配质量管理规范》是由原卫生部于何时发布的

   A. 2010 年 4 月 20 日　　　　　　　B. 2010 年 6 月 20 日

   C. 2011 年 4 月 20 日　　　　　　　D. 2011 年 6 月 20 日

   E. 2012 年 4 月 20 日

5. 静脉用药调配中心（室）设置地点的描述错误的是

   A. 人员流动少的安静区域，且方便于成品的运送

   B. 远离各种污染源

   C. 可设置于地下室或半地下室

   D. 洁净区采风口应当设置在周围 30m 内环境清洁、无污染区

   E. 方便与医护人员沟通

（二）多项选择题

1. 药物配伍使用的目的是

   A. 提高药物疗效　　　　　　　　　　B. 减少不良反应

   C. 纠正配伍禁忌　　　　　　　　　　D. 便于患者服用

   E. 延缓机体耐受性或病原体耐药性的发生

2. 药物制剂配伍变化分为以下 3 个方面

   A. 物理　　　　　　　　　　　　　　B. 化学

   C. 药理　　　　　　　　　　　　　　D. 水解

   E. 氧化

3. 产生注射液配伍变化的因素有

    A. 配合量   B. 配合顺序

    C. 反应时间   D. 溶剂组成的改变

    E. 外界因素

4. 有关静脉用药集中调配的描述正确的是

    A. 根据医师处方或用药医嘱

    B. 经药师进行适宜性审核

    C. 由药学专业技术人员按照无菌操作要求,在洁净环境下对静脉用药物进行加药混合调配

    D. 可供临床直接静脉输注使用

    E. 属于医疗机构药品调剂的一部分

二、简答题

1. 试述临床常用药物制剂配伍变化的处理原则与方法。

2. 简述静脉用药集中调配的含义。

3. 简述静脉用药集中调配的一般工作流程。

三、实例分析题

分析下列配伍变化处方是否合理？会产生什么结果？提出处方审核处理意见。

【处方 1】乳酶生片   0.3g×30

            药用炭片   0.5g×36

            Sig.aa 2   t.i.d.   a.c.

【处方 2】注射用氨苄西林钠   0.5g×4

            维生素 C 注射液   1g×3

            10%葡萄糖注射液   500ml

            Sig.   i.v./gtt.   q.d.

ER-14章习题

实验 14-1 药物制剂配伍变化

一、实验目的

1. 掌握注射剂 pH 变化点的测定方法。

2. 通过实验增强对药物制剂配伍变化的认识,能够分析一般药物制剂配伍变化的产生原因。

二、实验材料

1. 仪器与设备　架盘天平、pH 计、试管、乳钵、试剂瓶、烧杯、滤纸、玻璃棒、量杯、量筒、酸式滴定管、碱式滴定管等。

2. 药品与试剂　樟脑、薄荷脑、鱼肝油乳、纯化水、20%葡萄糖注射液、10%水杨酸钠、0.1mol/L 盐酸、0.1mol/L 氢氧化钠、1%过氧化氢、1%和20%亚硫酸钠、维生素 C 注射液（5ml：0.5g）、磺胺嘧啶钠注射液（5ml：1g）、氨茶碱注射液（2ml：0.25g）、青霉素钠注射液（160 万 U 溶于 10ml 注射用水）等。

三、实验内容

（一）物理配伍变化

1. 溶媒的改变

（1）取樟脑醑 1ml，加 1ml 纯化水，则出现_____现象。

（2）取樟脑醑 1ml，逐渐滴入纯化水中至出现混浊，共用去纯化水_____滴。

（3）取樟脑醑 1ml，逐渐滴入 50ml 纯化水中边加边搅拌，则出现_____现象。

2. 产生低共熔物　取薄荷脑 0.3g，加樟脑 0.6g 研磨混合，则出现_____现象。

3. 盐析作用

（1）取鱼肝油乳 1ml，加 20%葡萄糖注射液 10ml，呈_____现象。

（2）取鱼肝油乳 1ml，加 20%亚硫酸钠 10ml，呈_____现象。

（3）取鱼肝油乳 1ml，加纯化水 10ml，呈_____现象。

（二）化学配伍变化

1. pH 改变　10%水杨酸钠 5ml，测定 pH 为_____。加 0.1mol/L 盐酸 2ml，出现_____现象，此时 pH 为_____。

2. 氧化反应　取 2 支试管，各加 5%水杨酸，观察下列现象，并记录结果于表 14-1 中。

表 14-1　氧化反应的结果

试验	现象
1. 加纯化水 4ml，加热至沸	
2. 加 1%过氧化氢 4ml	
3. 加 1%亚硫酸钠 4ml，加热至沸	
4. 加 1%过氧化氢 2ml，加 1%亚硫酸钠 2ml	

（三）注射剂可见变化点 pH 的测定

分别取维生素 C 注射液、磺胺嘧啶钠注射液、氨茶碱注射液、青霉素钠注射液各 10ml，测定 pH。用 0.1mol/L 盐酸（pH 1.0）、0.1mol/L 氢氧化钠（pH 13.0）缓缓滴于注射液中，仔细观察其间的变化（如浑浊、沉淀、变色等）。如发生显著变化时，停止滴定，并测定 pH，此时 pH 即为变化点 pH，变化点 pH 与原 pH 的差值为 pH 移动范围,记录所用酸或碱的量和 pH 移动范围。如酸或碱的量达到 10ml 以上也未出现变化,则认为酸或碱对该药液不引起变化。本实验应在室温下进行,将测定结果记录于表 14-2 中。

表 14-2　变化点 pH 的测定结果

注射液名称	成品 pH	变化点 pH	pH 移动数	0.1mol/L NaOH 消耗量	0.1mol/L HCl 消耗量	变化情况
维生素 C						
磺胺嘧啶钠						
氨茶碱						
青霉素钠						

四、思考题

1. 分析实验中各配伍变化产生的原因。

2. 查阅常用药物注射剂的配伍变化表,了解常用注射剂的配伍变化有哪些。

（徐芳辉）

附　录

附录1　自主设计性实验

一、实验目的

通过本实验使学生初步掌握制剂处方和生产工艺设计的原则和步骤,能够通过查阅药典及文献资料,运用所学的知识设计实验方案并开展实验,对实验中出现的问题能进行分析和工艺改进,熟悉制剂质量控制指标与质量检查方法,激发学生自主学习的积极性和创新意识,培养团队协作精神,全面提升学生的综合能力。

二、基本流程

组建实验小组(6~8人/组)→选定实验题目→查阅文献资料→制订实验方案→汇报方案→论证、完善→开始实验→撰写实验报告。

三、实验要求

1. 教师可以根据本校实验室条件和师资情况提供几个可供选择的实验题目,实验小组可自主选题,也可抽签确定。

2. 小组成员在查阅文献的基础上共同协商制订药剂学自主设计性实验方案(初稿)(参考格式见附件1)。

3. 方案初稿提交指导教师修改后,由每组选一代表向全班汇报实验方案,最终确定实验方案。

4. 实验开始前实验小组要根据草案拟定详细的实验操作步骤和操作注意事项。

5. 实验教师按各组拟定的实验方案,准备实验所需的药品、试剂、用品、仪器与设备。

6. 各小组按设计方案和操作步骤完成实验内容,实验过程认真记录实验数据。

7. 运用学过的相关知识分析、判断、解释实验现象和实验结果,查找设计缺陷和不足,撰写完成实验报告(参考格式见附件2)。

附件 1

药剂学自主设计性实验方案

实验题目		
实验材料	仪器与设备	
	药品与试剂	
实验流程		
实验内容	处方	
	制法	
	关键技术要点	1.
		2.
		3.
	质量检查	1.
		2.
		3.
参考文献	1.	
	2.	
	3.	

班级：　　　　小组成员：　　　　指导教师：

附件 2

药剂学自主设计性实验报告

实验题目				
实验材料	仪器与设备			
	药品与试剂			
实验内容	处方			
	制备工艺	步骤		实验现象及分析
		1.		
		2.		
		3.		
	注意事项	1.		
		2.		
		3.		
	质量检查	项目	结果	分析
实验总结	实验收获			
	存在不足			
	改进意见			

班级：　　　　小组成员：　　　　指导教师：

（路　芳　李忠文）

附录2　参观药品生产企业

一、参观目的和要求

1. 熟悉药品生产企业进入洁净室的更衣标准操作程序。

2. 熟悉人员与物料的管理要求。

3. 了解厂址、厂房的设计、仓储区及设备选用的要求。

二、参观指导

（一）厂址、厂房、仓储区及设备的要求

1. 厂房的选址、设计、布局、建造、改造和维护必须符合药品生产要求，应当能够最大限度地避免污染、交叉污染、混淆和差错，便于清洁、操作和维护。应当根据厂房及生产防护措施综合考虑选址，厂房所处的环境应当能够最大限度地降低物料或产品遭受污染的风险。

2. 企业应当有整洁的生产环境；厂区的地面、路面及运输等不应当对药品的生产造成污染；生产、行政、生活和辅助区的总体布局应当合理，不得互相妨碍；厂区和厂房内的人、物流走向应当合理。应当对厂房进行适当维护，并确保维修活动不影响药品的质量。应当按照详细的书面操作规程对厂房进行清洁或必要的消毒。厂房应当有适当的照明、温度、湿度和通风，确保生产和贮存的产品质量以及相关设备性能不会直接或间接地受到影响。

3. 厂房、设施的设计和安装应当能够有效防止昆虫或其他动物进入。应当采取必要的措施，避免所使用的灭鼠药、杀虫剂、烟熏剂等对设备、物料、产品造成污染。应当采取适当措施，防止未经批准人员的进入。生产、贮存和质量控制区不应当作为非本区工作人员的直接通道。

4. 仓储区应当有足够的空间，确保有序存放待验、合格、不合格、退货或召回的原辅料、包装材料、中间产品、待包装产品和成品等各类物料和产品。仓储区的设计和建造应当确保良好的仓储条件，并有通风和照明设施。仓储区应当能够满足物料或产品的贮存条件（如温湿度、避光）和安全贮存的要求，并进行检查和监控。接收、发放和发运区域应当能够保护物料、产品免受外界天气（如雨、雪）的影响。接收区的布局和设施应当能够确保到货物料在进入仓储区前可对外包装进行必要的清洁。

5. 设备的设计、选型、安装、改造和维护必须符合预定用途，应当尽可能地降低产生污染、交叉污染、混淆和差错的风险，便于操作、清洁、维护，以及必要时进行的消毒或灭菌。应当建立设备使用、清洁、维护和维修的操作规程，并保存相应的操作记录。应当建立并保存设备采购、安装、确认的文件和记录。应当制订设备的预防性维护计划和操作规程，设备的维护和维修应当有相应的记录。主要生产和检验设备都应当有明确的操作规程。

（二）生产企业洁净室的更衣标准操作程序

凡进入洁净室的人员，包括生产操作人员、维修人员及管理参观人员均应执行严格的操作程序。

放下自己的物品→至更衣室,用手推开更衣室门,进入更衣室→换工作鞋→脱外衣→洗手→穿洁净工作服→手消毒→进入洁净室。

注意点:洗手时需用肘弯推开水开关,伸双手掌入水池上方开关下方的位置,让水冲洗双手掌至腕上5cm。双手触摸清洁剂后,相互摩擦,使手心、手背及手腕上5cm的皮肤均匀充满泡沫,摩擦约10秒。

（三）人员与物料的管理要求

1. 所有人员都应当接受卫生要求的培训,企业应当建立人员卫生操作规程,最大限度地降低人员对药品生产造成污染的风险。企业应当对人员健康进行管理,并建立健康档案。直接接触药品的生产人员上岗前应当接受健康检查,以后每年至少进行1次健康检查。参观人员和未经培训的人员不得进入生产区和质量控制区,特殊情况确需进入的,应当事先对个人卫生、更衣等事项进行指导。任何进入生产区的人员均应当按照规定更衣。工作服的选材、式样及穿戴方式应当与所从事的工作和空气洁净度级别要求相适应。操作人员应当避免裸手直接接触药品、与药品直接接触的包装材料和设备表面。

2. 应当建立物料和产品的操作规程,确保物料和产品的正确接收、贮存、发放、使用和发运,防止污染、交叉污染、混淆和差错。原辅料、与药品直接接触的包装材料和印刷包装材料的接收应当有操作规程,所有到货物料均应当检查,以确保与订单一致,并确认供应商已经质量管理部门批准。物料的外包装应当有标签,并注明规定的信息。物料应按规定的使用期限储存,无规定使用期限的,其储存一般不超过3年,期满后应复验。

三、参观内容

1. 参观药品生产企业的整体布局、设计。

2. 参观仓储区的布局和设计。

3. 参观常用设备的选型和维护。

4. 人员进入洁净室的净化练习。

5. 人员和物料的相关管理制度。

四、注意事项

1. 进入生产企业参观要听从实验指导老师的指导和安排,安静、有序参观。

2. 遵循药品生产企业GMP要求进行参观和练习。

五、作业

写一份参观报告,谈谈自己通过参观的收获和体会。

（刘　丽）

参考文献

［1］国家药典委员会.中华人民共和国药典.北京：中国医药科技出版社,2015.

［2］张琦岩.药剂学.2 版.北京：人民卫生出版社,2013.

［3］方亮.药剂学.8 版.北京：人民卫生出版社,2016.

［4］朱照静,张荷兰.药剂学.北京：中国医药科技出版社,2017.

［5］孟胜男,胡容峰.药剂学.北京：中国医药科技出版社,2016.

［6］朱照静,贾雷.药剂学.2 版.北京：科学出版社,2015.

［7］张健泓.药物制剂技术.2 版.北京：人民卫生出版社,2013.

［8］龙晓英,田燕.药剂学（案例版）.2 版.北京：科学出版社,2017.

［9］崔福德.药剂学.7 版.北京：人民卫生出版社,2011.

［10］陆彬.药物新剂型与新技术.2 版.北京：人民卫生出版社,2005.

［11］国家食品药品监督管理总局执业药师资格认证中心.药学专业知识（一）.7 版.北京：中国医药科技出版社,2016.

［12］刘精婵.中药制药设备.2 版.北京：人民卫生出版社,2013.

［13］曹德英.药剂学.3 版.北京：人民卫生出版社,2013.

［14］崔福德.药剂学实验指导.3 版.北京：人民卫生出版社,2011.

［15］胡晋红.实用医院药学.2 版.上海：上海科学技术出版社,2007.

［16］米文杰,陈迹.静脉用药集中调配基础知识问答.北京：人民卫生出版社,2016.

［17］中华人民共和国卫生部.静脉用药集中调配质量管理规范.北京：人民卫生出版社,2010.

［18］刘建平.生物药剂学与药物动力学.5 版.北京：人民卫生出版社,2016.

目标检测参考答案

第一章 绪 论

一、选择题

（一）单项选择题

1. B 　　2. D 　　3. B 　　4. D 　　5. C 　　6. C 　　7. A

（二）多项选择题

1. BCD 　2. ABCE 　3. CD 　4. AC 　5. AB

二、简答题（略）

三、实例分析题（略）

第二章 液体制剂

一、选择题

（一）单项选择题

1. D 　2. D 　3. C 　4. D 　5. A 　6. E 　7. D 　8. E 　9. C 　10. A

11. D 　12. C 　13. C 　14. D 　15. A 　16. C 　17. C 　18. C 　19. E 　20. C

（二）多项选择题

1. ABC 　2. ABCDE 　3. ABCDE 　4. BCE 　5. ABCDE

二、简答题（略）

三、实例分析题（略）

第三章 浸出制剂

一、选择题

（一）单项选择题

1. B 　2. D 　3. B 　4. C 　5. D 　6. E 　7. A 　8. D 　9. A 　10. A

11. D 　12. E 　13. A

（二）多项选择题

1. CD 　2. BCD 　3. ABCD 　4. ABCDE 　5. ABCD

二、简答题（略）

三、实例分析题（略）

第四章　注射剂和滴眼剂

一、选择题

（一）单项选择题

1. A　2. B　3. B　4. D　5. C　6. A　7. B　8. D　9. A　10. B

（二）配伍选择题

1. A　2. C　3. E　4. B　5. B　6. A　7. E　8. B　9. D　10. B

11. C　12. A

（三）多项选择题

1. ABCDE　2. ABCE　3. ACD　4. AD　5. ABCDE　6. BDE　7. ACE　8. CD　9. ABCD

10. ABCD

二、简答题（略）

三、实例分析题

1. 维生素C为主药，EDTA-2Na为螯合剂，NaHCO₃为pH调节剂，亚硫酸氢钠为抗氧剂，注射用水为溶剂。

2. 醋酸可的松微晶是主药，硫柳汞是防腐剂，氯化钠是等渗调节剂，聚山梨酯80是润湿剂，羧甲纤维素钠是助悬剂，注射用水是溶剂。

3. 硫酸阿托品是主药，羟苯甲酯是防腐剂，氯化钠是等渗调节剂，羟苯丙酯是防腐剂，无水磷酸氢二钠是缓冲剂，蒸馏水是溶液，无水磷酸二氢钠是缓冲剂。

4. （1）处方组成依据：氨基酸输液的目的是提供机体生物合成蛋白质所需的氨基酸，并保证氨基酸有效利用。而每种蛋白质都有特定的氨基酸组成，如果不按这种特定组成提供，缺少一种或用量不足，蛋白质合成就不可能或合成不足。研究表明有8种氨基酸机体自身不能合成，但又为机体合成蛋白质所必需，称为必需蛋白质。有几种氨基酸在人体合成速度相当低，新生儿不能自身合成，称为半必需氨基酸。处方设计时，必需氨基酸与半必需氨基酸必须加入，而非必需氨基酸可加入一种或数种以补充氮元素维持机体的氮平衡。处方中，异亮氨酸、亮氨酸、赖氨酸、苏氨酸、色氨酸、甲硫氨酸、缬氨酸、苯丙氨酸为必需氨基酸；组氨酸、精氨酸为半必需氨基酸；半胱氨酸、亚氨酸为非必需氨基酸。同时只有L型氨基酸才能被人体利用。亚硫酸钠为抗氧剂。蒸馏水为溶剂。

（2）生产中的常见问题：首先是澄明度，其次是稳定性。

四、计算题

1. 需加葡萄糖3.44g可调节成等渗。

2. 需加氯化钠0.955g或葡萄糖5.52g调等渗。

第五章　散剂、颗粒剂与胶囊剂

一、选择题

（一）单项选择题

1. B　2. A　3. B　4. A　5. B　6. D　7. E　8. D　9. C　10. D

11. E   12. B

（二）多项选择题

1. ABCDE   2. ABDE   3. ABCDE   4. ABDE   5. ABCDE   6. ABCDE   7. ABCDE   8. BD

二、简答题（略）

三、实例分析题（略）

第六章　片　　剂

一、选择题

（一）单项选择题

1. C   2. C   3. E   4. C   5. B   6. A   7. B   8. D   9. B   10. A

11. D   12. D   13. B   14. A   15. C   16. C   17. A   18. A   19. A   20. C

（二）多项选择题

1. ABE   2. ABCD   3. ABD   4. ABCD   5. ABCDE   6. DE   7. ABCD   8. ABCDE   9. ABCD

10. ABD

二、简答题（略）

三、实例分析题（略）

第七章　丸　　剂

一、选择题

（一）单项选择题

1. C   2. B   3. D   4. C   5. C

（二）多项选择题

1. ACDE   2. ACDE   3. ABCE   4. ABCDE   5. ABCD

二、简答题（略）

三、实例分析题

1. 软材较软,容易变形:炼蜜不足或下蜜温度过高;软材过硬不易成球状:炼蜜过老或下蜜温度较低。

2. 注意滴丸冷却时的成型,冷凝液需要一定黏度,保证在冷凝过程中滴丸机因为重力或浮力太大造成变形。

第八章　栓剂、膜剂与涂膜剂

一、选择题

（一）单项选择题

1. C   2. D   3. A   4. B   5. A   6. D   7. C   8. C   9. E

（二）多项选择题

1. AC   2. ABDE   3. CD   4. BDE   5. ACDE   6. ABCD

二、简答题(略)

三、实例分析题(略)

第九章　外 用 膏 剂

一、选择题

(一)单项选择题

1. A　　2. C　　3. C　　4. B　　5. C　　6. E　　7. C　　8. C　　9. D　　10. A

(二)多项选择题

1. ABDE　2. ABCDE　3. ACE　4. ADE　5. ABC　6. AB　7. ABCDE

二、简答题(略)

三、实例分析题(略)

第十章　气雾剂、吸入粉雾剂与喷雾剂

一、选择题

(一)单项选择题

1. E　　2. C　　3. A　　4. A　　5. C　　6. C　　7. D　　8. A　　9. E　　10. B

(二)多项选择题

1. CDE　2. ABCDE　3. ABCDE　4. ABC　5. ABD

二、简答题(略)

三、实例分析题(略)

第十一章　药物制剂新技术与新剂型

一、选择题

(一)单项选择题

1. B　　2. B　　3. C　　4. C　　5. B　　6. A　　7. B　　8. B　　9. E　　10. B

11. E　　12. C　　13. E　　14. E　　15. A　　16. E

(二)配伍选择题

1. B　　2. A　　3. C　　4. E　　5. B　　6. D　　7. E　　8. B　　9. C　　10. D

(三)多项选择题

1. AD　2. ABCD　3. BCE　4. ADE　5. ABDE　6. ABC　7. BDE

二、简答题(略)

三、简述题(略)

第十二章　药物制剂的稳定性

一、选择题

(一)单项选择题

1. E　　2. A　　3. E　　4. C　　5. B　　6. C　　7. A　　8. C　　9. D　　10. C

（二）多项选择题

1. BC　2. ABCDE　3. ABCE　4. ABC　5. ABCDE　6. AC

二、简答题（略）

三、实例分析题

1. 微量的水即能使青霉素钠盐加速水解，因此应制成粉针剂，应控制水分含量。

2. 在包装上使用棕色玻璃瓶或容器内衬垫黑纸等避光技术，以提高稳定性。

3. 使用硬脂酸镁为阿司匹林的润滑剂，可致阿司匹林的溶解度增加，分解加速，可选择滑石粉或硬脂酸作其润滑剂。

第十三章　生物药剂学与药物动力学简介

一、选择题

（一）单项选择题

1. E　　2. C　　3. D　　4. A　　5. B　　6. A　　7. B　　8. D　　9. C　　10. A

11. C　12. D　13. B　14. B　15. E　16. C　17. C　18. C　19. C　20. A

（二）多项选择题

1. ACE　2. ABD　3. ABCD　4. ACD　5. BCDE　6. CD　7. ABCDE　8. BD

二、简答题

有 3 种形式：被动运输、主动运输、膜动转运。

1. 被动运输　指不需要消耗能量，生物膜两侧的药物由高浓度一侧向低浓度一侧转运的过程。该转运方式的特点是顺浓度梯度转运，不需要载体的帮助，不耗能，无饱和现象和竞争抑制性作用。被动转运包括简单扩散、滤过和易化扩散。

简单扩散和滤过：不需要载体蛋白协助。如氧气、二氧化碳、脂肪。

易化扩散扩散：需要载体蛋白协助。如氨基酸、核苷酸。特例：葡萄糖进出红细胞。

2. 主动运输　指借助于载体蛋白的帮助，药物分子由低浓度区向高浓度区转运的过程。该转运方式的特点是逆浓度梯度转运，需载体，耗能，有饱和现象和竞争抑制性作用，有部位专属性。一些生命必需的物质如氨基酸、单糖、Na^+、K^+、I^-、水溶性维生素及有机酸、碱等弱电解质的离子型均以主动转运方式通过生物膜而被吸收。

3. 膜动转运　指通过细胞膜的主动变形将物质摄入细胞内或从细胞内释放到细胞外的转运过程，包括物质向内摄入的入胞作用（胞饮和吞噬）和向外释放的出胞作用，需能量。如蛋白质、核酸、多糖。

三、实例分析题

1. V_d：10L；$t_{1/2}$：9.64 小时

2. V_d：14L；$t_{1/2}$：4 小时

第十四章　药物制剂配伍变化与静脉用药集中调配

一、选择题

（一）单项选择题

1. D　　2. A　　3. B　　4. A　　5. C

（二）多项选择题

1. ABE　2. ABC　3. ABCDE　4. ABCDE

二、简答题（略）

三、实例分析题

处方1：不合理,结果是药用炭吸附乳杆菌而使乳酶生降效。

处理方法：先服乳酶生,2~3小时后再服药用炭。

处方2：不合理,结果是因维生素C和葡萄糖注射液的酸性而使混合液的pH下降,氨苄西林出现聚合、变色、效价下降。

处理方法：可用生理盐水500ml代替葡萄糖注射液,并将维生素C另外注射。

药剂学课程标准

（供药学专业用）

（供药品经营与管理专业、药品服务与管理专业、药品质量与安全专业用）